Praktisches Handbuch der Homöopathie

Jürgen Klokow / Walter Binder

Praktisches Handbuch der Homöopathie

Mit Indikationsverzeichnis
und Anleitung zur Arzneimittelfindung

Bechtermünz Verlag

Genehmigte Lizenzausgabe für
Weltbild Verlag GmbH, Augsburg 1998

Gesamtherstellung: Wiener Verlag, Himberg bei Wien
Printed in Austria
ISBN 3-8289-1809-3

INHALT

VORWORT

Angesichts der Kostenexplosion im Gesundheitswesen und der zunehmenden Apparatebehandlung in Praxen und Krankenhäusern, fragt sich jeder wie man mit weniger finanziellem und zeitlichem Aufwand sich selber helfen kann.

Die Homöopathie bringt hier alle Voraussetzungen mit diesem Anspruch zu erfüllen. Schon im vorigen Jahrhundert stand für Prof. Rudolf Arndt fest:
„Daß schwache Reize die Lebenstätigkeit anfachen, mittelstarke sie beschleunigen, starke hemmend auf sie wirken, und stärkste die Lebenstätigkeit zerstören."

Eigentlich logisch, so möchte man meinen, doch die rigorose Anwendung von Chemotherapie und sonstigen Blockademitteln belehren uns, daß eine so banale Erkenntnis immer noch nicht in die Lehrmeinung eingedrungen ist, trotz atemberaubender, technischer Fortschritte, im Zeitalter der Informationsgesellschaft, wo über Datenautobahn, Internet-Online und Mausklickspielereien, weltweit kommuniziert wird.

Homöopathie ist Informationstherapie und scheint von Nichtmedizinern eher aus ihrem ca. 200-jährigen Dornröschenschlaf geholt zu werden als von Schulmedizinern.
Die weltweite Biophotonen-Forschung, vor allem in Deutschland (Prof. A. F. Popp) und in Japan, hat es endgültig ans Licht gebracht nämlich, daß das Krank- als auch Gesundsein eines Organismus, entscheidend davon abhängt wie die Zellen ihr Licht untereinander austauschen, und wer oder was die Lichtkommunikation blockiert oder einschränkt.
Ob eine Zelle gesund oder krank ist, hängt demnach nicht so sehr vom biochemischen Reaktionsverhalten ab, sondern vorrangig von den optischen Eigenschaften, im ultraschwachen Bereich des Lichtes.
Ein bestechender Beweis für die Lichtkommunikation der Zellen ist das Phänomen der Photoreparatur. Im blauvioletten Spektralbereich, können z.B. Chromosomenschäden vollständig behoben werden, wenn man sie mit dem gleichen, jedoch schwächerem Licht derselben Wellenlänge mehrere Stunden bestrahlt. Das bedeutet also:
Auch auf der Schwingungsebene gilt das homöopathische Informationsprinzip, dem zufolge eine dissonante Schwingung oder Information durch eine ähnliche oder gleiche, jedoch gegenphasige ausgeglichen und neutralisiert werden kann.

Die höheren Potenzen der homöopathischen Arzneimittel wirken nicht mehr auf der molekularen Ebene, also nicht biochemisch, sondern im ultraschwachen Bereich, wo ihre Strahlung die optischen Eigenschaften der Zellen und Zellstrukturen wieder normalisiert. Sie verbessern die Lichtkommunikation der Zellen untereinander, und schaffen so die Voraussetzung für einen ganzheitlichen und störungsfreien Informationsfluß des Organismus.

Walter Binder, Heilpraktiker in Deggendorf

HAHNEMANN

Der deutsche Arzt Samuel Hahnemann wurde am 10.4.1755 in Meißen an der Elbe geboren und starb am 2.7.1843 in Paris. Er ist der Begründer der Homöopathie.

Als Werkstudent verdiente Hahnemann sein Geld mit Übersetzungen und erhielt dadurch tiefe Einblicke in die medizinische, pharmakologische und chemische Literatur seiner Zeit. Bei der Übersetzung der "Materia Medica" von Cullen, -ein damals bedeutender schottischer Pharmakologe-, stieß er auf dessen Behauptung, die Chinarinde würde Wechselfieber durch ihre magenstärkende Wirkung heilen.

1790 unternahm Hahnemann seinen ersten Selbstversuch. Das war die Geburtsstunde der Homöopathie.

1796 formuliert Hahnemann im Hufeland-Journal das neue Prinzip der Arzneimittelprüfung am Gesunden, das im "Organon der Heilkunst", vorgestellt erstmalig 1810, endgültig festgelegt wurde:

Organon-Einleitung;

> *"Wähle, um sanft, schnell, gewiß und dauerhaft zu heilen, in jedem Krankheitsfalle eine Arznei, welche ein ähnliches Leiden für sich erregen kann, als sie heilen soll."*

D.h. Ähnliches möge durch Ähnliches behandelt werden (Similia similibus curare).

Da die Homöopathie eine Regulationstherapie ist, regt sie den Selbstheilungsprozeß des Organismus an und greift somit nur sanft in die übergeordneten Steuerzentren ein.

Hahnemann hat bei seiner Arzneianwendung drei Prinzipien entwickelt:

1. Arzneiprüfung am Gesunden;
2. Ähnlichkeitsregel;
3. Individuelles Krankheitsbild.

Das individuelle Krankheitsbild muß mit der an Gesunden festgestellten Arzneiprüfung übereinstimmen. Das hierbei gefundene Arzneimittel nennt man das "Simile".

Deutlicher heißt es im Organon § 14:

> *"Es gibt nichts krankhaftes Heilbare und nichts unsichtbarer Weise krankhaft verändertes Heilbare im Inneren des Menschen, was sich nicht durch Krankheitszeichen und Symptome dem genau beobachtenden Arzt zu erkennen gäbe, -ganz der unendlichen Güte des allweisen Lebenserhalters der Menschen gemäß."*

Dieser Ersatz des mystischen Krankheitsbegriffes, der verstimmten Lebenskraft, durch die Gesamtheit der mit unseren Sinnesorganen festgestellten Symptome ist deshalb von so großer Bedeutung, weil hier Hahnemann der Homöopathie ihre klare und exakte wissenschaftliche Grundlage gegeben hat.

DIE HOMÖOPATHISCHE ARZNEI

Die Homöopathie bezieht die Kenntnis der Arzneiwirkung aus folgenden Quellen:
1. Mittels Arzneiprüfung am Gesunden (Versuchspersonen).
2. Toxikologische und pharmakologische Beobachtungen und Ergebnisse.
3. Anwendung am Kranken.
4. Anwendung und experimentelle Untersuchung an Tieren (Veterinärmedizin).

Die Arzneiwirkung ergibt sich aus diesen vier Beobachtungen; das hieraus resultierende *Arzneimittelbild* ist die Zusammenfassung der Einzelerkenntnisse der Arzneiwirkung. Durch sie bemüht sich die Homöopathie um eine genaue Kenntnis der Arzneiwirkung. Die verwendeten Arzneistoffe stammen überwiegend aus dem Naturbereich: Pflanze, Tier und Mineral, einige aus künstlichen, chemischen Zusammensetzungen, z.B. Arsenicum, oder Acidum nitricum (Salpetersäure).
Zur Aufbereitung der Rohstoffe hat Hahnemann eine spezielle Arbeitstechnik angegeben: *die Verreibung oder Verschüttelung.*
Dabei wird eine stufenweise Minimierung und Aufschließung des Rohmaterials mit Wirksamkeitssteigerung erreicht. Eine solche Arzneizubereitung nennt man Potenzen. Jede Droge hat ein Doppelgesicht: Gift und Arznei, denn wie ein Stoff wirkt hängt nicht nur von seinen chemischen Eigenschaften ab, sondern vor allem von seiner Dosis.
„Allein die Dosis macht, ob ein Stoff heilt oder vergiftet."

Organon § 144: *"Von einer solchen Arzneimittellehre sei alles vermutet, bloß Behauptete oder gar Erdichtete gänzlich ausgeschlossen; es sei alles reine Sprache der sorgfältig und redlich befragten Natur."*

1827 erscheint der Ausdruck "Potenz" zum ersten Mal bei Hahnemann.

1839 schreibt er: *"Homöopathische Dynamisationen (Potenzen) sind wahre Erweckungen der in natürlichen Körpern während ihres rohen Zustandes verborgen gelegenen, arzneilichen Eigenschaften."*

Zubereitung und Mischungsverhältnis
Flüssige Stoffe werden aus der Urtinktur in jeder Stufe der Potenzierung durch 10 kräftige, abwärts geführte Schüttelschläge gemischt.

Die Verschüttelung mit dem Trägerstoff (Wasser, Alkohol und Milchpulver) erfolgt in jeder Stufe im Verhältnis 1:9 = 10 (Dezimalskala = D).
Oder: 1:99 = 100 (Centisimalskala = C).

Hahnemann entwickelte in den letzten Jahren die Potenzierung über Streukügelchen, welche LM-Potenzen genannt werden, siehe auch im Anleitungsteil, S.17-29.

EINWEISUNG IN DIE HOMÖOPATHIE

EXPLORATION (Ausfragen des Patienten)

In einem umfassenden Spontanbericht (Anamnese) erhalten wir auf die Frage WO:
Auskunft über die Beschwerden, deren
Ort, das Aussehen und die Ausdehnung
auf die Frage WIE: Auskunft über
Schmerzen, Empfindungen und Art der Ausscheidungen
auf die Frage WANN: Auskunft über den
Beginn, die auslösenden Ursachen und die
Umweltbeeinflussung, bessernde oder verschlechternde
(Modalitäten)
auf die Frage WER: Auskunft über die
Diathese = Anlage
Konstitution = Aussehen, Benehmen, Empfinden und Fühlen
auf die Frage WAS: Auskunft über die
Medizin der Person = was ist das für ein Mensch mit seiner
Krankheit, seiner Umwelt und seinem Schicksal

RUBRIZIEREN (entsprechende Rubriken aufsuchen)

1. Lokalisation:
   Untersuchen der örtlichen Beschwerden
2. Konstitution:
   Anlage, Aussehen, Benehmen, Einbildung, Empfindung, Gang, Haltung, Lage, Schmerzen, Sprache, Stimme
3. Das Individuelle:
4. Besserung und Verschlimmerung:
5. Ätiologie:
   Krankheitsauslösende Ursachen und Faktoren

HIERARCHISEREN (Wertung der Beschwerden)

Entscheidend ist:
1. das Auffallende, Charakteristische, Eigenartige, Krankmachende, Sonderbare
2. in der Konstitution
3. in den krankmachenden Ursachen (Ätiologie)
4. in der Lokalisation

Durch die Wertung der Beschwerden verringert sich die Rubrikenanzahl und führt damit zum Wesentlichen.

ANALOGISIEREN (Vergleichen)

Die herausgefundenen Mittel werden nun in einer Arzneimittellehre verglichen, um so die passende, ähnlichste Arznei zu finden, nämlich das Simile.

DIE POTENZWAHL:

"Allein die Dosis macht es, daß ein Ding kein Gift ist!" (PARACELSUS)

tief	bei organischem Befund	=	0 - D6
mittel	bei funktionellen Störungen	=	D 12 - D 21
hoch	bei psychischen Symptomen	=	C 30 - und höher

Für alle homöopathischen Mittel gilt:

1. Die Potenz des Mittels muß der Reizbarkeit des Kranken entsprechen.
2. HOHE POTENZ (D12, D30 etc.) bei erhöhter Reizbarkeit, z.B. der homöopathischen Reaktionstypen, der Kranken mit Diathesen, Allergien und chronischen Leiden. Die Gabe dieser Potenzen erfordert größere Intervalle; Tage, Wochen, Monate.
3. TIEFE POTENZEN (0, D1, D3. D6) bei Patienten mit akuten Erkrankungen und wenn eine spezielle Organwirkung beabsichtigt wird.
   Die Gabe dieser Potenzen erfordert kurze Intervalle; Stunden.
4. LM-POTENZEN sind flexibel, man kann täglich geben, aber man kann auch warten.
5. STARK WIRKENDE MITTEL z. B. Schlangengifte und Schwermetalle werden nicht in zu tiefen Potenzen angewandt:
   Lachesis nicht unter D8, D12,
   Naja nicht unter D8,
   Mercurius solubilis nicht unter D6, besser D12,
   Phosphorus nicht unter D6, besser D12,
   Jodum und Phosphor wirken als Calciumsalze weniger stark und können als Calcium jodatum D3 bzw. Calcium phosphoricum D6 verordnet werden, besonders wenn eine organotrope Wirkung auf Schilddrüse (Calc-j.) und Mandeln (Calc-ph.) erfolgen soll.
6. ECHINACEA muß in der Urtinktur (0) gegeben werden (Entgiftung bei Infekt-Intoxikationen, Lymphgefäßentzündung).Das Gleiche gilt für die Herzmittel: Adonis, Apocynum, Cactus, Convallaria, Crataegus, Digitalis, Laurocerasus, Scilla und Strophantus; toxische und therapeutische Dosis liegen bei ihnen so dicht beieinander, daß man die Tropfenzahl der Eingabe der individuellen Empfindlichkeit des Kranken anpassen muß.

Die "homöopathische Dosis" ist also ein recht relativer Begriff!

REZEPTIEREN (Verschreiben)

Nachdem jetzt die Arznei, oder auch zwei, gefunden ist, suchen wir die geeignete Arzneiform und Menge, die Potenzart und Potenzhöhe, die Gabenmenge, Gabengröße und Gabenfolge.

Die Arzneistoffe werden rezeptiert:

flüssig	=	dil.	=	Dilutio
trocken, Pulver	=	trit.	=	Trituratio
Tablette	=	tabl.	=	Tabletten
Streukügelchen	=	glob.	=	Globuli

Als Beispiele der homöopathischen Verordnungsweise folgen einige Rezepte:

Rp.

Aconitum D4 dil. 10,0 Orginal DHU
D.S. Zweistündlich 5 Tropfen
(in einem Löffel Wasser)

Rp.

Echinacea-Tinktur D1 dil. 10.0 Orginal DHU
D.S. Dreimal täglich 10 Tropfen
(ein bis zweistündlich 10 Tropfen
in akuten Fällen

Rp.

Mercurius solubilis D4 trit. 10,0 DHU
D.S. Dreimal täglich eine Messerspitze
trocken auf der Zunge zergehen lassen

Rp.

Calcium phosphoricum D3 tabl. 10,0 Orginal DHU
D.S. Dreimal täglich eine Tablette eine halbe
Stunde vor dem Essen trocken auf der Zunge
zergehen lassen.

Rp.

Chamomilla D30 glob. 10,0 Orginal DHU
D.S. Dreistündlich 5 Kügelchen trocken
auf der Zunge zergehen lassen

PRAKTISCHE ANLEITUNG ZUR ARZNEIMITTELFINDUNG

Einführung

Samuel Hahnemann formulierte schon vor 250 Jahren das homöopathische Prinzip, wonach nur ein solches Arzneimittel wirklich heilt, das in niedriger Potenz eine ähnliche Erkrankung hervorruft. Homöopathie geht auf den ganzen Menschen ein, weil sie, -anders als die orthodoxe Schulmedizin-, besonders das spezielle Befinden des Kranken berücksichtigt d.h., der Mensch wie er ist, mit all seinen Beschwerden und Besonderheiten und seiner Einzigartigkeit, allein ist maßgebend für die Auswahl des homöopathischen Mittels. Das bedeutet im Idealfall: *„Es gibt das eine Mittel für den Menschen."* Wer aber kennt die Beschwerden besser als der Betroffene selbst? Es ist daher nur konsequent ihm selber *den Schlüssel* zur Auffindung des individuellen Arzneimittels an die Hand zu geben mit dem er sich helfen kann.

Diese klare Anleitung zeigt Ihnen auf einfache und übersichtliche Weise die richtige Fragetechnik mit der Sie im praktischen homöopathischen Handbuch Ihr individuelles Mittel finden können. Sie erfahren auch auf welche Symptome und Beschwerden es ankommt, und wie man das Arzneimittel auswählt, was die richtige Potenz und Dosierung ist, und wie man die Wirkung an sich selber realistisch einschätzt.

INHALTSÜBERSICHT DER ARZNEIMITTELFINDUNG

WO FINDE ICH WAS IM PRAKTISCHEN HANDBUCH?

Alle Symptome und Beschwerden sowie Organdiagnosen und Schmerzbereiche, sind alphabetisch aufgelistet. Zur schnelleren Auffindung des individuellen Arzneimittels kann das u.a. Inhaltsverzeichnis weiterhelfen.

AUF WELCHE SYMPTOME UND BESCHWERDEN SOLLTEN SIE BESONDERS ACHTEN?

Damit Sie möglichst zielsicher das richtige homöopathische Arzneimittel finden ist es wichtig ein genaues Bild von Ihren Beschwerden zu haben. Je klarer und deutlicher Sie Ihre Symptome vor Augen haben, desto schneller finden Sie auch Ihr Mittel.

WICHTIGE UND WENIGER WICHTIGE SYMPTOME

Symptome über die man klagt können sehr vieldeutig sein. Einige sind krankheitsspezifisch und führen den Arzt oder Heilpraktiker zur Diagnose, d.h. zur näheren Krankheitsbezeichnung. Andere Symptome und Beschwerden sind weniger krankheitsspezifisch, doch für das homöopathische Arzneimittel wichtiger. Es sind solche, welche die persönliche Reaktionsweise zeigen, und das Innere, -das individuelle Wesen- der Krankheit widerspiegeln. Diese sind für die homöopathische Arzneiwahl wichtiger. Eine überragende Bedeutung haben dabei die *besonderen und außergewöhnlichen* Symptome aber auch die Gemütssymptome also diejenigen, welche im allgemeinem Krankheitsbild normalerweise nicht vorkommen, und *nur beim Betroffenen* in Erscheinung treten.

ALLGEMEINE GEMÜTSSYMPTOME

Stimmungen zeigen sich meistens schon im Vorfeld einer Erkrankung als seelische Überempfindlichkeiten, in Form von Launen, z.B. als weinerlicher, aggressiver, trauriger, hyperaktiver Bewußtseinszustand, usw. Im praktischen Handbuch S.713-718, finden Sie dazu viele Beispiele und Mittelangaben. Für den weiten Bereich der *Angst und Furcht* als wesentlicher Bestandteil menschlichen Seins gibt es ebenfalls ein Auswahl an homöopathischen Mitteln, siehe S. 45-46. Alle Symptome, die von Angst vor Sterben und vor dem Tod begleitet sind haben bei der Wahl besonderes Gewicht. Unter Gemütssymptome versteht man auch solche welche das Wesen eines Menschen charakterisieren, z.B. ein leicht zu begeisternder oder ein schnell beleidigter Typ. Sofern die Selbsteinschätzung richtig ist, siehe auch S. 24, sind die personenbezogenen Gemütssymptome höherwertig einzustufen, und neben den außergewöhnlichen Symptomen bei der Mittelwahl besonders zu berücksichtigen. Die Persönlichkeitsmerkmale und seelischen Auffälligkeiten finden Sie im praktischen Handbuch S. 719-727

Die richtige Behandlung der Gemütssymptome kann die Krankheit schon am Beginn heilen, ehe sie voll ausgebildet ist

Das seelische Befinden oder die Gemütssymptome kündigen besonders bei Kindern den Beginn einer körperlichen Erkrankung an, deshalb verdienen sie besondere Aufmerksamkeit. Von vielen Müttern hören wir z.B., daß zwei bis drei Tage vor Ausbruch einer Krankheit die Kinder quengeln, daß sie übelgelaunt, aggressiv oder weinerlich sind. Hier kann frühzeitig vorgebeugt werden, wenn die passenden Mittel gegeben werden; das *weinerliche* Kind reagiert gut auf Pulsatilla, das *streitsüchtige* auf Nux vomica oder Bryonia; *das still zurückgezogene* auf Ignatia; das *ärgerlich-schmerzempfindliche* auf Chamomilla, das *schreckhaft-ängstliche*, besonders gut auf Aconitum, vor allem wenn die Symptome überwiegend nachts auftreten, siehe auch unter Kindertypen, S.749.

ALS-OB-SYMPTOME

Das WIE der Mißempfindungen sollten Sie möglichst genau definieren!
Die Aussage: *„Es tut etwas weh"* genügt natürlich nicht. Bei Beschwerden muß man versuchen den Charakter der Schmerzen näher zu beschreiben. Manche bringen recht treffende bildhafte Vergleiche: *„Es brennt wie Feuer; es sticht wie eine Nadel; der Schmerz schießt wie ein Blitz hinein."* Wenn eine solche *Als-Ob-Empfindung* besonders dramatisch gespürt wird ist sie für die Mittelwahl von Gewicht, weil alle Symptome die mit „als ob" geschildert werden individuelle Empfindungen sind.

WIE UND WO FINDEN SIE IHRE INDIVIDUELLEN SYMPTOME?

Individuelle Symptome sind eben solche besonderen Empfindungen, Einbildungen, Schmerzen und Gefühle, die oft außerhalb des erkrankten Bereiches liegen, z.B. Husten bei gleichzeitigem Druck und erhöhter Empfindlichkeit in der Leber. Oder: Husten mit Magendruck und Brennen usw.
Die individuelle Abfragetechnik finden Sie auf S. 22, doch sei schon vorweggenommen, daß alle WENN-Fragen stets zu individuellen Antworten führen, z.B. was vermeiden Sie um die Beschwerden nicht zu verschlimmern und was tut Ihnen überhaupt nicht gut, z.B. Kälte, grelles Licht, zu laute Geräusche usw. Oder gibt es auslösende Reizsituationen für eine Verschlimmerung, z.B. immer dann wenn.....
Wenn auch die Diagnose oft die gleiche sein mag (krankheitsspezifisch) so sind die *WENN-Symptome* häufig personenbezogen und haben bei der Wahl des Mittels eine höhere Wertigkeit weil sie eben nur der Person eigen sind.
Die personenbezogenen Symptome finden wir am schnellsten in den individuellen Modalitäten (Art und Weise) siehe im letzten Teil, nach der alphabetischen Ordnung, ab S. 621-736.

z.B. Abneigung gegen	S. 621-624
Als-Ob-Symptome	S. 625-641
Aussehen (Eindruck allgemein)	S. 642-651
Was bessert (Besserung der Beschwerden, durch)	S. 652-662
Folge von (z.B. von Impfschäden)	S. 663-682
Was verschlimmert (Schlimmer durch)	S. 683-712
Welche Stimmung (Launen, Bewußtseinslage)	S. 713-718
Welcher Typ (besondere Auffälligkeiten, Merkmale)	S. 719-727
Unverträglichkeiten (Verschiedenes)	S. 728-729
Verlangen nach (meist sinnliches Verlangen)	S. 730-736

AUSSERGEWÖHNLICHE UND SELTENE SYMPTOME

Von höchster Wertigkeit sind solche Symptome die *außergewöhnlich und selten* sind, z.B. wenn jemand Husten hat und permanent einen Druck in den Augenlidern spürt, so ist dies ein Symptom das bei Husten normalerweise nicht auftritt, daher ein besonderes Individualsymptom. Die oder das hierfür infrage kommende Mittel ist dann meist ein Volltreffer.

BEISPIELE FÜR SELTENE UND AUSSERGEWÖHNLICHE SYMPTOME

Innerhalb dieser individuellen Modalitäten (Art und Weise) sind z.B. folgende Symptome eher als selten einzustufen:

Kartoffel, schlimmer durch (essen)	S. 695
Liebkosen, schlimmer durch	S. 697
Typ mit gelblichen Nasensattel	S. 724
Typ, witzelsüchtiger	S. 727
Verlangen nach Pudding	S. 733
Verlangen die Zunge herauszustrecken	S. 736
Folge von naßkaltem Boden, nach Liegen auf dem	S. 675
Folge von Stichverletzungen	S. 679
Abneigung gegen Bratengeruch	S. 621
Abneigung gegen Musik	S. 623
Als ob; Schläge elektrische auf die Kopfhaut kämen	S. 633
Als ob; Gefühl die Lider zu kurz wären	S. 635
Äpfelessen, besser durch	S. 659
Hände in kaltes Wasser tauchen, besser	S. 655
Stimmung, Singen, könnte dauernd	S. 716
Stimmung, zierend, gibt sich geziert	S. 718
Unverträglichkeit von Wasser	S. 728

UND SO FINDEN SIE IHR PASSENDES MITTEL

WIE GEHEN SIE VOR UND WAS BRAUCHEN SIE DAZU?

Sie bewaffnen sich mit einem Blatt Papier (DIN 4) und Feder und schreiben oben über die ganze Seite in die Kopfleiste folgende Fragewörter:

WODURCH	WO/WAS	WIE	WANN	WENN	WER

DIE SELBSTBEFRAGUNGSTECHNIK

1. ZUERST FRAGEN WIR NACH DER WAHRSCHEINLICHEN URSACHE, ALSO WODURCH

Haben Sie einen ziemlich starken Verdacht woher die Beschwerden kommen könnten? Im praktischen Handbuch finden Sie von S. 663- 682, unter **Folge von,** viele mögliche Ursachen alphabetisch aufgelistet (z.B. Folge von Impfschäden siehe S. 671).
Andere Ursachen, z.B. als Folge von bestimmten Verhaltensweisen oder krankmachenden Giften oder Blockierungen, etwa durch unterdrückte Ausschläge, finden Sie u.a. auf S.670. Die möglichen Ursachen notieren Sie mit den gefundenen Mittel unter WODURCH und unterstreichen sie, da die Ursache oft individuellen Charakter hat.
Auf S. 29 haben wir ein Beispiel gebracht wie man die Symptome und Arzneimittel übersichtlich unterhalb der Kopfleiste auflistet.

2. WIR FRAGEN ALS NÄCHSTES NACH DEM WO UND WAS

An welcher Stelle genau treten die Beschwerden am Körper auf (Lokalisation) wohin strahlen sie aus oder wohin wandern sie? Wir suchen also im praktischen Handbuch unter den entsprechenden Körper- oder Organbereichen.
Wenn die Symptome am ganzen Körper auftreten dann müssen wir natürlich nach dem WAS fragen, z.B. wenn jemand nachts in Schweiß gebadet ist oder Hautausschlag über den ganzen Körper hat, lautet die Frage: *Was habe ich?* Schweiße/Hautausschlag usw.
Wir suchen im praktischen Handbuch unter Schweiße, siehe S. 526-527, oder unter Ausschläge, S. 75-77.
Wir notieren unter WO/WAS die Symptome und die aufgeführten Mittel.

3. WIR FRAGEN JETZT NACH DEM WIE

Wie also würden Sie Ihre Beschwerden (Schmerzen, Empfindungen) beschreiben; wie fühlen sie sich an?
Aber auch die Art der Ausscheidungen, Beschaffenheit, Farbe, Geruch, usw. Sind die Schmerzen, Empfindungen an- und abschwellend? Letzteres finden Sie z.B. im praktischen Handbuch unter Schmerzen, S. 510-514.
Wieder notieren Sie die Symptome und die aufgeführten Mittel unter WIE.
Wenn wir jedoch einen Schmerz mit dem schon besprochenen „Als-Ob", bildhaft oder vergleichend beschreiben können, dann *unterstreichen* wir die dabei in Frage kommenden Mittel und notieren sie auch unter WIE.

4. NUN FRAGEN WIR NACH DER TAGES- UND NACHTZEIT, DEM WANN

Zu welcher Tages,- bzw. Nachtzeit verschlimmern sich die Beschwerden?
Morgens oder abends, Vormittags oder Nachmittags, Mitternacht oder in den frühen Morgenstunden usw. Und ebenso fragen wir auch nach der Besserung.
Die WANN-Fragen finden Sie unter der Rubrik (Schlimmer) S. 683-712 und unter (Besserung) S. 652-662.
Wir schreiben unter WANN neben der Zeit und dem Rhythmus, alle gefundenen Mittel darunter. Bei sehr außergewöhnlichen Zeiten, z.B. jede Nacht um 2.30 Uhr, *unterstreichen* Sie das infrage kommende Mittel einmal, da es individuell ist.

5. WIR FRAGEN NUN NACH DEM WENN (DEN BEDINGUNGEN)

Was tun Sie um die Beschwerden zu lindern, und was tut Ihnen überhaupt nicht gut, z.B. Kälte, grelles Licht, zu laute Geräusche usw.
Wenn Sie z.B. zur Linderung (Besserung) Ihrer Beschwerden das Bedürfnis haben Ihre Hände in kaltes Wasser einzutauchen obwohl weder ein Brennen noch Hitze vorliegt, dann ist das ein recht merkwürdiges Symptom und mit Sicherheit individuell.
Hierzu gehört auch nach den auslösenden Reizsituationen zu fragen, die für eine Verschlimmerung in Frage kommen, z.B. immer dann wenn.....
Auch, was bessert die Beschwerden, etwa essen, heiße Getränke, eine anrückende Wetterfront usw. Die WENN-Fragen finden Sie ebenfalls unter (Schlimmer) S. 683-712 und unter (Besserung) S. 652-662.
Wir notieren unter WENN die Symptome und die aufgeführten Mittel. Falls ein seltenes wie o.g. auftaucht, *unterstreichen wir es doppelt.*

6. ZULETZT FRAGEN WIR INDIVIDUELLER, ALSO NACH DEM WER

Wir fragen jetzt nach solchen Beschwerden die mehr mit dem Typus und der Veränderung der ganzen Person zu tun haben; die finden wir im letzten Teil des praktischen Handbuches ab S. 621-736. Wie bereits besprochen, können wir zunächst einfach fragen: Hat sich während der Krankheit mein Verhalten gegenüber anderen verändert, und sind meine Bedürfnisse, Wünsche und Gelüste anders als vor der Erkrankung? Nach was habe ich neuerdings besonderes Verlangen, und was kann ich zur Zeit oder schon länger nicht ausstehen (Abneigung)? Auf S. 730-736 finden wir im praktischen Handbuch, z.B. **Verlangen nach** (meist sinnliches Verlangen) alle wichtigen Bedürfnisse und auf S. 621-624 die entsprechenden **Abneigungen**. Wir notieren unter WER das Verhalten sowie die Bedürfnisse und die aufgeführten Mittel, *und unterstreichen* sie, da sie individueller sind. Bei seltenen Symptomen in Verbindung mit den allgemeinen Beschwerden unterstreichen wir *zweimal,* denn die dafür in Frage kommenden Mittel sind die individuellsten, daher erstrangig und ihr Heilwert übertrifft auch Mittel die öfters vorkommen! Auf Seite 28, haben wir zum besseren Verständnis ein Beispiel angeführt.

SEELISCHES BEFINDEN

Zu den Wenn-Fragen gehört natürlich auch die seelische Befindlichkeit, doch die Selbstbefragung nach individueller Stimmung, nach der Laune, und vor allem nach dem Typus ist nicht so einfach. Wenn wir also fragen wie fühle ich mich seit meiner Erkrankung, bin ich seitdem z.B. ärgerlicher, gereizter, depressiver, zurückhaltender usw., dann sind dies personenbezogene Gemütssymptome die bei der Mittelwahl ein größeres Gewicht haben. Im praktischen Handbuch finden wir sie auf S. 713-718.
Auch die Stimmung und Laune und die dazugehörigen Mittel notieren wir unter WER *und unterstreichen* sie, da sie individuell sind.

SELBSTEINSCHÄTZUNG

Am schwierigsten ist die Mittelwahl wenn wir uns als Typ selbst einschätzen sollen, weil dies meist mit einer subjektiven Wertung einher geht. Wir raten hier nur dann auf Mittelsuche zu gehen, wenn die Selbsteinschätzung auch von anderen, z.B. Freunden und guten Bekannten, bestätigt wird. Im praktischen Handbuch finden Sie die besonderen Auffälligkeiten des Typus ab S. 719-727. Die entsprechende Selbsteinschätzung und die Mittel notieren wir ebenfalls unter WER *und unterstreichen* sie. Trotz der Schwierigkeit, sollten Sie den letzten beiden Punkten besondere Aufmerksamkeit schenken, denn gerade in der Homöopathie wird das seelische Befinden wesentlich mit berücksichtigt. Die seelische Selbsteinschätzung verlangt Aufrichtigkeit und eine gewisse distanzierte Selbstwahrnehmung. Es bringt nichts wenn Sie die Selbsteinschätzung auf Grund einer momentanen Stimmung übertreiben, z.B. infolge häufiger Auseinandersetzungen in der Partnerschaft sind Sie etwas einsilbig geworden, und würden nun unter dem *„einsilbigen Typus"* ein Arzneimittel auswählen. Wichtiger ist hier ob die Situation schon länger blockierend auf Ihr Mitteilungsbedürfnis einwirkte? Wenn Sie schon immer etwas wortkarg und einsilbig waren, und das entsprechende Arzneimittel auch noch eine Reihe anderer Symptome abdeckt, dann haben Sie sozusagen *Ihr Konstitutionsmittel* gefunden, das Sie auf jeden Fall *zweimal unterstreichen* müssen, denn damit haben Sie wahrscheinlich einen Volltreffer gelandet.

DAS AUSWAHLVERFAHREN DER ARZNEIMITTEL

Wenn wir alle Mittel notiert haben, zählen wir zuerst die nicht unterstrichenen zusammen, dann jeweils die mit einmal und die mit zweimal unterstrichenen.
Wenn wir keine unterstrichenen Mittel haben, dann sind die Beschwerden eher allgemein und mehr krankheitsspezifisch, und wir wählen dasjenige Mittel aus das am häufigsten vorkommt. Einmal unterstrichene haben *zweifachen Wert*, d.h. sie werden doppelt gewichtet, zweimal unterstrichene *vierfach gewichtet.*

GEWICHTUNG DER ARZNEIMITTEL

Sollte z.B. Sil. (Silicea) 5x normal vorkommen, aber Hepar-sulf. nur zweimal, einmal ohne und einmal doppelt unterstrichen, dann ist letzteres vorzuziehen, obwohl rein rechnerisch eine Patt-Situation vorliegt. Also, nicht die Häufigkeit entscheidet, sondern dasjenige Mittel, das dem Wesen des Kranken am ähnlichsten ist, indem es ein besonderes und außergewöhnliches Symptom aufweist.

WIE NIMMT MAN HOMÖOPATHISCHE MITTEL EIN?

Ein homöopathisches Arzneimittel muß immer nüchtern eingenommen werden, in keinem Fall unmittelbar vor oder nach dem Essen. Auch Kaffee, Alkohol oder andere stimulierende Getränke sollten vor oder nach der Einnahme gemieden werden.
Die Tropfen, Tabletten und Kügelchen (Globuli) sollten Sie im Mund zergehen lassen damit sie von der Mundschleimhaut aufgenommen werden.
Homöopathische Mittel vertragen sich im Prinzip mit allen anderen Mitteln, da sie auf einer anderen Ebene wirken. Wenn Sie also noch zusätzliche Mittel von Ihrem Therapeuten einnehmen, dann setzen sie diese nicht einfach ab, z.B. ein Blutdruckmittel oder ein wichtiges Herzstützungsmittel, denn dies kann unangenehme Überraschungen zur Folge haben. Das homöopathische Optimum wäre allerdings die alleinige Einnahme, ohne chemische oder pflanzliche Zusatzmittel! Keinesfalls sollten Sie durch zusätzliche Selbstmedikation, z.B. Kräuter und pflanzliche Mittel die Wirkung Ihrer homöopathischen Arznei überlagern, denn so können Sie niemals erfahren wie das Mittel genau wirkt, und auf Veränderungen natürlich auch nicht reagieren.

POTENZWAHL UND DOSIERUNG

a) Potenzwahl

Grundsätzlich gibt man bei definitiven Organerkrankungen und plötzlichen (akuten) Beschwerden tiefe Potenzen (D2-D8), außer bei Allergien und seelischen Symptomen.
Höhere Potenzen (D12-D30 usf.) sind wirksamer bei Erkrankungen die langsam entstehen oder bei funktionellen sowie psycho-vegetativen Störungen, z.B. Allergien, Hautausschläge, Schweißausbrüche, Schlaflosigkeit, allgemeine Unruhe, Angst usw.

b) Dosierung

Die Dosierung oder die Häufigkeit der Arzneimitteleinnahme hängt vom Krankheitsverlauf ab. In der Homoöpathie gilt der Grundsatz: *„Weniger ist mehr!„* Je genauer das Mittel gewählt ist desto geringer die Dosis. Bei akuten Beschwerden, z.B. Fieber oder

Herzklopfen mit schnellem Atem oder Brennen in bestimmten Körperbereichen, nehmen Sie stündlich 5 Globuli oder 5 Tropfen auf einen Löffel Wasser. Wenn nach einem halben Tag (ca. 6 Stunden) keine Besserung der Beschwerden einsetzt dann sollten Sie das Mittel wechseln. Sobald sich das Befinden innerhalb dieses Zeitraumes bessert, reduzieren Sie die Dosis auf 3mal täglich 5 Globuli oder 5 Tropfen. Bei Beschwerdefreiheit können Sie das Mittel absetzen. Bei weniger akuten Beschwerden, also solche die langsam begonnen haben, wählen Sie eine höhere Potenz (ab D12) täglich 1mal 5 Globuli oder 10 Tropfen auf einen Löffel Wasser. Wenn nach drei Wochen keine Besserung in Sicht ist, sollten Sie das Mittel absetzen und ein neues suchen oder sich an einen Heilpraktiker oder Homöopathen wenden. Kommt es jedoch langsam zur Besserung und tritt nach ca. 5-6 Wochen Beschwerdefreiheit ein, dann können Sie das Mittel absetzen.

DIE RICHTIGE EINSCHÄTZUNG DER ARZNEIWIRKUNG

DEUTLICHE ANZEICHEN DER BESSERUNG

Das erste Anzeichen der richtigen Arzneimittelwahl ist, daß Sie sich bereits nach mehreren Stunden der Einnahme zuversichtlicher, frischer und gekräftigter fühlen, obwohl die körperliche Beschwerden sich kaum geändert haben. Wenn sich bei akuten Erkrankungen die Beschwerden innerhalb von sechs Stunden bessern, dann haben Sie auf jeden Fall das richtige Mittel gewählt. Ebenso wenn Sie etwa in der ersten Woche bei einer langsam begonnenen Erkrankung ein Nachlassen der Beschwerden bemerken und die Besserung auch anhält.

STOCKENDER HEILUNGSVERLAUF

Wenn Sie nach anfänglicher Besserung am folgenden Tag wieder die alten Beschwerden fühlen dann sollten Sie das Mittel trotzdem weiter einnehmen. Gestehen Sie dem Arzneimittel noch einen Tag zu, um zu prüfen, ob die Stockung möglicherweise eine natürliche Heilreaktion ist, und beobachten Sie genau ob nicht doch noch eine Besserung eintritt. Sollte keine Besserung in Sicht sein, dann müssen sie das Mittel absetzen, ein neues suchen oder einen Heilpraktiker oder Homöopathen aufsuchen.

VERSCHLIMMERUNG DURCH DIE ARZNEIWIRKUNG

Wenn nach anfänglicher Besserung schon bald der alte Zustand wieder eintritt, dann können Sie sicher sein, daß Sie das falsche Mittel gewählt haben. Haben Sie bereits schon nach einem Ersatzmittel gesucht, dann raten wir Ihnen einen Heilpraktiker oder Homöopathen aufzusuchen und sich dort weiter behandeln zu lassen. Manchmal kann es während der Einnahme zu einer *kurzfristigen, doch meist heftigen* Verschlimmerung der Beschwerden kommen. Die Homöopathen sprechen dann von einer natürlichen Heilreaktion, weil die Arzneiwirkung offenbar eine starke immunologische Gegenreaktion auslöste, sozusagen alle Abwehrkräfte aktiviert hat. Dies ist immer ein gutes Zeichen, daß die Arzneiwahl richtig war. Sollte dies der Fall sein, dann können Sie mit der Einnahme solange aussetzen bis die Verschlimmerung deutlich nachläßt.

VERÄNDERUNG DER SYMPTOME

Wenn während eines Heilungsverlaufes alte Beschwerden verschwinden aber gleichzeitig neue Symptome und andere Beschwerden auftreten, dann erfordert dies ein zweites oder gar drittes Mittel. Dies kommt besonders bei akuten und entzündlichen Erkrankungen vor. Seien Sie nicht besorgt, bleiben Sie ruhig, denn Sie haben dann sehr wohl das richtige Arzneimittel gewählt. Beobachten Sie die neuen Symptome genau, und suchen Sie im praktischen Handbuch das entsprechende Mittel, das Sie dann entweder zusätzlich einnehmen oder wenn nur dieses, das alte eine Zeitlang aussetzen.
Sie sollten diese Behandlung jedoch nur dann vornehmen, wenn Sie schon einige Erfahrung haben, andernfalls besser zu einem Heilpraktiker oder Homöopathen gehen.

GRENZEN DER SELBSTBEHANDLUNG

Bei seelischen Problemen, z.B. Neurosen und Psychosen raten wir von einer homöopathischen Selbstbehandlung ab, da in den meisten Fällen keine richtige Selbsteinschätzung möglich ist. Desgleichen bei schlechten Allgemeinzustand, üblen Launen und Ängsten. Bloßes ausprobieren kann den Krankheitsverlauf komplizieren und die Heilung erheblich hinauszögern. Bei stockendem Verlauf oder Verschlimmerungstendenz, beachten Sie bitte die Kriterien welche wir weiter oben besprochen haben. Bei akuten Erkrankungen, z.B. plötzlich einsetzendes Herzklopfen, Atemnot oder hohes Fieber, raten wir von einer Selbstbehandlung ab, weil erst von einem Fachmann festgestellt werden muß, um welche Erkrankung es sich eigentlich handelt (diagnostische Abklärung), siehe auch unter homöopathischer Notfallhilfe (Herzinfarkt-Geschehen), S 752.
Betont werden muß auch, daß homöopathische Mittel, ähnlich wie auch die Akupunktur, auf degenerative Erkrankungen weniger effektiv ansprechen, da das individuelle Regulationsspiel meist erschöpft ist, und die regenerativen Kräfte (Erbenergien) oft zur Neige gehen.

WICHTIGER HINWEIS

Im praktischen Handbuch der Homöopathie finden Sie sehr viele Symptome so wie sie im Alltag häufig vorkommen, und auch eine Reihe von typisch klinischen Erkrankungen. Bitte haben Sie Verständnis, daß wir für die Selbstbehandlung keine Verantwortung übernehmen können. Wenn Sie das Gefühl haben mit Ihren Mitteln nicht mehr weiter zu kommen raten wir die Selbstbehandlung abzubrechen, und einen Heilpraktiker, Homöopathen oder Arzt aufzusuchen.

UND SO WIRD'S GEMACHT

Wenn wir uns fragen **WO ODER WAS** habe ich, so nehmen wir einmal an es handelt sich hier um Husten. Den sollten wir uns jetzt genauer betrachten:
Da der Husten immer in der Brust oder im Hals lokalisiert ist, brauchen wir nicht nach der Lokalisation, -dem WO- zu fragen. Allerdings wird das WO immer dann wichtig, wenn wir in der dritten Frage nach dem WIE der Schmerzen und Empfindungen fragen, z.B. Wundheitsgefühl in der Brust beim Husten oder Stechen oder Druck in der Herzgegend usw. Jetzt aber suchen wir im homöopathischen Handbuch gleich mit dem entsprechenden *Griffregister* unter **H** die Rubrik Husten.

Wir schlagen also die Seite 288 im Homöopathischen Handbuch auf.
Unter den allgemeinem Symptom Husten finden wir zunächst mehrere Mittel:
Agar., Bor., Cad., Card., Chin., Croton., Elaps., Mandr.

WODURCH?

Folge von Kaltbaden,	S. 672	Ant-c., Amm.-c.

WIE?

anfallsartig	S. 672	Cin., Hyper., Kres., Stann.,
Auswurf mit gelb-grünem	S. 78	Lyc., Stann.
Brust mit Wundheitsgefühl in der	S. 288	Seneg., Stann.
Als-Ob?	S. 672	
beim Husten *als ob* der Kehlkopf zerrissen würde		Cepa

WANN?

Immer (meistens) abends	S. 276	Agn., Alum., Rhod., Stann.

WENN (Bedingungen) immer dann wenn.....

Sprechen beim	S. 291	Alum., Anac., Cimic., Dros., Heder., Phell., Spong., Stann.
Abhusten bessert	S.652	Ant-t., Scil., Stann., Stict.,
Getränke warme verschlimmern	S.692	Ac-fl., Phos., Stann.

WER? (Gemüts- und Individualsymptome)

Niesen, Anfälle von Niesen	S. 430	Ac-acet., Ac-benz., Aral., Bapt., Bell., Bufo., Cann-ind., Cupr., Cycl., Hyper., Rhus-t., Seneg., Stann.
Oberlid, gleichzeitiges Drücken im	S. 434	Stann.
Lebergegend, Empfindlichkeit der	S. 355	Lyc., Stann.
Typus, mutloser (resignierter)	S. 733	Guaj., Jod., Lath., Sil., Stann.

EIN AUFLISTUNGSBEISPIEL

WODURCH	WO/WAS	WIE	WANN	WENN	WER
Folge von	Husten allg.	anfallartig	abends	beim Sprechen	Niesen, Anfälle
Kaltbaden	S.288	S.672	S.288	S.291	S.430
S.672	Agar., Bor.,	Cin., Hyper.	Agn.,	Alum., Anac.	Ac-acet.
Ant-c.	Cad., Card.,	Kres., Stann.	Alum., Rhod.	Cimic., Dros.	Ac-benz.
Amm.-c.	Chin., Elaps	Auswurf mit	Stann.	Heder., Phell.	Aral., Bapt.
	Croton.	gelb-grünem		Spong., Stann.	Bell., Bufo.
	Mandr.	S.78		Abhusten bessert	Cann-ind.,Cupr.,
		Lyc., Stann		S.652	Cycl., Hyper.
		Brust mit		Ant-t., Scil.	Rhus-t., Seneg.
		Wundheitsg.		Stann., Stict.	Stann.
		S.288		warme Getränke	Druck im
		Seneg., Stann.		Verschlimmern	Oberlid
		Husten *als ob*		S.692	S.434
		der Kehlkopf		Ac-fl., Phos.	Stann.
		zerrissen		Stann.	Lebergegend,
		S.632			empfindlich
		Cepa			S.355
					Lyc., Stann.
					Typus, mutlos
					S.723
					Guaj., Jod.,
					Lath.,Sil.,Stann.

Schon auf den ersten Blick kommt Stannum mit Abstand am häufigsten vor (10x) und ist auch noch bei den individuellen Symptomen mit dabei (Druck im Oberlid). An zweiter Stelle steht Hyper. (Hypericum) und Lyc. (Lycopodium). Vor allem ist es das seltenere Oberlidsymptom, aber auch die nicht so häufigen Niesanfälle welche uns die Zuversicht gibt, daß wir hier einen Volltreffer gelandet haben. Den vollen Namen der Arzneimittelabkürzungen finden Sie im praktischen Handbuch S. 769 und die Fremdwörtererklärungen ab S. 779.

Und nun wünschen wir Ihnen bei der Suche nach Ihrem individuellen Mittel viel Vergnügen und einen guten Heilungsverlauf.

Walter Binder, Heilpraktiker

ANAMNESE-FRAGEBOGEN

Name:

Anschrift:

Beruf:

Geboren:

Telefon:

Stand: Kinder:

Größe: Gewicht:

Alter der Eltern, Vater: Mutter:

Welche Familienkrankheiten sind Ihnen bekannt:
Asthma, Epilepsie, Gefäßkrankheiten, Geisteskrankheiten, Geschlechtskrankheiten, Herzkrankheiten, Krebs, Rheumatismus, Schlaganfall, Selbstmord, Steinkrankheiten, Tbc., Zuckerkrankheiten?

Welche Infektionskrankheiten haben Sie durchgemacht:
Diphtherie, Feuchtblattern, Geschlechtskrankheiten, Keuchhusten, Kinderlähmung, Malaria, Masern, Mumps, Parathypus, Röteln, Ruhr, Scharlach, Tbc., Tetanus, Tropenkrankheiten, Typhus?

Welche Allgemeinkrankheiten haben Sie gehabt:
Allergien, Ekzeme, Erfrierungen, Erkältungen, Fieberblasen, Krebs, Lymphkrankheiten, Medikamentenempfindlichkeit, Warzen?

Welche Impfungen haben Sie bekommen:
Diphtherie, Keuchhusten, Masern, Pocken, Polio, Röteln, Scharlach, Serum, Tetanus?

Welche Organkrankheiten haben Sie durchgemacht:
Anämie, Augen, Asthma, Bauchspeicheldrüse, Blase, Blut, Bronchien, Brustdrüse, Darm, Drüsen, Eierstock, Gallenentzündung, Gallensteine, Gebärmutter, Gefäße, Gelbsucht, Gelenke, Gemüt, Geschwüre, Gicht, Haare, Hals, Haut, Herz, Kiefer, Knochen, Kopf, Krampfadern, Leber, Lunge, Magen, Mandeln, Milz, Muskeln, Nägel, Nase, Nebenhöhle, Nerven, Nierenentzündung, Nierensteine, Ohren, Prostata, Rheumatismus, Schilddrüse, Tbc., Wirbelsäule, Zähne?

Welche Operationen sind an Ihnen vorgenommen worden:
Augen, Bestrahlung, Blase, Blinddarm, Bruch, Darm, Eierstock, Gallenblase, Gebärmutterentfernung, Hämorrhoiden, Herz, Kiefer, Knie, Kopf, Krampfadern, Kropf, Lunge, Magen, Mandeln, Nase, Nebenhöhle, Niere, Ohren, Prostata, Zahnsanierung?

Welche Verletzungen hatten Sie:
Erfrierungen, Geburtsverletzung, Gehirnerschütterung, Knochenbrüche, Kriegsverletzung, Schreck, Unfall, Verbrennungen?

Wann ist Ihre schlechteste Tageszeit:
Erwachen, Aufstehen, Vormittag, Mittag, nach Tisch, Nachmittag, Abend, vor Mitternacht, nach Mitternacht, Stunde?

Wann ist ihre schlechteste Jahreszeit:
Frühjahr, Sommer, Herbst. Winter?

Welche Rolle spielt der Mond bei Ihnen:
Vollmond, Neumond, zunehmender Mond, abnehmender Mond?

Wie fühlen Sie sich:
Vor dem Essen, während des Essens, nach dem Essen?

Wie fühlen Sie sich:
Vor der Regel, während der Regel, nach der Regel, Pubertät, Menopause?

Wie vertragen Sie Wärme:
Abneigung, Bäder, gut, Hitze, Kleider, Ofen, schlecht, Sonne, Verlangen nach, warme Umschläge, Zimmer?

Wie vertragen Sie Kälte:
Abneigung, eisige, feuchte, gut, kalte Umschläge, schlecht, trockene, Verlangen nach, windige?

Sind Sie wetterempfindlich:
Föhn, Gewitter, Nebel, Regen, Schnee, Sturm, Wetterwechsel, Wind, Zugluft?

Welchen Aufenthalt mögen Sie:
Freien im, frische Luft, Gebirge, Meer. Reisen, Zimmer?

Sind Sie sehr druck-, oder berührungsempfindlich:
Anfassen, Anschlagen, Brust, enge Kleider, Füße, Gelenke, Genitale, Hals, Hartliegen, Massieren, Waschen, Wunden, Taille?

Wie fühlen Sie sich:
Anfangsbewegung, Anstrengung, Aufrichten, Aufzugfahren, Autofahren, Bücken, Fliegen, fortgesetzter Bewegung, Gehen, Karussell, Liegen, Ruhe, Schiffahren, Sessellift, Sitzen, Stehen, Treppensteigen, Umdrehen, Verheben?

Sind Sie empfindlich gegen:
Geräusch, Geruch, Lärm, Licht?

Wie ertragen Sie:
Alleinsein, Kränkung, Widerspruch?

Wie fühlen Sie sich in Gesellschaft?

Wie reagieren Sie:
Darandenken, Davonsprechen, Freude, Prüfungen, Trost,
Zuspruch?

Kann man Sie von den Beschwerden ablenken:
Arbeit, Essen, ja, Musik, Verständnis, Zuspruch?

Wie ist Ihre Stimmung:
Deprimiert:
beleidigt, empfindlich, gekränkt, lebensüberdrüssig, verzweifelt, weinerlich?
Exaltiert:
aufbrausend, gereizt, hastig, jähzornig, nervös, ungeduldig?
Extrovertiert:
froh, gesellig, heiter, kontaktfreudig, optimistisch, spielfreudig?
Introvertiert:
ernst, gehemmt, grüblerisch, pessimistisch, still, verschlossen?

Wie ist Ihr Benehmen:
ablehnend, albern, arbeitsscheu, argwöhnisch, begeistert, boshaft, eifersüchtig, eigensinnig, entschlußlos, feig, gefühllos, gehässig, gewissenhaft, geschäftig, geschwätzig, grimassieren, herrisch, hochmütig, jammernd, kritisch, langweilig, launenhaft, liebesbedürftig, lügen, menschenscheu, mißtrauisch, mitfühlend, nachgiebig, nachtragend, pedantisch, phantastisch, rührselig, schadenfroh, schamhaft, schamlos, unfolgsam, ungeduldig, unruhig, unzufrieden, verträumt, zornig?

Haben Sie Angst:
Ahnungen, Alleinsein, Armut, Dunkelheit, Einbrecher, Erwachen, Geisteskrankheit, Geräuschen, Gesellschaft, Gespenster, Gewissen, Gewitter, Mäusen, Mißerfolgen, Platzangst, Prüfungen, Schlangen, Spinnen, Sterben, Tieren, Zukunft?

Haben Sie Sorgen:
Ärger, Aufregung, Ehe, Heimweh, Kränkungen, Kummer, sexuelle?

Wie ist Ihr Gedächtnis:
Namen, Vergeßlichkeit, Verschreiben, Versprechen, was Sie tun wollen, Zahlen?

Wie ist Ihre Konzentration:
abgelenkt, arbeitsscheu, dumm, faul, interesselos, nachlässig, schlampig, lernschwach, unkonzentriert, zerstreut?

Wie geht es mit dem Lernen:
Abneigung, leicht, schwer, Unfähigkeit, Verlangen nach?

Leiden Sie unter Einbildungen?

Haben Sie Wahnvorstellungen:
Besessenheit, Größenwahn, Menstruationswahn, religiöser Wahn, Säuferwahn, Verfolgungswahn?

Leiden Sie unter Zwangsvorstellungen:
Brandstiftungszwang, Entkleidungszwang, Mordzwang, Stehlzwang, Wanderzwang?

Wie ist Ihr Appetit:
Ekel, gut, Heißhunger, nachts, normal, schlecht?

Was genießen Sie besonders gern, A:
Was davon haben Sie gar nicht gern, B:
Was davon vertragen Sie nicht, C:

Alkohol, Brot, Eier, Fisch, Fett, Fleisch, Gemüse, Kaffee, Kartoffeln, Käse, Mayonnaise, Milch, Nikotin, Obst, Pikantes, Salate, Salz, Saures, Süßes, Tee, Teigwaren, Torten?

Wie ist Ihr Durst:
bei Fieber, groß, kalt, klein, nachts, normal, warm, wenig, viel?

Wie ist Ihr Stuhlgang:
abends, bleistiftförmig, blutig, breiig, Drang ohne Erfolg, drängend, dranglos, dunkel, dünn, durchfällig, fettig, geformt, hart, hell, inkontinent, knollig, krampfartig, morgens, nachts, normal, schleimig, schmerzhaft, schmerzlos, stechend, Tag, jeden..., täglich, trocken, übelriechend, verstopft, wäßrig, wegspritzend, wundmachend, Würmer, ziegenkotartig, zurückschlüpfend?

Wie ist Ihre Harnentleerung:
dunkel, häufig, hell, inkontinent, nachts, normal, satzig, schmerzhaft, viel, wenig, übelriechend?

Schwitzen Sie:
Achsel, Aufregung, Brust, erleichternd, erschöpfend, Fieber, Füße, Gesicht, Hände, Hinterkopf, kalt, klebrig, Kopf, leicht, nachts, Nacken, partiell, Rücken, schwer, Stirn, total, übelriechend, unangenehm, verfärbend, warm?

Wann hatten Sie:
Ihre erste Regelblutung?
Ihre letzte Regelblutung?

Welchen Abstand haben Ihre Regelblutungen?

Wie viele Tage dauert Ihre Regelblutung?

Wie ist Ihre Regelblutung:
normal, schwach, stark?

Wie sieht Ihre Regelblutung aus:
dunkel, hell, klumpig, übelriechend?

Haben Sie Schmerzen oder Beschwerden bei der Regel:
Heiserkeit, Mittelzeit, Menopause, nach, Pubertät, vor Beginn, während?

Haben Sie Ausfluß:
blutig, dick, dünn, gelb, keinen, schleimig, stark, weiß, wenig, wundmachend, übelriechend, zäh?

Wie viele Geburten: Fehlgeburten:

Wie steht es mit Ihrem Schlaf:
abgedeckt, Aufschreien, ausgestreckt, Bauchlage, Durchschlafen kann nicht, Einschlafen kann nicht, flach, Füße herausgestreckt, gut, hoch, kalte Füße, kniend, Linkslage, Rechtslage, Reden im, ruhig, Rückenlage, schlecht, sitzend, unruhig, zugedeckt, zusammengerollt?

Haben Sie besondere, immer wiederkehrende Träume:
angenehme, ängstliche, erotische, erschöpfende, schreckliche?

Wie ist Ihre Wärmeregulation:
Fieberneigung, Frost, frostig, Hitze, hohes Fieber, Kälte, kalte Füße, kalte Hände, Schüttelfrost, Schweiß, subfebril, Wallungen?

Welche Beschwerden und Sorgen haben Sie jetzt:
Wo befinden sich Ihre Beschwerden?
Wohin strahlen die Schmerzen aus?
Wann treten die Beschwerden auf?
Wodurch wurden die Beschwerden ausgelöst?
Wann und wodurch werden die Beschwerden besser oder schlechter?

Leiden Sie unter:
Augen-, Asthma-, Ausfluß-, Bauch-, Bauchspeicheldrüsen-, Blasen-, Bronchien-, Brustdrüsen-, Darm-, Drüsen-, Eierstock-, Gallen-, Gallenstein-, Gefäß-, Gelenks-, Hals-, Hämorrhoiden-, Haut-, Kiefer-, Knochen-, Kopf-, Leber-, Lungen-, Magen-, Mandel-, Muskel-, Nasen-, Nebenhöhlen-, Nieren-, Nierenstein-, Ohren-, Prostata-, Regel-, Schilddrüsen-, Schwangerschafts-, Schwindel-, Stirnhöhlen-, Tuberkulose-, Venen-, Wirbelsäulen-, Zahnbeschwerden?

Wie sind Ihre Haare?

Wie sind Ihre Nägel?

Wie ist Ihr Blutbefund?

Haben Sie Diabetes?

Wie ist Ihr Nervenzustand?

Waren Sie kurz vor Ihrer jetzigen Erkrankung in Behandlung?
Um welche Krankheit handelte es sich dabei und womit wurden Sie behandelt?

A

Abdecken	
- Hitze, will sich in der	Acon.
- Scheu vor dem	Nux-v.
Abendbrot	
- essen will nicht	Cycl.
Abendmensch	Magn-c., Sep., Valer.
Abführmittel	Cean., Elat.
Abgenützte Menschen	Crat.
Abgespanntheit	Ac-sulf., Acon., Anhal., Arist., Bapt., Berb., Beryl., Bufo., Cad., Card., Cepa., Chin., Cob., Colch., Dros., Eucal., Heder., Kali-c., Mandr., Olnd., Phyt., Sel., Sep., Stront.
- abends voll trauriger Gedanken	Ac-form.
- allgemeine	Aloe.
- Arbeit nach geistiger	Ac-picr.
- Lähmungserscheinungen, bis zu	Caust.
- rasche	Phos.
- Schlaflosigkeit nach	Ac-picr.
- Sitzen, nach langem	Beryl.
Abgestumpfte Menschen	Cedr.
Ablatio retinae	s. Netzhautablösung
Ablehnende Menschen	Cic.
Abmagerung	Ac-acet., Ac-m., Bapt., Beryl., Calc-c., Calc-ph., Carb-v., Cauloph., Clem., Cocc., Guaj., Helleb., Hydrast., Kali-j., Lues., Perub., Phos., Sil., Stront., Sulf., Syph., Syz., Thal., Thuj., Tub.
- Appetit trotz gutem	Abrot., Ac.-fl., Brom., Heder., Jod., Nat-m., Sec.
- Armen an den	Arum.
- Aussehen, mit gealtertem	Arg-nitr.
- Beinen an den	Abrot., Arum.
- Brust der	Kali-j.
- Dorsalregion (Schulterblattmuskulatur)	Plb.
- essen kann nicht	Crot.
- fortschreitende	Ars.
- Gesicht im	Sel.
- Händen an den	Sel.
- Heißhunger trotz	Bary-c., Lyc.

- Kachexie bis zur	Ars-j.
- Kinder der	Sars.
- Oberschenkel der	Sel.
- starker	Uran.
- Vielessens trotz	Bary-c., Lyc.
- zunehmende	Graph.
Abortus	Apis., Arn., Canth., Cham., Plb, Sep.
- Blutungen bei	Croc.
- drohender	Cimic., Coff., Op., Puls., Ruta., Sabin., Vib.
- habitueller	Kali-c.
- Kummer durch	Ac-succ.
- Nachrichten, durch schlechte	Ac-succ.
- Neigung zum	Ac-form., Ac-succ., Bapt., Bell., Camph., Canth., Cauloph., Croc., Crot., Ferr-ph., Helon., Ipec., Kali-nitr., Lues., Mang., Merc-sol., Nux-m., Plb.,Tab., Thal., Thuj., Tub.
- Schreck nach	Acon.
- septischer	Pyrog.
- verschleppter	Sec.
Abszess	Arn., Myr., Nux-v.
- beginnender	Merc-sol.
- Eiter mit dünnem,	
- bläulichem, übelriechendem	Sil.
- Eiterung beschleunigt	Mang.
- Eiterung, mit stinkender	Lues.
- Haut an der	Echin.
- Heilung beschleunigt	Mang.
- heißer	Sil.
- kalter	Sil.
- Klopfen mit viel	Hep.
- offener	Calc-s.
- Ohren an den	Bell.
- Rändern, mit lividen	Tarant-cub.
- Schleimhäuten an den	Echin.
- Schorfen mit	Tarant-cub.
- Serosa an den	Echin.
- Stechen mit	Hep.
Absonderungen	s. Sekrete
Abspannung	Gels.
- Herzklopfen mit	Hyper.

- große	Puls.
- ungewöhnliche	Rhus-t.
- wechselt mit Spannung	Phos.
Abstillmittel	Lac-c.
Abwärtsfahren	
- Angst beim	Bor.
- Benommenheit beim	Calc-fl.
- Schädeldruck beim	Calc-fl.
Abwärtssehen	
- kann nicht	Arg-nitr.
Abwehrschwäche	Abrot., Ac-form., Ferr-ph.
- Infektanfälligkeit	Echin.
- Fokaltoxikose bei	
s.a. Widerstandskräfte	Echin.
Abzehrung	s. Kachexie
Achillensehnenschmerz	Valer.
Achseldrüsentuberkulose	Tub.
Achselschweiße	Heder., Rauw.
- Anstrengung,bei geringster	Sel.
- Frieren mit	Sel.
- gelb sich verfärbende	Magn-m.
- Kälte mit	Sel.
- klebrige	Rhod.
- profuse	Rhod.
- schwächende	Ac-nitr., Rhod.
- stinkende	Ac-nitr.
- übelriechende	Ac-nitr., Lac-c., Magn-m., Petr., Sep., Sil.
- Zwiebelgeruch mit	Bor.
Adam-Stokes-Anfälle	Cupr., Hyosc.
Adenoide	Calc-c.
Adenokarzinom	Beryl.
Adenom	
- malignes	Calc-fl.
- toxisches	Calc-fl.
Aderhautentzündung	Ars., Cedr., Kali-c.
Adern	
- Auftreibung der	Spong., Stront.

- Erweiterung der — Glon.
- klopfende — Chin.

Addison (Morbus) — Ac-lac., Ac-m., Ac-ph.

Adynamie — Ail., Ars.
- Kachexieneigung mit — Helleb.
- Muskeln der — Staph.
- Organe der — Staph.

Affektionen
- alle neigen dazu, chronisch zu werden — Sulf.

Affektwechsel — Ign.

After
- Beißen im — Spong.
- Blutungen aus dem — Ac-nitr., Carb-v., Crot.
- Druck im — Abrot., Aesc., Anac., Collins.
- Entzündung des — Zing.
- Feuchtigkeit am — Anac.
- Fissuren am — Ac-fl., Ac-nitr., Agn., Alum., Ars., Berb., Calc-fl., Calend., Carc., Caust., Cham., Cond., Graph., Hydrast., Lues., Mez., Paeon., Phyt., Plb., Rat., Rhs-t., Syph.
- Geschwüre am — Ac-nitr., Lues.
- Jucken am — Abs., Ac-fl., Ac-form., Ac-m., Ac-ox., Ac-succ., Aloe., Alum., Ambr., Anac., Ant-c .Carb-v., Card., Caust., Chin., Cin., Croc., Croton., Euphr., Flor., Graph., Hydroc., Hyosc., Paeon., Rad., Spig., Spong., Stann., Sulf., Teucr-mar., Ther., Verb., Zinc.
- Kältegefühl im — Tereb.
- Klopfen im bei Durchfall — Lach.
- Kribbeln im — Tereb.
- Nadelgefühl im — Cact.
- Nässen des — Ac-nitr., Berb., Caust., Magn-m., Sep., Thuj., Vib.
- Reißen im — Mez.
- Rhagaden am — Caust., Cepa., Petr., Thuj.
- Risse im — Beryl., Nat-m.
- Schrunden am — Magn-m.
- Schwere im — Cact.
- Sekrete stinkende — Thuj.
- Stechen im — Cact., Con., Croc., Ign., Jugl-reg., Puls., Sep.

- Trockenheit im	Nat-m.
- Unsicherheitsgefühl im	Aloe.
- Verengung des	Lues.
- Verschlossen wie	Nat-m.
- Wundheit des	Beryl., Caps., Merc-sol., Nat-m., Rauw., Sulf., Thuj.
- Wundheitsgefühl im	Graph.
- Ziehen im	Mez., Valer.
- Zusammenschnüren des	Lach., Plb.
Afterbrennen	Abrot., Abs., Ac-form., Ac-m., Ac-picr., Aesc, Aloe., Amm-c, Anac., Ant-c., Calc-c., Carb-v, Collins., Coloc., Croton., Euph., Graph., Ham., Kali-c., Magn-m., Mandr., Nat-m., Olnd., Paeon., Phos., Rheum., Stann., Stront., Sulf., Zinc.
- Bettwärme in der	Jugl-reg.
- Durchfall nach	Canth., Caps., Kreos.
- Feuer wie	Iris.
Afterekzem	Ac-form., Ac-nitr., Ac-ox., Beryl., Calc-ph., Calend., Caps., Carc., Card., Caust., Erig., Graph., Magn.c., Med., Paeon., Petr., Rad., Sulf., Thuj.
- brennendes	Ac-benz., Spig.
- juckendes	Ac-benz., Agn., Spig.
- nässendes	Ac-benz., Agn., Calc-fl., Spig
- Splittergefühl mit	Calc-fl.
- Tenesmen mit	Ac-benz.
- Wurmkindern bei	Spig.
Afterfistel	Ac-nitr., Calc-fl., Sil.
- wechseln mit Lungensymptomen	Calc-ph.
- Tuberkulotikern bei	Berb.
Afterkrämpfe	Cauloph., Cupr., Lyc.
- Harndrang mit	Sars.
- heftige	Cocc.
Afterschließmuskel	
- Krämpfe des	Plb., Mez.
- Schwäche des	Aloe., Apis., Apoc., Med.
Afterschmerz	Beryl., Cycl.
- brennender	Canth.
- kolikartiger	Canth.
- schneidender	Canth.

- Stuhldrang mit	Form.
Aftervorfall	Graph., Ign., Lyc., Magn-m., Med., Podo.
Aggressive Menschen	Cann.
Agonie	Carb-v., Hyosc.
Agranulozytose	Croton, Lach.
Akkomodationskrampf	Jab.
Akkomodationsstörungen	Atrop-s., Cic., Cin., Con., Kres., Lil., Mang., Visc.
- Punktfixierung bei	Lachn.
- Rauchern bei	Cann.
- Trinkern bei	Cann.
Akne	Ac-benz., Ac-nitr., Ac-picr., Ac-sulf., Arist., Berb., Calc-fl., Calc-ph., Cimic., Con., Graph., Hep., Jod., Kali-c., Kali-j., Kreos., Magn-c., Mandr., Nux-v., Sulf., Sulf-j., Tub.
- conglobata	Brom
- Gesicht im	Heder., Jugl-reg.
- hormonelle	Sang.
- juveniles	Kali-br., Sel., Tub.
- Kinn am	Jugl-reg.
- Knoten	Cob.
- Körper am gamzem	Heder.
- Mädchen junger	Bufo., Cycl., Ferr-ph., Jugl-reg,
- Pusteln	Cob., Led., Med., Sep.
- Regel während der	Kali-ars.
- rosacea	Abrot., Ac-fl., Arum., Aur., Kali-br., Rhs-t., Sang., Sep.
- seborrhoische	Sel.
- Stirn an der	Sep., Sil.
- Stirn- Haar- Grenze an der	Nat-m.
- vulgaris	Arist., Sel.
Akroparaesthesien	Cocc., Sec.
Akrozyanose	Ac-lac., Arist.
Akutes Mittel	Kalm.
Alkohol (Genuß)	
- Benommenheit nach	Calc-fl., Led.
- blaß nach	Cact.
- Blutandrang bei	Meph.

- Folge von	Ac-benz.
- Gesichtshitze bei	Lach.
- Kopfschmerz bei	Mandr., Meph.
- Schädeldruck bei	Calc-fl.
- Schwindel bei	Meph.
- Supraorbitalkopfschmerz bei	Sel.
- Unverträglichkeit von	Picro
- Verlangen nach	Sulf.
- Zyanose durch	Cact.
Alkoholismus	Apoc., Nux-v., Quer-glan-Spir., Sulf.
- Folge von	Aur., s.a. Trinker
Allergie(n)	Ac-form., Ac-sal., Ac-succ., Aral., Beryl., Cardios., Cimic., Cycl., Form., Galph., Magn-m., Ran-b., Sabad.
- Erdbeeren gegen	Ac-ox.
- Fußscheiß wechselt mit	Sil.
- Zucker gegen	Ac-ox.
Allergische Diathese	Vib.
Alleinsein	
- Angst vor dem	Ant-tart., Con., Kali-c., Lyc., Phos., Puls., Rad.
- möchte gern	Ambr., Bufo., Nat-m., Staph.
Alpträume	Ac-succ., Acon., Cycl., Kres., Lac-c., Lues., Paeon.
- angstvolle	Sil.
- Körper, als ob er mit einem Draht zusammengeschnürt wäre	Cact.
- Körper, als ob er in einem Käfig wäre	Cact.
- lebhafte	Acon.
- schreckliche	Bapt., Sil.
- unruhige	Sil.
Alopetia areata	Kali-ph.
Altern, frühzeitiges	
- geistig	Agn.
- körperlich	Agn.
- seelisch	Agn.
Alte Menschen	
- hagere	Ac-nitr.
- menschenscheue	Bari-c
- mißtrauische	Bari-c.

- verdrießliche	Bari-c.
- Verstopfungsdiarrhö mit	Ant-c.
Alters-Asthma, mit dyspeptischen Beschwerden	Ant-s.
- Brand	Ac-fl., Carb-v., Sec.
- Bronchitis	Bari-c., Bari-m., Rumex., Vanad.
- Erscheinungen	Carb-v.
- Gangrän	Ars., Carb-v.
- Jucken	Ac-fl., Ac-sulf., Ars., Arum., Bari-c., Calc-c., Calc.fl., Carb-v., Con., Cupr., Dol., Fagop., Kreos., Lyc., Mez., Spong., Stront.
- Kachexie	Con., Phos.
- Leiden	Teucr-sc.
- Libido nachlassende	Visc.
- Libido vermehrte	Visc.
- Mittel	Arn., Gins.
- Schwäche	s. Marasmus
- Schwindel	Con., Phos., Visc.
- Sichtigkeit	Bari-c.
- Taubheit	Bari-c.
- Warzen	Bari-c., Carc.
- Zittern	Vanad.
Altersherz	Bari-c., Bari-m.
- myasthenisches	Crat.
- myocardgeschädigtes	Apoc.
Ameisenlaufen	Abs., Ac-form., Ac-picr., Ac-sal., Agar., Ambra., Cact., Hep., Hyper., Ign., Kres., Magn-m., Melil., Olnd., Petr., Phos., Plat., Rhod., Sec., Tab., Tarant., Tub.
- Finger in den beginnend, zum Becken und der inneren Seite der Oberschenkel bis zu den Füßen ausstrahlendes	Thal.
- Füßen von den, zum Gehirn ausstrahlendes	Helod.
- Oberschenkel von den, bis zu den Zehen ausstrahlendes	Gnaph.
Amenorrhö	Arist., Bell., Brom., Canth., Castor., Chin., Cimic., Ferr-ph., Graph., Helon., Kali-c., Mang., Psor., Senec., Tab., Thal., Tub.
- Erkältung bei, durch Unterdrückung	Dulc.

- Füße durch nasse, kalte	Puls.
- Herabdrängen, mit schmerzhaftem	Cauloph.
- Kaltbaden nach	Ant-c.
- Krämpfen mit	Cauloph
- Liebeskummer aus	Helleb.
- Mädchen bei jungen	Apis., Calc-c.
- Schreck nach	Op.
Amöbendysenterie	Ipec.
Amputationsschmerz	Cepa., Hyper.
Amyloidose	Phos.
Analepticum	s. anregendes Mittel
Anämie	Abrot., Abs., Ac-acet., Ac-fl., Ac-form., Ac-nitr., Ac-picr., Ac-sal., Ac-succ., Agn., Ars., Bari-c., Berb., Beryl., Bor., Bov., Brom.,Cad., Calc-c., Calc-ph., Carb-v., Carc., Cauloph., Chin-ars., Cob., Cocc., Con., Cupr., Cycl., Dros., Eucal., Ferr., Ferr-ars., Graph., Guaj., Helleb., Hep., Hyosc., Hyper., Ign., Irid., Kali-c., Kali-nitr., Kres., Lach., Lyc., Magn-m., Mang., Med., Nicc., Podo., Psor., Senec., Sil., Stann., Thuj., Tub., Vanad.
- Frostigkeit mit	Chin.
- Herzklopfen mit	Nat-m.
- Kopfschmerzen mit	Nat-m.
- Pulsationen mit	Nat.m.
- Scheinplethora mit	Ferr-ph.
- Schwäche mit	Nat-m.
- Tonikum	Hydrast.
Anämische Zustände	
- Scheitelkopfschmerz mit	Hyper.
- Zirkulationsstörungen mit	Hyper.
Anasarka	Aal-ser., Ac-acet., Apoc., Arum., Colch., Crat., Helleb., Kali-c., Prun., Scil., Stram., Tereb.
Anästhesie	Plb.
Anfälle	
- epileptiforme	Thal.
- plötzlich auftretende	Abs.

Anfälligkeit	
- Erkältungen für	Acon., Alum., Bry., Calc-ph., Cham., Dulc., Hep., Kali-c., Kali-p., Merc-s., Nat-a., Nat-m., Nux-v., Rumx. Tub.
- große, bei bestem Aussehen	Ferr.
Anfangsmittel	Sulf.
Angespannte Menschen	Hirud.
Angiospastische Zustände (Reynaud-Bürger)	Tab.
Angina	Apis., Arum., Crot., Echin., Ign., Lac-c., Nicc., Plb., Sabad., Sil.
- Abszessbildung mit	Guaj.
- Angst mit	Naja.
- beidseitige	Phyt.
- bösartige	Ail., Lach., Phyt.
- diphterische	Lach., Merc-sol.
- eitrige	Hep., Merc-sol.
- Entzündung, mit feurig- roter	Phyt.
- follikulans	Kali-m.
- häufige	Thal.
- Herbst im	Dulc.
- Herzbeteiligung mit	Naja.
- lakunaris	Hep.
- linksseitige	Lach.
- rechts von, nach links wandernde	Lyc.
- rechtsseitige	Chelid.
- rezidivierende	Bari-c., Thuj.
- scharlachartige	Canth.
- Schmerzen mit heftigen	Phyt.
- Schleimhaut, mit rosa-roter	Bell.
- Schluckbeschwerden mit	Bell., Bellis.
- Schwellung mit	Ail.
- Schwellung, mit blau-roter	Merc-sol.
- Seitenstrang-Angina	Calend., Echin., Phyt.
- septische	Lach., Naja.
- Splittergefühl mit	Hep.
- Tonsillarabszess mit	Hep.
- tonsillaris	Guaj., Hep.
- Würgen mit	Naja.
- Zusammenschnüren mit	Naja.
Angina abdominalis	Cact., Diosc., Latrod., Magn-ph., Tab.
Angina diaphragma	Agar.

Angina pectoris	Ac-ox., Acon., Ars., Aur., Bellis., Bufo., Cact., Conv., Crot., Cupr., Glon., Kalm., Latrod., Magn-ph., Magnol., Olnd., Phyt., Spig., Tab., Tarant., Vip.
- Ausstrahlung der Schmerzen in den Nacken und linke Schulter	Naja.
- Beschwerden	Myrt.
- Regelbeschwerden bei	Cimic.
- Syndrom	Agar., Espel.
- Zustände, mit Ausstrahlung in den linken Arm	Mandr e rad.
Angst	Abrot., Abs., Ac-acet., Ac-benz., Ac-succ., Acon., Agn., Aloe., Amm-c., Apis., Arg-nitr., Arn., Aur., Bism., Calc-ars., Calc-c., Camph., Cham., Chin., Chin-ars., Cic., Colch., Crot., Cupr., Glon., Jod., Kalm., Lach., Latrod., Lauroc., Lycop., Mandr., Sabad., Sec., Tab., Ther., Verat., Visc.
- abends	Brom.
- Alleinsein vor dem	Ant-t., Con., Kali-c., Lyc., Phos., Puls., Rad.
- Bett, in das allein zu gehen	Caust.
- Brustkorbberührung bei	Spig.
- Donner vor dem	Rhod.
- Dunkelheit in der	Carb-v., Med.
- Durchfall mit nervösem	Coff., Gels.
- Essen während des	Cann-ind.
- Fahrzeug, im geschlossenen	Cimic.
- Fremden vor	Ambra.
- Gähnen beim, den Kiefer auszurenken	Nux-m.
- Gegenständen vor spitzen	Sil., Spig.
- geisteskrank zu werden	Med.
- große	Pyrog., Spig., Vip.
- Hautverfärbung, mit livider	Ac-hydroc.
- Höhe aus der zu fallen	Hyper.
- Hunden vor	Tub.
- klebrige	Carc.
- Krankheit vor schwerer	Lil.
- Leben vor dem	Carc.
- Leute zu sehen	Stann.
- Magen im, nach dem Essen	Cact.
- Magengegend in der	Kali-c.
- männl., Geschlecht, vor dem	Puls.

- Menschen vor	Carc.
- namenlose	Vip.
- nervöse	Vacc.
- Schlaflosigkeit mit	Vip.
- sterben zu müssen	Cact., Mosch., Naja.
- Tieren vor	Tub.
- Tod vor dem	Carc.
- Todesfurcht bis zur	Ars.
- tödliche	Ac-hydroc.
- Treppensteigen beim	Ac-nitr.
- Versagen zu	Arg-nitr.
- Verstand, den zu verlieren	Cann-ind., Manc.
- voller	Heder.
- Wasser vor fließendem	Stram.
- Zukunft vor der	Dig.
Angstgefühl	Arg-nitr., Ars., Jab.
- drückendes, mit Zwang zum Tiefatmen	Stroph.
Ängstlich	Ac-ph., Anhal., Ars., Atrop-s., Calend., Canth., Carbon-s., Graph., Kali-bi., Kali-c., Kali-j., Kali-nitr., Kali-ph., Kalm., Lach., Magn-c., Mang., Merc-sol., Plat., Puls., Sil., Stann., Stram.,
- abends	Hep.
- Frieren mit innerem	Coff.
- Gewitter bei	Nat-m.
- Herzklopfen mit	Croton.
- nachts besonders	Carb-an., Hep.
- Ruhe bei	Jod.
- überaus	Mosch.
Angstschweiß	Ac-succ., Ambr., Ant-c., Bari-c., Carb-v., Plat.
- kalter auf der Stirn	Ac-acet.
- kalter auf der Brust	Cact.
Angstzustände	Ac-hydroc., Brom., Carc., Glon., Kali-ph., Latrod., Plat., Plb., Verat.
- kardiale	Stroph.
- nächtliche	Cact.
- zentrale	Kali-br.
Anisokorie	Lues.
Anlehnen will sich immer	Stann.
Annäherung weist jede ab	Carc.

Anregendes Mittel	Amm-c., Arn., Camph., Coff., Verat.
Anstrengung	
- Atemnot bei jeder	Chin.
- Benommenheit bei	Beryl., Mez., Mill.
- blaß bei geringster	Cact.
- Blutandrang bei jeder	Chin., Mill.
- Erschlaffung bei geringster	Calc-c.
- Herzklopfen bei jeder	Chin.
- Kopf heißer, mit Völle und Wallungen	Calc-c.
- Kopfschmerz bei	Mez., Mill., Nat-c.
- Lähmung nach	Ac-ox.
- Muskelschmerzen nach	Ac-lac.
- Nasenbluten bei	Amm-c.
- Schwäche nach	Ac-ox., Beryl.
- Schweiße bei	Hep., Tub.
- Schwindel bei	Calc-c., Mill.
- Supraorbitalkopfschmerz bei	Sel.
- Wechsel von Obstipation und Durchfall bei	Thea.
- Zyanose bei geringster	Cact.
Anstrengung, geistiger	
- Herzklopfen nervöses bei	Ac-picr.
- Kopfschmerzen bei	Aur.
- Schwächekopfschmerz mit Schwindel bei	Ac-ph.
Anstrengung, körperliche	
- Schmerzen entlang der Kopfknochen-nähte bei	Calc-ph.
- Schwächekopfschmerz mit Schwindel bei	Ac-ph.
Antidot	
- Jod zu	Phos.
- Salzgenuß bei übermäßigem	Phos.
Antidyskratisches Mittel	Hydrast.
Antipsorikum	Gnaph., Sep.
Antispastisches Mittel	
- Blase der	Coloc.
- Darm des	Coloc., Mag-ph.
- Gallenblase	Bell.
- Magen des	Coloc.
- Muskeln	Cupr.

Antriebslos	Ac-sulf., Anhal., Aran-d., Tarax.
Antwortet langsam	Helleb.
Aorta	
- Aneurysma der	Aur.
- Entzündung der	Aur., Jod., Lues., Spong.
- Schmerzen der	Ac-lac.
- zusammengequetscht wie	Tarant.
Apathie	Apis., Berb., Card., Gels., Helleb., Kali-br., Kali-ph., Mandr e rad., Phyt., Plb., Syph.
- Fieberzuständen bei	Ac-ph.
- geistige	Asar., Nat-c., Phos.
- Nasenkatarrhen bei	Luff.
Aphthen	Abrot., Ac-acet., Ac-benz., Ac-fl., Ac-form., Ac-m., Ac-nitr., Ac-sal., Ac-sulf., Aran-d., Arg-nitr., Aur., Bor., Brom., Carb-v., Carc., Cauloph., Caust., Helleb., Hydrast., Jod., Kali-c., Kali-m., Led., Lues., Magn-c., Med., Merc-sol., Thal.
- Mund im	Mandr., Tub.
- Rachen im	Plb.
- Zunge auf der	Carb-v., Mandr., Sars.
Apoplexie	Arn., Bell., Crot., Erig., Hyosc., Hyper., Kali-nitr., Plb., Stront., Vip.
- Atemnot mit	Ac-hydroc.
- drohende	Bell., Coff., Glon.
- Gesichtshitze mit	Lach.
- Krämpfen mit	Olnd.
- Lähmung mit	Olnd.
- Säufer der	Helleb.
- Taubheit mit, nach Anfall	Ac-hydroc.
- Zustände nach	Bari-c., Kali-nitr., Oena., Op.
Apoplexiegefahr	Bell., Coff.
Apoplektischer Habitus	Aur.
Apoplektisch-plethorischer Typus	Aur.
Appetit	
- abends gesteigerter	Hyper.
- abends guter	Ac-benz.
- Augen sind größer, als der	Cin.

- Erwachen, plötzlicher beim	Psor.
- Essen beim, kommt der	Lyc.
- Flüssiges kann nur schlucken	Bapt.
- großer	Nat-m., Stann., Stram.
- großer überaus	Acon.
- größer als der Hunger	Bry.
- ißt dennoch langsam	Acon.
- launenhafter	Caps.
- Mangel an	Bapt.
- morgens gesteigerter	Hyper.
- riesiger, wenn es ihr gut geht	Arist.
- Spazierengehen, plötzlicher beim	Psor.
- Speisen auf, die er sieht und riecht	Colch.
- übermäßiger	Sec.
- ungewöhnlicher	Tab.
- unregelmäßiger	Aur.
- verminderter beim Essen	Bor.
- vermehrter	Rauw.
- wechselhafter	Cham., Cimic., Ferr-ph., Podo.
- wenig	Ac-lac., Aran-d., Berb., Cycl., Gels., Helleb., Phyt.
- worauf weiß nicht	Puls.
Appetitanregendes Mittel	Gent-l.
- Steigerung der Magensaftsekretion mit	Srych.
Appetitlosigkeit	Abrot., Ac-acet., Ac-fl., Ac-form., Ac-hydroc., Ac-succ., Ant-c., Apis., Ars., Berb., Beryl., Calc-ph., Chin., Chin-ars., Cond., Con., Crat., Dig., Dulc., Ferr., Ferr-ars., Heder., Iber., Ipec., Kreos., Kres., Lues., Lyc., Magn-c., Merc-sol., Mez., Myr., Nat-m., Olnd., Op., Petr., Phyt., Picro., Plat., Rauw., Rhod., Rhs-t., Sep., Sil., Spig., Stront., Sulf., Tarax., Tereb., Zinc.
- Abmagerung mit	Sec.
- Angst aus, etwas zu essen	Croton.
- Aufregung vor	Ac-ph.
- Dinge, wenn er die bekommt	Ign.
- Durst mit großem	Psor.
- Durst mit, auf kalte Getränke	Cupr.
- Ekel mit	Acon.
- Erbrechen mit	Thea.
- Erdbeerzunge mit	Tub.

- Erschöpfung aus	Carb-v.
- Erschöpfung mit	Sec.
- Essen, muß trinken beim	Ac-nitr.
- Essen strengt ihn an	Ac-picr.
- Essen, wenn es angeboten wird	Phos.
- Gram aus	Ac-ph.
- Hunger bei	Med.
- Hunger trotz	Caust., Staph.
- Kollaps, bis zum sich steigernde	Colch.
- Kopfschmerz mit	Anac.
- Krampfzuständen mit	Mar.
- Krankheit bei	Cepa.
- Mädchen, bei jungen	Ac-ph.
- morgens	Ac-benz.
- morgens mit Übelkeit	Guaj.
- Nahrungsaufnahme, trotz reichlicher	Anhal.
- Nahrungsverweigerung bis zur	Arn.
- nervöse	Ac-ph., Lac-c.
- Schwäche aus	Carb-v.
- Schwächezuständen mit	Thal.
- Sorgen wegen	Ambr.
- Übelkeit mit	Thal.
- Unruhe aus	Bell.
- völlige	Stram., Thal.
- wechselt mit Appetit	Cimic.
- wechselt mit Brechreiz	Cimic.
- wechselt mit Heißhunger	Nux-m., Nux-v., Thuj.
- wechselt mit Hunger	Naja., Valer.
- Wutanfällen, steigert sich bis zu	Colch.
- zunehmende	Crot., Hydrast.
Appetitverlust	Cad., Calc-fl., Thea.
- Aufregung vor	Ac-sal.
- Durst ohne	Coloc.
- Gewichtsverlust mit	Cean.
- Übelkeit vor	Ac-sal.
- völliger	Tarant.
Appendizitis	s. Blinddarmentzündung
Arbeit	
- geistiger, unfähig zu	Ac-picr., Kali-ph.
- körperlicher, unfähig zu	Ac-picr.
- Lust zur	Lauroc.
- tut weh	Magn-ph.

- Unlust zur	Hirud., Kali-bi., Lauroc., Mandr e rad., Nux-v., Stel., Tarax., Zinc.
Ärger (ärgerlich)	Acon., Bell., Verat.
- Bagatellen über	Bari-c.
- Benommenheit bei	Mez.
- Blutandrang bei	Tab.
- Durchfälle bei	Coloc., Staph.
- Folgen langanhaltende, nach	Petr.
- Gehörgangsschmerzen nach	Cham.
- Gesichtsflecke rote, bei	Ac-succ.
- Heißhunger nach	Coloc.
- Herzklopfen mit ängstlichen, bei	Croc., Croton.
- Kinder über	Ant-t.
- Kopfschmerzen bei	Mez., Tab.
- Kreuzschmerzen bei	Bry.
- Lebergegend, Druck und Stiche in der, bei	Bry.
- Leiden körperliche, bei	Ign.
- Magenschmerzen krampfartige, bei	Cham., Staph.
- Migräne nach	Tab.
- Mutter wenn welchen hat, Kinder erbrechen Muttermilch	Valer.
- Nierenschmerzen bei	Bry.
- Ohrenschmerzen bei	Cham.
- Rückenschmerzen bei	Bry.
- Schmerzen bei	Coloc.
- Schwäche nach	Staph.
- Schweiße bei	Coloc.
- tagsüber	Bry.
Argwöhnische Menschen	Guaj.
Arme(n)	
- Ameisenlaufen über die	Collins.
- betäubt wie	Carb-s.
- bewegt ständig einen, während der andere gelähmt ist	Helleb.
- Bewegung krampfhafte der	Op.
- Bewegung rhythmische der	Stram.
- Bewegung unwillkürliche der	Mygal., Stram.
- Bleigefühl in den	Ac-ox.
- Brennen in den	Lachn.
- Drücken in den	Clem.
- Einschlafen der	Ambr., Croc., Meli., Rhod., Teucr-mar.
- Einschlafen des rechten	Lil.

- Erschlaffung der	Plat.
- Erschwerung der	Plat.
- Flexorenkrämpfe der	Tab.
- Fremdheitsgefühl in den	Mandr.
- gelähmt wie	Latrod., Zinc.
- Gelenkbeschwerden wandernde, in den	Ac-succ.
- Kälte in den	Ac-ox., Beryl., Magn-c.
- Klötze wie schwere	Arist.
- Kraftlosigkeit der	Tab.
- Krämpfe in den	Cin., Nat-m., Tarant.
- Kribbeln in den	Rhod.
- Lähmigkeit der	Cocc.
- Muskelbeschwerden wandernde, in den	Ac-succ.
- pelziges Gefühl in den	Phos.
- Pflockgefühl in den	Plat.
- Reißen in den	Cad., Psor., Sil., Visc.
- Reißen längs der	Nicc.
- Reißen nachts in den	Ferr-ph.
- Reißen rheumatisches in den	Ferr.
- rheumatisches Bohren in den	Ferr., Ran-b.
- Ruhelosigkeit in den	Cad.
- Rucken in den	Valer.
- Schwäche der	Spig.
- Schwächegefühl in den	Ac-picr., Beryl., Nat-m.
- Schwellungsgefühl in den	Collins.
- Schwere in den	Ac-ox., Beryl., Nat-m.
- Sensibilität verminderte, der	Cab-s.
- Spannung in den	Beryl.
- Stechen rheumatisches, in den	Ferr.
- Taubheit der	Ambr., Cocc., Coloc., Latrod., Mandr., Rhod.
- Taubheit der, morgens	Magn-m.
- Taubheitsgefühl beim Daraufliegen, in den	Sil.
- Unruhe in den	Glon., Tarant.
- Unsicherheit der	Cocc.
- Venenstauungen in den	Sulf.
- Ziehen in den	Clem., Lachn., Visc.
- Ziehen klammartiges, in den	Valer.
- Zittern der	Cad., Hyosc., Lath., Spig., Tarant., Valer.
- Zucken in den, wie elektrische Schläge	Thea.
- Zuckungen in den	Phyt., Valer., Zinc.
- Zuckungen konvulsive der	Arg-nitr., Plb., Verat.

Armbeugenekzeme	
- nässende, juckende	Cupr.
Armgelenkschmerzen	
- reißende	Berb., Magn-m.
- spannende	Berb.
- stechende	Berb.
Armgelenkschwellung	
- Erguß mit	Thal.
Armkrämpfe	Cin.
- nächtliche	Bufo.
Armschmerzen	Aran-d., Bry., Cact., Carb-s., Colch., Eup-per., Hyper., Magn-c., Mandr., Puls., Rhs-t.
- alljährlich	Vip.
- Amputation nach	Hyper.
- anfallsweise	Caust., Cina., Kalm., Mag-ph.,Ran-b.
- Aufstützen beim	Ruta., Sil., Thuj.
- Bewegung bei	Ran-b.
- gichtische	Guaj.
- lanzierende	Petr.
- neuralgische	Coff., Diosc.
- rechts	Wye.
- reißende	Berb., Caps.
- spannende	Berb.
- stechende	Berb.
- tiefsitzende	Eupat-perf.
- verrenkt wie	Eupat-perf.
- ziehende	Caps.
Arm-Schulter-Neuralgien	
- nachts	Ac-ph.
Armstreckmuskellähmung	Plb.
Arrhythmie	Bellis., Conv., Iber., Lycop., Naja., Spart., Tab.
- absoluta	Scil.
Arrogante Menschen	Plat.
Arterielle Kongestionen	Op.
- Pulsieren mit, in den betroffenen Teilen	Cact.
Arterielle Pulsationen	Cact.
- Arterien in allen	Kres., Lil.
- Kopf mit hochrotem	Bell.
- Körper am ganzen	Bell.

Arteriosklerose	All-s., Alum., Ambr., Aur., Aur-j., Bari-m., Bellis., Calc-c., Calc-ph., Cob., Cocc., Con., Cupr., Fuc., Glon., Jod., Kali-j., Kali-ph., Kres., Op., Tab., Vanad., Verat., Visc.
- Angina pectoris mit	Arn.
- cerebrale	Hyper., Sec.
- Herzstörungen mit	Bari-c.
- Hochdruck mit blassem	Plb.
Arteriosklerotische Hypertension	Bari-j.
Arteriosklerotischer Symptomenkomplex	Crat.
Arthritiden, subakut und chronisch	Ac-form., Ac-sulf., Aran-ix., Cardios., Kali-c.
Arthritis	
- akute	Med.
- chronische	Med.
- deformans	Icht., Med.
- Fingergelenke der	Cauloph.
- Gelenke der kleinen	Cauloph.
- Gelenk-knacken mit	Nat-ph.
- Halswirbelsäule der	Lachn.
Arthritische Diathese	Nat-m.
Arthropathien	Mang.
Arthrosen, subakut und chronisch	Ac-form., Ac-sulf., Aran-d., Aran-ix., Lues., Mandr., Stann., Stront., Visc.
- Klimakterium im	Cimic.
Arthrosis deformans	Ac-fl., Ac-form., Calc-c., Calc-fl., Phos., Thuj.
- Gelenke der großen	Caust.
- morgens	Heder.
- Ruhe in der	Heder.
Arzneimittelausschläge	Cardios.
Arzt, den aufzusuchen	
- Abneigung gegen	Arn.
Askariden	s. Würmer
Assimilation	
- mangelhafte	Sil.

Asthenische Personen	Phos.
Astigmatismus	Anhal., Lil.
Asthma	Aral., Arg-nitr., Ars., Ars-j., Bufo., Card., Chin-ars., Ipec., Jod., Kali-br., Napht., Paeon., Phos., Psor., Rumex., Stict., Stram., Sulf., Thuj., Tub., Verat., Vib., Visc.
- Alkoholgenuß nach	Chlol.
- alter Leute	Dulc., Nat-m., Senec.
- Angst mit	Lach.
- Auswurf mit schwer löslichem	Grind.
- cardiale	Ac-Hydroc., Apoc., Ars., Cann-ind., Carb-v., Eucal., Glon., Kres., Verat.
- feuchtes	Dulc.
- Flüssen, bei Aufenthalt an	Nat-s.
- Fußschweiß, durch vertriebenen	Ol-an.
- Husten	Ant-s.
- Gewitter bei	Lues.
- Kälte bei	Hyper.
- Klima bei feuchtem	Nat-s.
- Luftunreinigkeiten, beim Einatmen von	Nat-ars.
- nervöses	Ac-succ., Ambr., Ars., Atrop-s., Cann-ind., Ign., Magn-ph., Meph., Stram.
- Rechtslage in	Lues.
- Schwindsüchtigen der	Spong.
- Seen, bei Aufenthalt an	Nat-s.
- Sommer im	Lues.
- Staubeinatmen durch	Nat-ars., Poth.
- Stimulantien nach	Chlol.
- Trinker der	Nux-v.
- Trockenheitsgefühl mit	Seneg.
- uraemicum	Glon.
- Wärme bei	Hyper.
- Wetter bei feuchtem	Lues., Grind.
- Wetterwechsel bei	Hyper.
- Wohnung in feuchter	Nat-s.
- Wundheitsgefühl mit	Seneg.
Asthma-Anfälle	
- abends	Ipec.
- Brustbeklemmung mit	Coloc.
- Geschlechtsverkehr bei	Ac-succ.
- vormitternächtliche	Coloc., Jod.
- Wetter, bei feucht-warmen	Ipec.

Asthmatische Beschwerden	All-s., Led.
- besser, bei feuchter Wärme	Hep.
- Herzklopfen mit	Spong.
- Herzschmerzen mit	Spong.
- Kälte bei trockener	Hep.
- nächtliche	Spong.
Asthma bronchiale	Ac-form., Ac-hydroc., Ac-nitr., Ac-sulf., Amm-br., Ammi., Ant-ars., Ars., Atrop-s., Bell., Brom., Calad., Calc-c., Calc-ph., Camph., Carb-v., Carc., Cepa., Cocc-c., Cupr., Dros., Dulc., Form., Galph., Heder., Hep., Ign., Ipec., Jod., Kali-bi., Kali-br., Latrod., Led., Lob., Lues., Mandr., Mang., Med., Meph., Phos., Samb., Seneg., Tart-emet., Tereb., Thuj., Tub., Visc.
- Herzschwäche mit	Kali-nitr.
- Kreislaufschwäche mit	Kali-nitr.
- Patienten, bei korpulenten	Blatta.
- Patienten, bei vollblütigen	Blatta.
- Schleimansammlungen, mit zähen	Grind.
- Wetter bei feuchtem	Chin.
- Zimmer im warmen	Amm-c.
Asthma-Mittel	
- Expektoration, mit profuser, von zähem, schwerlöslichem Schleim	Grind.
Aszites	s. Bauchwassersucht.
Ataxie	Card., Kali-br., Merc-sol.
- Ameisenlaufen mit	Sec.
- Beinen, mit Prickeln und Taubheit, in den	Sec.
- lokomotorische	Sec., Thal.
Atem(-)	
- Geruch	Dros.
- heisser	Carb-s.
- kalter	Camph., Carb-v.
- kaum wahrnehmbar	Ars., Cocc.
- langsamer	Bell., Op.
- oberflächlicher	Chin., Nux-m., Phos.
- übelriechender	Caps., Kali-ph.
- unregelmäßiger	Ail., Ang., Bell., Cupr., Dig.,Morph.,Op.
- Zug, Bedürfnis nach einem tiefen	Calc-c., Ran-b.

Atemnot	s.a. Kurzatmigkeit Abrot., Ac-acet., Ac-hydroc., Ac-picr., Aloe., Amm-c., Apis., Apoc., Arn., Aur., Bapt., Bor., Cann., Carb-v., Colch., Croton., Cupr-acet., Ferr., Ham., Iber., Ipec., Jab., Jod., Kali-nitr., Kreos., Lauroc., Led., Lil., Lob., Mosch., Phell., Plb., Psor., Ran-b., Rhod., Sec., Stann., Tab., Ther.
- angstvolle	Dig.
- Anstrengung, bei geringster	Calc-c., Carc., Chin., Mandr.
- Asthma bis zum	Bell., Card., Cocc-c.
- Asthma wie	Dulc.
- Atemstößen, mit stoßweisen	Ac-ox.
- Aufregung, bei geringster	Carc.
- Aufsetzen muß sich, bei	Ars.
- Bangigkeit mit	Ars.
- Beklemmung mit	Ant-s.
- Bewegung bei	Chin.
- Blutandrang zu den Lungen, mit	Glon.
- Brechwürgen mit	Cocc-c.
- Brustkorbberührung, bei geringster	Spig.
- Brustkorbschmerzen mit	Thal.
- Bruststichen mit	Crot.
- Brustzusammenschnüren mit	Phos.
- Einschlafen beim	Grind.
- erschöpfende	Ars.
- Erstickungsanfällen mit	Grind.
- Gehen, bei schnellem	Magnol.
- Geschlechtsverkehr beim	Ac-succ., Agn.
- Gewichtgefühl auf dem Brustkorb, mit	Cact.
- Gewitter bei	Mandr.
- Herzen vom ausgehend	Phos.
- Herzbeschwerden bei	Abs., Kali-c.
- Herzklopfen mit nervösem	Calc-ph.
- Husten mit	Crot., Eucal.
- Husten mit trockenem	Phos.
- Hustenreiz mit	Cocc-c.
- Hypochonder der	Agn.
- kreislaufbedingte	Rauw.
- Linkslage in der	Magnol.
- morgens beim Erwachen	Lach.
- Nässe bei	Dulc.
- Niederlegen beim	Grind., Sulf.
- Rasseln mit	Chin., Eucal., Pyrog.

- Schreck bei	Carc.
- Tiefatmen, mit Bedürfnis zum	Anhal.
- Treppensteigen beim	Ac-nitr., Agn., Calc-c., Thea.
Atemnotanfälle	Ac-benz., Ac-hydroc., Ac-lac., Apis., Senec., Spong.
- Ärger nach	Ars., Cupr.
- Angst mit	Ac-nitr.
- Anstrengung, bei geringster	Ars.
- Berührung des Kehlkopfes bei	Apis, Bell., Lach.
- Dunkeln im	Aeth.
- Herzklopfen mit	Ac-nitr.
- Kindern bei, nachts	Scil.
- nachts	Ac-nitr.
- Schwäche mit	Ac-nitr.
- Treppensteigen beim	Thea.
Atemwege	Caust., Ipec., Jod., Samb.
- Reizung der, übermäßige	Kali-c.
Atemzentrum	Ac-hydroc., Apom., Carb-v., Lauroc., Lob.
- Lähmung des	Cond.
Atherom	s. Grützbeutel
Atheromatosen	Aur., Calc-c.
Atmen	
- Angst beim	Poth.
- Angstschweiß beim	Poth.
- Bauchschmerzen bis zum Brustbein, beim	Clem.
- Brustbeengung beim	Med.
- Brustbeklemmungsgefühl beim	Cin.
- Lungenbasisschmerzen, linksseitige, beim	Asclep.
- Lungendruck beim	Ac-ph.
- Lungenstiche beim	Ac-ph., Bry., Canth.
- mühsames	Glon.
- Schmerzen beim	Led., Ran-b.
- tief zu macht Schwierigkeiten	Both., Ran-b.
Atmet	
- gern tief und seufzt	Podo.
Atmung(s)	
- asthmatische	Ac-form., Form.
- aussetzende	Grind.
- beengte	Brom.

- Beklemmung	Caust., Iber., Ipec., Latrod., Naja., Sil., Spart., Spir-ulm., Vario.
- beschleunigte	Apom., Bry., Cob., Eucal., Jod., Thea.
- Beschwerden	Ac-benz.
- erschwerte	Ac-form., Beryl., Form.
- keuchende	Samb.
- krampfhafte	Jod.
- kurze	Bry.
- Liegen auf der kranken Seite bessert	Bry.
- nachts mit Hustenreiz versetzt	Guaj.
- pfeifende	Brom.
- schwere	Samb.
- Stiche während der	Chelid.
- Stillstand der, wegen Brustkonstriktion	Led.
- stoßweise	Ac-ox.
- tiefe, gesteigerte	Cob.
- unregelmäßige	Hyosc.
- verlangsamte	Op.
- Versagen der, akutes	Ac-hydroc.
- vertiefte	Thea.
Atmungsmuskeln	
- Krämpfe der, anfallsweise	Nux-v.
Atmungsorgane	Cann-sat., Lach., Lact., Squil., Stann.
- Schleimhäute der	Galph.
- Trockenheit der	Spong.
Atrophien	Jod., Plb., Sec.
Aufblähungen, starke	Carb-v.
Aufbrausende Menschen	Sulf.
Aufdringlichkeit	Bufo.
- sexuelle, der alten Herren	Croc.
Auffahren aus dem Schlaf	Ant-c., Bell., Borax., Cann-ind., Dros., Dulc., Lach., Lues., Zinc.
- Angst vor	Cin.
- Einschlafen, gleich nach dem	Grind.
- Erstickungsanfällen mit	Samb.
- Erstickungsgefühl mit	Grind., Spong.
- Luft mit Ringen nach	Grind.
- nachts, der Kinder	Apis., Helleb., Hyosc.
- plötzliches	Samb.,
- Schrecken mit	Bell., Stram.
- Schreien mit	Bell., Cin.

- Würgen mit	Spong.
- Zittern mit	Cin.
- Zusammenschnürungsgefühl mit	Spong.
Aufgezogen, wie	Kali-j.
Aufklärungsmittel	
- wenn Arzneiwirkungen nachlassen	Sulf.
Aufmümpfigkeit	Bufo.
Aufrechthalten	
- kann sich nicht	Tub.
Aufregung	Ac-benz., Ac-ox., Acon., Aloe., Canth., Eucal., Tarant.
- blaß bei	Cact.
- Durchfall bei	Ac-succ., Arg-nitr., Coff., Coloc., Ferr-ph., Gels., Magn-c., Staph., Thea.
- Druckgefühl bei	Magn-m.
- Gesichtsflecken mit roten, bei	Ac-succ.
- Harnabgang mit unwillkürlichem, bei	Thea.
- Harndrang mit vergrößertem, bei	Thea.
- Herzklopfen bei	Ac-ph., Cocc., Croc., Croton.
- Hüsteln bei	Arg-nitr.
- Kreuzschmerzen bei	Bry.
- Lebergegend, mit Druck in der, bei	Bry.
- Lebergegend, mit Stichen in der, bei	Bry.
- Nierenschmerzen bei	Bry.
- Patienten bei kranken	Lach.
- Rückenschmerzen bei	Bry.
- Schwäche bei	Cocc.
- Schweißausbruch bei	Coloc.
- Schwindel bei	Cocc.
- schwitzen an Händen und Füßen, bei	Ferr-ph., Gels.
- Zerplatzen zum, bei	Arg-nitr.
- Zittern bei	Zinc.
- zyanotisch bei	Cact.
Aufrichten	
- Benommenheit beim	Anac., Berb., Beryl.
- Besinnungslosigkeit beim	Ac-fl.
- Blutandrang beim	Stront.
- Brustwirbelknacken beim	Sulf.
- Halswirbelknacken beim	Sulf.
- Hitze beim	Stront.
- Hüftgelenkknacken beim	Croc.

- Kopfschmerz beim	Heder., Kali-c.
- Lendenwirbelknacken beim	Sulf.
- Schwäche beim	Beryl.
- Schwarzwerden vor den Augen beim	Anac., Cham., Cin.
- Schwindel beim	Ac-fl., Acon., Anac., Cin., Coloc., Con., Heder., Petr., Stront.
- Übelkeit beim	Petr.
- Zittern beim	Jod.
Aufschnupfen	Ant-c.
Aufschreien	Apis., Hyosc., Latrod.
- Schlaf aus dem	Arum., Lues., Stram.
- Schlaf im	Bell., Cham., Cupr., Ferr-ph., Kres., Zinc.
- Stimme mit quiekender	Camph.
Aufschwulken	Lauroc.
- Flüssigkeit, von ranziger	Valer.
- Flüssigkeit, von saurer	Podo.
Aufstehen morgens	Guaj.
- Benommenheit mit	Amm-c., Cann-ind.
- berauscht wie	Rhod.,
- betäubt wie	Rhod., Rhs-t.
- betrunken wie	Rhs-t.
- Brechreiz mit	Nicc.
- Druck mit	Cann-ind.
- Eingenommenheit mit	Podo.
- Erbrechen mit	Sel.
- Kopfschmerz mit	Amm-c.
- Kopfschmerz wechselt mit Durchfall beim	Podo.
- Lumbago mit, gegen 3 Uhr	Kali-c.
- morgens, 3 Uhr	Kali-c.
- Mißmut mit	Guaj.
- Schwäche mit	Con., Nicc.
- Schwarzwerden vor den Augen, mit	Cin.
- Schwindel mit	Amm-c., Cann-ind., Cin., Con., Nicc., Podo., Puls., Sel.
- Widerspenstigkeit mit	Guaj.
Aufstoßen	Abs., Ac-form., Agar., All-s., Aloe., Arum., Aur., Berb., Bufo., Card., Cepa., Cimic., Coff., Coloc., Crat., Glon., Kali-nitr., Lil., Mosch., Naja., Petr., Plat., Rhod., Sulf., Tab., Tell., Verat.
- alles drängt nach oben	Asa.

AUFSTOSSEN

- alles macht	Ac-hydroc.
- Äpfeln nach	Bellis.
- Angstgefühl mit	Arg-nitr.
- Aufregung bei	Ac-ph.
- Autofahren beim	Cocc.
- ätzendes	Con.
- besser durch Essen	Mandr e rad.
- bitteres	Nicc., Phos.
- Durcheinanderessen nach	Ant-c.
- Eiern, wie von faulen	Ac-m., Magn-s., Psor.
- Eisessen nach	Ant-c.
- Erbrechen mit	Ac-lac.
- Erleichterung ohne	Chin.
- Essen nach dem	Bufo., Hyper., Magn-s., Nicc., Rauw.
- Essen, nach fettem	Dros.
- fades	Valer.
- fauliges	Arn., Valer.
- Fett, wie von ranzigem	Ac-m.
- Gegenwart Fremder in	Ambr.
- Gehen beim	Magn-s.
- Gram vor	Ac-ph.
- heftiges	Arg-nitr., Asa.
- Hunger bei	Plat.
- Kalttrinken nach	Ant-c.
- krampfhaftes	Ign., Nicc.
- konstantes	Strych.
- lästiges	Jugl-reg.
- lautes	Arg-nitr., Plat.
- leeres	Anac., Cauloph., Cob., Dulc., Euph., Guaj., Ipec., Nicc.
- Luft von	Ac-form., Ac-picr., Lauroc., Mandr e rad., Raph., Visc.
- Magen, mit Brennen und Schmerzen im	Dulc.
- Magen bei leerem	Plat.
- Magensaft von heißem, saurem	Fagop.
- mundvolles	Magn-s., Phos.
- Musikhören beim	Ambr.
- plötzliches	Samb.
- ranziges	Graph., Puls.
- saures	Ac-acet., Ac-lac., Ac-ph., Ant-c., Calc-c., Con., Ferr-ph., Form., Guaj., Hydrast., Iris., Lues., Lyc., Magn-c., Nat-ph., Nicc., Nux-v., Phos., Podo., Rob.
- Schluckauf mit langandauerndem	Nicc.

- Speisen, nach sauren	Ant-c.
- Speisen von	Quas.
- Speisen von, direkt nach dem Essen	Ferr., Magn-s.
- ständiges, alter Dyspeptiker	Nat-c.
- stundenlanges nach dem Essen	Iber.
- übles	Ac-sal., Valer.
- viel	Carb-v., Jugl-cin.
- will immer wieder, kann aber nicht	Graph.
Auftreibung, des Leibes	Abrot., Ac-m., Ac-ph., Ac-picr., Ac-sal., Ac-sulf., Anac., Ant-c., Berb., Beryl., Brom., Calc-c., Calc-fl., Canth., Card., Cocc., Croc., Croton., Helleb., Iber., Ign., Jugl-cin., Kali-j., Kreos., Lith., Mang., Nicc., Nux-m., Petr., Plb., Poth., Sep., Sil., Spig., Stram., Tab., Tarant., Tarax., Thuj., Tub.
- Angst mit	Cic.
- Atmungsbehinderung mit	Caps.
- Autofahren beim	Cycl.
- ballartige	Cycl.
- Bauches des	Cocc., Led., Magn-ph., Stront., Tereb.
- Bauchgrimmen mit	Graph.
- besser im Liegen	Beryl.
- Bersten zum	Caps.
- Blähungen mit viel	Hyosc., Sang.
- Brechreiz mit	Beryl.
- Brennen mit	Sec.
- enorme	Tereb.
- Essen, besonders nach dem	Ambr., Rhs-t.
- Gebärmutterstörungen mit	Cauloph.
- Hartleibigkeit mit	Bari-c., Merc-sol.
- Kältegefühl mit	Sec.
- Koliken mit	Magn-ph.
- Kollern mit	Podo.
- krampfartige	Plat.
- lästige	Stront.
- Luft von	Hyper.
- Mißmut mit	Cic.
- Schwäche mit	Podo.
- Stuhlabgang, mit unfreiwilligem	Hyosc.
- Stuhlzurückhaltung, mit unsicherer	Aloe.
- Trommel wie eine	Aran-d.
- Übelkeit mit	Beryl.
- Verhärtung mit	Sang.

- zerschlagen wie, bei — Rhs-t.

Auftreten
- Blutandrang, bei lautem — Ac-nitr.
- Hitze beim — Ac-nitr.
- Kopfschmerz, hämmernder, beim — Nat-m.
- Kopfschmerz, schwappender, beim — Rhs-t.
- selbstsicheres — Ars.

Aufwachen — Bell.
- häufiges nachts — Bari-c., Nicc.
- morgens kann nicht — Podo., Stram.
- Schweiße heftige, beim — Samb.

Aufwärtssehen
- Schwindel mit — Petr., Plb., Puls., Thuj.
- Übelkeit mit — Petr.

Augäpfel
- Bewgung pendelartige, der — Cupr.
- Blutandrang zu den — Bapt., Cimic.
- Brennen der — Acon., Arum.
- Druck in den — Anac., Coloc.
- druckempfindliche — Ars.
- gelbliche — Nux-v.
- geschwollen wie — Par.
- groß wie zu — Plb.
- Lichteffekte in den, bei Druck und Berührung — Kali-c.
- Schwere der — Par.
- Tränen scharfe, bei Schmerzen — Coloc.
- verklebte — Stict.
- Völle in den — Cimic.
- Vortreten der — Jod.
- Zerschlagenheitsschmerz in den, nachts — Cocc.
- zitternde, zuckende — Agar., Cic., Cocc., Jod.

Augapfelschmerzen — Abs., Ac-ox., Bapt., Calc-ph., Cimic., Coff., Glon., Nux-v., Stict.
- bohrende — Arum.
- grabende — Colch.
- halbseitige — Gels.
- heftige — Glon.
- klopfende — Arum.
- Nadelstiche wie — Eupat-perf.
- neuralgische — Acon.
- periodische — Arum.

- rechtsseitige	Prun.
- rheumatische	Acon.
- scharfe	Coloc.
- scharfe, bei jeder Bewegung	Spig.
- schießende	Acon.
- schneidende	Coloc.
- stechende	Arum., Cham., Colch.
- stechende, bei Berührung und Bewegung	Bry.
- ziehende	Colch.
Augen	Aeth., Apis., Atrop-s., Aur., Bell., Cann-ind., Croton., Cycl., Dulc., Euph., Jab., Jod., Kali-m., Mandr., Meph., Merc-sol., Napht., Prun., Ruta., Zinc.
- aufgetrieben wie	Spig.
- aufhalten kann nicht	Nux-m.
- aufmachen kann nicht, morgens	Ac-picr.
- ausdruckslose	Abrot.
- äußere, brennend und geschwollen	Euphr., Graph.
- berührungsempfindliche	Hep.
- blaue (Hämatom)	Ac-sulf., Led.
- blinzelnde	Tub.
- Blitze vor den	Ac-fl., Ac-hydroc., Anhal., Cann-ind., Glon., Hyosc., Thea.
- blutrote	Nux-m.
- Blutungen der	Arn., Crot., Ham., Hirud., Lach., Naja.
- blutunterlaufene	Stram.
- "Boxerauge"	Led.
- Druck hinter den	Cauloph.
- Druck in den	Ac-ph., Ambr., Berb., Calc-c., Caps., Carb-v., Chin., Crot., Spong., Tell.
- Dunkelheit vor den	Thea.
- eingefallene	Ac-succ., Ars., Berb., Calc-c., Cimic., Dros., Sec., Verat.
- Eiterungen der	Abrot., Hep.
- empfindliche	Nicc., Ran-b., Sang.
- Erkältung, jede schlägt auf die	Dulc.
- flackern der	Aran-d., Ther.
- flattern der	Verat.
- Fremdkörpergefühl in den	Calc-c., Caps., Olnd.
- funkeln der	Stram.
- furchtsame	Cimic.
- gelbe	Crot.
- gereizte	Sang.

- gerötete	Ac-nitr., Acon., Aloe., Alum., Ant-c., Aur., Bell., Calend., Cann-ind., Caps., Cepa., Ferr-ph., Lues., Nicc., Ran-b., Sang., Solid., Stram., Verat., Visc.
- glanzlose	Ac-ph., Carb-v.
- glänzende	Bell., Op., Stram.
- glasige	Ac-ph.
- große	Cimic.
- groß wie zu	Glon.
- halonierte	Abrot., Ars., Calc-c., Carc., Chin., Cin., Cycl., Hep., Ipec., Olnd.
- heiße	Podo.
- hervorgetriebene	Aloe., Stram.
- hervorstehende	Cic.
- hervortretende	Aur., Jod., Spong.
- hinten nach, wie gezogen	Croton.
- Hitze in den	Strych.
- Hitzegefühl in den	Cycl.
- hochrote	Stram.
- Jucken der	Ac-acet., Ac-benz., Ac-fl., Agar., Berb., Bor., Bufo., Card., Cepa., Euph., Phyt., Plat., Ran-b., Rhod., Tell.
- Kältegefühl in den	Plat., Spong.
- Katarrhe der	Acon., Aesc., Heder., Vinc.
- Klopfen in den	Ipec.
- Kongestive	Lil.
- Krämpfe der	Cupr.
- kranke	Carc.
- Kratzen der	Arist., Calc-c., Lyc.
- leere	Abrot., Ac-succ.
- lichtscheue	s. lichtscheu
- linkes, wie aufgetrieben	Spig.
- matte	Abrot., Carb-v.
- müde	Abrot., Ac-succ.
- Nässe, jede schlägt auf die	Dulc.
- Pulsieren der	Ac-acet., Ac-benz.
- Reißen in den	Bor., Kalm.
- Rhagaden an den	Caust., Plat.
- Ringe unter den	Berb., Spig.
- rotunterlaufene	Arn.
- Sandgefühl in den	Ac-fl., Ac-picr., Ac-sulf., Anhal., Berb., Bor., Card., Caust., Chin., Cob., Heder., Ign., Led., Lith., Lues., Med., Merc-sol., Nat-m., Phyt., Plat., Psor., Seneg.

- Schließmuskelschwäche, der	Atrop-s.
- Schmerzen um die	Crot., Glon.
- schwache	Phos.
- Schwellung der	Aur., Bell., Guaj., Lues., Nux-m.
- Schweregefühl der	Carb-v., Podo.
- Sonnenempfindlichkeit der	Clem., Euphr., Ign., Tarant.
- Stäbchen sehen	Chin., Lith.
- starre	Op., Spong.
- Staubgefühl in den	Ambr.
- Stechen in den	Bor., Hyper., Puls., Rhod., Solid., Spong., Stront., Tub.
- Stumpfheit über den	Nux-v.
- Taubheit der	Plat.
- tiefliegende	Abrot., Carc.
- tränende	s. Tränenfluß
- Trockenheit der	Ac-picr., Arum., Bari-c., Cad., Crot., Cycl., Euph., Flor., Lauroc., Lith., Lyc., Magn-c., Nux-m., Puls., Seneg., Verat., Zinc.
- Verdrehen der	Helleb., Cin.
- verdreht nach oben	Helleb.
- Verdunkelung der	Op.
- Verklebung der	Berb.
- Verletzung der	Ruta.
- Verwirrung über den	Nux-v.
- Wundheitsgefühl in den	Lith.
- Zucken der	Agar., Aran-d., Berb., Cann-ind., Croc., Ign., Ipec., Plat., Stront., Tub.
- Zuschwellen der	Rhs-t.

Augenausfluß

- dicker	Euphr.
- eitriger	Lyc., Sulf., Tell.
- gelber	Arg-nitr.
- milder	Arg-nitr.
- rahmiger	Euphr.
- reichlicher	Lyc.
- schleimig-eitriger	Ant-c., Seneg.
- wundmachender	Euphr.

Augenbrauen

- Ausschläge an den	Staph.
- Furunkel an den	Staph.
- Haare, Ausfallen der	Bufo., Plb., Sel.

Augenbrennen	Ac-acet., Ac-benz., Ac-fl., Ac-nitr., Alum., Arist., Ars., Berb., Cad., Calad., Calc-c., Caps., Carb-v., Caust., Cepa., Cob., Crot., Croton., Euph., Lauroc., Psor., Puls., Ran-b., Sang., Seneg., Solid., Stront., Sulf., Tub., Valer., Verat., Visc., Zinc.
- abends	Nicc.
- Augenbewegung, bei der geringsten	Rhod.
- heftiges, mit scharfen Tränen	Canth.
- Feuer wie	Ruta.
- Lesen beim	Agn.
- Nachtarbeit bei	Agn.
- Sonnenlicht bei	Ac-ph.
- Tränen, mit viel	Phell.
Augenentzündung	Abrot., Ac-nitr., Acon., Ant-c., Aur., Bapt., Con., Croton., Kali-bi., Mang., Merc-sol., Petr., Stann.
- aller Art	Apis.
- akute	Bell.
- Brennen mit	Magn-m.
- chronische	Nat-m., Psor., Thuj.
- Lichtscheu mit	Arg-nitr.
- Rötung mit	Magn-m.
- rheumatische	Rhs-t., Sil.
- Sekreten, mit milden	Arg-nitr.
- skrofulöse	Aeth., Ars., Calc-c., Graph., Jod., Lyc., Rhs-t., Sil., Sulf.
- Tränen mit, beim ins Licht schauen	Magn-m.
Augenflimmern	Ac-sal., Ac-succ., Anhal., Aran-d., Calc-c., Cann-ind., Caust., Coff., Dros., Gels., Jod., Kalm., Op., Petr., Plat., Ther., Verat., Zinc.
- Farben verschiedene	Cycl.
- Fernsehen beim	Arn.
- Kopfschmerz bei	Cycl., Sars.
- Lesen beim	Arn.
- Liegen im	Cham.
- Liftfahren beim	Dig.
- Nähen beim	Jod.
- reiben muß die Augen	Heder.
- Schreiben beim	Aloe.
- verschiedenfarbiges	Cycl.
Augenhöhlen	
- zerbrochen wie, beim Augendrehen	Cupr.

Augenhöhlenschmerzen	
- grabende	Colch.
- Nadelstichen wie von	Eupat-perf.
- stechende	Colch.
- Trübsichtigkeit mit	Aloe.
- ziehende	Colch.
Augenhornhaut	
- Entzündung der	s. Keratitis
- Flecken auf der	Con.
- Geschwüre an der	Apis., Arum., Con., Croton., Kali-bi., Kali-m., Lues., Med., Merc-sol., Podo., Sil., Thal.
- Katarrh der	Ant-c.
- Pusteln an der	Croton.
- Trübung der	Aeth., Cann-sat., Croton., Euphr., Lues., Zinc.
Augenkopfschmerz	Lil.
- Augen muß schließen und kühlen	Aloe.
- anämisch-neuralgischer	Spig.
- berstender	Vacc.
- besser durch Essen	Lith.
- bleiernder	Carb-v.
- drückender	Carb-v.
- morgendlicher	Tell.
- nächtlicher	Med.
Augenkrankheit	
- luetisch-tuberkulinische	Ac-nitr.
- skrofulöse	Bari-c., Caust., Euphr.
Augenmuskel	Gels.
- Augenrollen	Cin.
- Krämpfe der	Ac-hydroc., Cin.
- Lähmung der	Caust., Con., Dulc., Gels., Hyosc., Lues., Olnd., Tab.
- Schwäche der	Carc.
- Schwäche der Raucher	Nux-v.
- zucken der	Croc.
Augenneuralgien	Cupr., Magn-ph., Spig.
- Benommenheit mit	Lachn.
- Konvulsionen mit	Coff.
- Schwere mit	Lachn.
- Schwindel mit	Lachn.

Augenschleimhaut
- Empfindlichkeit der — Jugl-reg.
- Reizung der — Ipec.
- trockene — Flor.

Augenschließen, beim
- Übelkeit und Erbrechen, Flimmern und Flackern — Ther.

Augenschmerzen — Ambr., Bell., Coloc., Echin., Gels., Grind., Hep., Ign., Ipec., Kalm., Lach., Led., Lues., Naja., Nat-ars., Par., Podo., Ran-b., Rumx., Strych., Vib., Visc.
- Anstrengung nach — Meph.
- Augapfel am — Aur., Eupat-perf.
  s. auch Augapfelschmerzen
- Auge, am linken — Spig.
- Augenbewegung, bei der geringsten — Rhod., Spig.
- auseinander pressende — Ac-lac.
- berstende — Rhs-t.
- Blick auf einen Gegenstand, bei — Ac-lac.
- bohrende — Spig.
- brennende — Ac-m., Apis., Phyt.
- Brennen, mit, bis in die Nasenumgebung — Cedr.
- drückende — Amm-c., Spig.
- hämmernde — Ham.
- intensive — Lil.
- Lesen beim — Cob., Plat.
- Lichtsehen beim — Mang., Plat.
- Lidrandentzündung mit — Ruta.
- Nahsehen beim — Mang.
- nervöse — Spig.
- neuralgische — Cedr.
- prickelnde — Phyt.
- reißende — Rhs-t.
- Rückenlage in — Ac-mur.
- scharfe — Cedr., Spig.
- Scheitel, gegen den ausstrahlende — Cimic.
- schießende — Cedr., Cimic.
- Schreiben beim — Cob.
- stechende — Amm-c., Apis., Hyper., Spig.
- Vorwärtsbeugen beim — Med.
- ziehende — Rhs-t.

Augenschwäche	Alum., Chin., Mang., Phos., Quas.
- Blutarmut durch	Cycl.
- Überanstrengung nach	Ruta.
Augenstörungen	Ac-hydroc., Lil.
- Farbensehen mit	Cin.
- Schielen mit	Cin.
- Trübsichtigkeit mit	Cin.
Augentränen	s. Tränenfluß
Augenweißes	
- Brennen im	Stront.
- Rötung des	Stront.
- Stechen im	Stront.
Augenwinkel(n)	
- Brennen im	Clem., Petr.
- Ekzeme an den	Caust.
- Entzündung der	Clem., Staph.
- Jucken der	Ac-m., Staph.
- Rötung der	Ac-m.
- trockene	Petr., Staph.
- wunde	Petr.
- verkrustete	Staph.
- zucken der	Cann-ind.
Aura	Cupr-acet., Oena.
Ausfluß	Ac-nitr., Arg-nitr., Chin., Cocc., Ign., Phyt., Podo., Zinc.
- anämischer Frauen und Mädchen	Ferr.
- ätzender	Ac-hydroc., Alet., Ambr., Arum., Bov., Con., Hydrast., Jod., Kreos., Mez.
- Beckenorgane, bei Senkung der	Stann.
- blutiger	Ac-nitr., Ac-sal., Ac-sulf., Aran-d., Arg-nitr., Arist., Arn., Aur., Bell., Bellis., Carc., Cham., Colch., Crot., Hydrast., Kreos., Lac-c., Lues., Murx., Phos., Ran-b., Sec., Tarant., Thlaspi., Verat.
- Blutwasser wie	Cocc.
- blutig-schleimiger	Ac-acet.
- bräunlicher	Sec.
- brennender	Ac-lac., Ac-nitr., Ac-sal., Amm-c., Berb., Beryl., Calc-c., Caps., Clem., Merc-sol., Phos., Sulf.
- cremeartiger	Magn-s., Nat-ph., Puls.

- dicker	Ac-sal., Alum., Aur., Bari-c., Bor., Croc., Dros., Hydrast., Magn-s., Murx., Puls.
- dunkler	Card., Thlaspi.
- dünner	Ac-fl., Ac-form., Arum., Led., Nat-m., Sel., Tab., Tarant.
- eitriger	Ac-nitr., Arg-nitr., Chin., Cocc., Led., Sabin., Tell.
- eiweißartiger	Plat.
- eiweißhaltiger	Calc-c.
- entzündlicher	Ther.
- Erkältung nach	Puls.
- erregender	Agar., Bufo.
- erschöpfender	Ipec.
- fadenziehender	Croton., Hydrast.
- faulriechender	Kreos., Pyrog.
- fleischfarbener	Ac-nitr., Arg-nitr.
- Fleischwasser wie	Ars.
- fressender	Hyper., Ran-b., Rhs-t.
- Gebärmutterverlagerung bei	Stann.
- Geburt während der	Ipec.
- geilmachender	Hyosc.
- gelblicher	Bari-c., Calc.fl., Hydrast., Fagop., Kres., Lues., Pulx., Thuj.
- gelblich-brauner	Mandr.
- gelblich-grüner	Murx., Nat-s., Puls., Sep.
- gelblich-weißer	Stann.
- Geschwüren bei	Phos.
- gold-gelber	Kali-s., Nat-ph.
- grüner	Lach., Lues., Thuj.
- Harnabgang nach	Magn-m.
- heißer	Bell., Cepa.
- heller	Rhs-t.
- Hinfälligkeit, mit großer	Bapt.
- intermenstrualer	Sec.
- juckender	Ac-lac., Ac-nitr., Ac-ox., Ac-ph., Acon., Agar., Agn., Aloe., Ambr., Amm-c., Anac., Anhal., Ant-c., Apis., Aran-d., Arist., Arum., Berb., Beryl., Bor., Bofo., Calc-c., Canth., Caps., Card., Collins., Con., Crot., Dros., Eupat-perf., Graph., Helod., Hyosc., Hyper., Jod., Led., Lil., Lues., Mang., Nux-v., Petr., Plat., Ran-b., Rhs-t., Sep., Spig., Spong., Staph., Stront., Sulf., Tarant., Tell., Ther., Thuj.

- Käse nach riechender	Hep.
- klebriger	Alum., Bor., Calc-c., Cepa., Spig., Tarant.
- kleisterartiger	Bor.
- kolikartiger	Cham.
- Kratzspuren bei	Agar.
- Kreuzschmerz mit	Mandr.
- Kreuzschmerz, wechselt mit	Murx.
- langwieriger	Arg-nitr.
- Leibschmerzen mit	Mandr.
- libidinöser	Arist., Canth., Lil., Lyc.
- Mädchen junger	Puls.
- Mädchen kleiner	Calc-c., Cauloph.
- milchiger	Calc-c., Calc-fl., Caps., Ferr-ph., Hyper., Sil.
- milder	Ac-nitr., Cad., Calc-fl.Card., Kali-c., Puls., Ran-b.
- Polypen bei	Phos.
- prickelnder	Spig.
- profuser	Amm-c., Apis.
- psychische Symptome wechseln mit	Murx.
- Pubertät nach der	Puls.
- Regel statt der	Lac-c.
- Regel, vor und nach der	Thlaspi.
- reichlicher	Acon., Alum., Graph., Jod., Pulx.
- reizender	Graph.
- Rötung mit	Agar.
- scharfer	Ac-fl., Ac-form., Ac-hydroc., Ac-nitr., Amm-c., Apis., Aral., Arg-ntr., Bov., Canth. Carb-v., Con., Lil., Merc-sol., Tell., Naja., Nat-m., Phos., Ran-b., Sabin., Sulf.,
- Scheidenjucken, mit heftigem	Sulf.
- Schenkeln, läuft an den herunter	Alum., Ant-c.
- Schleim mit nicht reizendem	Kali-m.
- schleimiger	Ac-ox., Ac-nitr., Ac-sal., Ac-sulf., Aloe., Ambr., Ars., Aur., Berb., Bry., Cact., Canth. Caps., Card., Cauloph., Cepa., Cham., Chin. Crot., Dros., Kali-c., Kali-s., Magn-c., Naja.. Nicc., Nux-v., Puls., Stann., Stront., Sulf., Ther., Tub., Verat.
- schleimig-eitriger	Carc.
- schleimig-grüner	Hydrast.
- schmerzhafter	Ac-lac., Ac-m., Card., Magn-c., Mang., Merc-sol.
- schmieriger	Bari-c., Kreos., Sec.

- schmutziger	Berb.
- schwächender	Ac-lac., Gels.
- schwarzer	Naja., Sel.
- Schwellung mit	Agar.
- Schweregefühl mit, in der Gebärmutter	Cimic.
- starker	Cauloph.
- Stechen mit, in den Teilen	Con.
- steifer	Lach.
- stinkender	Ac-m., Ac-nitr., Kreos., Pyrog., Sulf., Tell.
- Stuhlabgang nach	Magn-m.
- transparenter	Alum.
- trichomonadenhafter	Alum., Lil.
- übelriechender	Abs., Ac-fl., Ac-lac., Ac-sulf., Anhal., Aral., Arum., Bapt., Bari-c., Bell., Bufo., Carb-v., Carc., Chin., Clem., Colch., Coloc., Croc., Crot., Guaj., Ipec., Jod., Kres., Magn-c., Mandr., Med., Merc-sol., Mez., Petr., Pulx., Sec., Sel., Sil., Tab., Tarant., Thlaspi., Verat.
- vermehrter	Stront.
- Völlegefühl mit, in der Gebärmutter	Cimic.
- wäßriger	Ac-form., Amm-c., Ant-c., Ars., Ferr-ph., Graph., Hydrast., Lil., Lues., Magn-c., Nat-m., Nicc., Puls., Sil., Spong.
- weißer	Ac-nitr., Alet., Alum., Ambr., Arist., Aur., Bor., Calc-c., Cycl., Ferr., Gels., Graph., Hydrast., Hydroc., Kali-m., Kali-s., Kreos., Lach., Magn-m., Nat-m., Phos., Plat., Sabin. Sec., Senec., Stann., Stram., Stront.
- weiß-gelblicher	Acon., Bry., Jod., Kreos., Magn-c.
- wollüstiger	Agn., Calc-ph., Coff., Colch., Con., Hyosc., Tub.
- wundmachender	Ac-form., Ac-hydroc., Ac-nitr., Ac-sulf., Acon., Agar., Ambr., Amm-c., Anac., Aran-d., Arn., Ars., Arum., Bapt., Bellis., Beryl., Calc-c., Carb-v., Cepa., Chin., Ferr-ph., Heder., Helod., Hep., Hydrast., Jod., Kres., Lyc., Mang., Merc-sol., Mez., Petr., Rhs-t., Sep., Sil., Spig., Spong., Stront., Tab., Tell., Thuj.
- zäher	Acon., Alum., Bellis., Cad., Croc., Guaj.
Ausgelassen und heiter erst, dann bedrückt und traurig	Plat.

Ausgeschneuzt werden	
- Krusten	Kali-bi.
- Schleimfetzen, feste, grünliche	Kali-bi.
Aushusten	
- kann nicht genügend	Beryl.
- Membranen von	Jod.
- Schleim von reichlichem, bessert alle Beschwerden	Lach.
Ausschläge(n)	Arn., Bov., Manc., Sec.
- Abhäuten mit, in den Ellenbogen	Scil.
- aller Art	Sep., Sulf.
- Asthma wechselt mit	Calend.
- Augenbrauen an den	Staph.
- Augen um die herum	Croton.
- Beißen mit	Phyt.
- berührungsempfindliche	Arg-nitr.
- besser durch kalte Waschungen	Ars.
- besser durch Kratzen	Croton.
- Bläschen mit	Phyt.
- bläschenförmige	Bufo., Lach.
- blasenartige	Ant-c.
- bläulicher Verfärbung mit	Lach.
- braun-rote	Syph.
- brennende	Ac-benz., Ac-hydroc., Ac-succ., Ars., Berb., Phyt., Rhs-t., Sep., Staph., Stront., Teucr-mar., Thuj., Urt.
- brennend in Bettwärme	Ac-succ.
- Brust auf der	Caps., Valer.
- bullöse	Rhs-t.
- chronische	Sep., Tub.
- eiskalte	Ac-hydroc.
- eiternde	Thuj.
- ekzemartige	Fagop.
- erysipelartige	Apis., Hydrast., Rhs-t.
- exanthemartige	Amm-c.
- Exantheme kommen nicht richtig heraus	Ant-t.
- feuchte	Stront.
- flechtenartige	Mang., Phyt.
- Flecken als, auftretende	Urt.
- flohstichartige	Teucr-mar.
- frieselartige	Hyper., Urt.
- frostige	Bari-c.
- Gelenkbeugen in den	Cupr.

AUSSCHLÄGE(N)

- Geruch, mit unangenehmem	Syph.
- Gesicht im	Caps., Carb-v., Croton., Fagop., Hep., Hydrast., Nat-m., Prim., Sars., Urt.
- geschwollene	Prim.
- geschwürige	Ac-hydroc.
- hartnäckige aller Art	Calc-c., Rhs-t., Tub.
- Hautstellen, an unbedeckten	Fagop.
- Heilung, mit schlechter	Arg-nitr.
- herauskommen wollen nicht recht	Ail., Zinc.
- herpesähnliche	Caps.
- Hitze mit	Urt.
- impetiginöse	Apis.
- Jucken, mit starkem, abends beim Auskleiden	Rumx.
- Jucken mit unerträglichem	Mez.
- juckende	Ac-benz., Ac-succ., Ambr., Apis., Arg-nitr., Ars., Bari-c., Berb., Croton., Cupr., Eupat-perf., Lil., Phyt., Prim., Psor.Rhs-t.Sars., Sep., Staph., Stront., Teucr-mar., Thuj., Urt.,
- Kindesalter im	Viol-t.
- Kinn am,	Prim., Sep.
- kleinpapulöse	Magn-s.
- Knötchen mit	Phyt.
- knotenförmige	Erig.
- Kopf am	Sars.
- Kopfhaut auf der	Caps., Staph.
- Körper am ganzen	Magn-s.
- krätzeähnliche	Psor., Verat.
- Kratzen bessert nicht	Arg-nitr.
- Kratzen verschlimmert	Ars.
- Kratzzwang mit	Teucr-mar.
- krustenbildende	Psor.
- kupferfarbige	Carb-v., Syph.
- langwierige	Psor.
- Leistengegend in der	Bufo.
- livider Verfärbung mit	Lach.
- masernartige	Dros.
- miliarartige	Valer.
- Mund um den	Led.
- nachts schlimmer	Prim.
- Nase um die	Led., Sars.
- Naseneingang am	Lach.
- Nässe verschlimmert	Sulf.

- nässende	Petr., Thuj.
- nervöser	Ac-succ., Arg-nitr.
- nesselartige	Ac-form., Form., Urt.
- Ohren an den	Staph.
- papulöse	Cycl., Gels., Kali-s., Led., Prim.
- pemphiginöse	Anac.
- periodisch schlimmer werdende	Tub.
- pockenartige	Apis., Hydrast.
- purpurartige	Glon.
- pustulöse	Anac., Con., Clem., Rhs-t.
- psoriasisähnliche	Glon., Sars.
- rauhe	Lith.
- Regel vor der	Dulc.
- rezidivierende	Rhs-t.
- rissige	Ac-hydroc.
- rote	Led., Phyt., Prim.
- Rücken auf dem	Valer.
- Schafspocken wie	Kali-bi.
- scharlachartige	Anac., Croc., Hyosc., Ipec., Rhs-t., Tereb.
- Schlaflosigkeit mit um 1 Uhr	Ran-s.
- Schmerzen mit brennenden	Mez.
- Schmerzen mit schießenden	Mez.
- schmerzhafte	Valer.
- schorfige	Hep.
- schuppenartige	Calc-ph.
- schuppende	Graph.
- segmentäre Anordnung der	Ran-s.
- Sekretabsonderungen, mit klebrigen, nach Schimmel riechenden	Graph.
- skarlatinforme	Apis.
- Stamm am	Bufo.
- stechende	Arg-nitr.
- Stirn auf der	Caps., Led., Magn-m.
- Stirngrenze an der	Bufo., Erig., Nat-m.
- trockene	Ac-hydroc., Verat.
- unreine	Caps.
- unterdrückte	Cupr., Psor.
- Unterschenkel an den	Erig.
- urtikarielle	Rhs-t.
- verdrängte	Psor.
- vesikuläre	Clem.
- Wangen an den	Led.
- Waschmittel durch	Cardios.
- weiße	Valer.

- zurücktretende, mit folgendem Kollaps	Camph.
Ausschnauben	
- Blut, immer etwas beim	Cinnb.
- Druck bei jedem	Cinnb.
- Klopfen bei jedem	Cinnb.
- Krusten, von blutigen	Kali-bi., Stront.
- Schleimfetzen, von grünlichen	Kali-bi.
- Schmerz über der Nasenwurzel bei jedem	Cinnb.
- ständig muß	Stict.
Ausschwitzungen	
- fibrinöse	Kali-m.
- weißgraue	Kali-m.
Aussehen	s. Gesicht
Äußeres,	
- achtet sehr auf sein	Ars.
Ausspucken	
- dauernd muß	Led.
Austrocknung	Lues.
Auswurf	
- Angst mit	Acon.
- Asthma, bei feuchtem	Grind.
- bitterer	Merc-sol., Puls.
- Blutbeimengung mit	Mang.
- blutiger	Abrot., Abs., Ac-hydroc., Ac-sulf., Acon., Agn., Aloe., Amm-c., Bry., Calc-c., Canth., Carb-v., Crot., Cupr., Dros., Jod., Kali-nitr., Mez., Sec., Sep.
- blutstreifiger	Ferr., Ferr-ph., Phos., Zinc.
- brenzlich riechender	Dros.
- dicker	Calc-fl., Puls.
- dunkler	Elaps.
- eitriger	Ac-nitr., Calc-c., Carb-v., Dros., Elaps., Guaj., Hep., Kreos., Lith., Lyc., Plb., Sep., Sil.
- ekelhaft schmeckender	Dros.
- erschwerter	Mang., Mez.
- fadenziehender	Cocc-c.
- geballter	Abrot.
- gelblicher	Ant-t., Calc-c., Par., Puls.
- gelb-grüner	Lyc., Stann.

- gelb-schleimiger	Dros.
- gelb-weißer	Lauroc.
- geringer	Sec.
- Geruch, mit fauligem	Arum., Bals.
- Geruch, mit modrigem	Bor.
- grünlicher	Kali-j.
- heller	Calc-fl., Cocc-c.
- klarer	Cad.
- klebriger	Phell.
- klumpiger	Abs., Ac-benz., Ac-succ., Kali-nitr.
- mißfarbiger	Phell.
- reichlicher	Grind., Hep., Lyc., Mez., Par., Stann.
- reichlicher beim Husten	Lauroc.
- rostfarbener	Rhs-t.
- salziger	Ac-hydroc., Kali-j., Lyc., Magn-m., Merc-sol., Sep.
- scharfer	Amm-c.
- schleimiger	Ac-benz., Ac-hydroc., Ac-ph., Agn., Aloe., Amm-c., Calc-c., Calc-fl., Cupr., Ferr-ph., Guaj., Hep., Jab., Kali-nitr., Merc-sol., Mez., Plb.
- Schleimklumpen, mit blutigen	Sel.
- Schleimklumpen, mit festen	Mar.
- schwer löslicher	Acon., Amm-c., Ant-s., Ant-t., Arum., Grind., Hep., Jod., Sil.
- schwer löslicher, im Freien	Ac-sulf.
- spärlicher	Lith.
- süßlicher	Magn-m., Stann.
- Stärke, wie gekochte	Arg-nitr.
- stinkender	Carb-v., Guaj.
- strähniger	Cocc-c.
- übelriechender	Ac-nitr., Arum., Phell., Sep.
- vikariirender	Puls.
- wäßriger	Calc-fl.
- weiß-gelber	Ant-s.
- wenig	Bry., Sang.
- Würgen mit	Cocc-c.
- zäher	Ant-s., Ant-t., Aur., Bry., Cad., Calc-fl., Cham., Cupr., Jod., Puls.
Auszehrung	Abrot.
Autofahren	
- Aufstoßen beim	Cocc.
- Brechreiz beim	Cocc.

AUTOFAHREN

- Blutandrang beim	Tab.
- Erektion beim	Calc-ph.
- Gähnen beim	Cocc.
- Kopfschmerzen beim	Tab.
- Leeregefühl im Magen, beim	Cocc.
- Migräne beim	Tab.
- Schwindel beim	Cocc., Petr.
- Übelkeit beim	Cocc., Petr.
Autointoxikation	Berb.
- Ernährungsstörungen durch	Alum.
Automatische Zentren	
- Reizung der	Tab., Valer.
Autorasen	
- Hitze und Blutandrang zum Kopf beim	Ac-nitr.
Azetonämie	Ac-hydroc., Crac., Ign.

B

Backenknochen	
- Druck krampfhafter, über den	Hyosc.
- Stiche in den	Guaj.
- Verdickung knotige, der	Thuj.
Backenknochenschmerzen	
- linksseitige, bis in die Ohren, Nase und Zähne ausstrahlende	Thuj.
Bagatellen	
- irritieren ihn über alle Maßen	Hep.
Bagatellkrankheiten, Anginen, Bronchitis und Schnupfen	
- rezidivierende	Tub.
- Rückfälle, ständige	Sulf.
Balggeschwülste	Sil.
Bändergewebe	
- entzündliche Prozesse am, bei allen Gelenken	Calc-fl., Kali-j.
Bänderrheumatismus	Bry.
Bänderschwäche	
- Adnexe der	Calc-fl.
- Uterus des	Calc-fl.
Bandgefühl	Cocc.
- Kopf um den	Ac-nitr., Carb-v.
Bandscheibenschäden	Harp., Heder., Pich., Visc.
Bandwurm	Croton
Bangigkeit	Helod., Ther.
- Bauch im	Aur.
- Frieren, mit innerem	Coff.
Barlow (Morbus)	Ac-hydroc.
Barometermittel	Rhod.
Bartflechte	Cic., Graph.
Bartholinitis	Bell.

Basedow	Ac-nitr., Ac-sulf., Ars., Bell., Brom., Cact., Chin., Chin-ars., Crot., Cupr-ars., Ferr-ph., Glon., Heder., Jod., Lach., Lycop., Naja., Nat-m., Phos., Plb., Sec., Spong., Tub.
- Blei-Basedow	Plb.
- Vollbasedow	Thyr.
Basedowherz	Adon., Bell., Cact., Conv., Jod., Naja.
- Reizbarkeit, mit großer	Lycop.
- Schwäche mit	Lycop.
Baßstimme	Caust.
- tiefe	Verb.
Bauch(es)	
- Angst im	Aur., Stram.
- Berührungsempfindlichkeit des	Cupr.
- Beschwerden im	Zinc.
- Blähungen voller	Nat-c.
- Brennen im	Dulc., Guaj., Ran-b.
- brettharter	Cupr.
- dicker	Calc-c., Lyc.
- druckempfindlicher	Bry., Flor., Sil.
- Einziehung der rechten Seite, des	Plat.
- Empfindlichkeit des	Sep.
- gespannter	Calc-c., Poth.
- Gurgeln im	Croton.
- halbkugelförmiger	Lyc.
- harter	Carc., Quas.
- Herabsinkungsgefühl im	Croc.
- Hitze im	Stram.
- Kältegefühlim	Meph., Tereb.
- Kneifen im	Helleb.
- Kollern im	Magn-c.
- Kribbeln im	Tereb.
- Leere im	Croc.
- meteoristisch gespannter	Lyc.
- Poltern im	Sep., Spong.
- Quaken im	Thuj.
- Rumoren im	Abrot., Anhal., Bapt., Cob.
- Rumpeln im	Ac-picr., Agar., Ars., Card., Mez., Nux-m
- Schneiden im	Agn., Calad., Canth., Cin., Dulc.,
- Schwäche im	Ac-ph.
- Schwappen im	Croton.
- Schwere im	Magn-c.

- Spannungsgefühl im	Flor.
- Sprudelempfindung im	Berb.
- Stechen im	Cin., Plat.
- tympanitischer	Quas.
- Wundheitsgefühl im	Cupr.
- zusammengeschnürt wie	Cacl-c., Canth.
Bauchdecke	
- Berührungsempfindlichkeit der	Tell.
- harte	Plb., Tell.
- kahnförmig eingezogene	Plb.
Bauchdeckenschmerzen	
- kneifende um die Nabelgegend	Tell.
- Schwangerschaft in der	Bellis.
Bauchdrüsen	Amm-c.
Bauchfellcarzinose	
- Aszitis mit	Abrot.
Bauchfellentzündung	s. Peritonitis
Bauchgrimmen	Ac-hydroc., Ac-succ., Aloe., Alum., Cupr., Merc-sol.
- Trinken nach jedem	Croton.
Bauchknurren	Thuj.
- Schlaf im	Cupr.
Bauchkoliken	s. Koliken
Bauchkrämpfe	Calc-c.
- anfallsweise auftretende	Thal.
- Gasauftreibung mit	Rad.
- Gebärmutterstörungen bei	Cauloph.
Bauchmuskeln	
- eingezogene	Sec.
- Krämpfe der	Cupr., Sec., Tab.
- Schmerzen der	Bellis., Hyosc.
- schwache	Cocc.
- wund wie	Bapt.
Bauchraum	
- Krampfzustände im	Latrod., Sep.
Bauchschmerzen	Calend., Canth., Cin., Coff., Croc., Dros., Guaj., Magn-ph., Sabad.
- Alkohol nach	Tarant.
- Aufstehen beim	Nat-s., Sep.
- Aufstehen nach dem	Crot-t., Ferr., Mag-m., Mang., Ox-ac.

BAUCHSCHMERZEN

- Atemholen beim	Clem.
- Beine muß anziehen bei	Bry.
- berstende	Lac-c.
- besser durch Ausstrecken	Aran-ix.
- besser durch Rückwärtsbeugen	Aran-ix.
- brennende	Acon., Ars.
- Brustbein bis zum	Clem.
- dumpfe	Hydrast., Mez.
- Durchfall mit	Rhod., Zinc.
- Durchfall, mit gelb-saurem	Dulc.
- Durchfall, mit profusem	Dulc.
- Durchfall, mit saurem	Calc-c.
- Druck mit, zum Herzen hin	Nux-m.
- drückende	Amm-c.
- Erkältung nach	Dulc.
- Erbrechen mit	Dulc.
- Gasbildung mit	Kres.
- Gegenwart Fremder in	Ambr.
- Harnen beim	Agn., Clem.
- heftigste	Bell., Cupr.
- Husten beim	Clem.
- Kältegefühl mit	Petr.
- klopfende	Quas.
- kneifende	Petr.
- kolikartige	Ac-picr., Amm-c., Bor., Calc-c., Caps., Dulc., Ferr-ph., Lac-c., Nux-m., Podo., Ran-b., Spig., Tarant.
- krampfartige	Acon., Cob.
- Krampfen mit	Ars., Zinc.
- lebhafte	Arist.
- neuralgische	Diosc.
- Plätschern in den Gedärmen mit	Kres.
- Rumpeln mit	Ars.
- schlimmer durch Sitzen	Aran-ix.
- schlimmer durch Zusammenkrümmen	Aran-ix.
- schneidende	Ac-nitr., Acon., Amm-c., Ars., Dulc., Hydrast., Hyper., Mez., Ran-b., Stront., Zinc.
- stechende	Ac-nitr., Quas.
- Stuhlentleerung, vor jeder	Dulc.
- überall im Bauch	Psor.
- Wetter, bei nassem, kaltem	Dulc.
- zusammenkrümmen muß sich bei	Bry.
- zusammenziehende	Hep., Kreos.

B

Bauchschneiden	Ac-lac., Agn., Beryl., Brom., Cact., Calend., Cin., Coloc., Dulc., Gels.
- Auftreten beim	Bari-c.
- Blähungen, mit stinkenden	Stront.
Bauchschweiße	
- kalte	Anac.
- klebrige	Anac.
Bauchspeicheldrüse	s. Pankreas
Bauchwassersucht	Abrot., Ac-acet., Ac-sulf., Apoc., Arum., Card., Colch., Helleb., Lyc., Olnd., Scil.
- Durchfall chronischer bei	Apoc., Oena.
- Herzkrankheiten bei	Aals.
- Leberverhärtung bei	Aur., Lact.
- Neigung zu	Uran.
- Nierenkrankheiten bei	Aals.
- Zirrhose bei	Quas.
Bechterew (Morbus)	Ac-fl., Ac-form., Aur., Calc-c., Calc-fl., Calc-ph., Carc., Harp., Stront., Tub.
Becken	
- Herabdrängen im	Aloe.
- Zusammenschnürungsgefühl um das	Cact.
Beckenbänderschwäche	Alet., Helon.
Beckenbindegewebe	Helon.
- Entzündung des	Med., Merc-sol., Sabal., Sep., Sulf., Thuj.,
- schlaffes	Calc-fl.
Beckenbodenschwäche	Helon.
Beckenorgane, der Frau	Sabin., Sep.
- Bearing down der	Onos., Sep.
- Entzündung der	Echin., Senec.
- Erkrankung der, chronische	Med.
- Kongestionen der, mit Wallungen und Gefäßpulsationen	Sabin., Sang.
- Kolikschmerzen mit	Vib.
- Krämpfe in den	Vib.
- Senkungsbeschwerden der	Onos., Sep., Stann.
- Venostase der	Puls.
Beckenregion	
- Schmerzen in der	Lil.
Beckenschmerzen	
- Gebärmutter gegen die drängende	Vib.

Beckenstauungen	Berb.
Beckenvenen	Collins., Sep.
Bedecktsein will,	
- trotz Fieberhitze	Nux-v.
Bedrückte Menschen	Hirud.
Beeindruckbar durch äußere Einflüsse	Phos.
Beengung	Abrot., Anhal., Bellis.
- Empfindung von	Tarant.
- Hals am	Bufo.
- Kleiderdruck erträgt nicht	Lyc.
- Leber um die	Tab.
- Windabgang bessert	Lyc.
Befürchtungen	
- eingebildete	Sabad.
Begeistert ist rasch	Phos.
Begreift schwer	Nat-c.
Beine	
- Anwinkeln der, morgens um 3 Uhr	Magn-m.
- bewegt ständig eins, während das andere gelähmt ist	Helleb.
- Bewegung choreaartige, der	Thal.
- Bewegung krampfhafte, der	Op.
- Bewegung rhythmisch-unwillkürliche, der	Stram.
- Bewegung unwillkürliche, der	Myg.
- bleierndes Gefühl in den	Ac-ox.
- Brennen in den	Lachn., Stann.
- Brennen zwischen den	Hep.
- dicke, wie Pfosten	Aur.
- Einschlafen der	Croc., Melil., Rhod., Teucr-mar.
- entblößen muß die	Plat.
- Ermüdung der	Nux-m.
- Flexorenkrämpfe der	Tab.
- Fremdheitsgefühl in den	Mandr.
- gelähmt wie	Zinc.
- Gewebe der, ist resistent und verdickt	Aur.
- Hautverfärbung, schwärzliche, an den	Crot.
- Hitze in den	Stann.
- Hitze, angenehme äußere, der	Ther.
- Hitze der, nachts im Bett	Meph.

- Jucken der, nachts	Ambr.
- Jucken zwischen den	Hep.
- Kälte in den	Ac-ox., Beryl., Helod., Ther.
- Kältegefühl mit Schmerzen in den	Magn-c.
- kalte, bei heißem Kopf	Cob.
- Klötze wie schwere	Arist.
- Kraftlosigkeit der	Stann., Tab.
- Krämpfe in den	Agar., Cin., Iris., Nat-m., Nux-m., Tarant.
- Krämpfe nachts in den	Bufo.
- Kribbeln in den	Rhod.
- kurze	Calc-fl.
- Lähmigkeit in den	Ac-picr., Cob., Kres., Op., Stann., Thea.
- Müdigkeit in den	Plat., Samb., Visc.
- Reißen in den	Ferr., Nicc., Sil.
- Reißen nachts in den	Ferr-ph.
- rötlich verfärbte	Aur.
- Rucken in den	Valer.
- Schwäche in den	Ac-form., Ac-ph., Ac-picr., Anac., Bari-c., Beryl., Nat-m., Nicc., Nux-m., Olnd., Onos., Op., Ruta., Sabad., Spig., Valer.
- Schwarzwerden der	Tarant., Tarant-cub.
- Schwellung der	Aur., Lyc., Samb.
- Schwere in den	Ac-ox., Ac-picr., Ac-sulf., Ambr., Bari-m., Beryl., Cact., Cob., Flor., Nat-m., Ther., Verb.
- Spannung in den	Beryl.
- Stechen in den	Ferr.
- Steifigkeit der	Ac-sulf., Beryl., Sil., Vacc., Visc.
- stillhalten kann die nicht	Thal., Visc.
- Taubheit in den	Helod., Mandr., Lac-c., Onos., Plat., Rhod., Samb., Thea.
- Treppensteigen beim, Schwere und Steifigkeit in den	Podo.
- Unruhe in den	Caust., Glon., Magn-m., Tarant.
- Unruhe in den, beim Sitzen	Zinc.
- Unsicherheit in den	Arg-nitr., Sulf.
- Venenstauungen in den	Flor., Puls., Ruta., Sulf.
- Versagen der	Bufo.
- Ziehen in den	Lachn., Valer.
- Zittern der	Agar., Bari-m., Helod., Hyosc., Lath., Nicc Olnd., Ruta., Spig., Stann., Tarant., Valer.
- Zucken in den	Agar., Arg-nitr., Helod., Phyt., Sabad., Valer., Verat., Zinc.

- Zuckungen, konvulsivische der	Plb.
- Zusammenklappen der, beim Hinsetzen	Stann.
Beinschmerzen	Ambr., Aran-d., Hyper., Psor., Vario.
- bohrende	Amm-c.
- brennende	Amm-c.
- heftigste	Jod.
- krampfartge	Cact.
- lanzierede	Petr.
- linken Bein im	Jod.
- nachts	Jod., Med.
- neuralgische	Diosc.
- reißende	Caps.
- rheumatische	Ferr., Lac-c.
- schwere	Cact.
- Stehen bessert	Jod.
- tiefsitzende	Eupat-perf.
- verrenkt wie	Eupat-perf.
- ziehende	Caps., Rhod.
Beleidigt ist leicht	Anac., Petr., Phos., Sars., Staph.
Bellhusten	Canth., Cob.
- Heiserkeit mit	Dros.
- Reihenfolge, in schneller	Corall.
- trockener	Dros.
Benehmen	
- maßlos im	Croc.
- ungebührliches	Plat.
Benommen(heit)	Ac-hydroc., Arg-nitr., Bapt., Bor., Calc-ph., Card., Cepa., Cocc., Ferr-ph.Glon., Lauroc., Lyc., Lycop., Merc-sol., Naja., Op., Phell., Spart., Tereb., Vib., Visc.
- Abwärtsfahren beim	Calc-fl.
- Akoholgenuß bei	Calc-fl., Led.
- alten Leuten bei	Bari-c.
- Anstrengung bei	Beryl.
- Aufrichten beim	Berb., Beryl.
- benebelt wie	Ac-m., Apoc.
- besser durch Druck mit beiden Händen	Apis.
- besser nach Essen und Trinken	Beryl.
- besser in frischer Luft	Ars., Beryl.
- beschwingt wie	Bufo.
- betäubt wie	Led.

- betrunken wie	Abs., Led., Meph.
- Bewegung bei jeder	Bell.
- Bewußtseinsstörung mit	Anhal.
- Bücken beim	Berb., Beryl., Calc-fl.
- Dämmerung in der	Berb.
- dreht sich alles bei	Bari-c.
- Erschütterung bei jeder	Bell.
- Essen beim	Led.
- Gefühl mit schwerem, dumpfem im Kopf	Gels.
- Gehen beim	Led., Zinc.
- Hitze bei	Calc-fl.
- Hitze mit	Plat.
- Kopf im	Ac-acet., Croton., Dros., Quas., Rob.
- Kopfschmerzen mit	Agn., Croc.
- Mittagessen nach dem	Berb.
- nachts	Nux-m.
- Niedergeschlagenheit mit	Clem.
- Schädeldruck mit	Calc-fl.
- Schweigsamkeit mit	Arn.
- Schwindel bei	Ac-sulf., Acon.
- Schwindel mit	Clem., Cob.
- starke	Oena., Phos.
- Stirnschweiß mit kaltem	Colch.
- tagsüber	Ac-sal., Mandr., Nux-m., Tarant.
- Treppensteigen beim	Aloe.
- Zimmer im warmen	Ars., Bry.
- Zugluft bei	Mez.
Berauscht wie	Bufo., Phos.
Bergsteigen	
- Brechreiz beim	Bor.
- Übelkeit beim	Bor.
Berührung	
- Benommenheit bei	Mez.
- Kopfschmerz bei	Mez., Spig.
- Schmerzen löst jede aus	Ac-ox.
- Schwindel bei, morgens	Spig.
Berührungsempfindlichkeit	Ant-c., Apis., Euph., Lil., Magn-c., Mang., Mez., Strych., Thal.
- allgemeine	Magn-m.
- Augen der	Cepa.
- Gefäße der	Croton.

- Genitale, der weiblichen	Ac-m.
- Gesicht im	Caps.
- Haut der	Ac-sulf.
- Knochen der	Cepa.
- Knochenhaut der	Ac-succ.
- kranken Teile der	Arn.
- Leber der	Colch.
- Prickeln mit	Spig.
- Röhrenknochen, der langen	Ac-succ.
- schmerzhafte	Ran-b.
- Tibiakante der	Ac-nitr.
- überaus große	Plat.
- unerträgliche	Acon.
Berufskrämpfe	Ac-picr., Magn-ph.
besorgte Menschen	Ac-succ., Lues.
Bestrahlung	
- Fibrose nach	Ac-fl.
- Zustände nach radioaktiver	Rad.
Beschäftigung(s)	
- Angst vor ungewohnter	Ambr.
- bessert	Helon.
- Krämpfe	Ac-picr., Gels., Hyper., Magn-ph., Nux-v., Ran-b.
- lenkt ab	Helon.
- Neurose	Hyper.
Beschwerden	
- flüchtige	Puls.
- geistig Tätiger	Nicc.
- links von, nach rechts ziehende	Lac-c.
- nervöse	Nicc.
- periodisch auftretende	s. dort
- Seite, von einer zur anderen wandernde	Sabad.
- Seitenwechsel, häufige der	Cocc., Lac-c.
- wandernde	Puls.
- wechselhafte	Poth., Puls.
- wetterabhängige	Kalm.
- Wetterwechsel verschlimmert die	Erig., Phos., Psor., Rhod., Sil., Spig.
- Wiederkehren der, nach Monaten und Jahren	Vip.
- widerspruchsvolle	Asa.

Betasten	
- fühlt weniger als normal, beim	Helleb.
Betäubt wie	Led., Nux-m.
Betäubung	Abs., Chelid., Op., Vip.
- Gefühl von	Phos.
- Puls mit schnellem	Hyosc.
Betet ständig	Stram.
Betriebsamkeit voller	Heder., Kali-j.
Bett	
- hart wie zu	Arn., Bapt., Pyrog.
möchte im Bett bleiben	Alumn., Alum., Arg-n., Hyos., Merc-s.,
- Platz findet keinen im	Ars., Phyt., Pyrog.
- Ruhe findet keine im	Phyt.
- schreit im	Cin.
- springt aus dem Bett, will sich umbringen	Chin.
- wirft sich fortgesetzt herum, im	Ambr., Arn., Cin.
Bettdecke	
- zupft dauernd an der	Ac-m., Helleb., Stram.
Bettnässen	s. Enuresis
Bettwärme	
- Afterjucken in der	Jugl-reg.
- unerträglich ist die	Led.
- Unterdrückungsekzeme in Ellenbogen- und Kniebeugen, in der	Zinc.
- Verrenkungsschmerz in der	Sulf.
- Verstauchungsschmerz in der	Sulf.
Beugesehnen	Ruta.
Beulen, eitrige	Sec.
Bewegung	
- Abortusblutung bei leichtester	Croc.
- Angstgefühl bei	Ipec.
- Atemnot bei	Chin.
- Augenkopfschmerz bei	Bellis., Colch.
- Benommenheit bei	Mill.
- Blutandrang bei	Chin., Gels., Mill.
- Blutwallungen bei	Glon.
- Bruststiche bei	Ac-form.
- dauernd in	Kali-j., Tarant.
- Drehschwindel bei	Tab.
- Erbrechen bei	Ther.

- Erschöpfung bei jeder	Gels.
- fahrige	Agar.
- Gehirn, als ob das zerschlagen würde, bei	Tell.
- Gesichtsröte bei	Glon.
- Herzklopfen bei	Caps., Chin., Cocc.
- Herzstiche bei	Ac-form.
- Hinterhauptkopfschmerz bei	Colch.
- Hitze bei	Glon.
- Husten, trockener bei	Beryl.
- Knochen wie zerbrochen bei	Eupat-perf.
- Kopfschmerz bei	Caps., Eupat-perf., Kali-c., Mill., Tab.
- Kopfschmerz kongestiver, bei	Bufo.
- Kopfknochennahtschmerzen bei	Calc-ph.
- krampfartige	Agar.
- Migräne bei	Gels.
- Nagelkopfschmerz bei	Arn.
- Nasenbluten bei	Glon.
- Schläfenkopfschmerz bei	Cob.
- Schwäche bei	Cocc.
- Schwindel bei	Cocc., Glon., Mill.
- Schwitzen bei	Glon.
- Stirnkopfschmerz bei	Bell., Jugl-reg.
- Übelkeit bei	Ther.
Bewegungs	
- apparat	Caust., Puls.
- drang, fortgestzter	Jod., Rhs-t.
- empfindlichkeit	Colch., Mez.
- fluß	Valer.
- schmerz im Leib	Bry.
- störungen	Tab.
- verlust	Stram.
- zwang, dauernder	Caust., Tarant.
Bewußtseinsstörungen	Anhal., Cann-ind.
- Schwäche mit	Ac-hydroc.
- Traum, alles geschieht wie im	Anac.
Bienenstich	Cepa., Led.
Bifurkationshusten	Rumx., Stict.
Bindegewebe	Arn., Aur., Calc-hyp., Led., Merc-sol., Rhs-t.
- Affektionen, chronische am	Merc-sol.
- Blutgefäße der	Ac-fl.

- Gelenke der	Kali-j.
- Geschwulst, gutartiges am	Sil.
- Kapillaren der	Ac-fl.
- Muskeln der	Ac-fl., Kali-j.
- Rheumatismus im	Bry.
- Schmerzen am	Phyt.
- Schwäche des	Alet., Calc-fl.
- Sehnen der	Ac-fl.
- Verhärtung des	Ac-hydrof., Calc-fl., Lap-a.
Bindegewebsmittel	Sil.
Bindegewebsschwächling	Sulf.
Bindehaut	Cepa., Ipec., Kali-s., Seneg.
- blutüberfüllte	Helleb.
- Beißen an der	Euphr.
- Brennen der	Mez., Op.
- gelb verfärbte	Chion.
- gereizte	Euphr., Ipec., Phell., Ran-b., Visc.
- gerötete	Apis., Bufo., Ferr-ph., Ipec., Lyc., Mandr., Mez., Op., Podo., Sulf., Thuj.,
- geschwollene	Apis., Bufo., Ferr-ph., Dig., Mandr., Rhs-t., Thuj.
- injizierte	Euphr.
- jucken der	Mez.
- schmutzig-gelb verfärbte	Chelid.
- Trockenheit der	Graph., Mez., Nat-m.
- wund wie	Lyc.
Bindehautentzündung	Acon., Ail., Apis., Arg-nitr., Ars., Atrop-s., Bari-c., Bell., Bellis., Brom., Cad., Calc-c., Calc-fl., Calc-ph., Card., Caust., Cepa., Cham., Colch., Croton., Dulc., Euph., Ferr-ph., Gels., Ipec., Kali-bi., Kali-c., Kali-m., Kres., Led., Lyc., Mandr., Med., Meph., Merc-sol., Mez., Nat-ars., Nat-m., Nux-v., Op., Phyt., Podo., Puls., Rhs-t., Sabad., Sep., Sil., Stram., Tarant., Teucr-mar., Thal., Thuj., Vacc.
- allergische	Ac-form.
- besser durch Kaltwaschen	Arg-nitr.
- chronische	Ac-sulf., Carc., Hep., Petr., Psor., Sulf.
- eitrige	Calc-s., Hydrast., Merc-sol.
- Hornhautwinkel, im internen	Zinc.

- Juckreiz mit	Ac-sulf., Bor.
- phlyctänulosa	Rhs-t.
- rezidivierende	Tub.
- Rötung mit	Ac-sulf.
- Sandgefühl mit	Ac-sulf.
- Schleimabsonderung, mit eitriger	Rhs-t.
- Schleimabsonderungen, mit reichlichen	Seneg.
- Schleimabsonderungen, mit scharfen	Rhs-t.
- Sekret, mit ätzendem	Euphr.
- Sekret, mit brennenden	Euphr.
- skrofulöse	Aeth., Petr.
- Überanstrengung nach	Clem.
Bindehautgeschwür	Lues.
Bindehautkatarrh	Ant-c., Arg-nitr., Beryl., Croc., Meph., Nat-m., Rad., Tab.
- chronischer	Alum.
- Fremdkörpergefühl mit	Olnd.
- Lidschwellung mit	Hydrast.
- Sandgefühl mit	Seneg.
- Schleimabsonderung, mit dick-weißer	Hydrast.
- Schleimabsonderung, mit gelblicher	Hydrast.
- Schleimabsonderung, mit weiß-grauer	Kali-m.
- Tränenfluß, mit reichlichem	Hydrast., Jod.
- Tränenreiz mit	Seneg.
Bißstelle	
- Anschwellung mit heftiger, harter	Vip.
Bitter alles schmeckt,	
- außer Schwarzbrot	Stront.
Bizepsschmerzen	
- wie elektrische Schläge	Valer.
Blähungen	Abs., Ac-fl., Ac-form., Ac-lac., Ac-nitr., Ac-ph., Ac-picr., Ac-sal., Ac-succ., Ac-sulf., Agar., Ambr., Ant-c., Aran-d., Arist., Asar., Bellis., Berb., Beryl., Bufo., Cad., Calc-fl., Carc., Card., Caust., Chin., Con., Ferr-ph., Glon., Helod., Ign., Lil., Lues., Lyc., Mandr., Nux-m., Olnd., Phell., Rhod., Stront., Tab., Valer.
- abdominale	Lues.
- abends	Lith.
- Aufstehen beim	Diosc.

- bessern nicht	Raph.
- Blasenschneiden bei	Mang.
- Durchfall bei	Agn.
- Druck mit	Aur.
- eingeklemmte	Raph.
- erleichternde	Eupat-perf., Lith.
- faulig riechende	Sil.
- Gebärmutterstörungen mit	Cauloph.
- Harnröhrenschneiden bei	Mang.
- heiße	Teucr-mar.
- Herumgehen beim	Diosc.
- intestinale	Raph.
- kolikartige	Colch.
- Kollern im Leib mit	Arg-nitr., Lyc.
- Krämpfen, mit heftigen	Nat-m.
- Lastgefühl mit	Nat-m., Raph.
- laute	Tell.
- Leibkneifen mit	Guaj., Nat-m.
- Magen im	Abrot.
- massive	Olnd.
- Mense vor der	Zinc.
- Mense während der	Kali-c., Vesp.
- Morgendurchfällen mit	Cepa.
- periodische	Cin.
- Platzen zum	Aloe., Arg-nitr.
- reichliche	Ac-form., Cob., Coloc., Graph., Mang., Spig., Tell., Teucr-mar., Zinc.
- Rumpeln im Leib mit	Lyc.
- Scheide durch die	s. Vagina, Windabgang
- schmerzhafte	Ac-ox., Raph.
- schwer abgehende	Ac-ox.
- starke	Cepa., Petr., Pop.
- stinkende	Arum., Asa., Bry., Carb-v., Cepa., Cob., Coff., Eupat-perf., Graph., Lith., Mez., Olnd., Petr., Rauw., Tell.
- Stuhlabgang mit unfreiwilligem	Abrot., Ac-m., Olnd., Sil.
- Stühlen bei harten	Agn.
- übelriechende	Carb-v., Graph., Guaj., Psor., Spig., Staph., Teucr-mar.
- versetzte	Cocc., Guaj., Nat-m., Staph.
- Völle mit	Nat-m.

Blähungsdurchfälle

- Koliken mit	Ac-lac.

Blähungsgefühl	
- Leere vor	Cepa.
- Schwäche vor	Cepa.
Blähungskoliken	Ac-sulf., Aloe., Brom., Cepa., Cocc., Colch., Diosc., Kali-c., Lach., Mill., Nat-s., Op., Rob., Sars., Tab.
- bücken kann sich nicht bei	Arum.
- heftige	Arum., Cham.
- Kindern bei	Croc.
- nachts	Chin.
- schmerzhafte	Ac-benz., Cham.
- Zornausbrüchen mit	Cham.
Blähsucht	Ant-c., Bari-c., Berb., Brom., Cimic., Cin., Cocc., Coff., Collins., Diosc., Gins., Ign., Jugl-reg., Lues., Nicc., Op., Sang., Sec., Sil., Valer., Zinc.
- Angst, mit zittriger	Arg-nitr.
- Durchfällen mit	Tereb.
- Herzklopfen mit	Arg-nitr.
- Lebergegend, mit Druck in der	Arg-nitr.
- Platzen zum	Kali-c.
- Plexus solaris, mit Drcuk am	Arg-nitr.
- starke	Phos., Tereb.
- Völle mit	Spig.
Bläschen	Alum., Ant-c., Apis., Arist., Calend., Calc-c., Chin., Clem., Cob., Guaj., Helleb., Kali-c., Kres., Lyc., Mill., Rhs-t.
- abfallende	Tell.
- abtrocknende, mit weißen Schuppen	Tell.
- Achselhöhle in der	Jugl-reg.
- akneforme	Aran-d.
- allergische	Ac-sal.
- Alter im	Ac-fl.
- aufplatzende	Lup.
- Augenbindehaut an der	Dig.
- braun-rötliche	Lues.
- brennende	Anac., Croton., Jugl-reg., Ran-b., Ran-s.
- dunkelbraune	Ran-b.
- durchscheinende	Ran-b.
- Eichel an der	Ac-nitr.
- eingetrocknete	Tell.
- eiternde	Mez., Psor., Sars.
- Entkleiden beim	Rumx.

- entzündlichem Grund auf	Tell.
- erhaben leicht	Ran-b.
- Fingern an den	Ran-b., Sars.
- Fingern zwischen den	Sel.
- Flüssigkeit, mit gelber	Psor.
- Gelenken an den	Sep.
- Genitalien an den	Sars.
- Gesicht im	Aur., Con., Croton., Lup., Valer., Zinc.
- Gruppen, in angeorneten	Card., Ran-b.
- Haargrenze an der	Aran-d., Merc-sol., Tell.
- Händen an den	Lup.
- Handrücken auf dem	Cad.
- Haut auf geröteter	Crot.
- Heilung schlechte, der	Ac-m.
- hellrote	Dulc.
- Hinterkopf am	Tell.
- Hoden am	Croton.
- Inhalt mit klarem	Ran-b.
- juckende	Ac-fl., Ac-sal., Anhal., Croton., Cycl., Jugl-reg., Ran-b., Ran-s., Sel.
- kleine	Ran-b., Tell.
- Kopf am	Aur.
- Körper am	Zinc.
- kreisförmig angeordnete	Tell.
- Licht, beim ersten	Ac-fl.
- Lippen auf den	Ac-nitr., Anac., Mang., Nat-m., Sulf.
- Mund im	Thuj.
- Mundwinkel im	Caust.
- Nacken im	Tell.
- Nase in der	Psor.
- nässende	Bellis., Card., Croton., Mez., Psor., Sars., Stront.
- Ohren hinter den	Petr., Staph., Tell.
- Ohren um die	Olnd.
- Schamlippen auf den	Staph.
- schmerzhafte	Anac., Ran-s.
- Sonnenschein im	Ac-fl.
- spitze	Dulc.
- stechende	Croton.
- verschorfende	Anac., Croton., Lup., Mez.
- Warmbaden beim	Ac-fl.
- zahlreiche	Croton.
- Zehen zwischen den	Sel.
- Zunge auf der	Anac.

- Zungenrand am	Thuj.
Bläschenekzeme	Mang.
- brennende	Croton.
- Naseneingang am	Croton.
- nässende	Croton.
Blase (Harn-)	Agar., Alum., Arist., Canth., Caust., Cin., Dulc., Equis., Eupat-perf., Hydroc., Hyosc., Lup., Nux-v., Paeon., Pall., Par-eir., Petros., Pich., Plant., Pop., Sabal., Senec., Sel., Tereb., Uva.
- Brennen in der	Apoc., Ars., Cann-ind., Canth., Caps., Lith., Magn-c., Nux-v., Petr.
- Drängen in der	Magn-ph.
- Druck auf der	Pulx., Sep.
- Gefühl, wie nicht entleert	Thuj.
- Gefühlsslosigkeit in der	Stann.
- gelähmt wie	Thuj., Visc.
- geleert werden kann nicht mit einem Mal	Clem.
- Harndrang mit ständigem, in der	Abrot.
- Reißen in der	Nux-v.
- Schneiden in der	Beryl., Canth., Petr.
- schwache	Hep.
- Spannen in der	Gnaph.
- Stechen in der	Cann-ind.
- überfüllt wie	Sabal.
- Überlaufen der	Cob.
- vegetative Funktion, der	Caust.
- voll zu	Abrot., Equis.
- Vollheitsgefühl in der	Gnaph.
- Wundheit in der	Ac-lac., Equis.
Blasen (Haut-)	Canth., Ipec., Ran-b., Sec.
- berührungsempfindliche	Apis.
- Brandblasen	Ac-sal., Canth.
- brennende	Apis.
- eitrige	Rhs-t.
- Erythembildung auf der Haut mit, bei Fieber	Euph.
- juckende	Apis., Clem.
- nässende	Clem.
- stechende	Apis.
- wärmeempfindliche	Apis.
- Wasserblasen	Ac-sal., Canth., Euph., Ipec., Rhs-t.

Blasenatonie	Magn-m.
Blasenbeschwerden	
- Gebärmutterstörungen mit	Senec.
- Sitzen auf kaltem Stein, von	Dulc.
- Unterkühlung durch	Dulc.
Blasenblutungen	Abrot., Ac-nitr., Cact., Erig., Ham., Ipec., Kreos., Nux-m., Sec.
- hellrote	Mill.
Blasenentzündung	Ac-benz., Ac-form., Ac-nitr., Alum., Arg-nitr., Arist., Beryl., Bor., Cann-ind., Caps., Clem., Croton., Dulc., Equis., Lyc., Magn-c., Merc-sol., Paeon., Rareir., Petr., Pich., Quas., Sabal., Sabin., Sars., Scil., Senec., Sep., Sil., Solid., Sulf., Tereb., Thuj., Tub., Urt., Viol-t.
- akute	Canth., Nux-v., Pop.
- Alkoholgenuß nach	Nux-v.
- Blasenoperation nach	Helleb.
- Blutungen mit	Canth.
- Brennen mit	Canth.
- chronische	Cocc-c., Chim., Pich., Pop.
- Durchnässung nach	Acon.
- Dysurie mit	Lith.
- eitrige	Cann-sat., Cocc-c.
- Erkältung nach	Nux-v.
- Frauen, bei jungverheirateten	Staph.
- Hämaturie mit	Canth.
- hämorrhagische	Lach., Thal.
- Harndrang, mit schmerzhaftem	Canth.
- Harnröhrenbrennen mit	Coloc.
- Harnverhalten mit	Acon.
- heftigste	Canth.
- Kälte durch	Asar., Arist.
- Prostatahypertrophie von	Nux-v.
- Schleim im Urin, mit	Eupat-pur., Cann-sat.
- Spasmen in der Blase mit	Folia.
- Tenesmen mit	Coloc.
- Unterkühlung nach	Acon.
Blasengegend	
- Schmerzen in der	Cepa.
Blasenhals	
- Brennen im, beim Urinieren	Cham., Zinc.

- Drang im, beim Urinieren	Croton.
- Reizung im	Calc-ph., Petros., Sabal., Senec.
- Schmerzen im, beim Urinieren	Eupat-perf.
- Schneiden im	Guaj., Zinc.
- Stechen im	Guaj.
Blaseninkontinenz	Op.
Blasenkatarrh	Arg-nitr., Bell., Camph., Cann-sat., Cocc-c., Dulc., Pareir., Puls., Sabin., Sep., Zinc.
- Inkontinenz mit	Nat-m.
- Leuten, bei älteren	Pop.
- Schleim mit dickem, zähem, im Urin	Hydrast.
Blasenkrämpfe	Agar., Alum., Atrop-s., Bell., Cann-sat., Cauloph., Cin., Clem., Dulc., Helleb., Hyosc., Ign., Ipec., Lauroc., Lith., Rhs-t., Sec., Stram.
- Strangurie mit	Paeon.
- Zyanose mit	Folia.
Blasenlähmung	Agar., Alum., Aur., Bell., Caust., Dulc., Hyosc., Sec.
- Bauchoperation nach	Staph.
- Harnabgang, mit unfreiwilligem	Gels.
Blasenmittel	Sabal.
Blasenmuskulatur	
- Schwäche der	Nat-m.
Blasenreizung	Ac-benz., Ac-form., Form., Led.
- Frauenleiden bei	Lil.
- Pollakisurie mit	Hydroc.
- Polyurie mit	Hyosc.
Blasenschmerzen	Berb., Ferr-ph., Med., Napht.
- brennende	Psor.
- dumpfe	Ac-benz.
- Hämaturie mit	Mez.
- Harnlassen beim	Abrot., Cycl.
- Koitus nach	Cepa.
- krampfhafte	Mez.
- Oberschenkel, bis in die ziehende	Pareir.
- schneidende	Ipec., Psor.
- stechende	Equis.
- Urethrareizung mit	Arist.

Blasenschneiden	Amm-c.
- Blähungsabgang bei	Mang.
- Harnabgang ohne	Mang.
Blasenschwäche	Ac-fl., Acon., Alum., Am-c., Apis., Apoc., Arn., Ars., Bell., Calc-fl., Canth., Caust., Cocc., Gels., Hep., Lyc., Nux-v., Op., Pareir., Petr., Stann., Tarant., Ter.
- Bier nach	Nux-v.
- Kindern bei	Apis., Art-v., Bent-ac., Cop., Dulc., Gels.
- Leute alter	Carb-v.
- Tage am	Tub.
Blasensenkung	Sep.
Blasensphinkter	
- Inkontinenz des	Mandr e rad., Plant.
- Schwäche des	Alum., Apoc., Agn.
Blasensteine	Nux-m., Rub., Puls.
- Schmerzen mit brennenden, schneidenden und stechenden, die von der Niere bis in die Blase ausstrahlen	Equis.
Blasenstein-Diathese	Pareir.
Blasenstörungen	Caust., Lith., Rhs-t.
Blasentenesmen	Ac-form., Equis., Gins., Magn-c., Napht., Olnd., Pich., Plb., Sabad., Sars., Senec.
- Harnlassen beim	Canth.
Balsentonus	
- herabgesetzter	Mandr.
Blasentuberkulose	Stann.
Blauäugige Menschen	Puls.
Bleiche Menschen	Caust.
Bleichsucht	Abs., Ac-form., Ac-ph., Ac-picr., Alum., Ars., Calc-c., Carc., Cob., Cupr., Cycl., Ferr., Ferr-ars., Ferr-ph., Mang., Med., Nat-m., Phos., Puls., Tub.
Bleikoliken	Alum., Coloc., Croton., Op., Zinc.
Bleivergiftung	Ac-sulf., Coloc.
Blepharitis	s., Lidrandentzündung
Blepharo-Konjunktivitis	Euph., Euphr., Graph., Hep., Hydrast., Kali-bi., Kali-s., Merc-sol., Petr., Seneg., Sil., Staph., Sulf.

Blick	
- blutrünstiger	Stram.
- durchdringender	Ac-acet.
- funkelnder	Hyosc.
- gestörter	Hyper.
- leerer	Helleb.
- leidender	Hyper.
- Pupillen, mit erweiterten	Hyper.
- starrer	Hyper.
- stierer	Cic., Hyosc., Hyper.
- unsteter	Helleb.
- verlorener	Ac-acet.
- wilder	Ac-acet., Hyosc., Hyper., Stram.
Blinddarm	
- Entzündung des	Acon., Bapt., Bell., Bry., Diosc., Echin., Hep., Lach., Op., Tarax.
- Krämpfe des	Rad.
- Reizung des	Bellis., Coloc.
Blindheit	
- hysterische	Ign.
- Migräneanfall vor dem	Iris.
- vorübergehende	Mang., Tab.
Blonde Menschen	Ferr., Puls.
Blut	Carb-v., Chin., Kali-nitr., Lach.
- dünnes	Sec.
- fötides	Sec.
- gerinnt nicht	Lach., Phos., Vip.
- gerinnt schnell	Cact.
- Hämoglobin	Ferr.
- hellrotes	Ac-nitr.
- Körperöffnungen, sickert ununterbrochen aus allen	Sec.
- leukozytenreiches	Graph.
- schwarzes	Kreos., Sec.
- wäßriges	Sec.
- Wunden, sickert ununterbrochen aus den	Sec.
Blutandrang	Ant-c., Arn., Arum., Bellis., Card., Cauloph., Croc., Flor., Glon., Magn-c., Mandr., Merc-sol., Phyt., Rhod., Stram., Valer., Visc.
- Anstrengung bei	Chin.

B

- Aufregung bei	Gels.
- Auftreten, bei lautem	Ac-nitr.
- Auge zum	Lil.
- Bewegung bei	Chin.
- Blässe mit	Sec.
- Brechwürgen mit	Sec.
- Brennen mit	Lil.
- Brust zur	Ferr., Lil.
- Bücken beim	Ac-nitr., Aur.
- Essen nach dem	Viol-t.
- Gesicht zum	Viol-t.
- Gesichtsröte, mit einseitiger	Rauw.
- Herzen zum	Phos.
- Herklopfen mit	Lil.
- Hitze mit	Abs., Viol-t.
- Klopfen in den Arterien, mit	Op.
- Kopf zum	Abs., Ac-fl., Ac-lac., Ac-ph., Ac-succ., Ac-sulf., Ambr., Apis., Cact., Cham., Chin., Coff., Ferr., Hyper., Jod., Lil., Sec.
- nachts, beim Aufstehen	Spong.
- Nase zu der	Cupr.
- Ohren zu den	Aran-d.
- Ohrensausen mit	Sec.
- plötzlicher	Ferr.
- Prüfungen bei	Gels.
- Röte mit	Abs.
- Schläfen zu den	Ac-acet.
- Schlaganfall bei	Ac-nitr.
- Schlaganfall, wie vor einem	Ac-fl.
- schlimmer im Freien	Tarant.
- schlimmer beim Treppensteigen	Tarant.
- Schwäche mit	Gels.
- Schweiß mit heißem	Cham.
- Schwindel mit	Sec., Spong., Tarant.
- Schwitzen mit	Viol-t.
- Übelkeit mit	Sec.
- Überanstrengung nach	Ac-acet., Aur.
- Wange, die eine rot, die andere blaß, bei	Cham.
- Weingenuß nach	Ac-acet.
- Zittrigkeit mit	Gels.
Blutbildendes System	Phos., Plb., Thal.
Blutbildungsmittel	Chin. Ferr-m., Ferr-ph., Kali-c., Mag-ph., Calc-ph.

Blutdruck	s.a. Hochdruck
- Abfall	Helod.
- Anstieg	Latrod., Visc.
- erhöhter	Bari-m., Rauw.
- Senkung anfangs, später gesteigerter	Cob.
Blutdruck-Krisen	Glon.
- Gesichtshitze mit	Lach.
Bluterbrechen	Ac-nitr., Ars., Canth., Crot., Kali-nitr., Nux-v., Trill.
Blutergüsse	s. Ekchymatosen, Hämatom
Bluterjunge	Cean.
Blutflecken	Ferr., Lach.
Blutgefäße	s. Gefäße
Blutgerinnung	
- schlechte	Lach., Phos., Vip.
Blutgeschwülste	
- Traumen nach	Led.
Bluthusten	Aca., Ac-nitr., Ac-sulf., Acon., Arn., Bellis., Calc-c., Cact., Card., Chin., Croc., Crot., Dig., Erig., Ham., Ipec., Kreos., Naja., Nux-v., Phell., Sang.
- anämischen der	Ferr.
- Blut, von hellrotem	Led.
- Herzfehlern bei	Lycop.
- Quetschungen nach	Ruta.
- Schwindsucht, bei beginnender	Ferr.
Blutreinigung	
- Frauen, bei stillenden	Urt.
- Rheumatikern bei	Urt.
Blutspucken	Ham., Kreos., Lycop., Naja.
Blutschnauben	Calad.
Blutschwamm	Abrot., Ac-acet., Arum., Calc-fl., Ferr-ph.
Blutstauungen	Aesc., Bellis., Calc-fl., Ferr., Hirud., Sep., Stel., Zinc.
Armen in den	Calc., Nux-v., Rhod., Sil., Sulf.
- Beine in die	Aur., Calc., Elaps., Zinc.
- Benommenheit mit	Murx.
- Füße im Stehen	Graph.
- Kopf im	Ham., Murx.
- Parästhesien mit	Agar.

- Schläfen, mit hämmernden	Ham.
- überall, mit Kopfschmerz	Lil.
Blutstillungsmittel	Arn., Cean., Erig., Ham., Thlaspi., Trill.
- Blut, von hellrotem	Mill.
Blutungen	Ac-m., Ac-ph., Aloe., Coff., Ferr., Hirud.Latrod., Melil., Nat-nitr., Op., Ruta., Thuj.
- After aus dem	Crot.
- akute	Trill.
- aller Art	Trill.
- atonische	Cimic., Crot., Sec.
- aufhörende	Puls.
- Blutandrang, in Folge von	Cact.
- diffuse	Crot.
- dunkle	Bor., Chin., Puls.
- Fall nach	Arn.
- fließende, stetig	Ham.
- Folgen von	Stront.
- frühmorgens	Bov.
- Geburt vor der	Trill.
- Geburt während der	Sec.
- Geburt nach der	Arn., Crot., Thlaspi., Trill., Visc.
- Geschlechtsteilen aus den	Pyrog.
- Geschwüren aus	Mill.
- gußweise	Erig., Trill.
- Hämorrhoidalblutung, bei aussetzen der	Ham.
- heftige	Erig., Trill.
- hellrote	Ac-nitr., Acon., Bell., Erig., Ipec., Mill., Phos., Trill., Vip.
- Hyperämie, in Folge von	Cact.
- intermenstruelle	Bov.
- kapillare	Bov.
- kongestive	Mill.
- Körperöffnungen, aus allen	Crot., Ipec.
- multiple	Ham.
- nachts	Bov.
- Neigung zu	s. Blutungsneigung
- Organen aus allen	Ac-nitr., Acon., Erig., Sec.
- passive	Bov., Carb-v., Chin., Ham., Kreos., Lach., Pyrog.
- Plazenta, von zurückgebliebener	Sabin.
- punktförmige	Led.
- Regelblutung, bei aussetzender	Ham., s.a. Regel, Aussetzen der

- schwarze	Elaps, Kreos.
- stetig fließende	Ham.
- stinkende	Pyrog.
- Stoß nach	Arn.
- Stuhlgang bei	Ant-c., Mandr.
- Teilen, aus allen	Elaps.
- überall	Phos.
- überall, von Stauungen	Carb-v.
- venöse	Carb-v.
- vikariierende	Abrot., Ham., Phos., Puls., Zinc.
- wiederkommende	Puls.
Blutungsdiathese	s. hämorrhagische Diathese
Blutungsneigung	Ac-acet., Ac-benz.Ac-hydroc., Ac-ox., Agar., Aloe., Ars., Bellis., Berb., Bufo., Cact., Card., Cocc-c., Crot., Equis., Ipec., Kali-nitr., Naja., Nat-m., Nat-nitr., Phos., Sil., Thal.
- allgemeine	Ac-sal.
- Regel, während der	Ac-sal.
- Regel, nach Ausbleiben der	Puls.
- Schleimhäute der	Ac-m.
Blutverlust	Ac-ph., Ferr-m., Ferr-ph.
- Ohnmacht mit	Chin.
- Schwere mit	Chin.
- Schwindel mit	Chin.
Blutverteilung	
- ungleichmäßige	Aloe.
Blutwallungen	Ac-acet., Anhal., Bufo., Coff., Eucal., Ferr., Graph., Hirud., Jod., Kali-c., Kreos., Tarant., Tereb.
- arterielle	Sang.
- Beckenorganen zu den	Sabin.
- betrunken wie, bei	Ferr-ph.
- Bewegung bei	Glon.
- Brust zur	Ferr-ph., Glon., Sang., Spong.
- Erschütterungen bei	Glon.
- Fieberbewegung mit	Podo.
- Gefäßsensationen mit	Sabin.
- Genital, zum weiblichen	Croc.
- Gesicht zum	Kali-br., Spong.
- Hitze mit	Glon.

- Kopf zum	Aur., Bell., Ferr-ph., Glon., Podo., Sang., Thuj., Visc.
- Kopfschmerz mit	Podo.
- Menopause in der	Lach.
- Ohrensausen mit	Sang.
- plötzliche	Podo
- Regel, bei Aufhören der	Lach.
- Schwindel mit	Podo., Visc.
- Sonne bei	Glon.
- Straße auf der	Ferr-ph.
- unterbrochen von Frösteln und Schauern	Lach.
- Unterleib vom, bis zum Gesicht ziehende	Sep.
- Wasser fließendes, beim Schauen in	Ferr-ph.
- Weingenuß bei	Glon.
Blutzersetzung	Ac-benz., Carb-v., Chin., Lach., Naja.
- Blutungen mit	Crot.
- hämorrhagischer Diathese mit	Crot.
Blutzirkulation	Thuj.
- Störung der	Glon.
Blutzuckersteigerung	Cob.
Boecksches Sarkoid	Abrot., Ac-fl., Arum., Aur., Beryl., Calc-fl., Con., Sil.
Brachialgie	s. Oberarmschmerzen
Brachialgia paresthetica nocturna	Ac-fl., Ac-form., Anhal., Aran-ix., Cocc., Heder., Mandr., Sec.
Bradycardie	Anhal., Bari-c., Dig., Plb., Rauw., Sabad.
- anfangs und Blutdrucksteigerung, später Tachycardie, Arrhythmie und Drucksenkung	Conv.
Brand	Sec.
Brandblase	Ac-sal., Canth.
Brandwunden	Arist., Hyper.
- schlecht heilende	Caust.
Bräutigamsschmerz	Clem., Staph.
Brechdurchfall	Ars., Camph., Croton., Dig., Diosc., Spig., Vip.
- akuter	Verat.

- Kinder der	Aethus.
Brechmittel	Ipec.
Brechreiz	Ac-acet., Ac-benz., Anhal., Arist., Brom., Cimic., Coff., Coloc., Crat., Croton., Dulc., Kreos., Led., Mandr., Naja., Petr., Phell., Podo., Rhod., Sang., Sec., Spig., Staph., Tab., Tarax., Tart-emet., Tereb.
- Abendessen nach dem	Magn-m.
- Alkohol nach	Aran-d.
- Augenschließen beim	Ther.
- Autofahren beim	Cocc.
- Essen nach dem	Ac-nitr., Cham.
- Essen während des	Bor.
- Feuer, beim Anblick von	Stram.
- Husten beim	Alum.
- Kopfschmerz bei	Cocc.
- Magen bei leerem	Ipec.
- Mahlzeiten, nach reichlichen	Puls.
- Mittagessen nach dem	Magn-m.
- morgens	Abs., Cad., Nux-v.
- nachts um 3 Uhr	Ther.
- nervöser	Ambr.
- Schwindel bei	Ac-sulf.
- Speisen, beim Denken an	Colch.
- Speisen nach fetten	Magn-m.
- Trinken beim	Eupat-perf.
- Wasser, beim Anblick von	Stram.
- Zigarettenrauchen beim	Magn-m.
Brechwürgen	Anac., Ant-t., Camph., Cupr., Dros., Ign., Mez., Oena., Sabad., Staph.
- Mahlzeiten, nach üppigen	Ipec.
- Zunge bei reiner	Dig.
Brennen	Ac-acet., Ac-benz., Ac-m., Ac-ox., Ac-ph., Ac-picr., Acon., Ant-c., Ars., Arum., Brom., Cann-ind., Caps., Coff., Clem., Croc., Croton., Dulc., Eupat-pur., Euph., Folia., Kreos., Lil., Lith., Nux-m., Thal., Verat.
- Gefühl von, bei alten Beschwerden	Phos.
- Hals vom, bis in die Magengrube	Stroph.
- Hitze mit	Aloe., Apis.
- innerliches	Carb-v., Sec.

- Mund vom, bis zum After	Iris.
- Organen an allen	Carb-v.
- Rötung der Teile mit	Apis.
- Schwellung der Teile mit	Apis.
- Stechen der Teile mit	Apis.
- Stellen, an allen befallenen	Canth.
- Teile der kranken	Sulf.
- unerträgliches	Urt.
- Wallungen wechseln mit	Aloe.
Bronchialasthma	s. Asthma bronchiale
Bronchialkarzinom	Ac-fl., Carb-v., Lyc.
Bronchialschleimhaut	
- Empfindlichkeit der, gegen kalte Luft	Stict.
- Trockenheit der	Stict.
Bronchialsekret	
- Bildung von	Apom.
- Eiweiß wie	Nat-m.
- transparentes	Nat-m.
Bronchiektasien	Aca., Calc-fl., Carb-v., Kreos., Phell., Rad., Stann., Sulf-j., Tereb.
Bronchien	Aca., Ac-benz., Ac-sulf., All-s., Ant-ars., Ant-s., Apom., Aral., Asar., Bellis., Bry., Cham., Cocc-c., Con., Corall., Cupr., Dros., Dulc., Guaj., Hep., Hyosc., Ign., Kali-m., Kali-nitr., Kreos., Magn-c., Mandr., Meph., Napht., Paeon., Phell., Rumx., Scil., Seneg., Stann., Stram., Sulf-j., Teucr., Verat., Visc.
- Brennen in den	Lauroc.
- Rauheit in den	Lauroc.
- Schleimhäute der	Kali-s., Teucr-sc.
- Trockenheit in den	Lauroc., Nat-m.
- Verschleimung der, mit Atemnot	Ant-s., Lyc.
- wund wie	Stann.
Bronchiolitis	Ant-ars., Ipec., Jod., Verat.
- Kinder der	Amm-j., Dulc., Ip., Kali-c.
- Kollaps, mit drohendem	Amm-c.
- abwechselnd mit Durchfall	Seneg.
- alten Leuten bei	Am-c., Camph., Carb-v., Dros., Hippoz., Hydr., Lyc., Nuv-v.

Bronchitis	Aca., Ac-benz., Ac-lac., Ac-ph., Agar., Amm-c., Ant-ars., Apis., Aral., Asclep., Bell., Bellis., Calc-fl., Canth., Carb-v., Caust., Cepa., Chin., Cocc-c., Croton., Cupr., Cupr-acet., Dros, Eucal., Ferr-ph., Heder., Hep., Ipec., Jod., Kali-c., Kali-s., Lach., Led., Mang., Mandr., Nux-v., Phos., Psor., Puls., Rad., Rumx., Scil., Sep., Sil., Spig., Stram., Sulf., Teucr-mur., Thal., Thuj.
- Absonderungen, mit zähen	Kali-bi.
- adenoide	Bari-c.
- akute	Hyosc., Influ.
- Asthma mit	Kali-j.
- Atemnot mit	Chlor., Grind.
- Auswurf, mit grün-gelbem	Calc-sil.
- Auswurf, mit zähem, festsitzendem	Seneg.
- besser bei Regeleintritt	Seneg.
- Brustkorbschmerzen mit	Calc-sil.
- chronische	Ac-sulf., Alum., Calc-c., Carb-an., Guaj., Kali-j., Lyc., Magn-m., Myos., Nat-m., Seneg., Stann., Tereb., Teucr-sc., Tub.
- eitrige	Bals., Calc-s., Hydrast., Kali-bi.
- Emphysematiker der	Calc-c.
- fieberhafte	Tart-emet.
- Giemen mit	Magn-m., Spong.
- Herbst im	Dulc.
- Kinder der	Amm-j., Carc.
- Kindern bei, mit brünetter Gesichtsfarbe	Carc.
- Lösungsmittel gutes, bei chronischer	Ant-s.
- Lunge, als wäre die linke angewachsen, bei	Euph.
- Pfeifen mit	Magn-m.
- quälende	Verat.
- rezidivierende	Bari-c.
- Schleim, mit dickem, weißem	Kali-m.
- Schleim, mit festsitzendem	Amm-j.
- schleimige	Bals.
- Schnupfen, beginnend mit	Visc.
- Stauungsbronchitis	Helleb., Naja., Phos., Scil., Spong.
- subakute	Hyosc.
- trockene	Bry., Napht., Paeon., Seneg., Spong., Stict.
- übelriechende	Caps., Kreos., Sulf-j., Tereb.
- Winter im	Amm-c.

- zähe	Paeon.
- Zusammenschnüren mit	Chlor.
Bronchopneumonie	Ferr., Tart-emet.
- fieberhafte	Phos.
- Kindern bei	Amm-j., Ferr-ph.
Bronchospasmus	Latrod.
Brucheinklemmung	Tab.
Brückenschwindel	Brom.
Brünette Menschen	Ac-nitr.
Brust	Ant-t., Merc-sol.
- Affektionen, entzündliche, im ersten Stadium, in der	Ferr-ph.
- Atemnot auf der	Arn., Nux-m., Spong.
- Brennen, in der ganzen inneren	Sang., Spong.
- Druck auf der	Seneg.
- Druck in der	Glon.
- Druck unter der	Ac-acet.
- Druckempfindlichkeit der	Clem.
- eng, wie zu	Mosch.
- Hitze in der	Lachn.
- Kältegefühl in der rechten unteren	Kali-c.
- Klumpengefühl in der	Ambr.
- Lastgefühl auf der	Nux-m., Phos.
- Leerheitsgefühl in der	Stann.
- Rasseln auf der	Grind., Op., Phell., Stann.
- Schleim auf der	Lach.
- Schwäche auf der	Ac-ph., Stann.
- Schwere auf der	Lach., Ran-b.
- Stiche in der rechten unteren	Kali-c.
- Stöße, plötzliche, in der linken	Mang.
- Tiefatmen kann nicht	Cupr.
- umschnürt wie	Cact., Mosch., Nux-m.
- Wundheit in der	Calc-c., Ran-b., Seneg.
- zerschlagen wie	Arn.
- zusammendrücken muß die, bei heftigem Herzklopfen	Lil.
- zusammengeschnürt wie	Aur., Bufo., Cupr., Dros., Lauroc., Lith., Lob., Valer., Visc., Zinc.
- Zusammenschnürung der, krampfhafte	Mez., Verat.
Brüste, weibliche	Brom., Croton.
- Anschoppung der	Bry.

- Brennen der	Phos.
- Druckempfindlichkeit der	Clem.
- Empfindlichkeit der	Med.
- geschwollene	Aster., Brom., Clem., Onos., Urt., Sang.
- große, sehr	Graph.
- kalte	Graph., Med.
- Milch, strotzen vor bei Müttern nicht-schwangeren, und keine bei stillenden	Asa.
- Schlaffheit der	Jod.
- Schmerzen stechende in den	Carb-v., Plb.
- schmerzhafte	Med., Onos., Sang.
- Schrumpfung der	Jod.
- schwindende	Con.
- Stechen in den	Kali-c., Phos., Psor.
- Stillen beim, geschwollen und schmerzhaft	Phyt.
- Unterentwicklung der	Sabal.
- Verhärtung der	Brom., Carb-v., Plb.
- welke	Con.
- wunde, der Schwangeren	Ac-fl.
- zystisch entartete	Aster.
Brustbeengung	Cad., Ferr., Flor., Glon., Lach., Magnol., Nux-v., Sabad., Sep.
- atmen traut sich nicht, zu	Cic.
Brustbein	
- Beengung unter dem	Led.
- Brennen unter dem	Clem.
- Bücken beim	Kalm., Ran-b.
- Druck auf dem	Cycl.
- Druck über dem	Kreos.
- Druck unter dem	Kreos., Led.
- Einatmen beim	Bry., Caps., Chel., Laur.
- Gefühl, brodelndes unter dem	Lachn.
- Hustenschmerz unter dem	Eupat-perf.
- Stechen unter dem	Cupr., Bor.
- Wundheit unter dem	Psor., Tell.
Brustbeinschmerzen	Ran-b.
- Aufstehen beim, morgens	Lith.
- bohrende unter dem	Cupr.
- Brustbein im unteren	Lac-c.
- nächtliche	Lues.
- Wirbelsäule, bis zur ausstrahlende	Stict.

Brustbeklemmung	Anhal., Ant-c., Apoc., Cin., Colch., Ferr-ph., Ham., Hyper., Lauroc., Lil., Naja., Phos., Psor., Ran-b., Samb.
- Schleimanhäufung durch	Dulc.
- starke	Nux-m.
Brustdrüsen	Clem., Kali-j., Med., Phell., Urt.
- Atrophie der	Jod.
- geschwollene	Puls.
- schmerzhafte	Phyt., Puls.
- Verhärtung der	Carb-v., Jod., Phyt.
- welke	Jod.
Brustdrüsenentzündung	Arn., Bry., Cham., Clem., Croton., Echin., Kali-m., Lach., Merc-sol., Phyt., Rhs-t., Sabal., Sil.
- Fisteln	Caust., Hep., Merc-s., Phos., Phyt., Sil.
- Geschwüre	Calc., Hep., Phos., Phyt., Sil.,
- rechts	Con.
- scirrhöse, stechend und brennend	Hep., Bor.
Brustdrüsenerkrankung	Cycl.
Brustdrüsenschmerz	
- Stillen beim, zwischen den Saugakten	Phell.
Brustdrüsenschwellung	
- Hautjucken mit, der entzündeten Umgebung der Brustwarzen	Cast.
- Milchsekretion mit, bei nervöser	Asa.
Brustdruck	Ac-benz., Ant-c., Jab., Seneg.
- dauernder	Stroph.
- dumpfer	Teucr-sc.
Brustekzem	Ac-form., Caps.
Brustenge	Amm-c., Hep.
- tiefatmen muß immer	Podo.
- Steigen beim	Ac-lac.
Brustfell	s., Pleura
Brustgeschwüre	Hydrast.
Brustgrippe	Eupat.
Brustknoten	Phyt.
Brustkorb	
- Druck im	Ac-ox.
- Krämpfe um den	Visc.

Brustkrämpfe	Lauroc.
- Essen nach hastigem	Led.
- Trinken nach hastigem	Led.
Brustkrebs	Ac-fl., Ac-nitr., Ars., Aster., Cad., Con., Hydrast.
Brustmuskeln	Kalm.
- Schmerzen in den	Lac-c.
- Schmerzen, rheumatische in den	Rhod.
- Stiche in den	Hyper.
- Zucken in den	Hyper.
Brustmuskelkrämpfe	
- Interkostalneuralgie bei	Mez.
Brustmuskelverspannung	
- Krampfanfällen, während und nach	Hyosc.
Brustmuskelversteifung	
- Krampfanfällen, während und nach	Hyosc.
Brustschmerzen	Eupat., Lil., Nicc., Rhs-t.
- Achselhöhle, bis in die ausstrahlende	Phell.
- Angst mit	Kreos.
- Atmen beim	Asclep.
- Auftreten bei	Bellis.
- Beklemmung mit	Kreos.
- besser durch Nasenbluten	Cepa.
- Bewegung bei	Bellis.
- drückende, beim Gehen	Stront.
- Glieder, bis in die ausstahlende	Bellis.
- heftige	Asclep., Rumx., Vip.
- Husten beim	Asclep., Cepa., Dros.
- intermittierende, bei Amenorrhö	Cauloph.
- Niesen beim	Asclep., Cepa.
- Pericarditis, wie bei	Asclep.
- Pleuritis, wie bei	Asclep.
- rechtsseitige	Phell.
- Rücken zum ausstrahlende	Phell.
- Spannungsschmerz mit	Cycl.
- spondylogene	Kalm.
- Sprechen beim	Asclep.
- stechende	Asclep., Dros., Phell., Ran-b.
- Stillen beim	Lac-c.
- Wehen nach den	Ac-acet.
- wund wie	Rumx.

- ziehende	Cimic.
Brustschweiß	Euphr.
- kalter	Anac.,
- klebriger	Anac., Bufo.
- nachts	Agn., Euphr.
- unangenehm riechender	Bufo.
Bruststiche	Ac-ox., Acon., Pacon.
- Angst mit	Valer.
- Atmen beim	Guaj., Olnd.
- Bewegung bei	Form.
- Herzklopfen mit	Valer.
- Husten beim	Caps., Dros., Merc-sol.
- links oben	Phos., Ther.
- rechts unten	Chelid., Merc-sol.
- Rücken zum ausstrahlende	Phell.
- Schulter über die linke, bis in den Arm ausstrahlende	Kalm.
- Tiefatmen beim	Dros., Kali-c., Merc-sol.
Brusttumore (Mammae)	Bari-c., Bufo., Chin., Con., Graph., Kali-j. Kreos., Merc., Sil.,
- entzündliche	Clem.
- Epitheliom	Arg-n., Ars., Ars-j., Bufo., Con., Phyt., Sil.
Brustwand	
- Schmerzen der	Mez.
- Stechen in der	Seneg.
Brustwarzen (weibl.)	Cast-eq.
- blutende	Ham., Phos., Phyt.
- empfindliche	Phyt.
- entzündete	Croton., Sil.
- schmerzhafte	Calc-ph.
- schmerzhafte bei Schwangerschaftsende	Colch.
- Stechen in der rechten während der Schwangerschaft	Spig.
- wunde	Graph.
Brustwarzenrhagaden	Croton., Graph., Petr.
- Stillen beim	Bor., Cast.
Brustwirbelknacken	
- Aufrichten beim	Sulf.
- Bücken beim	Sulf.
- Rückwärtsbeugen beim	Sulf.

Brustwirbelsäule

- Druckempfindlichkeit der	Tell.
- Klopfempfindlichkeit der	Tell.
- Steifheit der	Calc-c.
- Verkrümmung der	Calc-c.

Bücken

- Augendruck beim	Cinnb.
- Augenklopfen beim	Cinnb.
- Augenkopfschmerz beim	Bellis.
- Augenschmerzen beim	Med.
- Beklemmung beim	Ac-fl.
- Benommenheit beim	Anac., Bari-c., Berb., Beryl., Calc-fl., Mez., Mill.
- Blutandrang zum Kopf beim	Ac-nitr., Ign., Meph., Mill., Sulf., Valer.
- Brustwirbelknacken beim	Sulf.
- Erbrechen beim	Ther.
- Gehörgangsschmerzen beim	Cham.
- Halswirbelknacken beim	Sulf.
- Hitzewallungen beim	Ac-nitr., Jod., Sulf.
- Hüftgelenksknacken beim	Croc.
- Kopf, heißer beim	Aran-d.
- Kopfknochennahtschmerz beim	Calc-ph.
- Kopfschmerz beim	Berb., Cupr., Heder., Ign., Jod., Kali-c., Mandr., Med., Mez., Mill., Rhs-t., Sulf., Valer.
- Lendenwirbelknacken beim	Sulf.
- Nagelkopfschmerz beim	Arn.
- Nasenbluten beim	Amm-c.
- Ohrensummen beim	Croc.
- Ohrenschmerzen beim	Cham.
- Schädeldruck beim	Calc-fl.
- Schläfenkopfschmerz, halbseitiger beim	Puls.
- Schmerzen beim	Ac-fl.
- Schmerzen über der Nasenwurzel beim	Cinnb.
- Schwarzwerden vor den Augen beim	Anac.
- Schwindel beim	Ac-nitr., Anac., Aran-d., Bari-c., Heder., Med., Meph., Mill., Plb., Puls., Valer.
- Schweißausbrüche beim	Jod.
- Spannungsgefühl beim	Berb.
- Stauungskopfschmerz beim	Arist.
- Stiche in der Herzgrube beim	Alum.
- Stiche in der Lebergegend beim	Alum.
- Stirnkopfschmerz beim	Bell., Coloc., Dulc.
- Stirnkopfschmerz, halbseitiger beim	Puls.

- Übelkeit beim	Petr., Ther.
- Vergrößerungsgefühl beim	Berb.
- Völlegefühl beim	Berb.
- Zusammenschnürunggefühl des Herzens beim	Lil.
Buchstaben	
- Kleinersehen der	Glon.
- Verschwinden der	Cann-ind.
Bulbärparalyse	Naja.
Bürger'sche Krankheit	Sec.

C

C

Charakter	Bufo.
- schwieriger	Lyc.
Chemosis	Apis., Dig., Euphr., Ipec., Kali-bi., Rhs-t.
Cheyne-Stoke-Atmung	Carb-v., Hyosc., Op.
Chininmißbrauch	Nat-m.
Chlorose	s. Bleichsucht
Choanen	
- Pfröpfe, harte in den	Sep.
Cholera	Cad., Croc., Cupr., Sec. Verat., Verat-v.
Cholera nostras	Ac-hydroc., Verat.
Cholerine	Diosc.
Cholesteatom	Calc-fl.
Cholesterinämie	Ac-benz., Berb., Lyc.
Cholesterinentgleisung	Ant-c.
Cholesterinwarzen	
- Bauch am	Cholest.
Chorea	Agar., Bell., Cauloph., Cic., Croc., Cypr., Hyosc., Kali-br., Lyc., Magn-ph., Mygal., Sabad., Stram., Tarant., Visc., Zinc.
Chorea Huntington	Stram.
Chorea minor	Hyosc., Stram., Tarant., Visc.
Choreatische Zustände	Cimic., Cupr-acet., Stram.
Chorioretinitis	Aur.
- Glaskörpertrübung mit	Kali-m.
Colica mucosa	Sulf-j.
Cor hypertonicum	Visc.
Cri encephalique	Apis.

D

D

Dahindösen	Anhal.
Dämmerung	
- Angst in der	Phos.
- Benommenheit in der	Bari-c., Berb.
- Schwindel in der	Bari-c.
Darm	Apis., Camph., Kali-nitr., Lauroc., Merc-dulc., Puls., Rauw.
- Auftreibung des	Nux-m.
- Beengungsgefühl im	Tab.
- Beschwerden des	Tarax.
- Ekzem am	Ac-fl.
- Fistel am	Ac-fl.
- Geschwüre am	Carb-v., Merc-sol.
- Grimmen im	Croc., Crot.
- Kältegefühl im	Tab.
- Karzinom im	Ac-acet., Hydrast.
- Knurren im	Olnd.
- Krampfender	Aloe., Cham., Chel., Cupr., Mag-ph., Podo., Senn., Stry., Verat., Zing.
- Kraftlosigkeit des	Sep.
- Plätschern im	Ac-m., Ac-ph., Helleb., Kreos., Tereb., Stram.
- Quatschen im	Coff.
- Reißen im	Tab.
- Rumoren im	Coff.
- Rumpeln im	Aloe., Ambr., Anac., Bellis., Beryl., Calc-c., Caust., Cycl., Ferr-ph., Helod., Tarant., Tereb., Thuj., Valer.
- Senkung des	Calc-fl., Sep., Stann., Ther., Vib.
- Splittergefühl im	Visc.
- Schneiden im	Tab.
- Stechen im	Helod.
- Störungen, nervöse des	Agar., Arg-nitr., Ign.
- Tenesmus im	Nux-m., Nux-v., Olnd.
- tot wie	Nux-v.
- Tuberkulose des	Phos.
- Untätigkeit, langanhaltende des	Op.
- Verschluß des	Nux-v., Op., Tab., Verat.
- Völle des	Naja., Staph., Tell.
- Vorfall des	Calc., Croton., Ign., Merc., Mur-ac., Nux-v., Podo., Sep.,
- zusammengekrampft wie	Plat.
- Zusammenschnürungsgefühl im	Visc.

Darmblutungen	Abrot., Ac-acet., Ac-fl., Ac-hydroc., Ac-nitr., Ac-sal., Bapt., Crot., Erig., Ham., Hirud., Kreos., Lach., Nux-v., Phos.
- Gichtikern bei	Led.
- hellrote	Mill.
- Pfortaderstauugsfolge, als	Card.
- Trinkern bei	Led.
Darmbrennen	Oena., Visc.
- Drücken beim	Apis.
- Husten beim	Apis.
- Niesen beim	Apis.
Darmerkrankung	
- chronische	Poten.
- typhöse	Verat.
Darmkatarrhe	Calc-ph., Hep., Hyper., Led., Nat-c., Sulf.
- blutige	Hydrast.
- chronische	Ac-nitr., Nat-m., Tub.
- schleimig-eitrige	Hydrast.
- Sommer im, akute	Puls.
Darmkoliken	Ac-ox., Ac-sal., Bism., Cocc., Diosc., Dulc., Gins., Iris., Magn-ph., Nux-v., Plat., Stram., Thal.
- Druck bessert	Tarant.
- heftige	Coloc.
- Kind schreit im Schlaf bei	Rheum.
- nächtliche	Mandr e rad.
- Rückenschmerzen mit	Sars.
- schneidende	Coloc.
- Zusammenkrümmen bessert	Tarant.
Darmkollern	Ac-ph., Agar., Aur., Bellis., Card., Caust., Gamb., Lyc., Tab., Valer.
- Blähungen mit	Sars.
- Gasauftreibung mit	Sars.
Darmkrämpfe	Ars., Calc-c., Ham., Ign., Lauroc., Luff., Sabad., Tab.
- aufsteigende	Agar.
- Durchfällen mit	Rauw.
- Rückenmarksleitungsstörungen infolge	Hyper.
- Säuglinge der	Valer.
Darmlähmung	Arn.
- Bauchoperation nach	Op., Staph.

Darmmittel	Mandr., Nux-v., Petr., Podo.
Darmpoltern	Anac., Bapt., Glon., Olnd., Rhod., Spong.
- Angst bei	Gels.
- Durchfall bei	Agn., Brom.
- Erregungsdurchfällen bei	Gels.
- Essen nach dem	Abies.
- Stühlen, bei harten	Agn.
Darmreizung	
- Durchfallneigung mit	Clem.
Darmschleimhautschwellung	
- Durchfällen, mit blutigen	Rhs-t.
- entzündliche mit Koliken	Rhs-t.
Darmschmerzen	
- Gesichtsröte mit	Rumx.
- Hitze mit	Rumx.
- kolikartige	Olnd.
- Kollern mit	Zinc.
- krampfende	Zinc.
- Rumpeln mit	Zinc.
- schneidende	Zinc.
- Verstopfung mit	Olnd.
- Wirbelsäule bis zur ausstrahlende	Led.
Darmschwäche	Cocc.
- Stuhl geht nur im Stehen ab	Caust.
Darmstechen	Tab.
- Drücken beim	Apis.
- Husten beim	Apis.
- Niesen beim	Apis.
Darmzusammenziehen	
- schmerzhaftes, stundenlanges nach dem Stuhl	Ign.
Daumen	
- Hand in der krampfenden eingeschlagener	Cupr.
- Schwäche, lähmige im	Verb.
- Taubheitsgefühl im	Verb.
Daumenballen	
- Knötchen, harte am	Ther.
- Lähmigkeitsgefühl am	Spong.
- Schmerzen im	Cedr.

Daumengelenk	
- konvulsionen im	Cupr.
- linkes	Kreos.
Daumenschmerzen	Manc.
- rheumatisch-gichtische	Graph.
- Schläge, wie elektrische	Valer.
Degenerationsprozesse	Alum.
- Drüsen der	Con.
- langsam fortschreitende	Con.
- Schleimhäute an den	Con.
Dehnen	Guaj.
- Bedürfnis, sich ständig zu	Caust.
- Neigung, sich zu	Led.
- Schlaf im, sich zu	Carb-v.
Dekubitus	Abrot., Ac-fl., Ac-lac., Ac-m., Ac-sulf., Arn., Ars., Arum., Calend., Carb-v., Echin., Ham., Rhs-t., Vip.
- rapider	Pyrog.
Dekompensation	
- cardiale	Olnd.
- feuchte	Scil.
Delirium	Acon., Agar., Anhal., Atrop-s., Bell., Croc., Crot., Cupr-acet., Dulc., Kali-br., Nux-m., Oena., Phos., Plb., Pyrog., Vip.
- Beißanfällen mit	Canth.
- betrunken wie	Cic.
- Bewußtseinsverlust mit	Camph.
- Fluchtversuchen mit	Rhs-t.
- Gewalttäigkeiten mit	Verat.
- heftiges	Cic.
- Jammern mit	Cic.
- Klagen mit	Cic.
- murmelndes	Ac-hydroc., Bapt., Bry.
- nachts	Bry.
- ruhiges	Ac-m.
- Schreien mit	Bell., Canth., Cic.
- Singen mit	Cic.
- Tremens	Cann-ind., Hyosc., Lach., Ran-b., Stram.
- Unruhe, mit großer	Hyosc.
- Vision, mit angstvoller	Camph.
- Wutanfällen mit	Canth.

- Zorn mit	Canth.
Deltamuskel	Hyper., Kalm.
- Rheuma im	Ferr-ph., Sang.
- Rheuma im linken	Ferr.
Deltamuskelschmerzen	
- linksseitige	Nux-m.
- rechtsseitige	Ferr.
- reißende	Berb.
- rheumatische	Ferr.
- stichartige	Bellis., Berb.
- ziehende	Bellis.
Dementia	Brom., Helleb., Plb., Verat.
- praecox	Aur., Bari-c.
Demineralisation	Nat-m.
Demoralisation	Anac., Bufo.
Denken	
- erschwertes	Merc-sol., Thuj.
- gesteigertes	Coff.
- Kopfschmerzen beim	Coff., Nat-m.
- Nagelkopfschmerz beim	Arn.
- Schärfung zum	Helleb.
- tut weh	Magn-ph.
- unfähig zu	Con., Meph.
- will nicht	Kali-bi.
Depressionen	Ac-picr., Ac-sal., Agn., Ambr., Anac., Arist., Ars., Aur., Bov., Cact., Calc-ars., Calc-c., Calc-fl., Chin., Coca., Con., Crat., Croc., Dig., Dros., Gins., Helon., Hirud., Kali-br., Kali-c., Kali-j., Kali-ph., Lach., Lyc., Naja., Nat-c., Nat-m., Op., Phos., Psor., Puls., Rad., Rauw., Rhs-t., Sel., Sulf., Thea., Uran., Verat., Zinc.
- alleinsein möchte bei	Cycl.
- arteriosklerotische	Hyper.
- funktionelle	Hyper.
- Gehirnerschütterung nach	Hyper.
- hepatogene	Mandr e rad.
- hypochondrische	Petr.
- Kindesalter im	Sil.
- klimakterische	Sep.
- Koitus nach dem, bei Frauen	Ac-ph.

- Magenüberladung bei	All-s.
- nervöse	Vacc.
- Schreck durch	Ac-ph.
- schwere	Cimic., Cocc.
- Selbstmordgedanken mit	Med.
- Tadel durch	Ac-ph.
- träumt von bevorstehendem Unglück	Cimic.
- Verdruß durch	Ac-ph.
- Verstimmung mit	Cean.
- Weinen mit	Cycl., Lil.
- Wochenbett im	Plat.
Dermographismus	Ac-succ., Cimic.
- roter	Thal.
Dermatitis	Ac-form., Apis., Arn., Beryl., Cardios., Croton., Magn-c., Merc-sol., Rad., Rhs-t.
- Bläschenausschlag mit	Manc., Mez.
- bullöse	Ac-sal., Canth., Euph., Ipec.Rhs-t.
- chronische	Alum., Med.
- erysipelartige	Canth.
- herpetiforme	Lup.
- Jucken mit	Clem., Mez.
- pemphiginöse	Canth.
- pustulöse	Jod., Lup.
- Pusteln mit juckenden, brennenden	Croton.
- skrofulöse	Sars.
Dermatosen	Ars., Merc-sol.
- ekzemartige, am ganzen Körper	Hydroc.
- photosensible	Hyper.
Desorientierung	
- räumliche	Anhal.
- Straße auf der	Cann-ind.
- zeitliche	Anhal.
Desperation	Psor.
Devote Menschen	Stram.
Diabetes mellitus	Abrot., Ac-acet., Ac-hydroc., Ac-lac., Ac-phos., Ars., Cob., Datisc., Eupat-perf., Helon., Kreos., Lac-c., Lyc., Nat-m., Sec., Syz., Tarant., Uran.
- insipidus	Nat-m., Scil.

D

Diabetiker	
- abgemagerte	Ac-sulf.
- heruntergekommene	Ac-sulf.
Diabetikerblase	Kreos.
Diabetikerkinder	Ac-ph.
Diabetische Disposition	Acet-ac., Arg-m., Ars., Benz-ac., Bov., Chel., Chin., Elaps., Ferr-m., Helon., Hep., Iris., Kali-chl., Kali-p., Kreos., Lac-d., Lach., Lec., Lyc., Lycps., Nat-s., Nit-ac., Ph-ac., Pic-ac., Plb., Podo., Rat., Sil., Sulf., Tarant., Ter., Thuj., Uran.,
Diaphoretikum	s. schweißtreibendes Mittel
Dickbauch	
- aufgetriebener	Bari-c.
Dickdarm	Chion.
- Entzündung des	Rheum.
- Katarrh, chronischer des	Aloe., Ham.
Diphterie	Amm-c., Apis., Brom., Canth., Carc., Crot., Jod., Lac-c., Lyc., Mang., Merc-sol., Phyt., Pyrog.
- Pfröpfen mit weiß-grauen, in den Mandeln	Kali-m.
- septische	Naja.
Diskussion	
- weicht jeder aus	Helon.
Distorsion	s. Verstauchung
Diuretikum	Samb., Spart., Spir-ulm., Urt.
- Hydrops bei	Prun.
Doppeltsehen	Ac-hydroc., Amm-c., Anhal., Aur., Cob., Con., Cycl., Dig., Euph., Gels., Hyosc., Lac-c., Lues., Mang., Nux-m., Olnd., Petr., Sec., Stram., Stroph., Tab., Verat.
- Fernsehen beim	Arn.
- Lesen beim	Arn.
- Niederlegen beim	Spong.
Dornfortsätze	
- Druckempfindlichkeit der	Phos.
- Klopfempfindlichkeit der	Phos.
Drängen	
- hysterisches	Ign.

- Leib vom, zur Scham	Lil.
- Magen im	Abrot.
- nach oben	Lyc.
Drehen	
- Besinnungslosigkeit beim	Ac-fl.
- Blutandrang beim	Stront.
- Hitze beim	Stront.
- Kopf heißer beim	Calc-c.
- Schwäche beim	Con.
- Schwindel beim	Ac-fl., Acon., Calc-c., Con., Puls., Stront.
- Übelkeit beim	Con.
- Wallungen beim	Calc-c.
Drehschwindel	Arg-nitr., Con., Kali-c., Phos., Verat.
- Aufstehen beim	Visc.
- Augenöffnen beim	Alum., Tab.
- Bewegung bei jeder	Tab.
- Bücken beim	Aloe.
- Doppeltsehen bei	Olnd.
- Erde, wenn er auf die sieht	Olnd.
- Fenster, beim Hinaussehen aus dem	Visc.
- Frauen der	Cimic.
- Kopfbewegung bei	Visc.
- Kreis, alles dreht sich im	Alum.
- morgens	Alum.
- nachts im Bett	Cimic.
- Raum im warmen	Tab.
- Reisekrankheit wie bei	Cocc.
- Treppensteigen beim	Aloe.
Dreiste Menschen	Agar.
Drüsen	Ac-nitr., Ars-j., Aur., Bari-c., Bari-j., Bell., Brom., Hep., Hydrast., Merc-sol.Merc-sub., Thal.
- Affektionen der	Nat-m., Sil.
- Atrophie der	Jod.
- Berührungsempfindlichkeit der	Ac-nitr., Ars.
- blau verfärbte	Carb-v.
- blau-rot verfärbte	Naja.
- Degeneration mit maligner	Phyt.
- derbe	Ac-fl., Ac-m.
- druckempfindliche	Ac-sal., Ambr., Ars., Naja.
- Eiterung der	Abrot., Ac-nitr., Bari-c., Calc-c., Caust., Cham., Chin., Hep., Merc-sol., Sil.
- empfindliche	Sil.

- endokrine	Ars.
- Entzündung der	Bufo., Caust., Cham., Hep.
- Entzündung der, langzurückliegende	Psor.
- Fisteln an den	Ac-form.
- Geschwüre an den	Hydrast.
- Gewebe der	Jod.
- harte	Ac-nitr., Ac-sal., Aur., Bari-c., Cocc., Sil.
- Karzinom an den	Ac-fl., Bari-c.
- kleine, entlang der Leiste	Ac-ox., Ac-sal.
- kleine, entlang des Nackens	Ac-ox., Ac-picr., Ac-sal.
- leiden, hartnäckige	Carb-v.
- maligne Entartung der	Carb-v.
- sämtliche	Thal.
- Schmerzen an den	Ac-lac., Ambr., Aur., Cham., Cocc.
- schmerzlose	Ac-ph., Bari-c.
- tuberkulöse	Ac-nitr.
- Tumoren an den	Carb-an., Cocc.
- zerfallene	Ac-m.
Drüsenmittel	Hep.
- langsam und tief wirkendes	Sil.
Drüsenschwellungen	Bari-c., Bari-m., Bell., Con., Dulc., Fuc., Graph., Guaj., Hep., Kali-j., Kali-m., Med., Merc-sol., Psor., Sil., Spong., Sulf.
- Fieber mit, ohne Eiterung	Brom.
- generalisierte	Jod.
- harte, mit Eiterungsneigung	Tub.
- Kieferwinkel am	Led.
- multiple mit Induration	Carb-an.
- schmerzhafte	Acon.
Drüsentätigkeiten, alle	
- anfangs gesteigerte, später in Atrophie und Induration übergehende	Jod.
Drüsentuberkulose	Ac-acet., Aur., Aur-j., Beryl., Dros.
- Fistelbildung mit	Ac-form.
Drüsenverhärtungen	Ac-fl., Ac-hydrof., Ac-nitr., Alum., Ars., Aur., Cham., Chin., Lap-a., Lyc., Spong.
- druckempfimdliche	Con.
- Hals am	Carb-v.
- Parotis der	Carb-v.
- schmerzhafte	Calc-fl.
- stechende	Con.

Dumm	Agar., Lachn.
- morgens	Nicc.
Dunkelheit	
- sieht besser in der	Valer.
Dünndarm	Podo.
- Entzündung des	Ac-nitr., Bapt., Caps., Colch., Croton., Ferr., Helod., Rheum., Sep., Verat.
- Geschwür am	Ac-nitr.
Duodenum	s. Zwölffingerdarm
Durchblutungssteigerung	
- Füßen an den	Anhal.
- Händen an den	Anhal.
- Hitze mit	Anhal.
- nachts	Anhal.
- Schweißen mit	Anhal.
Durchblutungsstörungen	Abrot., Beryl., Tab.
- Angina pectoris bei	Ammi.
- arterielle	Espel.
- arteriosklerotische	Ars., Bari-c., Cupr., Sec.
- Beine der	Espel.
- diabetische	Ars., Sec.
- Koronarspasmen bei	Ammi.
- periphere	Anhal., Aran-d., Bari-m., Cocc., Kreos., Latrod., Sec.
Durchfälle	Bari-c., Bari-m., Calad., Dig., Fagop., Form., Gins., Hirud., Ign., Kali-br., Lauroc., Led., Meph., Ruta., Sang., Scil., Spig., Tarax., Tereb., Vip.
- aashaftem Geruch mit	Aran-d., Psor., Rhs-t., Stram.
- Abmagerung mit	Nat-m.
- Afterbrennen mit	Caps., Stront., Sulf.
- Afterfissuren mit	Lues.
- Akoholgenuß nach	Calc-fl.
- alles geht in die Hose	Arg-nitr.
- alter Leute	Bov.
- Angst mit großer	Sec.
- Apfelsinen nach	Ph-ac.
- Apfelwein nach	Ant-c., Calc.ph., Podo.
- Ärger bei	Coloc., Staph.
- Aufregung bei	s. Aufregung
- Auftreibung mit	Stront.
- Bauchgrimmen mit	Cupr.

- Blähungen mit	Ac-lac., Ac-m., Chin., Coff., Ferr-ph., Kres., Nat-ph., Nux-m., Sang.
- blutige	Abrot., Ac-acet., Ac-benz., Ac-fl., Ac-hydroc., Ac-nitr., Ac-ox., Ac-sulf., Ant-t., Arg-nitr., Arist., Ars., Bapt., Bell., Calc-ph., Canth., Caps., Chin., Colch., Cola., Crot., Dros., Elaps., Eucal., Helleb., Hydrast., Iris., Kali-nitr., Kreos., Lach., Lues., Med., Merc-sol., Nux-m., Olnd., Petr., Phos., Phyt., Podo., Psor., Rhs-t., Sec., Tab., Visc.
- braune	Bor., Rhs-t.
- breiige	Bapt., Berb., Thal., Valer., Visc.
- brennende	Ac-m., Ac-sulf., Aur., Canth., Lach., Lil., Lues., Psor., Tab., Verat.
- coleraartige	Cupr-ars., Quas.
- Cholera nostras, wie bei	Amm-c.
- chronische	Thuj., Urt.
- Därmen, mit Gurgeln in den	Ac-picr., Phos.
- Därmen, mit Kollern in den	Caust.
- Därmen, mit Plätschern in den	Kres.
- Därmen, mit Poltern in den	Phos.
- Därmen, mit Rumpeln in den	Ac-picr., Caust.
- Darmgeschabsel mit	Phyt.
- Darmkarzinom bei	Jod.
- Darmkoliken mit	Dulc., Ipec.
- dünne	Ac-m., Bell., Brom., Calc-c., Coloc., Diosc., Dros., Eupat-perf., Ipec., Nux-m., Olnd., Sang., Sec., Valer.
- Drängen mit	Con.
- Durchnässung durch	Dulc.
- Duseligkeit mit	Petr.
- dysenterieartige	Crot., Kreos.
- dyspeptische	Cauloph.
- Eiern, nach faulen riechende	Cham.
- Eier wie gehackte	Cham.
- Eiergenuß nach	Chin-ars.
- Eisessen nach	Ipec., Puls.
- eitrige	Ac-nitr., Ars., Caps., Kreos., Merc-sol., Psor.
- Elendigkeit, mit großer	Apoc.
- Erbrechen mit	Sec., Verat.
- Erkältung bei	Caust.
- erleichternde	Ac-ph., Tab.

- Erschöpfung mit	Aethus., Ant-t., Ars., Bapt., Colch., Guaj., Jod., Podo.
- Eßlust, mit vermehrter	Stram.
- Essen nach dem	Brom., Cham., Chin., Croton., Cycl., Ferr., Ferr-ph.
- explosionsartige	Aran-d., Bapt., Gamb., Mandr., Visc.
- Farbe, mit wechselnder	Puls.
- faulriechende	Bellis., Nux-m.
- fette	Ac-picr.
- Fettgenuß nach	Calc-fl., Ipec., Puls Sep.
- Fisch, nach verdorbenen	Cepa.
- Fleischgenuß nach	Calc.fl.
- fortschießende	Apoc.
- Föhnwetter bei	Rhod.
- Fruchtgenuß nach	Calc-ph., Rhod.
- Frühstück nach dem	Thuj.
- gallige	Bry., Hyper., Iris., Nat-s., Nux-m., Phos., Puls.
- gegorene	Stann.
- gelbliche	Apis., Aran-d., Bellis., Cann-ind., Card., Croton., Diosc., Dulc., Flor., Gels., Lith., Merc-sol., Olnd., Podo., Rhs-t.
- gelb-grüne	Aethus., Croton.
- Gemütserregung nach	Coff.
- geruchslose	Verat.
- Gewichtsabnahme mit, bei Kleinkindern	Rheum.
- glasige	Colch.
- graue	Mandr e rad.
- grau-weiße	Ac-benz.
- grünliche	Agar., Apis., Arg-nitr., Bell., Bor., Calc-ph., Caps., Cham., Croton., Cupr., Eupat-perf., Hydrast., Magn-c., Magn-m., Merc-sol., Naja., Phyt., Podo., Psor., Sec., Stann.
- gußartige	Nat-s., Podo.
- Hämorrhoidenbrennen mit	Caps.
- häufige	Ars., Thal.
- Hautausschläge wechseln mit	Croton.
- heftige	Ac-hydroc., Bism., Cic., Cupr., Elat., Glon., Hydrast., Lil., Sulf., Tub.
- heiße	Cham.
- helle	Ac-picr., Brom., Card., Flor., Hydrast., Hyper., Lith., Mandr.
- hell-gelbe	Ac-fl., Cimic., Mandr e rad., Myric., Sil.

- Herbst im	Colch., Coloc., Dulc., Ferr-ph., Ipec.
- hinausschießende	Magn-c., Podo.
- Hinfälligkeit mit	Verat.
- Hitze wechselt mit	Anhal.
- hydrantenartige	Croton., Phos., Podo.
- Kalbfleischgenuß nach	Kali-nitr.
- Kälte wechselt mit	Anhal.
- Kalttrinken nach	Bry.
- Keuchhusten bei	Dros.
- Kindern bei	Arg-nitr.
- Kolik, mit heftigster	Ars.
- kolikartige	Staph., Thal.
- Koliken mit	Ac-lac., Ac-m., Crot., Magn-c., Nat-ph., Psor., Sec., Valer., Zing.
- Koliken mit,in der Blinddarmgegend	Bapt.
- Kollapsanfällen bei	Ther., Verat.
- Kollapsneigung bei	Aethus., Naja.
- Kopfschmerz mit	Amm-c.
- krampfhafte	Stann.
- Krampfkoliken, mit heftigsten	Cupr-ars.
- Kreuzschmerzen mit	Dros.
- langwierige	Nat-m.
- Leib, mit empfindlichem	Crot.
- Leibschneiden mit	Dros.
- lockere	Hyper.
- Magen-Darm-Reizung mit	Clem.
- Magenkarzinom bei	Jod.
- Magenschmerzen mit	Coff.
- Masern bei	Dros.
- Mastdarmvorfall mit	Lues.
- Milchgenuß nach	Ant-c., Calc-fl., Magn-c., Nat-c., Nicc., Puls., Sep., Staph.
- Milchklumpen mit	Valer.
- morgendliche	s. Morgendurchfälle
- morgens um 3 Uhr	Podo.
- morgens um 5 Uhr	Tub.
- nachts	Brom., Ferr., Iris., Lith., Rhs-t.
- nachts um 1 Uhr	Cauloph.
- Neigung zu	Anhal., Cham., Mez., Phell.
- nervöse	Ac-picr., Ambr., Arg-nitr., Coff., Gels., Kali-ph.
- Obstessen nach	Ipec., Magn-m.
- Ohnmachtsanfällen mit	Ther., Verat.
- ölige	Ac-picr.

- Pädatrophie bei	Graph.
- Pastetenessen nach	Stront
- periodische	Stront.
- plötzliche	Ac-hydroc., Ac-ox., Arist., Bellis., Podo.
- Prüfungen vor	Gels.
- Regelblutung, bei Aufhören der	Glon.
- Regeltag am ersten	Amm-c.
- reichliche	Berb., Flor., Heder.
- Reißen mit, längs des Oberschenkels	Rhs-t.
- reiswasserähnliche	Tab., Verat.
- rheumatischen Schmerzen mit, im ganzen Körper	Asclep.
- rötliche	Card.
- ruhrartige	Canth., Graph., Ipec., Kali-bi., Lil., Merc-sol., Verat.
- ruckartige	Euph.
- Rülpsen mit	Nux-m.
- Salat nach	Cepa.
- sauer riechende	Calc-c., Calc-ph., Dulc., Hep., Magn-c., Nat-ph., Rheum.
- scharfe	Bry.
- schaumige	Bor., Ipec., Jod., Visc.
- Schleim, mit viel	Ant-c.
- schleimige	Ac-acet., Ac-fl., Ac-nitr., Ac-sulf., Acon., Aethus., Agar., Ant-t., Apis., Arg-nitr., Arist., Ars., Bapt., Bell., Calc-ph., Canth., Caps., Cedr., Cham., Chin., Colch., Coloc., Crot., Croton., Cupr., Dros., Gels., Helleb., Hep., Hyper., Iris., Lach., Magn-m., Magn-ph., Med., Merc-sol., Naja., Nux-m., Olnd., Petr., Phos., Phyt., Podo., Psor., Puls., Sec., Thal.
- Schließmuskelschwäche mit	Apoc.
- schmerzhafte	Ac-ox., Ac-ph., Ac-sulf., Ant-t., Aran-d., Aur., Bell., Calc-ph., Colch., Coloc., Lith., Lues., Mandr., Med., Paeon.
- schmerzlose	Ac-ph., Ars., Bellis., Bor., Cann-ind., Chin., Ferr., Ferr-ph., Jab., Phos., Podo., Rhod.
- Schmerzen mit heftigen, lanzierenden	Merc-sol.
- schneidende	Coloc.
- Schwäche, mit großer	Aloe., Camph., Podo.
- Schwächegefühl bei	Heder.

- schwächende	Ac-picr., Ac-sulf., Con., Echin., Ipec., Petr., Podo., Sec., Tub.
- Schweinefleisch nach	Ant-c., Cycl., Nux-m., Puls.
- Schweißausbrüchen mit	Heder.
- Schweißausbrüchen, mit kalten	Verat.
- schwere	Helleb., Rauw.
- Seebad durch	Sep.
- septische	Elaps.
- Sodbrennen mit	Flor.
- Sommer im	Acon., Aethus., Apoc., Bry., Calc-ph., Coloc., Dulc., Ferr-ph., Ipec., Iris., Mandr., Nux-m., Puls., Rheum., Rhs-t., Verat.
- Sommer im, der Kleinkinder	Apis., Olnd., Psor., Rheum.
- Sorgen bei	Coff.
- Speisen nach fetten	Bapt., Olnd., Ph-ac., Podo.
- Speisen, nach sauren	Ant-c.
- Spinat wie	Cham.
- Stuhlabgang, mit unwillkürlichem	Aloe., Verat.
- stinkende	Abrot., Ac-fl., Ac-m., Arn., Bapt., Beryl., Dros., Kali-ph., Kreos., Podo., Sil., Sulf.
- Suppe durch	Mag-c.
- Süßigkeiten nach	Arg-nitr.
- Tenesmen mit	Ac-lac., Ac-m., Arist., Cedr., Coloc., Cupr., Gamb., Mandr e rad., Thal.
- thyreotoxische	Calc-fl.
- tonfarbene	Naja.
- Trinken nach	Cin., Coloc., Croton.
- Tuberkulose bei	Cupr-ars.
- übelriechende	Ac-benz., Aur., Colch., Hep., Lach., Lith., Magn-c., Mandr., Tab., Tub.
- Überraschung, bei jeder	Coff.
- unfreiwillige	Arn.
- Unterkühlung nach	Dulc., Gnaph.
- unverdaute	Ant-c., Calc-ph., Ferr., Gnaph., Hep., Olnd., Sang.
- Verstopfung wechselt mit	Abrot., Alet., Arum., Card., Cimic., Clem., Heder., Magn-s., Nat-s., Puls., Sang., Stram., Thea.
- Verstopfung wechselt mit, jeden 2., Tag	Podo.
- Völle mit	Coff., Stront.
- voluminöse	Podo., Visc.
- Wadenkrämpfen mit	Verat.
- Wassertrinken nach	Rhod., Staph.

- wäßrige	Abrot., Ac-acet., Ac-ph., Ac-sulf., Ant-c., Berb., Brom., Calc-ph., Cauloph., Cham., Coff., Colch., Coloc., Crot., Croton., Cupr., Cupr-ars., Cycl., Dros., Dulc., Eupat-perf., Ferr-ph., Gnaph., Helleb., Ipec., Jod., Kali-nitr., Kreos., Lach., Magn-c., Med., Merc-sol., Petr., Phos., Podo., Puls., Sang., Sec., Thuj., Valer., Vib., Visc.
- wegspritzende	Phos., Tub.
- weiche	Dros., Lith., Mandr.
- Weingenuß nach	Ac-ox., Ant-c., Rhod.
- weiße	Dulc.
- weiß-graue	Ac-ph.
- Wundheitsgefühl mit	Lil.
- wundmachende	Ac-sulf., Bry., Cham., Lach.
- zähe	Merc-sol.
- Zahnungen bei	s. Zahnungen
- Zittern mit	Con.
- Zuckergenuß nach	Ipec.
- Zwiebelgenuß nach	Ant-c.
Durchnässung	
- Folge von	Rhs-t., Thuj.
Durchschlafstörungen	Carc., Hep.
- Abgeschlagenheit, große bei	Beryl.
- Delirien, wegen wilder	Gels.
- Gedankenflut wegen	Ac-succ., Gels.
- Müdigkeit vor lauter	Beryl.
- Sorgen wegen	Ac-succ.
- Träume, wegen schrecklicher	Crot.
Durst	Alum., Bad., Hirud., Sil., Thea.
- abends	Bell., Nicc.
- Alkohol nach	Op.
- Appetit ohne	Amm-c., Tarant.
- Atemnot mit	Anac.
- Beengung bereitet der	Cann-ind.
- Bier auf kaltes	Med., Merc-sol., Petr., Rhs-t.
- Branntweintrinker der	Ran-b.
- brennender	Agn., Beryl., Kali-s., Med., Merc-sol.
- dauernder	Cob.
- Durstlosigkeit wechselt mit	Abs., Ferr-ph., Ipec.
- Erbrechen mit	Op., Phos.
- Erstickungsanfällen mit	Crot.

- Essen bei jedem	Calc-fl.
- Essen nach dem	Ran-b.
- extremer	Uran.
- Fieber bei	Eupat-perf.
- Frieren mit	Cedr.
- Getränke, auf erfrischende	Podo.
- Getränke, auf kalte	Ac-m., Beryl., Croc., Merc-sol.
- Getränke, auf warme	Phyt.
- gieriger	Kreos., Podo.
- großer	Ac-benz., Ac-nitr., Ac-sal., Aloe., Amm-c., Bell., Berb., Beryl., Bry., Caps., Cauloph., Con., Crot., Dig., Eupat-perf., Helleb., Hyosc., Hyper., Kali-c., Kali-nitr., Kres., Magn-m., Naja., Nat-m., Op., Phos., Phyt., Plb., Pulx., Pyrog., Spig., Syz., Tub., Vip., Zinc.
- heftiger	Acon., Camph., Coloc., Heder., Jod., Med., Merc-sol., Nux-v., Petr., Podo., Spig., Stram.
- Hitze, in Folge von	Ac-sal., Anhal.
- Hunger mehr, als	Hep.
- Kaffee, auf dünnen	Visc.
- Kaltes auf	Bism.
- keinen	Sars.
- lästiger	Stram.
- Mangel an	Staph.
- mäßiger	Ac-hydroc.
- Milch, auf kalte	Ac-ph., Med., Merc-sol.
- Mittags um 14 Uhr	Puls.
- Mundtrockenheit mit	Ac-benz., Cauloph.
- Nachmittags	Guaj.
- Nachts	Ac-ph., Ac-picr., Aloe., Eupat-perf., Hyper., Sel.
- periodischer	Ac-benz.
- quälender	Agar.
- Rotwein, auf einen Schluck	Visc.
- Säfte, auf kalte	Verat.
- Sättigungsgefühl, mit raschem	Magn-c.
- Schluck Wasser auf einen, aber jeder wird erbrochen	Apoc.
- Schlucke Wasser, auf kleine	Arn., Ars., Card., Lac-c., Visc.
- Schlucke wenige kann nur trinken	Apis.
- Schlundkrampf mit	Plb.
- Schweißausbrüchen, in Folge von	Ac-sal.

- selten hat	Puls.
- Sodbrennen mit	Caps.
- Speichelfluß mit	Plb., Thal.
- tagsüber wenig	Ac-picr.
- Tag und Nacht könnte trinken	Ac-sulf., Calc-c., Chin., Cob., Tarax.
- trinken muß dauernd	Heder.
- Trinken nach dem	Ran-b.
- Trockenheit, wegen innerer	Anhal., Beryl., Op.
- Übelkeit mit	Anac., Cann-ind., Hyper., Op.
- unregelmäßiger	Ac-acet., Aur.
- unstillbarer	Apis., Apoc., Canth., Lach., Nat-m., Sec., Vip.
- vermehrter	Lil.
- viel	Cham., Chin., Colch., Eucal., Euph., Helod., Kali-br., Magn-c., Olnd., Plat.
- Vormittags um 10 Uhr	Nat-m.
- Wasser, auf große Mengen kaltes	Ac-lac., Ac-m., Ac-ph., Acon., Aran-d., Bry., Bufo., Calc-c., Calc-fl., Cann-ind., Croc., Crot., Nat-m., Podo., Sec.
- Wasser auf kaltes	Bellis., Magn-m., Olnd., Petr., Phos., Spong., Tub., Verat., Vip.
- Wein auf	Rhs-t.
- wenig	Ac-form., Ac-ox., Arist., Con., Gels., Visc.
- Whiskytrinker der	Ran-b.
- Widerwille auf Getränke wechselt mit	Berb., Carc.
- Wundgefühl im Mund mit	Thal.
- Würgen mit	Plb.
- Zitronenwasser auf	Calc-ph.
- Zittern bei	Olnd.
- Zunge, bei trockener	Canth.
- Zusammenschnürungsgefühl mit	Crot., Plb.
Durstlosigkeit	Helleb., Rhod., Stram.
- absolute	Mang.
- Fieber trotz	Apis.
- Hitze trotz	Ac-succ., Nux-m.
- Mundtrockenheit trotz	Ac-succ., Nux-m.
- Speichelfluß, mit viel	Thal.
- Trockenheit trotz	Apis., Nux-m.
- Wundheitsgefühl im Mund, trotz	Thal.
Dysämie	Ars., Hydrast., Sel.
Dyshydrose	Ac-sulf., Kali-c., Magn-m., Nat-m., Sel.
- Fingern zwischen den	Ac-ph.

Dykrasie	Ars., Beryl., Hydrast., Kreos., Lach., Merc-sol.
- Frostigkeit mit	Mez.
Dysmenorrhö	Abrot., Ac-form., Ac-picr., Ac-sal., Agn., Alet., Ammi., Anac., Arg-nitr., Ars., Bell., Bellis., Bor., Bov., Brom., Cact., Cad., Canth., Cast., Caust., Cham., Clem., Cocc., Coloc., Croc., Cupr., Cycl., Eupat-perf., Gels., Gnaph., Ham., Ign., Lac-c., Lach., Lues., Magn-m., Nux-m., Nux-v., Phyt., Plat., Poten., Psor., Puls., Rauw., Sabin., Sec., Senec., Sep., Staph., Stram., Tell., Thea., Tub., Valer., Zinc.
- Ausstrahlung mit, zum Oberschenkel hin	Con.
- Begleiterscheinungen, mit hysterischen	Mosch.
- Blutungen, mit dunklen	Cham.
- Blutungen, mit starken	Ham.
- Eierstockschmerzen mit	Coloc.
- Frauen, bei adipösen	Cer-ox.
- Frauen, bei robusten	Cer-ox.
- Gebärmuttervorfall mit	Collins.
- Herzbeschwerden mit	Crot., Lil.
- Kopfschmerzen mit	Vib.
- Krämpfen mit	Cimic., Magn-c., Magn-ph., Vib.
- Leibkrämpfen mit	Diosc.
- Membranen im Regelblut, bei	Vib.
- nervöse	Diosc.
- Ohnmacht mit	Verat.
- Prolapsempfindungen mit	Cimic.
- Schmerzen, mit kolikartigen	Cham.
- Schüttelfrost mit	Verat.
- Schweißen, mit kalten	Verat.
- schwere	Arist.
- Steißbeinschmerzen mit	Med.
Dyspepsie	Abies., Ac-lac., Ac-m., Ac-sal., Ac-sulf., Alum., Ant-c., Carb-an., Carb-v., Chin., Coff., Eichh., Ferr., Gins., Ign., Jugl-cin., Kres., Lac-c., Lob., Magn-m., Myric., Phell., Sulf.
- alter Leute	Kali-c.
- Anstrengung, nach geistiger	Nux-v.
- Appetitlosigkeit mit	Carc., Cin.

DYSPEPSIE

- Ärger nach	Nux-v.
- atonische	Quas., Zinc.
- Aufgetriebensein mit	Pop.
- Blähungen mit	Arn., Asa., Lyc., Quas.
- chronische	Tab.
- Diätfehlern, bei den geringsten	Nat-c.
- Durchfall, mit blutigen	Eucal.
- Fettgenuß nach	Kali-j., Nat-ph., Puls., Thuj.
- Fleischgenuß nach	All-s.
- Gemüsegenuß nach	Nat-c.
- Gewichtsverlust mit	Carc.
- Heißhunger mit	Cin.
- Kleinkindern bei	Carc.
- Lebensweise, bei sitzender	Nux-v.
- Mehlspeisen nach	Nat-c., Nat-ph.
- Milchgenuß nach	Nat-c.
- nervöse	Ac-ph., Anac., Asa., Cer-ox., Cocc., Ign., Nat-c., Nux-m., Petr.
- Obstgenuß nach	Chin.
- Regelzeit, besonders zur	Bov.
- saure	Calc-c., Caps., Form., Hep., Iris., Lyc., Magn-c., Nat-c., Nat-m., Nat-ph., Rob., Sep.
- Sodbrennen mit	Petr., Quas.
- Sommer im	Bry.
- Stühlen, mit sauren	Rob.
- Vielessen nach	Puls.
- Zuckerüberernährung bei	Nat-ph.
- Zwiebelgenuß nach	Thuj.
Dyspnoe	s. Kurzatmigkeit.
Dystonie	s. vegetative Dystonie
Dysurie	Ac-lac., Ant-t., Cann-sat., Cob., Coff., Crot., Croton., Dulc., Eupat-perf., Equis., Lyc., Op., Pich.

E

Effloreszenzen	
- psoriasisähnliche	Glon.
Egoistische Menschen	Aur.
Egozentrische Menschen	Sulf.
Eichel	
- Bläschenbildung an der	Ran-b.
- Brennen an der	Cin.
- Brennen an der, nach dem Koitus	Cepa.
- Entzündung an der	Bor., Canth., Napht., Viol-t.
- Geschwüre an der	Ran-b., Thuj.
- Jucken an der	Cann-ind., Cin., Dros., Hep., Mez.
- Ödeme an der	Cycl.
- Stechen an der	Dros., Gnaph., Hep., Mez., Ran-b.
- Wundheit der	Thuj.
- Warzen an der (Feuchtwarzen)	Thuj.
Eichelkranz	
- Brennen am	Spig.
- Geschwulst am	Spig.
- Prickeln am	Spig.
Eichelschmerzen	
- häufige	Cauloph.
- Harnlassen beim	Pareir.
- scharfe	Cauloph.
- stechende	Abrot., Arum., Cauloph.
- ziehende	Abrot., Arum.
Eierstöcke(n)	Abrot., Apis., Arist., Canth., Cimic., Colch., Ferr., Lach., Lil., Lup., Puls., Sabal., Senec., Verat.
- Atrophie der	Jod.
- Ausbildung, auffallend starke der	Aur.
- Brennen in den	Apis., Plat.
- Drang der, gegen die Scheide zu	Apis.
- Drängen in den	Magn-m.
- Druck in den	Bell.
- groß wie zu	Arg-nitr.
- linksseitig	Arg-nitr., Caps.
- rechtsseitig	Apis., Podo.
- Schwellung der	Ham., Plat., Podo.
- Schwellungsgefühl in den	Nux-m.
- Stechen in den	Ac-benz., Bell., Caps., Con., Sep.

- Tumoren an den	Aur., Lues.
- Unterfunktion der	Arist., Puls.
- Vergrößerungsgefühl in den	Arg-nitr.
- Ziehen in den	Apis.
Eierstocksentzündung	Abrot., Ac-lac., Ant-c., Apis., Bell., Canth., Echin., Heder., Jod., Merc-sol., Plat., Sabal., Sabin., Sulf., Thuj., Tub.
- Ausschweifung nach	Chin.
- chronische	Carc., Sep.
- Frauen, bei älteren	Guaj.
- gichtisch-rheumatische	Guaj.
- linksseitige	Wye.
- schmerzhafte	Wye.
- Verwachsungsbeschwerden mit	Ac-lac.
Eierstocksschmerzen	Ac-succ., Ac-sulf., Arg-nitr., Brom., Bry., Bufo., Cad., Caps., Cimic., Lil., Phos., Plat., Podo., Rhod., Sabal., Tarant., Thal., Thuj., Tub., Zinc.
- Aufregung bei	Thea.
- Ausschweifung nach	Chin.
- ausstrahlende	Podo.
- Bauch in den ausstrahlende	Ham.
- Harndrang, mit häufigem	Vesp.
- Husten beim	Naja.
- Knie, zum linken ausstrahlende	Wye.
- linksseitige	Heder., Lach., Naja., Vesp.
- Oberschenkel, bis in die ausstrahlnede	Cact.
- periodische	Cact.
- Regel, als ob die kommem würde	Nicc.
- Regel während der	Abs., Ac-ox., Thea.
- schneidende	Coloc.
- stechende	Ars.
- ziehende	Ars.
- Zusammenkrümmen zum	Coloc.
Eierstocksverhärtung	Brom., Con., Jod.
- linksseitige	Psor.
Eierstocksverwachsungen	Ac-fl.
- schmerzhafte	Bellis.
Eierstockzysten	Abrot., Ac-fl., Ac-form., Apis., Aur., Aur-j., Jod., Lues.
- schmerzende	Arum.

Eifersüchtige Menschen	Apis., Hyosc., Lach., Lil.
Eifersuchtswahn	Hyosc.
Eigensinnige Menschen	Bufo., Spig.
Eigenwärme	
- Mangel an	Olnd.
Eile, immer in	Ac-sulf., Arg-nitr., Med., Tarant.
Eilig	
- Bewegungen in seinen	Bell., Hyos., Stram.,Sulf-ac., Tarant.,
- Essen beim	Caus., Hep., Lach., Pip-m., Sulf-ac.
- Gehen beim	Arg-n., Canth., Jod., Mosch., Stram., Tarant.
- springt von einem zum anderen	Ambr.
Einatmen	
- Brennen beim	Berb.
- Druck in der Lebergegend beim	Bry.
- Kratzen beim	Spong.
- Pfeifen beim	Spong.
- Reißen beim	Berb.
- Schmerzen, bis zum Bauch ausstrahlende beim	Berb.
- Stechen beim	Berb.
- Stiche in der Lebergegend beim	Bry.
- Wundheitsgefühl beim	Aloe.
Einatmung frei	
- Ausatmung behindert	Chlor.
Einbildungen	Lac-c.
- aller Art	Cann-ind.
- Krankheiten von	Sabad.
Eingenommenheit	Mandr., Nux-v.
- Angst mit	Hyper.
- Aufstehen beim	Jod.
- Blutwallungen mit	Graph.
- Gedanken der	Puls.
- Jammern mit	Hyper.
- Kopfes des	Graph., Magn-m.
- Nasenbluten mit	Graph.
- Niederlegen beim	Jod.
- Schreck mit	Hyper.
- Schwere mit	Hyper.
- Schwindel mit	Graph.
- Übelkeit mit	Graph.

Einleitungsmittel	
- bei Beginn der Behandlung chronischer Krankheiten, wenn Psor. zugrunde liegt	Sulf.
Einsame Menschen	Ac-acet.
Einsilbige Menaschen	Cact.
Einschlafen	
- Atmung mit stöhnender beim	Valer.
- Beengungsgefühl beim	Lach.
- Erstickungsgefühl beim	Lach.
- Gedankenzustrom beim	Thea.
- Krämpfe beim	Ign.
- Morgen, kann erst gegen	Valer.
- Reden beim	Plat.
- Schmerzen beim, die von kleinen Stellen ausgehen	Ign.
- Schweißausbrüche beim	Puls.
- Spannungen beim	Ign.
- spätes	Graph., Magn-m.
- tagsüber	Calc-ph.
- Würgen beim	Lach., Valer.
- Zuckungen beim	Ac-m., Ign.
- Zuhören beim	Plat.
Einschlafstörungen	Cin.
- Abgeschlagenheit vor	Beryl.
- Angst vor	Calc-c., Caust., Tab.
- Angst wegen, vor dem nächsten Tag	Arg-nitr.
- Ärger wegen	Caps., Zinc.
- Aufregung vor	Zinc.
- Delirien, wegen wilder	Gels.
- Denken, vor lauter	Nat-m.
- Durst, wegen großem	Ign.
- Freude, vor lauter	Coff.
- Frostgefühl wegen	Lac-c.
- Gedanken, wegen unangenehmer	Ac-fl., Ac-lac., Aloe., Cimic., Hep., Hyper., Lil., Puls., Staph.
- Gedankenzustroms wegen	Anhal., Aran-d., Chin., Coff., Gels., Op., Thea.
- Geräuschempfindlichkeit wegen	Zinc.
- Gespenstersehen wegen	Kali-br.
- Grübeln vor lauter	Ambr.
- Hautausschlägen, wegen brennender	Croton.

- Heimweh vor	Caps.
- Hitze wegen	Anac., Puls.
- Hunger vor lauter	Ign.
- Juckreiz wegen	Anac.
- Kränkung wegen	Caps.
- Kratzen muß immer zu	Anac.
- Kummer vor lauter	Ac-succ.
- Liebesenttäuschung wegen	Ac-succ.
- linken Seite auf der	Thuj.
- Müdigkeit vor	Beryl., Lil.
- nervöser Erregung wegen	Tab.
- nachts bis 3 Uhr	Cob.
- nachts bis 5 Uhr	Cob.
- nachts nach Erwachen	Sil.
- Phantasien wegen	Op.
- Schwäche aus	Chin.
- Schweißausbrüchen wegen	Tab.
- sexueller Erregung wegen	Bufo.
- sexueller Gedanken wegen	Bufo.
- Sorgen vor lauter	Ac-succ., Ambr., Cocc.
- stundenlange	Arist.
- Träume, wegen zänkischer	Caust.
- Unruhe vor	Aran-d., Bell.
- Verfolgungsideen wegen	Kali-br.
- Vorstellungen, wegen schrecklicher	Crot., Hyper.
- wirft sich dauernd herum	Phos.
Eisenbahnschwindel	Cocc.
Eiterungen	Apis., Calc-fl., Carb-an., Guaj., Hep., Lyc., Myrist., Psor., Ther.
- aller Art	Sil.
- beginnende	Merc-sol.
- bläuliche	Sil.
- bräunliche	Ac-nitr.
- chronische	Calc-hyp., Pich., Sil.
- dicke	Calc-sulf.
- dünne	Sil.
- Drüsen der	Hep.
- Erregung mit nervöser, am Beginn der	Hep.
- Fieber, am Beginn der	Hep.
- gelbflüssige	Calc-sulf.
- Geschwüre der	Bor.
- grüne	Ac-nitr.
- Haut der	Hep.

- reaktionsträge	Sil.
- Schleimhäuten an den	Hep.
- schmierende	Sil.
- Schüttelfrost, am Beginn der	Hep.
- Subkutis in der	Rhs-t.
- übelriechende	Sil.
- Verletzung nach	Echin.
- weiße	Hep.
- Wunden alter	Bor.
Eiterausschlag	Calc-sulf., Hep., Merc-sol., Myrist., Rhs-t., Sars., Sil., Sulf.
- schlecht heilender	Staph.
Eiterpusteln	Brom.
- Stirn-Haar-Grenze an der	Tub.
Ejakulare praecox	Bor., Calad., Calc-c., Carb-v., Clem., Lyc., Naja., Sel.
Ekel	Agar., Canth., Carb-v., Card., Dig., Eupat-perf., Graph., Ipec., Op.
- Bissen nach wenigen	Rheum.
- Essen beim Denken an	Cocc.
- Essen vor jedem	Ant-c., Ars., Mosch., Nux-m.
- Fett vor	Petr., Tab.
- Fleisch vor	Ars., Petr.
- Schweinefleisch vor	Psor.
- Speck vor	Tab.
- Speisen vor	Anhal., Colch., Hep., Phell.
- Speisen vor gekochten	Petr.
- Speisengeruch vor	Cocc., Tab., Vacc.
Ekchimosen	Abs., Ac-benz., Ac-sulf., Carb-v., Tarant.
- diffuse	Thal.
- Haut der	Vip.
Eklampsie	Cimic., Cupr., Glon., Kali-br., Plb., Sec., Verat.
- Albuminurie mit	Helleb.
- Schwangerschaft in der	Helleb.
- Wöchnerinnen bei	Helleb.
Ekstase	Cann., Thea.
- Angst nach	Kres.
- Depressionen nach	Kres.
Ektropium	Caps., Graph.

E

Ekzem	Ac-m., Ars-j., Aur., Cardios., Fagop., Hydroc., Ichth., Kali-br., Ran-b., Sars., Sulf-j., Zinc.
- Absonderungen, mit honigartigen	Graph.
- After am	Psor.
- akutes	Ac-form., Croton.
- allergisches	Ac-sal., Arist.
- Armbeugen in den	Cupr., Nat-m.
- Auge am	Tell.
- Augenbrauen über den	Agn.
- Bläschen mit	Canth., Nat-m.
- bläschenförmiges	Sep.
- borkenbildendes	Graph.
- brennendes	Ac-form., Ac-sulf., Agn., Caust., Erig., Graph., Kreos., Rhs-t., Staph.
- chronisches	Ac-form., Ac-hydrof., Amm-c., Ant-c., Beryl., Carc., Croton., Graph., Kali-ars., Lues., Med., Psor., Sep., Thuj., Thyr.
- chronisches bei Nierenleiden	Solid.
- dyshidrotisches	Cob.
- eitriges	Croton., Hep., Mez., Thuj.
- exanthemisches	Ac-sal.
- feuchtes	Bov.
- Fingern zwischen den	Psor.
- fleckenförmiges	Vinc.
- frieselartiges	Viol-t.
- Füßen an den	Sil.
- Gelenkbeugen in den	Nat-m., Sep.
- Gesicht im	Ac-picr., Cic., Croton., Prim., Psor., Viol-t.
- Hals am	Arist.
- Händen an den	Cic., Sil.
- Handflächen an den	Anac., Nat-m.
- Handrücken auf dem	Anac., Cad., Mandr., Sep.
- hartnäckige	Caust.
- Hinterkopf am	Nat-m., Olnd.
- Hodensack am	Ac-picr., Croton.
- impetiginöses	Tell.
- juckendes	Ac-acet., Ac-form., Ac-sal., Ac-sulf., Agn., Anac., Ant-c., Arist., Bari-c., Canth., Card., Cupr., Erig., Graph., Kreos., Olnd., Petr., Psor., Rhs-t., Staph., Sulf., Tub., Vinc. Viol-t.
- Kinder der	Calc-sulf., Viol-t.

- Kinn am	Prim.
- Kniekehlen in den	Cupr.
- Kopf am	Arist.
- Kopfhaut auf der	s. Kopfhautekzeme
- Körper am ganzen	Olnd.
- Körperöfnungen an den	Ac-nitr.
- Kratzen bessert	Agn.
- kratzt, bis es blutet	Psor.
- krätzeartiges	Psor.
- kreisförmiges	Sep.
- Kruste mit gelber, harter	Cic., Croton.
- Kruste mit dicker	Bov.
- krustiges	Graph., Mez., Nat-m., Olnd., Vinc.
- langandauerndes	Sep.
- libidinöses	Arist.
- makulo-pustulöses	Ac-benz.
- Meer am	Nat-m.
- multiformes	Clem.
- Nacken am	Tell.
- nässendes	Ac-acet., Ac-ox., Ac-picr., Ac-sulf., Anac., Ars., Bellis., Calc-c., Calc-fl., Cic., Clem., Croton., Cupr., Graph., Jugl-reg., Magn-c., Med., Merc-sol., Mez., Olnd., Petr., Prim., Psor., Rad., Rhs-t., Sep., Sil., Staph., Tarant., Thuj., Tub., Vinc., Viol-t.
- Nase an der	Ac-picr.
- neurotisches	Anac.
- Ohren an den	s. Ohrekzeme
- Ohren hinter den	Jugl-reg., Graph., Nat-m., Olnd., Tell., Viol-t.
- Ohren um die herum	Psor., Scroph-n.
- Ohrmuscheln an den	s. Ohrmuschelekzeme
- papulöses	Cad., Cic., Clem., Dulc., Olnd.
- pustulöses	Cad., Cic., Clem., Dulc., Rhs-t., Sep., Viol-t.
- Schamhaaren an den	Arist.
- schmerzhaftes	Petr.
- schuppendes	Tub.
- seborrhoisches	Ac-ph., Ac-picr., Ac-sulf., Bufo., Calc-c., Graph., Med., Nat-m., Sel., Sep., Staph., Sulf., Thuj., Tub.
- skrofulöses	Viol-t.
- Sonne in der	Nat-m.

- trockenes	Ac-ph., Ars., Bari-c., Bry., Cad., Calc-ph., Card., Caust., Erig., Form., Graph., Kali-ars., Kres., Lyc., Mang., Petr., Psor., Sep., Sulf., Thyr., Viol-t.
- übelriechendes	Psor., Staph.
- unheilsames	Psor.
- unreines	Psor.
- Unterarm am	Arist.
- Unterschenkel am	Arist.
- urtikarielles	Dulc.
- Winter im, rezidivierendes	Psor.
- variköses	Clem.
Elefanthiasis	Aals., Arum., Carb-v., Hydroc.
Elendigkeit	Arist., Glon., Nat-m., Petr., Podo., Sec., Stann., Thea.
- Fettgenuß nach	Calc-ph.
- Milchgenuß nach	Calc-ph.
Ellenbogen	Bellis., Berb.
- Gicht in den	Led.
- Kälte an den	Hep.
- Prickeln in den	Hep.
- Reißen in den	Arg-nitr.
- Rheuma in den	Led., Lith.
- Schweregefühl in den	Arg-nitr.
- Stechen in den	Phos., Ther.
- Steifigkeit in den	Arg-nitr.
- Taubheit in den	Arg-nitr.
- Ziehen in den	Arg-nitr.
- Zucken in den	Led.
Ellenbogenbeugen	
- Unterdrückungsekzeme in den	Zinc.
Ellenbogengelenke	Kreos.
- Quetschungsschmerz in den	Amm-c.
- Steifheit in den	Arg-nitr.
Ellenbogenschmerzen	
- gichtische	Graph.
- reißende	Aloe., Cycl., Lyc.
- rheumatische	Graph., Visc.
- stechende	Aloe.
- ziehende	Ant-c.

Embolie	Lach., Vip.
- Neigung zu	Ac-hydroc., Naja.
Emmenagogum	Asar., Helleb., Petros.
Emotiv, sehr	Sumb.
Empfängnisbereitschaft	Bor.
Empfindlichkeit	
- Austern gegen	Kali-nitr.
- Berührung gegen	Ac-m., Ac-nitr.
- Fisch gegen	Kali-nitr.
- Gemüse, gegen wasserreiches	Kali-nitr.
- Geräusche gegen	Ac-nitr.
- Getränke, gegen kalte	Ac-form.
- große	Ac-form., Form.
- Herzen über dem	Zinc.
- Kaltbaden gegen	Ac-form., Form.
- Kälte gegen	Ac-form., Form.
- Krebse gegen	Kali-nitr.
- Nässe gegen	Ac-form., Form.
- Obst gegen	Kali-nitr.
- Rütteln gegen	Ac-nitr.
- Streit gegen	Ac-nitr.
Empfindungslosigkeit	Kreos., Op.
Emphysembronchitis	Ac-sulf., Ant-ars., Ant-s., Carb-an., Carb-v., Con., Grind., Hep., Kali-bi., Lyc., Napht., Nat-m., Phos., Seneg., Stann., Tab.
Emphysemhusten	Ac-sulf., Napht.
- alter Leute	Seneg.
- Auswurf mit zähem, schleimigem	Seneg.
Endarterien	
- Entzündung der	Ars., Plb.
- Intimaschädigung allgemeine, sklerosierende	Plb.
Enddarmmittel	Ac-nitr., Aesc., Alet., Alum., Amm-m., Arist., Paeon.
Endgefäße	Kreos.
Endmittel	Ars., Calc-c., Carb-v.
Endokard	Naja., Spig.

Endokarditis	Ac-benz., Ac-lac., Acon., Ars., Cact., Colch., Crot., Kali-c., Magnol., Verat-v., Vip.
- akute	Lach., Naja.
- chronische	Lach., Naja.
- infektiöse	Apis.
- postinfektiöse	Iber.
- rheumatische	Ac-form., Apis., Kalm., Phyt., Spig.
Endokrine Dysharmonie	Cimic., Magn-c.
Endometritis	s. Gebärmutter-Schleimhautentzündung
Engbrüstigkeit	Caps., Dros., Naja., Staph., Vinc.
Engegefühl	Flor., Guaj.
Entbindung	
- lange sich hinziehende mit Erschöpfung	Cauloph.
Enteritis	s. Dünndarmentzündung
Enterokolitis	Coloc., Podo., Poten., Tab.
Enteroptose	s. Darmsenkung
Entfernt	
- alles scheint weit	Ther.
Enthemmte Menschen	Cann-ind.
Entkalkungskrankheiten	Calc-c., Calc-phos, Calc-f.
Entropium	Gnaph.
Entscheiden kann sich nicht	
- für oder gegen etwas	Graph.
Entschlußschwäche	Puls.
- Ändert Entschlüsse dauernd	Bar-c., Buf-s., Cact., Cham., Rhs-t.
- Gedanken in	Nat-m., Sulf., Tarant.
- Handlungen in	Bar.c., Chin., Lyc., Nat-c., Nux-m., Onos., Trant.
- Hysterikern bei	Ac-picr.
- Kleinikeiten in	Bar-c., Lyc., Lyss.
- Unerfreuliche Stimmung (Mißlaune)	Am-c., Mag-m., Plat.
Enttäuschung	
- Heißhunger mit	Coloc.
- schnelle	Phos.
Entwicklungsstörungen	Aur., Calc-c., Calc-ph., Sil.
- geistige	Agar., Bari-c., Carc., Lues.
- Geisteskrankheiten mit, bei jungen Mädchen	Helleb.

- Kindern bei	Agar., Bari-c., Carc., Med.
- körperliche	Agar., Bari-c., Carc.
- seelische	Lues.
- Studenten bei	Agar., Bari-c.
Entzugserscheinungen	
- Drogomanen bei	Calc-ars.
- Trinkern bei	Calc-ars.
Entzündungen	Ham., Led., Merc-sol., Myrist., Sabin.
- akute	Acon., Apis., Bell.
- aller Art	Sulf.
- Anfang am, im 1. Stadium	Ferr-ph.
- Blutungen mit schwarzen	Anthr.
- brennende	Caps.
- dunkelrot verfärbte	Lach.
- eitrige	Merc-sol.
- exsudative	Apis.
- fibröse	Rhs-t.
- heftigste	Bell.
- katarrhalische	Calc-c., Equis.
- lokalisierte	Bell.
- Mund vom, bis zum After	Ac-ox.
- nekrotische	Tarant.
- ödematöse	Apis.
- Organen, an allen	Acon.
- Organen, in fibrösen	Kali-j.
- Schwellungen mit	Anthr.
- septische	Anthr., Lach.
- subakute	Apis.
- Verhärtungen, mit schwarzen	Anthr.
- Zellgewebe am	Apis.
- zentralen Nervensystem am	Merc-sol.
Entzündungsmittel	Hep., Led., Myrist., Nat-nitr.
Enuresis	Agar., Arist., Bell., Calc-c., Carb-v., Carc., Caust., Equis., Ferr., Hyper., Kali-c., Kreos., Lyc., Mandr., Mandr e rad., Med., Petros., Plat., Psor., Rhs-t., Ruta., Seneg., Sulf., Tab., Tarax., Verb.
- Blasenschwäche mit	Urt.
- Durchnässung nach	Thuj.
- Harnausscheidung nachts, mit stark vermehrter	Plant.
- hartnäckige	Sabal.

- Kinder der	Podo.
- Mädchen der	Puls.
- Mädchen bei jungen, anämischen	Ferr-ph.
- nervöse	Cin.
- nachts	Atrop-s., Plant., Tub.
- Schlaf im ersten	Sep.
- Schließmuskelschwäche mit	Nux-v.
- Wurmkindern bei	Spig.
Epiglottis	
- zusammenziehen des	Calc-fl.
Epikondylitis	Arn., Ruta.
Epilepsie	Abs., Acon., Agar., Art-v., Atrop-s., Bell., Bufo., Calc-c., Camph., Carc., Chin., Cin., Cocc., Cupr., Hyper., Ind., Kres., Lach., Lues., Nux-v., Oena., Op., Plat., Plb., Sabad., Sec., Stram., Tarant., Vip., Visc., Zinc.
- Anfälle	Glon., Helleb., Ign. Magn-c., Ran-b.
- Aura mit	Ac-hydroc.
- Blutandrang mit, vor dem Anfall	Calc-ars.
- Gefühl bei, als sei der Kopf zu groß	Arg-nitr._
- Lähmungserscheinungen mit	Helleb.
- luetischer Genese	Kali-br.
- Muskelkrämpfen, mit tetanischen	Ac-hydroc.
- Ohnmacht mit	Ac-hydroc.
- Schaum vor dem Mund bei	Ac-hydroc.
- Schlaf im	Lil.
- Schläfrigkeit mit großer	Caust.
- Schluckauf mit	Cic.
- Schreien mit	Cic.
- Trinker der	Ran-b.
- tuberkulinischer Genese	Kali-br.
- Zyanose mit	Ac-hydroc.
Epileptische Krämpfe	Ipec., Sil. s. a. Krämpfe
- Glieder, mit Verdrehen und Zucken der	Hyosc.
- Stuhlabgang mit	Hyosc.
- Urinabgang mit	Hyosc.
- Zungenbiß mit	Hyosc.
Epitheliome	Hydrast., Magn-m., Ran-b., Thuj., Tub.
Epithelkörperchen	Calc-c.
Epithelverhärtung	Cast-eq.

Erbgrind (Favus, Hautpilz)	Vinc.
Erblindung	Anhal., Ars., Glon., Phos., Plb., Tab.
- beginnende	Dulc.
- dauernde	Sec.
- fortschreitende	Plb.
- ikterische	Plb.
- vorübergehende	Dig., Sec., Thal.
Erbnosoden	Lues., Med., Tub.
Erbsche Dystrophie	Ac-picr.
Erbrechen	Abs., Ac-acet., Ac-form., Ac-m., Ac-sal., Ac-sulf., Acon., Agar., Agn., Alum., Amm-c., Apis., Apoc., Bell., Bellis., Beryl., Brom., Bry., Camph., Chelid., Cic., Cob., Cupr., Cycl., Dirc., Elat., Euph., Ferr-ph., Form., Helleb., Ign., Ipec., Jab., Jugl-reg., Lob., Melil., Mosch., Paeon., Phyt., Plb., Pop., Psor., Rhod., Stram., Tereb., Thea., Ther., Uran.
- Alkoholgenuß nach	Aran-d.
- alles macht	Ac-hydroc., Hydrast.
- anhaltendes	Verat.
- azetonämisches	Kreos.
- besser durch Essen	Graph.
- bitteres	Kali-bi.
- Blut von	Ac-nitr., Canth., Crot., Phos., Sec., Verat., Vip.
- cerebrales	Apom., Cer-ex., Kreos.
- dunkelgrünes	Podo.
- Durchfällen mit	Cham.
- Durst mit	Olnd.
- Eisgenuß nach	Ars.
- erleichtert	Ant-t., Tart-emet.
- erleichtert nicht	Sang.
- Essen nach dem	Aran-d., Bism., Cin., Dros., Helod., Med., Tarant.
- Essig nach	Ars.
- Fettgenuß nach	Calc-ph.
- Flüssigkeit, nach saurer	Rob.
- Früchten nach	Ars.
- Galle von	Ant-c., Ars., Card., Cham., Crot., Croton., Dros., Eupat-perf., Med., Nat-s., Nux-v., Puls., Sep., Verat., Vip.

- häufiges	Anac., Sep.
- heftiges	Anac.
- Heißhunger trotz	Ferr.
- Herzschwäche mit	Magn-c.
- Hunger nach dem	Aeth., Cin., Olnd.
- Husten nach	Dros.
- Kaffeegenuß nach	Dulc., Olnd.
- kaffeesatzartiges	Phos., Sec.
- Kopfschmerz mit	Lac-c.
- krampfhaftes	Cauloph., Glon., Magn-c., Podo.
- Leibschneiden mit	Cham.
- Luftaufstoßen mit	Arg-nitr.
- Magen bei leerem	Ipec.
- Magenschmerzen mit	Graph.
- Mahlzeiten, nach üppigen	Ipec.
- Milchgenuß nach	Ant-c., Calc-ph.
- Milchklumpen von	Calc-c.
- morgendliches	Ac-lac., Dros., Guaj., Nux-v.
- Neigung zum	Mez.
- nervöses	Asar.
- Ohnmacht mit	Pulx.
- periodisch wiederkehrendes	Graph.
- Säuglinge der	Aeth.
- saures	Ac-lac., Ac-ph., Ant-c., Calc-c., Calc-ph., Cham., Gels., Iris., Kali-bi., Lyc., Magn-c., Nat-ph., Sep.
- Schleim von	Ac-nitr., Arg-nitr., Ars., Canth., Cin., Cocc., Croton., Dros., Kreos., Med., Nat-m., Nux-v., Petr., Puls., Pyrog., Verat., Vip.
- Schleim von grün-gelbem	Card., Dulc.
- Schwäche mit	Puls.
- Schweiß mit	Magn-c.
- Schwindel mit	Ac-lac.
- Sichttrübung mit	Lac-c.
- Speisen von	Cocc., Jod., Lach., Petr., Phos., Pyrog., Verat.
- Speisen vom Vortag von	Card.
- Trinken nach	Aran-d., Cin., Cocc., Dros., Helod., Med.
- Übelkeit mit großer	Tab.
- Umdrehen beim	Ipec.
- Unverdautem von	Ferr., Kreos.
- urämisches	Kreos.
- Wasser von	Amm-c.

- Wassertrinken nach	Stann.
- Würgen mit	Colch.
- Zunge, bei reiner	Ipec.
Erdbeerallergie	Ac-ox.
Erdbeerzunge (Scharlachzeichen)	Bell.
Erektion(en)	Ac-sulf., Helod., Magn-c.
- Abendessen beim	Nicc.
- Abneigung mit, gegen den Verkehr	Clem.
- andauernde	Apis., Cann-i., Canth., Coloc., Graph., Kali-br., Nat-c., Nat-m., Phos., Pic-ac., Plat., Puls.
- Anlass ohne jeden	Ac-ox.
- Autofahren beim	Calc-ph.
- corda veneria mit	Cann-sat.
- Eichelschmerzen mit	Sil.
- Gedanken mit wollüstigen	Spig.
- Geschlechtstrieb mit gesteigertem	Tab.
- Geschlechtstrieb bei mangelndenm	Diosc.
- geschlechtliches Verlangen ohne	Amm-c., Calc-ph.
- häufige	Apis., Cann-sat., Canth., Rhs-t.
- Harndrang mit	Rhs-t.
- Harnleiterjucken mit	Thuj.
- Harnröhrenausfluß mit eitrigem	Puls.
- Harnröhrenbrennen mit	Cann-ind.
- heftige	Ac-picr., Cann-ind., Caps., Clem., Hep., Lach., Lith.
- Hodensackbrennen mit	Cann-ind.
- Hodenschmerzen mit	Caps., Cham., Magn-m., Sil.
- Impotenz mit	Tab.
- keine	Agn., Helleb.
- Kraft ohne	Spig.
- krankhaft anhaltende	Ac-fl., Ac-nitr., Ac-succ.
- Kreuzschmerzen mit	Magn-m.
- Lust ohne	Spig.
- mangelnde	Aran-d., Arg-nitr., Calad., Magn-m.
- Mittagsschlaf, beim Erwachen aus dem	Lach.
- morgendliche	Lach., Nux-v., Sil.
- nächtliche	Ac-picr., Amm-c., Caps., Cycl., Gnaph., Led., Lith.
- Nebenhodenschmerzen mit	Sil.
- Prostataschmerzen mit	Clem.
- Samenerguß mit	Hep.
- Samenstrangschmerzen mit	Cham., Magn-m., Sil.

- schmerzhafte	Ac-fl., Ac-picr., Ac-succ., Amm-c., Camph., Cann-ind., Cann-sat., Canth., Hydroph., Gnaph., Mang., Sil., Tarant., Thuj., Visc., Zinc., Zing.
- Schwäche aus	Magn-ph.
- schwache	Dros., Ther.
- starke	Cham., Ipec., Mez.
- Urinieren nach dem	Lith.
- wollüstige	Ant-c.
Erfolgssüchtige Menschen	Aur.
Erfrierungen	Agar., Arum., Bor., Echin.
- Akren der	Abrot.
- Geschwüren mit harten	Psor.
- Ohrmuschel der	Abrot.
- Prickeln mit	Colch.
- Schrunden mit	Psor.
- Stechen mit	Colch.
Ergotin-Tabes	Sec.
Erkältung	Abrot., Ac-acet., Ac-benz., Ac-form., Acon., Agar., Aloe., Arist., Bell., Carc., Ferr-ph., Graph., Lues., Lyc., Magn-m., Petr., Rhs-t., Sil., Spong.
- Abgeschlagenheit mit	Eupat-perf.
- Anfangsmittel	Cepa.
- auffällige	Magn-c.
- Bronchitis, hervorgerufen durch	Mang.
- chronische	Tub.
- Durchfällen mit	Ac-nitr., Acon., Cepa.
- fieberhafte	Samb.
- Frostschäden mit eiskalten	Heder.
- Gesichtshitze mit	Nux-v.
- Gesichtsröte mit	Nux-v.
- hartnäckige	Rumx.
- Heilverlauf mit mangelndem	Carc.
- Herbst im, chronische	Grind., Seneg., Teucr-mar.
- jährlich mehrmals	Calc-c.
- Kälte bei trockener	Kali-bi., Tub.
- Katarrhen mit	Ac-picr.
- Katarrhen mit trockenen	Gels.
- Kinder bei lymphatischen	Dros.
- Kindesalter im	Tub.
- Kleinkinder der	Samb.

- Knochenschmerzen mit	Eupat-perf.
- Leibschneiden nach jeder	Dulc.
- Luftwegskatarrhen mit	Sulf.
- Mund mit offenem	Samb.
- Nase mit trockener, verstopfter	Carc., Samb.
- Nässe bei	Tub.
- Neigung große zur	Cinnb., Kali-c., Psor., Sang.
- Niesanfällen mit	Aral.
- Säuglinge der	Samb.
- Schnupfen mit	Bari-c., Cinnb.
- Schweiß mit wenig	Calc-ph.
- Schweißausbrüchen mit profusen	Aral.
- Schwindel mit	Arist.
- Sekret mit reichlichem, transparentem	Calc-c.
- Sekret mit weißlich-schleimigem	Calc-c.
- September im	Dulc.
- Sommerwetter bei	Gels., Sep.
- Stirnhöhlenkatarrh mit	Cin.
- Wetterwechsel bei	Tub.
- wiederkehrende	Bari-m., Cinnb., Lues., Sulf., Tub.
Erkältliche Menschen	Hep., Kali-c., Sil.
Erkältungsmittel	Nux-v.
Ermüdung	Calc-c., Graph.
- geistige	Lyc., Selen.
- Nasenkatarrhen bei allgemeinen	Luff.
- rasche	Phos.
- Träumen unter hellseherischen, farbenreichen	Anhal.
Ernährungsmittel	Calc-fl., Calc-ph., Ferr-ph., Kali-c., Kali-ph., Kali-s., Mag-ph., Nat-m., Nat-ph., Nat-s., Sil., Calc-s.
Ernährungsstörungen	Bapt., Calc-ph.
- chronische	Abrot.
- Kindern bei	Carc.
- Säuglingen bei	Bor.
Ernährungszustand	
- allgemein mangelhafter	Sil.
- reduzierter	Nat-m.
Ernst ist immer	Alum., Cina., Cocc., Led., Merc., Sulf-ac..
- abends	Seneg.
- Wenn er lächerliche Dinge sieht	Anac.

Erosionen	Abrot., Ac-fl., Ac-lac., Ac-nitr., Arg-nitr., Calc-fl., Hydrast., Kres.
- Ausfluß mit wäßrigem, schleimigem, eitrigem und wundmachendem	Sil.
- blutende	Arum.
Erotomanie	Canth.
Erregung	Ac-ox., Croc., Ferr., Lachn.
- anfangs, dann Betäubung	Hyosc.
- anfangs, dann Lähmung	Agar., Con.
- Angst nach großer	Latrod.
- Aufschreien mit schrillem	Helleb.
- choreatische	Magn-ph.
- Durchfälle bei	Gels.
- Ereignis bei freudigem	Coff.
- gesteigerte	Merc-sol.
- große	Bell., Plat., Sil., Spig., Tarant.
- Herzklopfen mit	Coff., Helleb.
- Hirnkongestion von	Helleb.
- Hitze mit	Coff., Sep.
- hochgradige	Acon., Mosch., Stram., Tarant.
- Hustenanfall jede löst aus	Spong.
- Hyperämie mit, der Meningen und des Großhirns	Stram.
- Klatschsucht mit	Par.
- krankhaft gesteigerte	Magn-ph.
- Kreislaufschwäche mit	Coff.
- motorisch-sensorische, mit aufsteigender Lähmung	Con.
- Musik bei	Tarant.
- nervöse	Cin., Cocc., Meph., Nat-c., Par., Plat., Sep., Sil., Spig., Verat.
- psychische	Tarant.
- psycho-motorische	Mandr.
- subkortikale	Vib.
- starke	Meph.
- Steigerung mit, bis zum Jodbasedow	Jod.
- Unruhe mit großer	Bell.
- zentrale	Kali-br.
- Zittern mit	Coff.
Erröten	Jab., Mandr.
- Erregung bei jeder	Ferr-ph.
- nervöses	Ambr.
- Sprechen beim	Ambr.

- Zorn vor	Ant-c.
Erscheinungen sieht	Thuj.
Erschöpfung	Ac-acet., Ac-picr., Ac-succ., Ac-sulf., Acon., Agn., Ambr., Anac., Apoc., Aven., Bapt., Calc-fl., Calc-ph., Camph., Carb-v., Chin-ars., Cocc., Croton., Dros., Eucal., Gels., Gins., Guaj., Hapl., Heder., Helon., Kali-bi., Lach., Lycop., Magn-c., Med., Mosch., Pass., Puls., Sil., Spig., Stann., Stront.
- abends besonders	Ac-lac.
- allgemeine	Cocc., Sel.
- Anstrengung bei geringster	Kali-c., Spong.
- Durchfall mit	Arg-nitr.
- geistige	Anhal., Calc-ph., Rauw.
- Gesicht mit fahlem	Berb.
- große	Anhal., Cad., Chin., Dig., Phyt., Rhs-t., Sel.
- Herzklopfen mit	Arg-nitr.
- Hinterkopfschmerz mit	Kali-ph.
- Hitze mit	Arg-nitr.
- hochgradige	Carb-an., Cast., Helon., Verat.
- Infektionskrankheiten bei	Rhs-t.
- Infektionskrankheiten nach	Kali-c., Kali-ph., Phos.
- Kindern bei	Magn-ph.
- körperliche	Anhal., Calc-ph., Cocc.
- Krampfdiathese mit	Magn-ph.
- Krankheiten bei akuten	Colch.
- Krankheiten nach akuten	Psor.
- Krankheiten, nach längeren	Ind., Meph.
- nervöse	Ac-ph., Arg-nitr., Ferr-picr., Lup., Meph., Nux-m., Olnd., Sep., Stann., Strych.
- rasche	Calc-ph., Colch.
- Schweißen mit eiskalten	Carb-v.
- Schwindel mit	Arist.
- Schwitzen mit	Arg-nitr.
- seelische	Anhal.
- tagsüber	Anhal., Conv., Hep.
- Zittern mit	Arg-nitr.
- zunehmende	Hydrast.
Erschrecken	
- überempfindlich gegen	Tab.

Erschütterung	Bell.
- Besinnungslosigkeit bei	Ac-fl.
- Blutandrang bei	Tab.
- Blutwallungen bei	Glon.
- Gesichtsröte bei	Glon.
- Hitze bei	Glon.
- Kopfschmerz bei	Bry., Con., Spig., Tab.
- Migräne bei	Tab.
- Nasenbluten bei	Glon.
- Schwindel bei	Ac-fl., Glon., Spig.
- Schwitzen bei	Glon.
Erstickungsanfälle	Ac-acet., Ac-hydroc., Amm-c., Carb-an., Cupr., Hyosc., Kali-br., Kali-nitr., Latrod., Lauroc., Mosch., Naja., Op., Spong., Stram., Vip.
- Atemnot mit	Nux-m.
- Auswurf mit schleimigem	Guaj.
- Bewegungen im Bett bei	Spig.
- Heiserkeit mit	Nux-m.
- Herzkreislaufversagen mit	Bor.
- Husten mit trockenem	Guaj.
- hysterische	Nux-m.
- Luftschnappen mit	Ipec.
- Mitternacht nach	Ars., Samb.
- nervöse	Nux-m.
- Niederlegen beim	Ars.
- nachts	Brom., Graph., Guaj.
- Säuglinge der	Bor.
- Zyanose mit	Bor.
Erstickungsangst	Guaj., Latrod., Spong.
Erstickungsbeschwerden	Tarant.
Erstickungsgefühl	Apis., Carb-v., Lach., Lues., Strych.
- abends beim Hinlegen	Podo.
- Angst mit	Dig.
- Atmung mit aussetzender	Grind.
- Auffahren aus dem Schlaf mit	Dig.
- Einschlafen beim	Dig.
- Kehlkopf im	Iber.
- linken Seite, beim Liegen auf der	Visc.
- Schleimrasseln mit starkem	Amm-c.
- Seufzen mit	Helleb.
- Trinken nach dem	Hyosc.

- Wimmern mit	Helleb.
Erstickungshusten	Cann.
- hohler	Chin.
- krampfhafter	Chin., Cupr.
- Schleimrasseln mit	Cupr.
- trockener	Chin.
Ertaubung	Caust.
- fortschreitende	Lues.
Erwachen (erwacht)	
- abgeschlagen beim	Echin.
- Alpdruck nach	Bapt., Mez.
- Angst mit	Ac-benz., Lach., Merc-sol., Quas., Sep., Tab., Thea.
- Atemnot mit	Ac-benz., Bapt., Samb.
- Aufregung vor	Merc-sol.
- Augen mit Dunkelheit vor den	Dulc.
- Augenkopfschmerz mit	Bellis.
- Beengungsgefühl mit	Lach.
- benebelt wie	Con.
- Benommenheit mit	Amm-c., Con., Croc.
- Durst wegen	Aloe., Phos.
- Erbrechen muß sich beim	Sel.
- Erschöpfung nach	Bapt.
- Erstickungsanfällen wegen	Graph.
- Erstickungsgefühl wegen	Lach.
- essen um zu	Heder.
- Fieber mit	Lac-c.
- Frost wegen	Berb.
- früh	Nat-c., Visc.
- Gefühl mit, zu fallen	Guaj., Sang.
- gerufen, als hätte ihn jemand	Rhod.
- Glieder, wegen Rucken und Zucken der	Helod.
- Grund ohne	Ac-acet.
- Harndrang wegen	Aloe., Calc-fl.
- häufiges	Aran-ix., Bapt., Calc-fl., Colch., Guaj., Samb., Stront.
- Herzflattern mit	Lil.
- Herzklopfen mit	Ac-acet., Ac-benz., Lil., Merc-sol., Sep., Tab.
- Herzklopfen wegen starkem	Alum.
- Hitze wegen	Ac-benz., Bari-c., Berb.
- Hunger mit	Ac-ox., Phos., Sel.
- Husten mit	Stront.

- Kältegefühl mit eisigem am Herzen	Helod.
- Knochenschmerzen mit	Lues.
- Kollaps mit	Helod.
- Kopf mit Rucken und Zucken im	Helod.
- Kopfrollen mit	Hyosc.
- Kopfschmerz mit	Amm-c., Lues., Naja.
- Leere mit	Ac-ox.
- leicht	Sel.
- Lendenwirbelknacken mit	Helod.
- Liebesbedürfnis nach	Lach.
- Magenschmerzen mit	Hydrast.
- matt nach	Echin., Staph.
- Mitternacht um	Mez.
- morgens	Con., Dulc.
- morgens um 1 Uhr	Quas.
- morgens um 2 Uhr	Ac-benz., Arist., Arn., Kali-c.
- morgens um 3 Uhr	Ars., Calc-fl., Heder., Helod., Nux-v., Plat., Sulf.
- müde nach	Echin., Staph.
- nachts	Ac-ox., Berb., Naja., Sang.
- nachts, ist ganz wach beim	Agn.
- Rucken mit	Stront.
- Rückenschmerzen mit	Hydrast.
- Scheitelkopfschmerz mit	Lith.
- Schläfenkopfschmerz mit	Cob., Lith.
- schläfrig beim	Croc.
- schläft schlecht weiter nach dem	Sulf.
- Schmerzen mit	Mez., Rhod.
- Schreck mit	Bry., Hyosc., Lach., Sang., Stram.
- Schwäche mit	Ambr., Dulc.
- Schweiß mit	Lac-c., Phos., Rhod.
- Schweißausbrüchen mit	Ac-lac., Card., Sulf.
- Schwindel mit	Ambr., Amm-c., Bry., Dulc.
- sexueller Erregung wegen	Calc-c.
- Sodbrennen mit	Ac-ox., Stann.
- Stirnkopfschmerzen mit	Lith.
- Stuhldrang wegen	Aloe., Sulf.
- stumpfsinnig beim	Dulc.
- Stunde, alle halbe	Ac-nitr.
- Träume wegen geiler	Bor.
- Träume wegen lebhafter	Anac.
- Träume wegen schrecklicher	Aran-d., Berb., Calc-c., Colch., Graph., Sel., Stram., Stront.
- Trockenheit wegen	Aloe.

- Übelkeit mit	Ambr., Sel., Stann.
- unausgeschlafen	Con., Guaj., Visc.
- Unruhe mit	Guaj., Lach., Rhod., Thea.
- verwirrt	Croc.
- Würgen mit	Lach.
- zänkisch nach dem	Dulc.
- Zittern beim	Dulc., Hyosc., Merc-sol., Stront.
- Zucken beim	Hyosc.
- Zunge mit trockener	Par.
Erwärmen kann sich nicht	Cann-ind., Thea.
Erwartungsangst	Ac-ox., Arg-nitr.
Erwartungsimpotenz	Arg-nitr., Gels.
Erysipel	Acon., Agn., Amm-c., Anac., Apis., Arn., Bell., Bor., Bry., Canth., Con., Crot., Echin., Hydrast., Merc-sol., Mez., Rhod., Sulf., Verat-v., Vip.
- Brennen mit	Rhs-t.
- bullöses	Euph.
- rezidivierendes	Chin., Graph.
- Stechen mit	Rhs-t.
- typhoides	Lach.
Erythem	Ac-succ., Chin., Croc., Euph., Ferr-ph., Gels., Hydroc., Ipec., Jab., Mang., Mez., Rad., Verat-v.
- Berührungsempfindlichkeit mit	Croton.
- blasenartiges	Ac-sal., Canth., Phyt.
- Brennen mit	Croton., Vesp.
- flohstichartiges	Aran-d.
- Haarkopf am mit Schuppen	Thal.
- Hitze mit	Croton.
- Jucken mit	Croton., Vesp.
- Kopf vom, bis zu den Füßen fortschreitend	Phyt.
- Körper am ganzen	Thal.
- Körperteilen an unbedeckten	Ac-lac.
- kreisförmiges	Arist.
- Masern, wie bei	Ac-sal.
- nesselartiges	Tereb.
- nodosum	Ant-c., Arist., Ars., Crot., Dulc., Jod., Med., Merc-sol., Thal., Tub.
- Scharlach, wie bei	Ac-sal.
- schnakenstichartiges	Bellis.

- Stechen mit	Croton., Vesp.
Erythema exsudativa-multiforme	Ran-b.
Erythrodermie	Ac-succ.
Erythrozyten	
- Anstieg der	Cob.
- Bildung der	Mang.
- Destruktion massive, vorzeitige der	Mang.
Essen	
- Abneigung gegen	Aur.
- Appetit ohne kann nicht	Gels., Olnd.
- aufgebläht nach jedem	Bor.
- Bauchgrimmen nach jedem	Croton.
- Beklemmung beim	Cann-ind.
- Benommenheit nach dem	Led.
- bessert alle Beschwerden	Con.
- Blutandrang beim	Sulf.
- Brechreiz nach dem	Amm-c., Cham.
- dauernd muß	Graph., Phos.
- Drücken heftiges im ganzen Körper nach dem	Sel.
- Durchfall nach dem	Cham., Coloc., Croton.
- durstig nach dem	Cin., Phyt.
- Erbrechen beim	Meph.
- Erbrechen nach jedem	Amm-c., Nux-v., Tarant.
- Fieber nach dem	Cham.
- frösteln nach jedem	Tarax.
- Gase voller nach dem	Nux-m.
- Geschmack hat keinen beim	Stram.
- gieriges	Agar., Alum.
- Hast vor lauter kann nicht	Ac-sulf.
- hastiges	Ac-form., Olnd.
- Heißhunger nach dem	Stann.
- Herzgegend, Stiche in der nach dem	Alum.
- Hitzegefühl nach dem	Cimic.
- Hitzewallungen beim	Sulf.
- hungrig nach dem	Cin., Phyt.
- könnte fast immer	Alum.
- Kopfschmerz beim	Sulf.
- langsames, bei gutem Appetit	Acon.
- Lebergegend, mit Stichen in der nach dem	Alum.
- Leeregefühl nach dem	Dig., Stann.

- Magendruck nach dem	Hep.
- Magenschmerzen nach dem	Cham., Cimic.
- maßlos im	Croc.
- müde nach dem	Ac-ph., Bapt.
- Ödigkeitsgefühl nach dem	Dig.
- satt wird nicht beim	Stann.
- schiebt das Essen von einer Mundecke in die andere	Calc-ph.
- schläfrig nach dem	Ac-ph., Agn., Nat-m.
- Schläfenkopfschmerz, halbseitiger nach dem	Puls.
- schläft ein beim	Kali-c.
- Schleimerbrechen nach dem	Cin.
- Schwäche, zittrige nach dem	Ant-c., Hyper.
- Schweiße, während des und nach dem	Card., Nat-m.
- Schweregefühl im Magen nach dem	Cact.
- Sodbrennen nach dem	Agn.
- Speisen kommen aus der Nase beim	Ac-nitr.
- Stein wie ein liegt im Magen	Aran-d.
- stets möchte	Ac-form.
- Stirnkopfschmerz nach dem	Jugl-reg.
- Stirnkopfschmerz, halbseitiger nach dem	Puls.
- trinken muß zu jedem	Amm-c.
- Übelkeit nach dem	Cham., Nat-m., Nux-m., Tarant.
- unbeholfenes	Agar.
- Unwohlsein nach dem	Bor., Dig., Puls.
- Verlangen ständig nach, weiß aber nicht worauf	Anhal., Ther.
- verdrießlich nach jedem	Bor.
- Verlegenheitshusten nach dem	Ambr.
- Verschlucken beim	Meph.
- Völle nach dem	Cean., Hep., Nux-v.
- Würgen beim	Meph.

Essen kann nicht

- trotz Hunger	Beryl.
- vor 10 Uhr	Magn-c.

Essen will nicht

- um abzunehmen, obgleich spindeldürr	Bufo.
- die Beschwerden dadurch besser würden	Cad.

Essensordnung

- Wert legt auf keine	Cycl.

E

Essig
- alles schmeckt wie Cin.

Essigkachexie Ac-acet.

Eugenische Kur
- Anfangs- und Reaktionsmittel Lues.

Euphorisch Anhal., Aran-d., Lauroc.
- anfangs, später depressiv Aran-ix., Kres., Op.
- erst, danach Angst Kres.

Eustachische Röhre Bari-m.

Exaltierte Menschen Cann.

Examensangst Stroph.

Exanthem
- Abschuppung, mit ungemein starker Hydroc.
- akneartiges Spir-ulm., Tart-emet.
- Brennen mit Staph.
- chronisches Sep.
- ekzematöses Nat-m.
- Handrücken auf dem Mandr.
- impetiginös-crustöses Thuj.
- Jucken mit Staph.
- miliarähnliches Tarant.
- multiforme Ars.
- nässendes Ars.
- Nierenleiden bei Solid.
- pemphiginöses Anac., Ran-b.
- psoriatiformes Hydroc.
- purpurartiges Phos.
- pustulöses Nat-m., Tart-emet.
- scharlachartiges Arum.
- Unterdrückung von Camph.
- urtikariaartiges Mandr., Urt.

Exhibitionismus Hyosc.

Exkrete
- ätzende Carb-v.
- blutige Carb-v.
- brennende Sulf.
- grüne Carb-v.
- scharfe Carb-v.
- stinkende Ac-nitr.
- zähe Carb-v.

Exophthalmus	Ac-lac., Bell., Heder., Spong.
- Augapfelkongestion durch	Helod.
Exostosenbildung	Lues., Stil. Stront.
- Armen an den	Dulc.
- Beinen an den	Dulc.
- Kiefer am	Hekla.
- Skelett am	Calc-fl.
Exsudation	Kali-c.
Exsudative Diathese	Ac-form., Bari-j., Calc-c., Calc-ph., Jugl-reg., Sulf-j., Tub., Viol-t.
Extrasystolen	Bellis., Olnd., Spart. Spig.
Extrasystolie	Visc.
Extremitäten	s. Glieder

F

Facia hippocratia	Carb-v., Verat.
Fad	
- alles ist	Thuj.
- alles schmeckt	Stront.
Fahren	
- Brechreiz beim	Bor.
- Erbrechen bei schnellem	Ther.
- Schmerzen wehenartige, herabdrängende beim	Abrot.
- Schwindel beim	Cocc., Petr.
- Übelkeit beim	Bor., Petr., Ther.
- verträgt nicht	Petr.
Fahren mit dem Fingernagel über Stoff oder Papier, läßt erschauern	Asar.
Fallneigung	
- links nach	Ac-sal., Dros., Zinc.
- seitwärts nach	Cocc.
- Sinnestäuschung mit	Berb.
Fallverletzung	Ham.
Fallsucht	Helleb.
Fallschwindel	Helod.
Farben	
- Abneigung gegen rote, gelbe, grüne und schwarze	Tarant.
- Furcht vor schwarz	Rob.
- grelle, blenden	Tarant.
Farbensehen	Ac-hydroc., Acon., Anhal., Card., Cycl., Dig., Stram., Zinc.
- Umrandungen, farbige	Hyosc.
Farbwahrnehmungs-Störungen	Agar., Cin.
Faszienverhärtung	Calc-fl.
Faule Menschen	Sulf.
Federleicht fühlt sich	Valer.
Fehlgeburt	s. Abortus
Feige Menschen	Ars.
Feigwarzen	s. Kondylome
Feinhörigkeit	Anac., Cocc.

F

Fermentsekretions-Störungen	
- Darm im	Vanad.
- Magen im	Vanad.
Fernsehkopfschmerz	Tub.
Fersen	
- Rieseln in den	Cann-ind.
- Schauer in den	Cann-ind.
Fersenbeinschmerzen	Aran-d., Phyt.
Fersenschmerzen	Aran-d., Berb., Cedr., Cepa., Colch., Graph., Led., Valer.
- Auftreten beim	Bor., Mang.
- bohrende	Amm-c.
- brennende	Amm-c., Med.
- Frauen bei	Sabin.
- krampfartige	Crot.
- nächtliche	Kali-j.
- pulsierende	Nat-c.
- reißende	Cycl., Sabin.
- rheumatisch-gichtische	Med.
- Splitter, wie von einem	Petr., Rhs-t., Sulf.
- stechende	Sabin.
- Treppensteigen beim	Carb-s.
- Wein, nach	Zinc.
Fersenspornschmerzen	Cham.
Fettansatz	Phyt.
Fette	s. Lipide
Fettherz	Ant-c., Aur., Kali-c., Phos., Phyt.
Fettintoleranz	Picro.
Fettleibigkeit	Card., Fuc.
Fettsucht	Ant-c., Calc-c., Caps., Graph., Merc-sol., Nat-s., Phyt., Thyr.
- endokrine	Cimic.
- weibliche	Arist.
Fettstoffwechsel	Ant-c., Bari-c.
Fettstühle	Mandr.
Feuchtigkeits-Empfindlichkeit	Aran-d., Cycl.
Feuchtwettermittel	Colch.
Feuerfunkensehen	Aur., Stram.
Feuermal	Ham.

Fibrinmangel	Lach.
Fibrome	Ac-fl., Con., Sil., Sulf-j.
Fibrosa	
- Entzündung an den	Guaj.
Fieber	Abs., Ant-t., Euph., Glon., Podo., Stram., Tub., Verat.
- abends	Bry.
- Abmagerung mit	Beryl.
- adynamisches	Ac-m., Crot., Elaps., Hyosc.
- akutes	Ars., Nux-v.
- aller Art	Arn.
- allergisches	Ac-sal.
- Allgemeinbefinden, ohne Beeinträchtigung des	Ferr-ph.
- alten Leuten bei	Eupat-perf.
- Anfangsmittel	Ferr., Ferr-ph.
- Angst mit	Ferr-ph., Pyrog.
- anhaltendes	Bapt.
- Apathie bei	Gels.
- Appetitlosigkeit bei	Beryl.
- besser morgens um 9 Uhr	Dros.
- biliöses	Eupat-perf.
- Blutandrang mit	Ac-sal., Cauloph.
- Brennen mit	Carb-v.
- chronisches	Ars., Sulf.
- Delirien mit	Vip.
- Drüsenerkrankungen bei	Abrot.
- Durst mit	Acon., Colch., Ferr.
- Durstlosigkeit mit	Apis., Bell., Eupat-perf., Gels., Phos.
- entzündliches	Echin.
- Erregung bei	Coff.
- Erkältung bei	Acon., Amm-m., Asar., Cepa., Cham., Dulc., Nux-v.
- Erschöpfung mit	Crot., Gels., Tarant-cub., Tereb.
- Erschöpfung, mit nervöser	Ac-m.
- Frost mit	Ac-sal., Bor., Cepa., Colch., Dros., Dulc., Ferr., Pyrog.
- Frost und Hitze wechseln bei	Cham., Tereb.
- Frösteln, mit innerem	Coff.
- Füßen, mit schwitzigen	Ferr-ph.
- gastrisches	Bapt., Eupat-perf., Gels., Rhs-t.
- Gesicht mit blassem	Hyosc.
- Gesicht mit rotem, heißem	Nux-v.

- grippeartiges	Gels.
- Grippe bei	Acon., Dulc., Pyrog., Sabad.
- gutartiges	Bell.
- Händen, mit schwitzigen	Ferr-ph.
- hektisches	Kreos., Lach., Phos.
- Herzbeschwerden mit	Rhs-t.
- Herzklopfen, mit heftigen	Bell.
- Hinfälligkeit mit großer	Chin.
- Hirnhautreizung mit	Ac-sal.
- Hitze mit	Ac-sal., Acon., Cauloph., Cepa., Chin., Colch.
- Hitze mit innerer	Carb-v.
- hohes	Ac-sal., Bapt., Vip.
- Hyperämie mit arterieller	Bell.
- infektiöses	Merc-sol.
- initiales	Bell.
- intermittierendes	Aran-d., Chin.
- Kälteschauern mit	Cepa., Chin.
- katarrhalisches	Cham., Merc-sol., Puls.
- Kinder der	Ferr-ph.
- Knochenschmerzen mit	Eupat.
- Kollaps mit	Naja., Vip.
- Kopfkongestionen mit	Vip.
- Kopfschmerzen mit	Eupat-perf.
- Lebensgefahr mit	Amm-c.
- Lungenkatarrhen bei	Guaj.
- morgens beginnendes	Eupat-perf.
- Muskelschmerzen mit	Puls.
- nachmittags	Dros.
- nachts zunehmendes	Bry., Jod.
- Nachtschweißen mit	Dros., Guaj.
- Ohnmacht mit	Chin.
- periodisches	Cedr. Eupat-perf., Phos.
- Pleuritis bei	Guaj.
- Puls, mit sehr raschem	Pyrog.
- Reaktionsschwäche mit	Amm-c.
- remittierendes	Ac-nitr., Chin.
- rheumatisches	Ac-sal., Acon., Bry., Cauloph., Dulc., Eupat-perf., Gels., Merc-sol., Puls.
- schleichendes	Ac-nitr., Guaj., Phos., Thuj.
- Schleimhauterkrankungen bei	Abrot.
- schwankend in der Höhe	Chin.
- Schüttelfrost mit	Echin., Gels., Pyrog.
- Schwäche mit	Ac-ph., Beryl., Phos.

F

- Schwächeschweiße bei	Chin.
- Schweißausbrüchen mit	Ac-sal., Ac-ph., Dulc.
- Schweißen mit, an den bedeckten Teilen	Bell.
- Schweißen, mit kalten	Elaps.
- Schweißen mit profusen, die bessern	Bapt.
- septisches	Echin., Lach., Naja., Pyrog., Tarant-cub., Tereb., Vip.
- septisch-typhöses	Ac-hydroc., Ac-m., Bapt.
- Tachykardieanfällen mit	Naja.
- Trinker der	Eupat-perf.
- typhöses	Ac-m., Crot., Elaps., Hyosc.
- Unruhe mit	Eupat-perf., Pyrog.
- Unterdrückung von	Camph.
- Wallungen mit	Cauloph., Jod.
- Zahnungen bei	s. Zahnung
- zehrende	Abrot.
Fieberanfälle	
- abendliche	Tarax.
- erschöpfende	Abrot.
- Frost mit kurzem	Ipec.
- Händen mit kalten	Tarax.
- Hitze mit langer	Ipec.
- Kälteschauern mit	Thal.
- Klima, bei feuchtem	Nat-s.
- Magenstörungen mit	Ipec.
- Nase mit kalter	Tarax.
- Nervosität mit	Eupat-perf.
- Ohnmachtsgefühl mit	Eupat-perf.
- periodisch, auf die Stunde	Sabad.
- Schüttelfrost mit	Thal.
- wechselfieberartige	Sabad.
- Wohnung in feuchter	Nat-s.
Fieberblase	Rhs-t.
Fiebergefühl	
- ständiges	Jod.
Fieberhitze	
- Frost wechselt mit	Tereb.
- Röte mit	Bapt.
- trockene	Acon.
Fiebermittel	Acon., Bell., Cham., Nat-nitr.
- Erkältungskrankheiten bei	Camph.
- Infektionskrankheiten bei	Camph.

- Sepsis bei	Chin-ars.
Fieberschauer	
- Brennen mit, im Leib	Eucal.
- Durst mit viel	Eucal.
Fiebertemperatur	
- leicht erhöhte	Thal., Tub.
Finger	Berb.
- absterben der	Ambr., Heder., Sec., Tab.
- Beugekrämpfe der	Sec.
- Bewegung, unwillkürliche der	Mosch.
- Bläschen zwischen den	Sars., Sel.
- blaue	Sec.
- Durchblutungsstörung der	Sec.
- Einschlafen der	Ac-form.
- Gefühlslosigkeit der	Acon., Anac., Nux-m.
- geschlossen werden können nicht, in Schwangerschaft und Klimakterium	Cauloph.
- Hautrauheit der	Petr.
- Hautrisse zwischen den	Petr.
- Jucken zwischen den	Ac-ph.
- rollt immer etwas in den	Tarant.
- Schrunden an den	Aran-d., Sars.
- Spreizkrämpfe in den	Sec.
- Stechen in den, beim Schreiben	Ran-b.
- steife	Cauloph.
- Taubheit in den	Ac-form., Anac., Arum., Nux-m., Staph.
- Unruhe in den	Kali-br.
- Zappeln der	Samb.
- Ziehen in den, beim Schreiben	Ran-b.
- Zittern der	Dros.
- Zusammenziehen der, krampfartiges	Dros.
Fingergelenke	Ac-lac., Mez.
- Deformation der	Ac-acet., Lith.
- Entzündung der	Ac-fl., Agn., Stel.
- Gicht in den	Ac-acet., Stel.
- Gichtanfälle in den	Ac-ox.
- Gichtknoten an den	Guaj., Spig.
- Konvulsionen der	Cupr.
- Rheumatismus in den	Calc-ph.
- Schwellung der	Led.
- Schwellung, rheumatisch-gichtische	Agn.
- Steifigkeit der	Ant-c., Lith., Sep.

- tuberkulinische	Tub.
Fingergelenksfalten	
- Jucken zwischen den	Ac-ph.
Fingergelenksschmerzen	
- bohrende	Helleb.
- Durchfall, in Folge von	Podo.
- Erkältung, in Folge von	Podo.
- reißende	Berb.
- rheumatische	Stel.
- spannende	Berb.
- scharfe	Stel.
- schießende	Stel.
- stechende	Berb., Helleb.
Fingergeschwüre	
- eitrige	Apis., Arn., Bufo., Hep., Myrist., Pyrog., Sil.
- schlecht heilende	Glon.
- Schwangerschaft in der	Cepa.
Fingerkrämpfe	
- Krallenhand mit	Sec.
- Spreizhand mit	Sec.
Fingernägel	s.a. Nägel
- blau verfärbte	Chin., Mez., Petr.
- brüchige	Graph.
- livid verfärbte	Ac-ox.
- Schmerzen an den	Berb.
- verdickte	Graph.
Fingerspitzen	
- eiskalte	Chelid.
- Infektionen an den	Teucr-mar.
- Prickeln in den	Dulc.
- Schmerzen in den	Colch., Teucr-mar.
- Schrunden an den, blutende	Petr.
Fingerschmerzen	Colch., Med.
- brennende	Med.
- gichtische	Guaj.
- reißende	Aloe., Lyc.
- rheumatische	Guaj.
- stechende	Aloe.
- Zeigefinger am	Lac-c.
- zuckende	Petr.

F

Fingertremor	
- feinschlägiger	Lycop.
Fistel(n)	Ac-nitr., Aur., Calc-fl., Carc., Kali-j., Lues., Psor., Sil.
- Haut der	Ac-fl.
- Schmerzen, mit bohrenden	Asa.
- Splitterschmerz mit	Hep.
- Stechen mit	Asa., Hep.
- trockene	Abrot.
- übelriechende	Abrot.
Fisteleiterung	Phos.
- chronische	Pich.
- Knochen an den	Tub.
Fischschuppenkrankheit	Kres.
Fischvergiftungen	Tereb.
Flechten	Hep., Mez., Psor.
- aller Art	Sil., Sulf.
- Brennen mit	Ac-m., Caust., Lyc., Rhs-t.
- Gesicht im	Ars.
- Handrücken auf dem	Bov.
- hartnäckige	Bov.
- Hautjucken mit	Calc-c.
- Jucken mit	Ac-m., Caust., Lyc., Ran-b., Rhs-t.
- nässende	Merc-sol., Nat-m., Rhs-t.
- Ohren an den	Petr.
- Ohren hinter den	Graph.
- schuppende	Ac-benz., Nat-m.
- Sekret, mit honigfarbenem	Graph.
- Sekret, mit schmierigem	Petr.
Flecken	
- Bauch auf dem	Aloe.
- Beinen an den	Aloe.
- blutunterlaufene	Ac-lac., Melil.
- blaue	Ac-ph., Ac-sulf., Led., Melil., Op., Phos.
- blaue, durch Schlag oder Stoß	Ruta.
- braune	Kres.
- braune, erhabene	Thuj.
- brennende	Ac-benz.
- gelbe	Vip.
- Gesicht im	Kres., Tab.
- Gesicht im, bei Aufregung und Ärger	Ac-succ.

- Handrücken auf dem	Thuj.
- juckende	Ac-benz., Aloe., Bell., Puls.
- Kratzen verschlimmert	Aloe.
- kupferfarbige	Ac-benz.
- nesselartige	Puls.
- Oberschenkeln auf den	Cycl.
- rote	Ac-benz., Ac-ox., Bell., Op., Samb., Tab.
- Schulter an der rechten	Tab.
Flecken sehen	Ac-nitr.
- farbige	Kali-c.
- grüne	Stront.
Fleischpolypen	Calc-c.
Fliegen	
- Brechreiz beim	Bor.
- Übelkeit beim	Bor.
Flimmerskotom	Cann-ind., Cimic., Glon., Mandr.
- Raucher der	Calc-fl.
Fließschnupfen	Ac-m., Ac-ox., Ac-sulf., Acon., Anac., Ant-c., Bell., Cact., Cad., Calad., Clem., Cupr., Cycl., Graph., Guaj., Kreos., Lac-c., Luff., Mandr., Phell., Phos., Sabad., Sars., Staph., Ther., Zinc.
- allergischer	Beryl.
- anfallsartiger	Sel., Thuj.
- Biergenuß nach	Ac-fl.
- brennender	Ars., Euph., Psor., Thuj.
- chronischer	Sil.
- Eintritt bei, in einen warmen Raum	Heder.
- eitriger	Merc-sol.
- Fischlakengeruch mit	Thuj.
- Freien im	Ars., Calc-ph., Coloc., Jod., Tell., Teucr-mar., Thuj.
- Gruchsverlust mit	Puls.
- grünlicher	Bry.
- Heiserkeit mit	Spong., Tell.
- heißer	Jod.
- Hitze mit großer	Heder.
- Husten mit hartem	Cimic., Nicc.
- Kälte bei	Spong.
- Katarrhen mit reifen	Puls.
- Kopfschmerzen mit	Bellis.
- Krusten mit	Ant-c.

- morgens besser	Dros.
- Nase mit trockener	Rumx.
- Nase mit trockener, verkrusteter	Brom.
- Nasenloch mit einem, das verstopft und geschwürig ist	Ign.
- Nasenlöchern mit wunden	Aral., Beryl., Cepa., Rhs-t.
- Niesen mit	Bor., Meph., Nicc., Psor., Sang., Sep., Spong.
- plötzlicher	Glon.
- Rachenkatarrh mit	Nux-v.
- Rauheit mit	Tell.
- reichlicher	Cepa.
- scharfer	Ail., All-c., Ars., Arum-t., Aur-m., Euph., Lyc., Merc-s., Nit-ac., Rhs-t., Sil.
- Schleim mit dickem, gelbem	Ant-c.
- Schleim mit blutdurchstreiftem	Brom.
- Schleim mit wundmachendem, übelriechendem	Ac-nitr.
- Sekreten mit dicken, gelben, übelriechenden	Puls.
- Stadium im ersten	Nux-v.
- starker	Eupat-perf.
- Stockschnupfen wechselt mit	Fagop.
- Tränenfluß mit	Cepa., Tell.
- Tubenkatarrh mit	Nux-v.
- wäßriger	Bellis., Bry., Cepa., Euph., Podo., Sang., Sil.
- Weingenuß nach	Ac-fl.
- Wind bei kaltem, trockenem	Nux-v., Spong.
- Wundheitsgefühl mit	Ign.
- wundmachender	Ars., Bellis., Cepa., Sang.
Flockenlesen	Hyosc., Zinc.
Fluchen	Ac-nitr., Anac.
- grundloses	Stram.
- Schlaf im	Hyosc.
- Verlangen zu	Tub.
Fluor albus	s. Ausfluß
Flüssigkeit	
- gleitet hörbar in den Magen	Thuj.
- kann nicht schlucken	Cin.
- rollt beim Schlucken glucksend die Speiseröhre hinab	Ac-hydroc., Cupr.

Föhn	Acon., Ars-j.
- Kopfschmerz bei	Gels.
Fokaltoxikose	Berb., Thuj.
- Mittel	Phyt.
Fontanellen	
- offene	Calc-c., Sil.
- schließen sich schwer	Calc-ph.
Frauen(mittel)	Cauloph., Mill. Rad.
- anämische	Helon., Puls., Senec.
- Anstrengung nach geistiger	Cham.
- arrogante	Plat.
- aufdringliche	Croc.
- aufreizende	Cimic.
- biliöser Typ	Sep.
- Blasenbeschwerden mit	Senec.
- blasse	Cycl., Senec.
- blauäugige	Puls.
- blonde	Puls.
- Blutstauungen mit	Sep.
- bürgerliche	Lil.
- Depressionsneigung mit	Puls.
- dicke	Amm-c.
- dunkelhaarige	Ign.
- eckige	Cimic.
- eigensinnige	Cham., Cin., Croc.
- entschlußschwache	Puls.
- Erregbarkeit mit erhöhter	Ign.
- erschöpfte	Cocc., Helon.
- fette	Cimic.
- Fersenschmerzen mit	Sabin.
- Frostigkeit mit	Sep.
- Füßen mit ungewöhnlich kalten	Sabin.
- Fußsohlenschmerzen mit	Sabin.
- Gebärmutterbeschwerden mit	Helon.
- Gefühlsleben mit übertriebenem	Cypr.
- gedrückte	Cycl.
- geile	Croc.
- Gelenksschmerzen mit	Sabin.
- Gemüt, alles wird von dem beeinflußt	Plat.
- geschlechtlich sehr reizbare	Staph.
- geschwächte	Helon.
- heruntergekommene	Helon.
- Hitzewallungen mit viel	Sep.

- hochfahrende	Plat.
- Hypertonikerinnen, fettleibige	Mandr.
- Hypochondrie mit mimosenhafter	Puls.
- hysterische	Coff., Cypr., Helon.
- Jungfrauen, ängstliche	Lil.
- Klimakterium im	Cimic., Sep.
- Klimakterikerinnen, fettleibige	Mandr.
- Knochenschmerzen mit	Sabin.
- Kollapsneigung mit	Amm-c.
- körperlich geht es ihr gut, dann geistig schlecht und umgekehrt	Plat.
- Krampfbereitschaft mit	Magn-c.
- kränkliche	Helon.
- Kreuzschmerzen mit	Helon.
- kurzatmige	Amm-c.
- launenhafte	Cham., Ign., Sep.
- Leiden mit chronischen	Sep.
- Mädchenmittel	Arist.
- magere	Cimic.
- müde, stets	Amm-c.
- mürrische	Cham.
- neuropathische	Cypr.
- nervöse	Cin., Cocc., Coff., Cycl., Cypr., Magn-c., Puls.
- pigmentreiche	Sep.
- Regelstörungen mit	Senec.
- reizbare	Cypr., Magn-c., Sep.
- Selbstvorwürfen mit	Ign.
- Sexualsphäre, alles wird von der beeinflußt	Plat.
- Schlaflosigkeit der	Cocc., Magn-c.
- Schwäche mit reizbarer	Ign.
- schwanger glaubt im Alter zu sein	Croc.
- stolze	Plat.
- traurige	Cycl.
- überarbeitete	Helon.
- überempfindliche	Cham.
- ungeschickte	Croc.
- verzagte	Puls.
- verzweifelte	Lil.
- weinerliche	Ign., Puls.
- zierliche	Cycl.
Fremd alles erscheint	Nux-m.

Fremder, in Gegenwart	
- alles verschlimmert sich	Ambr.
- Harn kann keinen lassen	Ac-succ., Ambr., Nat-m.
Fremdkörper	
- Ausstoßung beschleunigte	Sil.
Freßsucht	Ant-c., Graph.
Freude	
- Blutandrang bei	Tab.
- Depression wechselt mit	Croc.
- Durchfall bei jeder	Coff.
- Kopfschmerzen bei	Tab.
- Migräne bei	Tab.
- Tanz und Rhythmen an, obwohl Musik abgelehnt wird	Carc.
Frieren (Frostigkeit)	Abrot., Abs., Ac-acet., Ac-benz., Ac-nitr., Ac-ox., Ac-ph., Acon., Agar., Alum., Ambr., Aran-d., Arist., Ars., Bapt., Bari-c., Bari-m., Berb., Bov., Calc-c., Carb-an., Carb-v., Carc., Card., Cast., Caust., Cham., Cin., Cocc., Colch., Coloc., Cupr., Cycl., Dulc., Euphr., Ferr., Ferr-ph., Gels., Graph., Guaj., Hep., Jod., Kali-bi., Kali-c., Kreos., Led., Lyc., Med., Merc-sol., Nat-m., Nat-s., Olnd., Op., Petr., Phyt., Podo., Puls., Ran-b., Rhod., Rhs-t., Sang., Sep., Sil., Stann., Stront., Tab., Tarax., Thea., Thuj., Tub., Visc., Zinc.
- abends	Cedr.
- allgemeines	Aran-ix., Caps., Lachn., Lyc., Magn-c., Thuj.
- Aufdecken beim	Samb.
- Bett im, kann nicht warm werden	Magn-c.
- Bewegung bei jeder	Nat-m.
- Durst mit großem	Arn., Eupat-perf., Nat-m.
- Einschlafen beim	Puls.
- Entblößen beim	Bor.
- Freien im	Mang.
- Gefühl von	Lac-c.
- Gesicht im	Hydrast.
- große	Sil.
- Haut mit brennender	Sec.

F

- Herzklopfen mit	Heder.
- Hitze erst, dann	Apis., Echin., Kreos., Plat.
- Hitze mit	Arn., Nux-v., Sec., Solid.
- innerliches	Calc-c., Carb-v., Tell.
- Kaminfeuer, selbst am	Cad.
- Kopfschmerzen mit	Eupat-perf.
- Körper am ganzen	Mez., Phyt., Valer.
- morgens um 2 Uhr	Nicc.
- morgens um 9 Uhr	Dros., Eupat-perf.
- nachts	Eupat-perf.
- Neigung zu	Nux-v.
- Pelze trägt selbst im Sommer	Psor.
- Rücken entlang des	Arum., Cepa.
- Schulter, als ob ein kalter Wind durch die wehem würde	Caust.
- Schulterblättern zwischen den	Caps., Lachn.
- Schweißausbrüchen mit	Heder., Merc-sol.
- Schweiße danach	Echin.
- tagsüber	Ant-c., Cob.
- Trinken beim	Tarax.
- Überrieseln, mit kaltem	Ac-form., Form.
- unten von aufsteigendes	Sabad.
- viel	Arist.
- Wirbelsäule entlang der	Gels., Helod.
- Zimmer im warmen	Aran-ix., Croc.
Frieselausschlag	Led.
- Brennen mit	Grind.
- Körper am ganzen	Viol-t.
- Roseola wie	Grind.
- Schweißausbrüchen nach	Op.
Frigidität	Sep.
Friseurimpetigo	Lith.
Frißt, um andere zu ärgern	Bufo.
Froschhände	
- kalt und feucht	Ac-ph., Heder.
Frostbeulen	Abrot., Ac-m., Ac-nitr., Ac-sulf., Arist., Jod., Plant., Puls., Zinc.
- blaue	Ham.
- brennende	Petr.
- Füßen an den	Croc.
- Händen an den	Croc.

- juckende	Petr.
- werden fühlbar	Glon.
Frostschäden	Abrot., Agar., Arist., Arn., Chin., Zinc.
Frostschauer	Berb., Lauroc., Sang.
- Durst mit	Ferr.
- Gesicht mit rotem	Ferr.
Frühgeburt	Plb.
Frühjahrsstärkung	Arn.
Frühschweiße	Jod.
Frühstücken mag nicht	Cycl.
Fruchtschädigung	Plb.
Funkensehen	Ac-fl., Ac-hydroc., Ac-nitr., Ac-sal., Ac-succ., Anhal., Chin., Dulc., Glon., Hyosc., Jod., Lil., Mang., Mez., Psor., Puls., Verat.
Funktionen	
- Steigerung der geistigen	Thyr.
- Steigerung der vegetativen	Thyr.
- Verlangsamung aller	Stel.
Furcht	Ac-nitr., Agn., Ars., Glon., Hyosc., Kali-nitr., Mang., Phos., Spig.
- macht krank	Ign.
Furunkel	Abrot., Ac-m., Ac-nitr., Ac-sulf., Acon., Alum., Amm-c., Apis., Arn., Ars., Bell., Bellis., Brom., Bry., Bufo., Calc-c., Calc-fl., Calc-sulf., Carb-v., Carc., Cin., Crot., Echin., Graph., Hirud., Hyosc., Jod., Jugl-reg., Kali-br., Lach., Led., Lyc., Mandr., Merc-sol., Myrist., Nat-m., Petr., Phos., Phyt., Psor., Sars., Sil., Sulf., Sulf-j., Thal., Tub.
- Anus am	Caust.
- Anus im	Calc-ph., Carb-an., Cuast., Petr.
- Augenbrauen an den	Staph.
- Bildung von	Bufo.
- Brennen mit	Kreos., Tarant-cub.
- eiternde	Hep.
- Gesicht im	Ac-picr., Heder., Mandr.
- Jucken mit	Kreos.
- kleine	Vesp.

- Klopfen mit	Hep.
- Kopfhaut an der	Staph.
- Körper am ganzen	Heder.
- Nacken im	Ac-picr.
- Ohren an den	Staph.
- schwärzliche	Anthr.
- Stechen mit	Hep., Vesp.
Füße (Fuß)	
- abgestorbene	Stann.
- Ameisenlaufen in den	Merc-sol.
- Bett, muß die nachts aus dem strecken	Ac-fl., Alum., Magn-m., Sulf.
- Beugekrämpfe der	Sec.
- Brennen der	Apis., Coff., Helod., Nicc., Sang., Sec., Spong., Stann., Stront., Visc.
- Einschlafen der	Ac-succ., Lyc., Phyt.
- eingeschlafen wie	Ac-form., Cocc., Form.
- eiskalte	Ac-hydroc., Cupr., Heder., Kali-c., Manc., Sil., Stront., Tab., Thuj.
- eiskalte, mit Hitze im Gesicht und am Kopf	Stram., Melil., Ran-b., Sep.
- eiskalte mit Schweißausbrüchen	Eupat-perf.
- eiskalte tagsüber	Nat-ph.
- feucht-kalte	Ac-picr., Heder., Lues., Petr., Ran-b., Sil., Thuj.
- Gefühlslosigkeit der	Sec., Stront.
- Gicht in den	Ac-sal.
- Hautabschälen an den	Hyosc.
- heiße	Acon., Aloe., Cham., Eupat-perf., Magn-m., Sang., Sep., Spong., Stann.
- heiße abends nach dem Niederlegen	Stront.
- heiße nachts	Sulf.
- kalt-blaue	Zinc.
- kalt der eine, heiß der andere	Chin.
- kalte	Abs., Ac-m., Ac-nitr., Ac-ph., Ac-picr., Ac-succ., Agn., Aloe., Anac., Apis., Arist., Bari-c., Bell., Brom., Calc-fl., Caps., Carb-v., Carc., Chin., Chin-ars., Croton., Cycl., Ferr., Ferr-ph., Gels., Hyosc., Ipec., Lith., Lues., Lyc., Mandr e rad., Mang., Mez., Naja., Nat-m., Olnd., Op., Plb., Puls., Sabin., Samb., Sec., Sep., Sil., Stann., Stict., Tub., Verat., Visc.
- kalte im Bett	Aran-d.

- kalt-schweißige	Calc-c.
- Krämpfe in den	Bism., Gnaph., Zinc.
- Kribbeln in den	Stront.
- Lähmigkeit der	Ac-acet., Sars.
- Prickeln in den	Dulc.
- rechter kälter, als der linke	Lyc.
- Reißen in den	Carb-v.
- Schwäche in den	Ac-acet.
- Schwellung der	Led.
- Schwere in den	Cycl.
- Steifigkeit in den	Sars.
- Streckkrämpfe in den	Sec.
- Taubheit in den	Ac-acet., Ac-ph., Ac-succ., Acon., Apis., Cupr., Lyc., Olnd., Sec., Spong., Stront.
- warm bekommen kann die nicht	Kali-c.
- warme, auffallend	Visc.
- Ziehen im rechten	Flor.
- Zittern der	Apis., Psor., Zinc.
- Zuckungen, konvulsive der	Ipec.
Fußballen	
- Rieseln in den	Cann-ind.
- Schauer in den	Cann-ind.
- Schmerzen in den	Led.
Fußgelenke(n)	
- Deformation der	Abrot., Ac-acet.
- Erguß in den	Thal.
- Gicht in den	Ac-acet.
- Klammgefühl in den	Plat.
- linkes	Kreos.
- Reißen in den	Arg-nitr.
- Schwellung der	Led., Thal.
- Schweregefühl in den	Arg-nitr.
- Spannung in den	Magn-m.
- Steifigkeit der	Abrot., Arg-nitr.
- Taubheitsgefühl in den	Arg-nitr.
- Verrenkungsgefühl in den	Spig.
- Verstauchungsgefühl in den	Spig.
- Ziehen in den	Arg-nitr.
Fußgelenkschmerzen	Phyt., Urt.
- bohrende	Helleb.
- reißende	Stann.
- rheumatische	Visc.
- stechende	Helleb.

- ziehende	Stann.
Fußrücken	
- Jucken an dem	Led.
Fußsohle(n)	
- Berührungsempfindlichkeit der	Thal.
- Brennen der	Ac-fl., Anac., Lac-c., Latrod., Petr., Sulf.
- Geschwür ist wie ein, kann nicht auftreten	Canth.
- Hautabschilferung, schuppenartige an den	Hydroc.
- Hitze an den	Sulf.
- Jucken an den	Ambr., Aur., Hydroc.
- Krämpfe in den	Stront., Verb., Zing.
- Stechen in den	Ign.
- Taubheitsgefühl in den	Sil.
- Überempfindlichkeit der	Thal.
- Verdickung der	Hydroc.
- Zerschlagenheitsgefühl in den	Ign.
Fußsohlenschmerzen	Cham., Croc., Led., Med., Phos.
- anfallsweise auftretende	Verb.
- Auftreten beim	Bor.
- bohrende	Amm-c.
- brennende	Amm-c.
- drückende	Verb.
- Frauen der	Sabin.
- krampfartige	Verb.
- nächtliche	Kali-j.
- neuralgische	Verb.
- Pflastergehen beim	Aloe.
- reißende	Sabin.
- stechende	Sabin.
- zermalmende	Lil.
- ziehende	Lil.
Fußschmerzen	Lues.
- brennende	Hydrast., Med.
- reißende	Aloe., Lyc.
- stechende	Aloe.
- zermalmende	Lil.
- ziehende	Lil.
Fußschweiß	Eupat-perf., Calc-c., Gels., Petr., Rauw., Rhs-t., Tell., Thuj.
- eiskalter	Cupr.

- heißer	Sang.
- kalter	Ac-nitr., Crot., Ipec., Kres., Led., Sulf.
- klebriger	Kres.
- lästiger	Plat.
- saurer	Ac-lac., Calc-ph.
- schwächender	Ac-nitr.
- starker	Ac-lac.
- stinkender	Ac-nitr., Bari-c., Graph., Psor., Sil.
- tagsüber	Sulf.
- übelriechender	Ac-hydrof., Ac-nitr., Sep.
- wechselt mit Erkältung	Sil.
Fußschwielen	Ant-c., Caust., Sil.
Fußvenen	
- berstendes Gefühl in den	Lil.

G

Gähnen	Ac-form., Ac-sulf., Agar., Apis., Cast., Cin., Croc., Cycl., Guaj., Nux-m., Olnd., Phyt., Spong.
- Autofahren beim	Cocc.
- Bedürfnis ständig zu	Caust.
- Essen beim	Lyc.
- Kiefergelenksverrenkung mit	Rhs-t.
- krampfhaftes	Plat., Rhs-t.
- Magenschmerzen bei	Arg-nitr.
- Neigung zum	Quas.
- Reden beim	Lyc.
- Schlaf im	Carb-v.
- starkes	Rhs-t.
- tagsüber	Ac-ox., Ac-ph., Agn., Brom., Calc-ph., Cob., Coloc., Lyc., Nicc.
- unaufhörliches	Cob.
- ununterbrochenes	Arg-nitr.
- viel	Arum., Ign., Mang.
- Zwang zu	Bor., Cob., Plb.
Gähnkrämpfe	Rhs-t.
Gallenabsonderungen	
- streng riechende	Cean.
- vermehrte	Phyt.
Gallenblase(n-)	Aran-ix., Berb., Bry., Camph., Card., Chelid., Chion., Flor., Hydrast., Magn-c., Magn-s., Mandr., Merc-dulc., Nat-s., Podo., Puls., Raph., Sulf., Tarax., Tereb.
- Brennen in der, mit Ausstrahlung zum rechten Schulterblatt	Mandr e rad.
- Dyskinesie der	Heder.
- Empfindlichkeit der	Jod.
- Entzündung der	Bellis., Bor., Bry., Card., Chin., Cholest., Erig., Heder., Hydrast., Lach., Magn-s., Puls., Sep., Tarax.
- Karzinom der	Cholest.
- leiden	Chin., Jod., Magn-c., Mandr., Mandr e rad., Nat-s., Podo., Puls., Sulf., Tarax., Tereb.
- Stauungen in der	Ac-sal., Aloe., Nat-s. Psor., Sulf.
- stenokardische Beschwerden der	Lycop.
- Stiche in der	Berb.

- Störungen der	Puls.
Gallenfieber	Podo.
Gallenkoliken	Arist., Bell., Berb., Calc-c., Card., Chelid., Chin., Chion., Cimic., Coloc., Cupr., Diosc., Erig., Iris., Lyc., Magn-ph., Podo., Tab., Tereb.
- Ärger nach	Cham.
- Essen nach dem	Cham.
- heftigste	Aran-d.
- Krampfzuständen mit	Ammi.
- Liegen beim, auf der rechten Seite	Aran-d.
- Speisen nach fetten	Aran-d., Erig.
Gallenmittel	Mandr., Raph.
Gallenschmerzen	Bapt., Bellis.
- Druckempfindlichkeit mit	Heder.
- heftigste	Coloc.
- hineinschießende	Coloc.
- kolikartige	Coloc.
- plötzlich auftretende	Coloc.
Gallensteine	Berb., Calc-c., Card., Chion., Hydrast., Lyc., Merc-sol., Nat-s., Podo., Tereb., Teucr-mar.
- Koliken mit	Atrop-s., Bell., Chelid., Cholest., Mandr.
- Kopfschmerzen mit	Magn-m.
Galletreibende Mittel	Abs., Agr., Berb., Chel., Gnap., Lyc., Mill., Pet., Podo., Tarax.
Gallenwege	Flor., Magn-s.
- Entzündung der	Lach., Quas.
- Krämpfe der mit Gallenrückstauungen	Magn-c.
Ganglien	Ac-benz., Ac-fl., Arum.
- Gelenken an den	Sil.
- Handgelenken an den	Ruta.
- Handrücken am	Amm-c.
Gangliensystem	
- Reizung des	Tab.
Gangrän	Cepa., Crot., Cupr-ars., Euph., Lach., Pyrog.
- Akren der, als Folge von Gefäßkrämpfen	Sec.
- arteriosklerotische	Sec.

- Bißstelle an der	Vip.
- diabetische	Ars., Carb-v., Kres., Sec.
- feuchte	Kreos.
- Finger an den	Sec.
- Neigung zu	Naja., Vip.
- Raynaud'sche	Sec.
- senile	Ars., Carb-v.
- trockene	Sec.
- Zehen an den	Sec.
Gänsehaut	Agar., Staph.
- Kalttrinken nach	Cad.
Gärungsdurchfälle	Chin., Ipec.
Gärungsdyspepsie	Ferr-ph.
Gasansammlung	Tarax.
- Därmen in den	Raph.
- Leberschmerzen mit	Raph.
- Magen im	Lyc.
- Milzschmerzen mit	Raph.
- Unterbauchauftreibung mit	Lyc.
- viel	Cad., Lyc.
Gasabgang	Valer.
Gasaustausch	Carb-v.
Gasbauch	Graph.
Gasbildung	Bellis.
Gastritis	Abies., Ac-benz., Ac-nitr., Acon., Anac., Ant-c., Apis., Ars., Asa., Asar., Bell., Beryl., Bism., Bry., Cad., Calc-fl., Caps., Carb-an., Cepa., Chin., Colch., Croton., Ferr., Hep., Hyper., Ipec., Jod., Kali-c., Kali-s., Kres., Lyc., Magn-m., Magn-s., Mandr., Mandr e rad., Med., Merc-sol., Mez., Nux-m., Phell., Phos., Poten., Sang., Tarax., Verat.
- acholische	Phos.
- akute	Nux-m., Nux-v.
- alkoholika	Nux-v.
- anazide	Abies., Ac-m., Ac-sulf., Ars., Sulf.
- Aufregung bei	Arg-nitr.
- Aufstoßen mit saurem	Iris.
- Biertrinkern bei	Kali-bi.

- Blähungskoliken mit	Puls.
- Blähsucht mit starker	Carb-v.
- chronische	Bor., Kali-bi., Lyc., Magn-c., Nux-v., Petr., Sel., Sep., Sulf., Thuj.
- Erkrankungen, bei fieberhaften	Eupat-perf.
- Essen nach dem	Bor.
- Examensangst bei	Arg-nitr.
- Fettessen nach	Puls.
- hyperazide	Ac-fl., Ac-form., Ac-lac., Ac-m., Ac-succ., Ac-sulf., Con., Erig., Hep.
- Kopfschmerz mit	Puls.
- Krampf mit	Olnd.
- Leberstörungen mit	Hydrast.
- nervöse	Arg-nitr.
- Rauchern bei	Led.
- Säureüberschuß mit	Ac-m.
- Schläfrigkeit mit großer	Bor.
- Trinker der	Ac-sulf., Led., Lyc., Sel., Staph.
- Übelkeit mit	Bor.
- Vielessen nach	Puls.
- Völlegefühl mit	Bor.
Gastroduodenitis	Nat-s., Nux-m., Nux-v.
Gastroenteritis	Ac-acet., Ac-hydroc., Ac-m., Ac-ox., Aloe., Alum., Apis., Ars., Bell., Bor., Bry., Cad., Cedr., Cham., Colch., Cond., Crot., Elaps., Heder., Helleb., Hyper., Ipec., Kali-br., Luff., Mang., Magn-s., Mandr., Nux-m., Olnd., Petros., Puls., Rauw., Sabad., Scil., Seneg., Sep., Tab., Tereb., Verat., Viol-t.
- Aufregung nach	Gels.
- akute	Asclep., Croton., Cupr-acet., Ferr., Podo., Pyrog., Sulf., Tart-emet., Verat-v.
- Alkoholikern bei	Ran-b.
- Blutungen mit	Ac-ph.
- Brechdurchfall mit	Croton., Cupr-acet.
- Brechreiz mit	Arum.
- chronische	Calc-c., Calc-ph., Cer-ox., Graph., Magn-c., Petr., Sulf., Tub.
- Darmreizung mit	Gamb.
- Durchfällen mit	Ac-ph., Bellis.
- Erbrechen mit	Vinc.
- infektiöse	Arist.

- Kinder der	Magn-c.
- Kolik mit	Ail., Asar., Iris.
- Kollapsneigung mit	Pyrog.
- Magenreizung mit	Gamb.
- Morgendurchfällen mit	Ac-form., Rumx.
- nervöse	Arg-nitr., Kali-ph.
- saure	Magn-c.
- Schreck nach	Gels.
- schwere	Sec.
- Sommerdurchfällen bei	Dulc.
- Speichelfluß mit	Dirc.
- subakute	Ferr.
- Trinker der	Ant-t.
- Übelkeit mit	Arum.,Vinc.
Gastrokardialer Symptomenkomplex	All-s., Aloe., Asa., Bellis., Carb-an., Carb-v., Diosc., Mandr., Nux-m., Podo., Sulf., Tab.
Gaumen	
- Belag goldgelber am	Nat-ph.
- Brennen am	Ac-ph., Arund., Ran-b.
- dunkelroter	Arg-nitr.
- Entzündung am	Berb., Guaj., Ran-b., Sabad., Stront.
- hart wie Leder	Stict.
- Jucken am	Arund., Sabad.
- Lähmigkeitsgefühl am	Anhal.
- Ödem am	Cimic.
- Perforation im	Lues.
- Rötung am	Berb.
- Schwellung am	Cimic.
- Stellen rote, trockene und kratzende am, reizen zum Husten	Dros.
- Trockenheit am	Ac-ph., Cepa., Helleb., Stict., Stront.
- weicher	Bapt.
- wunder	Kreos.
Gaumenbogen	
- Kratzen am	Bellis.
- Schmerzen am	Bellis.
Gaumengeschwüre	Ac-benz., Carc., Kali-bi.
Gaumenmandeln	
- Belag mit gelbem	Arist.
- Rötung der	Arist.
- Schwellung der	Arist.

G

Gaumenschmerzen	Zinc.
- bohrende	Aur.
- Kauen beim	Aloe.
Gaumensegel	
- Brennen am	Ac-ph.
- Lähmung des	Gels., Lac-c.
- Wundheit am	Ac-ph.
Gaumenzäpfchen	
- dunkelrotes	Arg-nitr.
- Entzündung, glasige am	Apis.
- gerötetes	Cimic.
- geschwollenes	Cimic., Merc-sol.
- lang wie zu	Coff.
- ödematöse Schwellung des	Apis.
- verlängert wie	Merc-sol.
Gebärdet sich eklig	
- gibt keine Antwort	Arn.
Gebärmutter	Alet., Arist., Aur., Bor., Bov., Calc-stib., Cauloph., Cham., Chin., Cimic., Cocc., Croc., Frax., Hydroc., Kali-nitr., Lil., Lup., Nux-v., Prun., Puls., Sabal., Sabin., Sang., Sec., Senec., Ust., Verat., Vib., Visc.
- Abwärtsdrängen der	Aral.
- Atonie der	Ac-ph.
- Ausbildung der, auffallend starke	Aur.
- Berührungsempfindlichkeit der	Lach., Sep.
- Bewußtwerden der	Murx.
- Blutüberfüllung der	Bell., Bry., Bufo., Card., Cauloph., Plat., Prun.
- drückt nach unten	Helon., Nux-v.
- Druck in der	Bell., Beryl., Magn-m.
- Druckempfindlichkeit der	Lach.
- Geachwüre an der	Hydrast.
- Herunterpressen der, während der Regel	Ac-form.
- Herunterdrängen der, beim Stehen und Gehen	Rhs-t.
- Knickung der	Cimic.
- Koliken der	Cann-ind.
- Krämpfe in der	Ac-hydroc., Cauloph., Cimic., Coff., Coloc., Tarant., Vib.
- Krämpfe wehenartige der	Op., Sec.

- Krebs der	Ars., Hydrast., Kreos.
- Reflexe der	Cimic.
- Rückbildung der, nach der Geburt	Helon.
- Schwellungsgefühl der	Nux-m.
- Stechen in der	Bell., Beryl., Con., Sep.
- unterentwickelte	Bari-c.
- vergrößerte	Sep.
- Vergrößerungsgefühl der	Arg-nitr.
- Verhärtung der	Con.
- Verlagerung der	Cimic., Lil., Plat., Senec., Sep.
Gebärmutterblutungen	Ac-acet., Ac-fl., Ac-lac., Ac-sulf., Apis., Arg-nitr., Arn., Ars., Bellis., Cact., Calc-c., Cauloph., Chin., Cimic., Croc., Cycl., Kali-c., Kreos., Lach., Magn-m., Sang., Sec., Trill.
- anfallsweise	Sabin.
- Anstrengung bei geringster	Ambr.
- Berührung bei geringster	Ust.
- Brechreiz mit	Ipec.
- dunkle	Card., Ham.
- Gehen beim	Ambr.
- Gerinnseln mit	Visc.
- Gußweise	Erig., Ipec.
- hellrote	Bell., Erig., Ipec., Millef., Sabin.
- Kopfschmerzen mit	Sabin.
- Mädchen bei anämischen	Ferr-ph.
- morgens	Bov.
- nachts	Bov.
- reichliche	Sabin.
- Schmerzen mit kolikartigen	Thlaspi.
- starke	Bov.
- Stauungen von	Ruta.
- Stuhlpressen beim	Ambr.
- Styptikum	Hydrast.
- Übelkeit mit	Ipec.
- venöse	Ust., Trill., Vinc.
Gebärmutterempfindungen	
- hysterische	Ac-succ.
Gebärmutterentzündung	Ant-c., Arg-nitr., Aur., Bell., Heder., Jod., Lach., Merc-sol., Plat.
- Ausschweifungen nach	Chin.
- chronische	Carc.

- eitrige	Echin.
- Frauen bei älteren	Guaj.
- Verlagerung mit	Sep.
Gebärmutterhals	s. Zervix
Gebärmuttermittel	Podo.
Gebärmuttermuskulatur	Cauloph., Hydrast.
Gebärmutteroperation nach	Petros.
Gebärmuttersenkung	Cimic., Helon., Lil., Podo., Sep., Stann.
- Kopfschmerzen mit	Alet.
- Obstipation mit	Alet.
Gebärmutterschleimhaut	Kali-s.
- Entzündung der	Ac-nitr., Helon., Sulf., Visc.
Gebärmutterschmerzen	Bellis., Heder., Lach., Podo., Thal.
- bandförmige	Hyper.
- Blasenbeschwerden mit	Cauloph.
- durchschießende	Ars., Ign.
- Entbindung nach der	Rhod.
- Geschlechtsteilberührung bei	Ign.
- heftige	Cham.
- kolikartige	Cham.
- Kopfschmerzen mit	Cauloph.
- Magenschmerzen mit	Cauloph.
- Oberschenkel, bis zum ausstrahlende	Cact.
- periodische	Cact.
- Regel während der	Abs.
- Rheumaschmerzen wechseln mit	Rhod.
- wehenartige	Ign.
- Zusammenkrümmen zum	Coloc.
Gebärmutterstörungen	
- Auftreibung mit	Cauloph.
- Blähungen mit	Cauloph.
- Leibkrämpfen mit	Cauloph.
- Völle mit	Cauloph.
Gebärmuttertonicum	Helon.
Gebärmuttervorfall	Ac-nitr., Alet., Aur., Podo., Senec., Sep.
- beginnender	Lil.
- Hebendurch	Agar., Aur., Calc., Podo., Rhs-t.
- Mense während der	Aur., Calc-ph., Cimic., Kreos., Lach., Lil-t., Nat-c., Puls., Sep.
- Überanstrengung	Aur.

Geburtsnachblutungen	Visc.
Geburtstrauma	Helleb., Hyper.
Geburtsvorbereitungen	Arn., Puls.
- Muttermund bei rigidem	Cauloph.
Gedächtnis	
- Ausfall des	Phos.
- schlechtes	Sulf.
- Störungen des	Lac-c.
- Verfall des	Ac-nitr.
- Verlust des	Kali-br., Kali-ph., Lues., Oena., Onos., Verat., Zinc.
- Verminderung des	Syph.
Gedächtnisschwäche	Ac-ph., Ambr., Anhal., Arg-nitr., Arn., Ars., Brom., Carb-v., Con., Cycl., Dig., Gins., Helleb., Hirud., Kali-br., Lach., Lauroc., Merc-sol., Nux-m., Plb., Senec., Sep., Staph., Zinc.
- alter Leute	Anac.
- Arterioskerose bei	Bari-c.
- Fieber bei langandauerndem	Kali-ph.
- Namen für	Lyc.
- Pubertät in der	Bufo.
- Schulkinder der	Olnd.
Gedanken unangenehme	
- kann nicht los werden	Ambr.
Gedankenlose Menschen	Ac-picr., Guaj.
Gedankenstrom	Thea., Valer.
- nachts	Yohim.
Gedankenverwirrung	Bov., Dulc.
- betäubt wie	Cocc.
Gedrückte Menschen	Aur., Caust., Ign., Kali-bi., Lath., Nat-m.,Puls., Staph.
Gedunsene Menschen	Calc-c., Caps., Kali-c.
Gefäße	Ac-fl., Anhal., Arn., Aur., Bari-c., Bari-m., Bellis., Brom., Camph., Caps., Carb-v., Colch., Ferr., Kali-j., Kali-m., Kali-nitr., Lach., Magn-c., Mosch., Sabad., Sulf., Trill., Vinc., Vip., Zinc.
- Atrophie der	Jod.
- Brennen in den	Croton.

- Brüchigkeit der	Ac-sal., Hydrast., Phos.
- Durchlässigkeit der	Phos.
- Entartungsneigung der	Hydrast.
- erweiterte	Abrot., Ac-fl., Ac-hydrof., Agar., Arn., Arum., Aur., Cob.
- Fülle vor strotzende	Op., Vip.
- Intima	Plb., Sec.
- Krämpfe der	Ac-picr., Ac-sal., Hirud., Latrod., Magn-c., Nat-nitr., Plb., Sec., Tab., Visc.
- periphere	Adon., Aran-d.
- Pulsieren in den	Clem., Coloc., Lil., Spart.
- Schmerzen, klopfende in den	Anhal.
- Sklerose der	Beryl., Kres., Plb., Tab.
- Taubheit der	Ac-form., Ac-picr., Coloc., Croton., Cupr., Hyper., Ign., Kreos., Olnd.
- trophische Prozesse der	Alum.
- verhärtete	Bari-c.
- zerebrale	Crat.
- Zusammenziehen der	Dig.
Gefäßbereich	
- Berührungsempfindlichkeit im	Croton., Latrod.
- Schmerzem im	Latrod.
Gefäßkopfschmerz	
- Schwindel mit	Aur.
Gefäßlabilität	
- abwechselnd blaß und rot	Ferr.
Gefäßmale	Ac-fl.
Gefäßmittel	
- tiefgreifendes	Stront.
Gefäßmuskulatur	Cact., Mandr e rad., Rauw., Sec.
Gefäßnerven	Ac-sulf., Acon., All-s., Bov., Cocc., Colch., Hydrast., Iris., Kreos., Latrod., Nux-v., Op., Phos., Plb., Sang., Sec., Sulf., Tab., Valer., Verat., Vib.
- arterieller Anteil der	Glon.
Gefäßnervensystem	Strych.
Gefäßsystem	
- Unruhe im	Rauw.

Gefäßwallungen	Olnd.
- Hautrötung mit aktiver	Sang.
Gefäßwand	Sec.
Gefräßigkeit	Calc-c., Heder.
Gefühlserregungen	Chlol.
Gefühlskälte	Sep.
- anderen gegenüber	Plat.
Gefühlslosigkeit	s. Taubheit
Gefühlvolle Menschen	Puls.
Gegenstände	
- entfernte sieht besser	Valer.
- gelb erscheinen	Canth.
- groß zu erscheinen	Nux-m.
- grün erscheinen	Canth.
- halb dunkel erscheinen	Glon.
- halb hell erscheinen	Glon.
- Hand aus der läßt fallen	Mandr.
- Hof mit grünem um die sieht	Phos.
- kleiner erscheinen	Plat.
- rechte Seite der, kann nicht sehen	Lith.
- rot erscheinen	Phos.
- undeutlich werden gesehen	Mandr.
- Unsicherheit beim Greifen von	Sec.
- vergrößert werden gesehen	Mandr.
- verschwimmen	Jab.
Gehässige Menschen	Card., Cic.
Gehemmte Menschen	Ac-succ.
Gehen	
- Besinnungslosigkeit beim	Ac-fl.
- Blutandrang beim	Millef., Sulf.
- Blutandrang zum Herzen beim	Plb.
- Benommenheit beim	Led., Millef., Zinc.
- betrunken wie beim	Ferr., Ferr-ph., Nux-v.
- dreht sich alles beim	Nux-v.
- Dunkeln im, Schwanken und Unsicherheit beim	Stram.
- Erbrechen beim	Ipec.
- Erschlaffung beim	Calc-c.
- erschwertes	Aloe., Bellis.

- Fließschnupfen beim	Tell.
- Gangstörungen beim	Carb-s., Ign., Kres., Lil., Sec.
- gebückt beim	Phos., Sulf.
- Giemen in der Luftröhre beim	Prun.
- Herzgegend, Druck und Krampf in der beim	Bry.
- Herzstiche beim	Plb.
- Hitzewallungen beim	Sulf.
- Kopfschmerzen beim	Caps., Clem., Millef., Sulf., Tarax.
- Pfeifen in der Luftröhre beim	Prun.
- Schwanken beim	Ac-m., Con., Helod., Myric., Onos., Rhod.
- Schweiß mit kaltem beim	Plb.
- Schwindel beim	Ac-fl., Ac-ph., Colch., Ipec., Millef., Nux-m., Nux-v., Zinc.
- Steifigkeit beim	Bari-c.
- Taumeln beim	Nux-m., Visc.
- Unsicherheit beim	Ac-ph., Agar., Anhal., Arg-nitr., Aster., Caust., Con., Ipec., Kali-br., Meph., Myric. Nux-v., Onos., Visc.
- verkrampftes	Lath.
- vorwärts zu fallen neigt beim	Mang.
- weh tut alles beim	Magn-ph.
Gehirn	Aven., Cann-ind., Dig., Lact., Mosch., Par., Verat-v.
- Brennen im	Helod.
- Entzündung des	Agar., Bry., Verat-v., Zinc.
- Erkrankung der serösen Häute des	Abrot.
- Erschöpfung des	Ac-picr., Phos., Verat.
- Erweichung des	Hyosc., Plb.
- Funktionsstörung des	Camph.
- Hitzegefühl im	Op.
- Hyperämie im	Bell., Croc., Tereb.
- Klammgefühl im	Plat.
- Krämpfe im	Ran-b.
- Kugelgefühl im	Plat.
- Lähmung des	Hyosc.
- leiden	Ac-ph., Arg-nitr., Plb.
- müdigkeit	Ac-ph., Crat., Nat-m.
- schaden	Calc-c., Calc-ph., Carc.
- Schmerzen im	Guaj.
- sklerose	Glon.
- Taubheitsgefühl im	Kali-br.

Gehirnaffektionen	Echin.
- aller Art	Bell.
- Bewußtlosigkeit mit	Atrop-s.
- Delirien mit	Bell.
- Krämpfen mit	Bell., Ran-b.
- Lähmungen mit	Bell., Ran-b.
Gehirnerregung	Coff., Dig., Hyosc.
- Delirien mit	Cann-ind.
- Depressionen mit	Verat.
- Halluzinationen mit	Cann-ind.
- Schlaflosigkeit mit	Mosch.
- Schwermut mit	Verat.
- Zornausbrüchen bis zu	Verat.
Gehirnerschütterung	Arn., Cic., Hyper.
- Zustände nach	Op.
Gehirnkongestion	Jod.
- Erschütterung bei der geringsten	Bry.
Gehirnorganische Prozesse	Alum., Stram.
Gehirnreizung	Agar., Atrop-s., Bapt., Zinc.
- Konvulsionen mit	Cupr-ac.
- Kopfschmerzen mit	Scil.
Gehirnschwäche	Ac-form., Ac-picr., Arn.
- Rückenmarksschwäche mit	Agn.
Gehör(s)	
- abstumpfung	Ac-nitr.
- empfindliches	Sil.
- scharfes übermäßig	Nux-m., Op., Strych.
- schwund	Ac-sal., Glon., Hyosc., Med., Phos., Plb.
- störungen	Bari-m., Mandr.
- täuschungen	Carb-s., Thea.
- überempfindlichkeit	Ambr., Chin., Hyper., Spig.
- verminderung	Carb-s. Chelid., Kali-c.
- verstärkt wie	Mandr.
Gehörgang	
- Brennen im inneren	Kreos.
- Eiterung des	Puls.
- empfindlicher	Nux-v.
- Furunkel im	Ac-picr., Apis., Ferr-picr., Hep.
- Hitze im inneren	Kreos.
- Jucken im inneren	Kreos.
- schorfiger	Helod.

G

- Trockenheit im	Helod., Nux-v.
Gehörgang äußerer	
- Bläschen im	Tell.
- Brennen im	Kreos., Tell.
- Hitze im	Kreos.
- Jucken im	Agn., Cin., Kreos., Med., Tell.
- Klopfen im	Tell.
- Rötung im	Agn.
- Stechen im	Med., Tell.
- Trockenheitsgefühl im	Ac-lac.
- Wundheitsgefühl im	Ac-lac.
Gehörgangsekzem	Ac-lac., Bell., Calc-fl., Calend., Kreos., Lachn., Petr., Psor., Sil., Spong.
- Gehörgang am äußeren	Card.
- juckendes	Sulf.
- nässendes	Graph.
- trockenes	Carb-v., Graph.
Gehörgangsentzündung	Apis., Hep., Kreos., Magn-c.
- Absonderungen mit stinkenden	Sil.
- eitrige	Merc-sol.
Gehörgangsknöchelchen	
- Karies am	Lues.
Gehörgangsschmerzen	
- bohrende	Arum.
- stechende	Arum., Cham.
Gehörorgang	Tell.
Gehörsturz	Ac-sal.
Geile Reden führt	Verat.
Geilheit	Acon., Lues.
- beider Geschlechter	Stram.
- weibliche	Agn.
Geist	
- Objekt von einem zum anderen wandert	Aven.
- Sexvorstellungen, mit viel ist beschäftigt	Staph.
Geistige Apathie	Asar., Nux-m.
Geistige(r) Arbeit	
- Abneigung gegen	Aloe., Bapt., Chel., Chin., Lec., Nuux-v., Phos., Sil., Thuj.

- Beschwerden durch	Lyc., Nat-m., Nux-v., Phos.
- Macht ihn fast verrückt wegen seiner Unfähigkeit geistig zu arbeiten	Ind., Kali.p., Med.
- unmöglich	Calc., Ferr., Gels., Mill., Nat-c., Phos., Sumb., Staph.
Verlangt nach	Aloe., Anth., Arn., Aur., Bad., Brom., Carb-ac., Chin., Clem., Cob., Coca., Gels., Laur., Naja., Rhs-t., Sencg., Sulf., Tarant., Ther.
Verlangt nur abends nach	Lach.
Geistige Ermüdbarkeit	Ac-picr., Kali-nitr., Kalm.
Geistige Erregung	
- Angst zuerst mit, später deprimiert	Sulf.
- lebhafte	Coff.
Geistige Funktionen	
- Steigerung der	Thyr.
Geistige Lebhaftigkeit	Phos.
Geistige Müdigkeit	Vib.
Geistige Schwächzustände	Kali-ph.
Geistige Schwerfälligkeit	Calc-c.
Geistige Überreizung	Plat.
Geisteskrankheiten	Carc., Helleb., Stram.
Geistesstörung	Sec.
- Erregung mit großer	Hyosc.
Geistesverwirrung	Bapt., Cimic., Helleb., Rhs-t.
- senile	Op.
Geizige Menschen	Ars.
Gelähmt	
- alles ist: Denken, Hören, Sehen und Tasten	Coff.
- wie	Bapt.
Gelaunt schlecht	Lachn.
Gelbes Fieber	Cad., Crot.
Gelbsehen	Cin.
- Tage am	Cedr.
Gelbsucht	s. Ikterus
Geldgierige Menschen	Aur.

G

Gelenke	Ac-benz., Ac-fl., Ac-form., Ac-sulf., Aran-ix., Cimic., Colch., Dulc., Guaj., Ichth., Jod., Kalm., Led., Mang., Phyt., Puls., Ran-b., Rhod., Rhs-t., Ruta., Sabin., Samb., Sang.,Sep.,Spir-ulm.,Stront., Sulf., Tart-emet., Tell., Thal.,Urt., Visc., Zinc.
- Abgespanntheit der	Bellis.
- abgeschlagen wie	Abs.
- belastbar sind nicht	Coff.
- Berührungsempfindlichkeit der	Bell., Bry., Chin., Lach., Sabin.
- Bindegewebe der	Kali-j.
- blaß aussehende	Bry.
- blau-rot verfärbte	Naja.
- Brennen in den	Abrot.
- Druckempfindlichkeit der	Acon., Guaj.
- Einknicken der	Agn., Canth., Cocc., Phos.
- Finger der	s. Fingergelenke
- geschwollene	Abrot., Ac-lac., Ac-nitr., Acon., Arum., Bell., Bufo., Card., Colch., Croton., Ferr., Guaj., Kali-bi., Kali-c., Led., Lith., Merc-sol., Naja., Phyt., Puls., Rhod., Sabin., Sang., Sil., Staph., Tarant.
- heiße	Acon., Bry., Colch., Croton., Guaj., Led., Phyt., Puls., Sabin.
- Kälteempfimdlichkeit der	Chin.
- kleine Gelenke	Cauloph., Lith.
- Klopfen in den	Bell.
- Konvulsionen der	Cupr.
- kraftlose	Sil.
- kurz wie zu, bei Anfangsbewegungen	Rhs-t.
- Lähmigkeit der	Cepa., Eupat-perf., Rhs-t.
- morgens schmerzhaft und steif	Nux-v.
- Müdigkeit der	Bellis., Coff.
- Reißen in den	Ambr., Merc-sol., Rhs-t., Sel.
- Reißen, rheumatisches nachts in den	Verat.
- Rötung der	Abrot., Ac-lac., Acon., Bell., Bry., Bufo., Colch., Croton., Lith., Merc-sol., Puls.,
- Rucken in den	Abrot.
- Ruhelosigkeit der	Rhs-t.
- Schlaffheit der	Calc-fl.
- schlotternde	Ac-ph., Caust.
- schmerzhafte	Ac-lac., Bry., Bufo., Card., Caust., Colch., Croton., Dros., Lith., Rhod., Sil.

- schwache	Ac-ph., Bufo., Caust., Cepa., Cham., Cocc., Coff., Dros., Helon., Kali-c., Phos., Sil., Zing.
- Schwellung der	Ars.
- Schwellung rheumatische der	Jod.
- Schwere in den	Ac-sulf., Bellis., Cact., Staph.
- Spannen in den	Merc-sol., Rhs-t.
- Stechen in den	Ac-nitr., Eucal., Phyt., Rhs-t., Spig.,
- Steifheit der	Abrot., Ac-hydroc., Ac-nitr., Ac-sulf., Anac., Ang., Arum., Card., Caust., Colch., Dros., Eupat-perf., Ferr., Gins., Kali-bi., Lith., Magnol., Merc-sol., Puls., Rhod., Rhs-t., Sang., Sep., Staph., Zinc.
- Stiche in den	Bari-c.
- Unsicherheit in den	Sulf.
- Verdickung der	Calc-fl.
- verrenkt wie	Abs., Puls., Staph.
- Wasseransammlung in den	Jod.
- wehtun aller	Eupat-perf., Lith.
- Witterungsschmerz in den	Rhod.
- Wundheit in den	Bellis., Staph.
- zerbrochen wie	Rhs-t.
- zerschlagen wie	Ac-m., Eupat-perf., Rhs-t., Sang., Staph.
- Ziehen in den	Erig., Phyt., Rhs-t.
- Zittern in den	Ars., Con., Staph., Thuj.
- Zucken in den	Eucal.
Gelenke, Knacken in den	Cham., Con., Ran-b., Thuj.
- Bewegung bei jeder	Ac-nitr., Nat-m.
- Hüftgelenk im	Croc.
- nachts	Sel.
- Schmerzen mit	Ac-nitr.
- Verrenkungsschmerz mit	Rhs-t.
Gelenke, Krachen in den	Ac-benz., Ang., Gins., Led., Nat-ph., Rhs-t., Thuj.
- Bewegung bei jeder	Ac-nitr.
Gelenksbeschwerden	
- Armen an den	Ac-succ.
- Beinen an den	Ac-succ.
- Güsse, kalte bessern	Led.
- Händen an den	Ac-succ.
- Regel während der	Ac-sal.
- wandernde	Ac-succ.

G

Gelenkbeugen	
- Ekzeme mit Krusten in den	Nat-m.
- Schweiße, übelriechende in den	Graph.
Gelenksdeformation	Ac-nitr., Aur., Calc-c., Carc., Caust., Lues.
- chronische der kleinen Gelenke	Calc-ph.
- Füßen an den	Abrot.
- Gelenken an den großen	Calc-fl.
- Gelenken an den kleinen	Ac-benz.
- Händen an den	Abrot.
- Schwellung mit	Ac-benz.
Gelenksentzündungen	Bari-c., Caust., Croton., Lues., Mang., Phyt.
- deformierende	Form.
- Exsudaten mit	Kali-m.
- luetische	Jod.
- rheumatische	Harp.
- rheumatische ohne Fieber	Led.
- Schwellungen mit	Kali-m.
Gelenkserkrankungen	
- degenerative	Harp.
- entzündliche	Harp.
- klimakterische	Lach., Sep.
- rheumatisch-gichtische	Solid.
Gelenksmittel	
- tiefgreifendes	Stront.
Gelenkrheumatismus	Ac-benz., Ac-nitr., Ac-sal., Ac-sulf., Arn., Aur., Bellis., Berb., Beryl., Brom., Calc-c., Calc-ph., Cann., Caps., Caust., Cepa., Cham., Chin., Chin-sulf., Cycl., Erig., Ferr., Ham., Heder., Hep., Hirud., Kali-bi., Kalm., Kreos., Lil., Magn-c., Mandr e rad., Med., Ran-b., Sabin., Sang., Sars., Sep., Spir-ulm., Sulf., Teucr-mar., Urt.
- akuter	Ac-acet., Ac-form., Ferr-ph., Led., Rhs-t.
- Berührungsempfindlichkeit mit	Apis.
- chronischer	Ac-acet., Ac-form., Apis., Colch., Guaj., Ichth., Jod., Led., Lyc., Nat-m., Rad., Thuj., Tub., Visc.
- Durchnässung nach	Acon.
- Entzündung mit	Kali-m.

- Erkältung bei	Merc-sol.
- Erkältung in Folge von	Dulc.
- Fieber mit	Samb., Tub.
- Finger der	Ac-lac.
- fokaler	Lach.
- fokaltoxischer	Phyt.
- Gelenke der kleinen	Led., Rhod.
- Nässe durch	Dulc.
- Nierenreizung mit	Samb.
- reißender	Bry., Puls.
- Rötung mit	Ac-lac.
- Schweißausbrüchen mit	Merc-sol.
- Schwellung mit	Kali-m.
- Schwellung mit blasser	Apis.
- spannender	Bry., Puls.
- stechender	Puls.
- subakuter	Apis., Colch., Guaj., Rhs-t.
- Unterkühlung nach	Acon.
- Wallungen mit	Merc-sol.
- wandernder	Lac-c., Puls.
- Wärmeempfindlichkeit mit	Apis.
- Witterung bei naßkalter	Merc-sol.
- ziehender	Bry.
Gelenkschmerzen	Ac-ph., Ac-picr., Alum., Arg.,Bry., Bufo., Cact., Cad., Card., Chin., Clem., Cocc., Kali-c., Latrod., Mandr e rad., Mez., Nicc., Nicc., Ol-an., Rhod., Sabad., Thal.
- abgeschlagen wie	Arg-nitr.
- akute	Spir-ulm.
- anfallsartige	Ac-ox., Spig.
- Anstrengung bei	Valer.
- Armgelenken in den	Hydrast.
- Beingelenken in den	Berb., Hydrast., Verb.
- Berührungsverschlimmerung mit	Crot.
- Bettwärme in der	Sulf.
- Bewegung bei jeder	Ac-nitr., Crot.
- blitzartige	Bell., Rauw.
- bohrende	Agar., Mang., Ran-s.
- brennende	Agar., Arg-nitr., Coloc., Tarax.
- chronische	Jod.
- Deformierungsneigung mit	Kres.
- Draufliegen beim	Sil.
- drückende	Ac-m.

- Durchnässung nach	Dulc.
- elektrische Schläge wie	Cimic.
- Entblößung bei der geringsten	Sil.
- Ergüssen mit	Spir-ulm.
- Fieber mit	Merc.sol., Puls.
- Frauen bei	Sabin.
- Gelenken an den kleinen	Led.
- Gelenken in allen	Con., Croc., Guaj., Hyper., Mandr., Stront., Tab.
- gichtische	Ac-ox., Spir-ulm.
- gichtisch-rheumatische	Sars.
- herumziehende	Spir-ulm.
- hineinschießende	Agar., Coloc.
- Hüftgelenken in den	Hydrast.
- Kälte bei	Caps., Nat-m.
- Kältegefühl mit	Agar.
- Knirschen mit	Kali-bi.
- Krachen mit	Kali-bi.
- krampfartige	Coloc.
- lanzierende	Cedr.
- morgens um 3 Uhr	Magn-c.
- multiple	Aran-ix.
- nachts	Aur., Lach., Lues., Mang., Naja.
- nagende	Mang., Ran-s.
- Nässe bei	Caps., Nat-s.
- Nebel bei	Nat-s.
- neuralgische	Kalm.
- Oberarmkopf, als wäre der ausgerenkt	Croc.
- Ödemen mit	Spir-ulm.
- periodisch auftretende	Sabin.
- plötzlich auftretende	Form., Kali-bi.
- pulsierende	Ac-sal.
- reißende	Ac-benz., Anac., Arist., Cimic., Con., Guaj., Kalm., Lauroc., Puls., Rhs-t., Sabin., Stront.
- rheumatische	Ac-form., Aloe., Aran-ix., Caps., Form., Guaj., Jod., Kalm., Spig., Spir-ulm., Staph., Stict.
- ruckartige	Stront.
- Ruhe in der	Aur., Sil., Sulf.
- scharfe	Cimic., Magnol.
- schießende	Bell., Cimic., Nat-s., Tarax.
- Schreiben beim	Valer.

- Schultergelenk im	Hydrast.
- Schwäche mit	Agar., Croc., Spig.
- Schwellung ohne	Arg-nitr.
- Sonne, mit der aufsteigende und fallende	Spig.
- spannende	Lauroc., Puls.
- stechende	Ac-benz., Arg-nitr., Arist., Coloc., Guaj., Lauroc., Nat-s., Puls., Sabin., Stict., Stront., Tarax.
- Stehen im	Aur.
- Steifigkeit mit	Anac., Lauroc., Spig., Stict.
- Stelle von einer umschriebenen ausgehende	Ac-ox.
- stichartige	Ac-lac.
- Strecken beim	Thuj.
- tuberkulöse	Jod.
- unten von nach oben ziehende	Led.
- Unterkühlung nach	Dulc.
- verrenkt wie	Arg-nitr., Lauroc.
- Wallungen mit	Merc-sol.
- wandernde, von einem Gelenk zum anderen	Ac-benz., Ac-sal., Ac-succ., Carb-v., Colch., Form., Kali-bi., Magnol., Puls., Sars., Tarant.
- wechselnde	Hydrast., Sang.
- Wetter bei naßkaltem	Nat-m.
- witterungsbedingte	Rhod.
- Zerschlagenheit mit	Spig., Stict.
- ziehende	Ac-m., Agar., Anac., Coloc., Kalm., Rhs-t., Sars., Stront.
Gelenkstuberkulose	Heder.
Gemütserregung	Acon., Hep.
- Angst mit, später deprimiert	Sulf.
Gemütsleiden	Stram.
- fortschreitende	Con.
Gemütsstimmung	
- depressive	Helon.
- verzweifelte	Helon.
Gemütsstörungen	Sabad.
- periodische	Puls.
Gemütsverstimmung	
- Herzklopfen mit	Ac-picr.

G

- nervöse	Ac-picr.
Genesung	
- keine Hoffnung auf	Psor.
Genickschmerzen	
- brennende	Bell.
- klopfende	Bell.
- ziehende	Bell.
Genickstarre	Verat.
Genießermittel	Nux-v.
Genitalorgane	Ac-sulf., Kali-br.
Genußspecht	
- alter, geiler	Con.
Geräuchertes	
- kann nur zu sich nehmen	Caust.
Geräusch	Kreos.
- Blutandrang bei	Sang.
- Eingenommenheit bei	Acon.
- erschrickt beim geringsten	Graph., Magn-c.
- Hitzewallungen bei	Sang.
- Kopfschmerz bei	Bufo., Chin., Colch., Con., Sang.
- Körper, geht durch den ganzen	Ther.
- Schwächekopfschmerz bei	Ac-ph.
- Schwindel bei	Ac-nitr., Sang.
- verträgt nicht das geringste	Ipec., Petr.
- Zähne geht in die	Ther.
Geräuschempfindlichkeit	Ac-m., Ac-ph., Ac-sulf., Acon., Ant-c., Aur., Bell., Beryl., Bor., Bry., Bufo., Calend., Chel., Cimic., Cocc., Colch., Helleb., Kali-c., Kreos., Lac-c., Lyc., Nux-v., Phos., Stram., Tarant., Ther., Zinc.
- Hammerschläge gegen	Sang.
- Herzschlag hört den eigenen	Visc.
- Klingen hört	Visc.
- Kopfschmerzen mit starken	Calc-fl.
- Rascheln von Papier	Bor., Calad., Ferr., Nat-c., Nat-s., Zinc.
- Schlaf stört den	Aran-d.
- Stimmen und Spreche gegen	Agar., Cocc.
- Straßenlärm gegen	Chelid.

Geräuschüberempfindlichkeit	Ars., Bor., Carc., Coff., Con., Crot., Jod., Mandr., Nux-m., Sang., Tab.
- Schmerzauslösung mit	Anhal.
Geräuschunempfindlichkeit	Crot.
Gereizte Menschen	Beryl., Carc., Card., Jod., Kali-bi., Kali-j., Kalm., Lath., Lauroc.
- ärgerliche	Cham.
Gerinnungszeit	
- Verlängerung der	Cob.
Gerstenkorn	Ac-fl., Ac-picr., Amm-c., Apis., Bari-c., Calc-fl., Calc-ph., Graph., Hep., Hyper., Lyc., Mandr., Puls., Sep., Sil., Thuj., Tub.
- Absonderungen mit scharfen	Kreos.
- rezidivierendes	Staph.
Geruchsempfindlichkeit	Acon., Aran-d., Bell., Calc-fl., Coff., Con., Hep., Kres., Nux-m., Nux-v., Sulf.
- Anfälle auslösende	Ac-hydroc.
- außerordentliche	Cham.
- Parfüm gegen	Ac-ph.
- Tabak gegen	Ac-ph.
- überaus unangenehme	Ac-acet.
Geruchssinn	
- abgestumpfter	Cocc.
- feiner	Cocc.
- verschärfter	Phos.
Geruchstäuschung	Anhal., Anac., Aran-d., Calc-fl., Cann-ind., Graph.
Geruchsüberempfindlichkeit	Anhal., Coff., Sang.
Geruchsverlust	Anac., Anhal., Bell., Bellis., Cycl., Hep., Lues., Lyc., Magn-m., Med., Op., Puls., Rhod.
- Anfälle von	Sel.
- Katarrhen bei verstopften	Stict.
- vollständiger morgens	Nat-m.
Geruchsverminderung	Cycl.
Geruchswahrnehmung	
- abnorme	Cad., Colch.
- außerordentliche	Hyper.

G

Gesäßschmerz

- drückender, reißender, ziehender — Ambr.

Geschlechtsteile(n) männlich — Aur., Calad., Diosc., Gnaph., Magn-c., Nat-m., Sel., Staph., Tab.

- Bläschen an den — Rhs-t., Sars.
- Brennen der — Glon., Kreos., Kres.
- Durchblutung vermehrte der — Yohim.
- eiskalte — Aran-d.
- Entzündungen schmerzhafte der — Ars.
- Erregung hochgradige der — Tarant.
- Erschlaffung der — Crot., Helleb., Mandr., Nux-m., Olnd.
- Geschwüre an den — Kali-bi., Merc-sol., Phyt.
- Gestank der — Psor., Sars.
- Hand hält ständig an den — Stram.
- Hitze in den — Glon., Spong.
- Jucken an den — Ac-sulf., Anac., Glon., Kres., Rhs-t.
- Kitzel an den — Alum.
- Reizzustand der — Caust., Colch., Nux-v.
- Rötung der — Kres.
- Schmerzen an den — Alum., Hyper., Zinc.
- schwitzen der — Bell., Bufo., Canth., Diosc., Sel., Sep.
- spielt an den — Acon.
- Stechen in den — Rhs-t.
- tonisierende Wirkung auf die — Sabal.
- wollüstige Gefühle in den — Stann.
- Wundsein der — Kres.
- zupft dauernd an den — Canth.

Geschlechtsteile(n) weiblich — Aur., Calad., Cycl., Diosc., Gels., Gnaph., Helon., Ign., Kali-br., Kreos., Lac-c., Magn-c., Nat-m., Plat., Pulx., Stann., Staph., Thuj., Vib., Xan.

- Abwärtsdrängen der — Sep.
- Bläschen an den — Rhs-t., Sars., Sep.
- Blutungen aus den — Abrot., Ac-fl., Ac-nitr., Ac-sal.
- Brennen der — Croton., Eupat-perf., Helod., Kreos. Kres.
- Brennen an den äußeren — Ac-picr., Beryl.
- Empfindlichkeit der — Plat., Zinc.
- Erregung hochgradige der — Tarant.
- Geschwüre an den — Merc-sol., Phyt.
- Gestank der — Croc., Psor., Sars.
- Hand hält ständig an den — Stram.
- Jucken an den — Ac-succ., Croton. Eupat-perf., Helod., Kres., Med., Plat., Rhs-t., Staph.

- Jucken an den äußeren	Ac-picr., Beryl.
- Kitzel an den	Plat.
- Kontaktblutung der	Hydrast.
- Kribbeln in den beim Sitzen	Staph.
- Reizung der	Kali-c., Colch., Sabin., Staph.
- Rötung der	Kres.
- Schlaffheit der	Sep.
- Schmerzen der	Calc-ph., Zinc.
- Schweiß übelriechender der	Bell., Bufo., Canth., Sel., Sep.
- Schweregefühl in den	Lob.
- Senkung der	Lil.,Sep.
- spielt an den	Acon.
- Stauungen, venöse in den	Sep.
- Stechen in den	Rhs-t.
- wollüstiges Gefühl in den	Croton.
- Wundsein der	Kres.
- zupft dauernd an den	Canth.
- Zusammenschnüren der	Lob.

Geschlechtstrieb

- außerordentlicher	Alum.
- Beischlaf mit Widerwillen gegen den	Rhod.
- Erektion ohne	Aran-d.
- Erkalten des	Plb.
- Erlöschen des	Anhal., Calc-fl., Caps.
- erregter	Cann-sat., Crot., Lil., Thuj., Zinc.
- Erregung des wegen Hodenschmerzen	Cocc., Hyper.
- Frauen mit gesteigertem	Ac-ox., Bari-c., Cann-ind., Caps., Murx.
- gesteigert anfangs, später erloschen	Kali-br., Staph.
- gesteigerter	Bor., Canth., Caust., Con.
- heftiger	Canth., Coloc.
- Impotenz mit	Yohim.
- Juckreiz mit	Tarant.
- Kraftlosigkeit mit	Ac-picr., Nat-m., Nux-v., Phos.
- Kribbeln mit wollüstigem, bei Frauen	Plat.
- mangelnder	Ac-picr., Calad., Damin., Gins., Kali-c., Lyc., Nat-m.
- Nachlassen des	Carc.
- Potenz mit geschwächter	Con.
- Samenerguß ohne	Coff.
- Samenergüssen mit nächtlichen	Plat.
- Schwäche mit	Ac-picr., Calc-c.
- schwacher	Rhod.
- Steigerungsmittel für Männer	Helon., Rauw.

- Übellaunigkeit mit tagelanger — Calc-c.
- unterdrückter — Helleb.
- Uteruskoliken mit heftigen — Cann-ind.
- Verlust des — Anhal., Dig., Lach.
- vermehrter — Ac-picr., Bor., Calc-c., Coff., Gnaph., Heder., Mosch., Nat-m., Phos., Tell., Zing.
- verminderter — Brom., Bor., Camph., Coff., Mandr., Ther., Thuj., Yohim.
- widernatürlicher — Plat.
- Wollustgefühl mit, bei Frauen — Calc-ph.

Geschlechtsverkehr männlich

- Abgang mit weißlich-gelbem, blutigem beim — Kreos.
- Abneigung gegen — Graph., Psor., Rhod.
- Asthmaanfälle beim — Ac-succ.
- Atemnot beim — Ac-succ., Agn.
- Beklemmung beim — Agn.
- Blasenschmerzen nach dem — Cepa.
- Eichelbrennen nach dem — Cepa.
- Erektion nachlassen der beim — Psor.
- Erschöpfung nach dem — Ac-nitr., Calc-ph.
- Genuß zu kurzer beim — Ac-sulf.
- grantig ist nach dem — Ambr.
- Herzklopfen beim — Tab.
- Herzklopfen nach dem — Sec.
- Herzschmerzen beim — Agn.
- Kollaps beim — Tab.
- Libidoaussetzen beim — Psor.
- mißmutig nach dem — Ambr.
- Prostataschmerzen nach dem — Cepa.
- Rückenschmerzen nach dem — Nat-m., Staph.
- Samenstrangziehen nach dem — Cepa.
- Schmerzen beim — Ac-sulf., Arg-nitr., Bellis., Calc-ph., Sil.
- Schwäche nach dem — Ac-nitr.
- Verlangen nach dem, unwiderstehliches — Phos.
- Verstimmung nach dem — Nat-m., Staph., Sel.

Geschlechtsverkehr weiblich

- Abneigung gegen — Agn., Kali-c., Nat-m., Sep.
- Berührung jede reizt zum — Murx.
- Blutungen nach dem — Arg-nitr.
- Depressionen nach dem — Ac-ph.
- Erschöpfung nach dem — Agn., Ambr.

- Kreuzschmerzen nach dem	Ac-ph., Kali-c.
- Müdigkeit nach dem	Agn.
- Scheidentrockenheit beim	Nat-m.
- Schlaf und Wachen möchte gern zwischen	Kreos.
- Schmerzen nach dem	Arg-nitr.
- Schwäche nach dem	Kali-c.
- Schweißausbruch nach dem	Agn.

G

Geschmack

- abscheulicher	Lach.
- bitterer	Ac-benz., Acon., Agar., Ang., Ant-t., Ars., Aur., Bry., Cad., Card., Cham., Chelid., Colch., Collins. Diosc., Dros., Eupat-perf., Euph., Ign., Jugl-reg., Kreos., Led., Lyc., Magn-c., Merc-sol., Mez., Nat-m., Nat-s., Nux-v., Puls., Rhs-t., Sep., Solid., Tranat. Tarax., Zinc.
- blutiger	Ac-acet., Ac-benz., Ferr-ph., Lil.
- Eiern nach faulen	Ferr-ph.
- Eisen nach	Aloe.
- fader	Colch., Puls., Tarant., Valer.
- fauliger	Bov., Kali-br., Lac-c., Merc-sol., Myric. Sep.
- galliger	Bry.
- käsiger	Zinc.
- kein richtiger	Guaj., Stront.
- kupferartiger	Med.
- metallischer	Ant-s., Cann-ind., Cocc., Diosc., Merc-sol., Olnd., Pulx., Rad., Sars.
- pappiger	Ant-c., Aran-d., Magn-c., Magn-m., Podo., Puls.
- Pfeffer nach	Manc.
- salziger	Brom., Cycl., Magn-c.
- saurer	Cad., Calc-c., Dros., Ign., Lyc., Magn-m., Nat-ph., Nux-m., Nux-v., Olnd., Phos., Sep.
- schlechter	Card., Myric. Petr., Tab.
- schleimiger	Tab., Valer.
- süßlicher	Ac-nitr., Dig., Merc.sol., Zinc.
- Täuschung des	Anhal.
- Tinte nach	Aloe.
- überempfindlicher	Ac-carb.
- übler	Podo.

- Verlust des	Ac-ox., Anhal., Aur., Bellis., Nat-m., Psor., Sil.
Geschwächte Menschen	Cocc., Hep.
Geschwätzigkeit	Bufo., Hyosc., Kali-j., Lach Lachn., Meph.
- auffällige	Stram.
Geschwulst	s. Tumor
Geschwüre(n)	s.a. Hautgeschwüre Ac-lac., Ac-sulf., Alum., Arn., Ars., Brom., Calc-fl., Canth., Carc., Croton., Hydrast., Kreos., Med., Nux-v., Phos., Rad., Rhs-t., Sil., Thal., Thuj., Vip.
- Absonderungen mit geringen	Cin.
- Aufbrechen der	Crot., Stront.
- Blutungen mit	Ac-nitr., Millef., Sec.
- bösartige	Ac-hydrof.
- brennende	Beryl., Ran-b.
- Eichel an der	Ac-nitr.
- Eiter mit ätzendem, dünnem	Ac-hydrof.
- empfindliche	Asa., Hep.
- Gesicht im	Hep.
- gewaltsam geheilte	Sulf.
- Granulation mit schlechter	Merc-sol.
- Grund mit speckigem	Merc-sol.
- Hals im	Phyt.
- hartnäckige	Ac-fl., Con., Sec.
- Heilung mit schlechter	Ac-m., Calend., Lues.
- Krusten mit	Mez.
- langwierige	Ac-hydrof.
- luetische	Phyt.
- Mund im	Phyt.
- Nase in der	Corall.
- Neigung zu	Ars., Graph., Lyc., Sil.
- Nekrose mit drohender	Tarant.
- oberflächliche	Millef.
- Ohren um die	Olnd.
- perforierende	Kali-bi.
- Rachen im	Lach.
- Rändern mit, wie ausgestanzt	Kali-bi.
- Randwall mit blau-rotem, berührungsempfindlichem	Lach., Tarant.
- runde	Arg-nitr., Ars., Bell., Kali-bi.

- Schleimhäuten auf lividen	Bapt.
- schmerzhafte	Hep.
- schmerzlose	Ac-m., Bapt.
- Schorf mit dunklem	Tarant.
- Sekret mit eitrigem	Mez.
- Sekret mit stinkendem	Sec., Staph.
- Sekret mit zähem, schleimigem	Kali-bi.
- Splitterschmerz mit	Arg-nitr.
- Stamm am	Beryl.
- Stellen an den, wo Haut und Schleimhäute zusammenstoßen	Nat-m.
- stinkende	Abrot., Bapt.
- tiefgreifende	Kali-bi.
- tuberkulöse	Arum.
- Umgebung mit empfindlicher	Ac-m.
- Umgebung mit livider	Kali-bi.
- unheilsame	Calc-c., Carb-v.
- Wundnekrose mit	Naja.
- zerfallene	Aur.
Gesellschaft	
- Abneigung gegen	Tarant.
Gesellschaftsmensch	Ars.
Gesicht	
- abgehärmtes	Agn., Beryl., Lues., Nat-m.
- abgemagertes	Ac-sulf., Card., Cupr., Lues., Nat-m., Sec., Sil.
- abgeschlagenes	Bellis.
- alt aussehendes	Abrot., Ac-fl., Ac-nitr., Ac-sulf., Agn., Alum., Anhal., Arum., Beryl., Calc-c., Carc., Guaj., Kreos., Kres., Lues., Lyc., Med.
- Ameisenlaufen im	Collins.
- anämisches	Ac-ph., Cycl.
- aufgeschwemmtes	Apis.
- Augen mit hohlen	Abrot., Calc-c., Cimic., Cin., Cycl., Hep., Ipec., Kali-c., Olnd., Phyt., Sec., Staph., Verat.

G

- blasses	Abrot., Abs., Ac-benz., Ac-fl., Ac-hydroc., Ac-lac., Ac-m., Ac-nitr., Ac-ox., Ac-ph., Ac-picr., Ac-succ., Ac-sulf., Acon., Aethus., Agar., Agn., Aloe., Alum., Ambr., Amm-c., Anac., Anhal., Ant-t., Apis., Apoc., Apom., Aran-d., Arist., Ars., Bapt., Bari-c., Berb., Beryl., Bor., Cact., Cad., Calc-c., Calc-fl., Calc-ph., Camph., Carb-v., Cepa., Chin., Cimic., Cin., Clem., Crot., Croton., Cycl., Dulc., Eupat-perf., Glon., Graph., Heder., Helleb., Helod., Hydrast., Hyosc., Ign., Jod., Kali-c., Kres., Lac-c., Lith., Lues., Lyc., Magn-m., Med., Merc-sol., Naja., Nat-m., Op., Plat., Plb., Podo., Psor., Pyrog., Rhs-t., Samb., Sec., Sil., Spig., Stann., Staph., Sulf., Tab., Thal., Thea., Ther., Thuj., Tub., Verat., Vip., Zinc.
- blaß und rot abwechselnd	Brom., Chin., Ferr., Jod., Led., Magn-c., Olnd., Puls., Visc.
- bläuliches (livides)	Acon., Con., Cupr., Dros., Hyosc., Ipec., Petr., Phyt., Staph., Verat., Zinc.
- bleiches	Ac-acet., Apis., Arn., Chin., Cupr,. Ferr., Ferr-ph., Phos., Phyt., Strych.
- blei-graues	Cupr.
- Blütchen im	Zinc.
- Blutandrang zum	Agar., Alum., Bapt., Con., Croc., Mandr., Naja., Stront., Tab.
- breites	Calc-fl.
- dampfendes	Bell.
- derbes	Calc-fl., Lues.
- durchsichtiges	Ac-ph., Arist.
- dunkelrotes	Apis., Croc., Gels., Op.
- eingefallenes	Abrot., Ac-benz., Ac-ph., Ac-picr., Ac-succ., Aloe., Alum., Apis., Arn., Beryl., Cann-ind., Card., Colch., Croton., Cupr., Dros., Heder., Helod., Kres., Lues., Phyt., Plat., Stann., Thal., Verat.
- eiskaltes	Abrot., Cupr.
- Eisnadelgefühl im	Helod.
- elend aussehendes	Ac-fl., Ac-nitr., Ac-sulf., Arg-nitr., Bor., Cupr., Jod., Sec., Sulf.

- Erröten des	Ferr-ph., Ign., Mandr., Tell.
- fahles	Abrot., Ac-benz., Ac-hydroc., Arist., Berb., Bor., Calc-ph., Card., Cin., Colch., Ipec., Kali-bi., Magn-c., Op., Petr., Psor., Sec., Sil., Thal.
- faltiges	Abrot., Lyc.
- fettiges	Graph., Nat-m., Plb., Psor., Sel., Sulf., Thuj.
- flaches	Calc-fl.
- Flecken rote im	Ac-succ., Chin., Cic., Croc., Dulc., Kres., Stram., Tab., Visc.
- gedunsenes	Ac-benz., Acon., Amm-c., Ant-t., Apis., Arn., Ars., Arum., Aur., Bari-c., Both., Bufo., Calc-c., Canth., Card., Con., Crot., Dros., Ferr., Hyosc., Hyper., Ipec., Kali-c., Kreos., Led., Lil., Op., Plb., Sang., Spig., Visc.
- gelbliches	Ac-nitr., Ars., Calc-ph., Carb-v., Card., Caust., Chin., Con., Croc., Eupat-perf., Hep., Hydrast., Jod., Kali-bi., Kreos., Lyc., Magn-m., Merc-sol., Petr., Plb., Psor., Sulf.
- gespanntes	Alum.
- geschwollenes	Alum., Arn., Bell., Bry., Bufo., Canth., Guaj., Meph., Mez.
- glänzendes	Aur., Plb.
- graues	Arg-nitr., Calc-c., Mez. Nat-m., Zinc.
- greisenhaftes	Guaj., Pulx.
- grünliches	Ferr., Kreos.
- hageres	Graph.
- heißes	Abs., Acon., Arn., Bapt., Bell., Bellis., Bry., Cact., Caps., Croc., Eupat-perf., Guaj., Hyosc., Lil., Melil., Mygal., Podo., Stram., Sulf.
- hergenommenes	Carc., Card., Cepa., Croton., Eupat-perf., Heder., Helleb., Helod., Ipec., Kres., Lith., Petr., Phyt.
- heruntergekommenes	Ac-sulf.
- hippokratesähnliches	Carb-v.
- hitziges	Ac-sal., Canth., Cauloph., Cimic., Op., Sang.
- Hitzewellen im	Mygal.
- hochrotes	Bell., Glon., Sang., Stram.

G

- ikterisches	Magn-m.
- Kältegefühl im	Verat.
- kälteempfindliches	Mez.
- kaltes	Ac-benz., Ac-picr., Helod., Hyosc., Kali-c., Kreos., Lith., Lues., Naja., Thea.
- kongestives	Ac-fl.
- krank aussehendes	Ac-hydroc., Alum., Apis., Arum., Berb., Cad., Caust., Cin., Clem., Eupat-perf., Kreos., Lues., Med., Phos., Psor., Thuj.
- kreideweißes	Calc-fl.
- Kribbeln im	Acon.
- leichenblasses	Mosch., Plb., Tab.
- mageres	Anhal., Kreos.
- Nase mit spitzer	Staph.
- ödematöses	Merc-sol.
- öliges	Nat-m.
- pelziges Gefühl im	Thal.
- rachitisch zurückgebliebenes	Calc-c.
- Röte im bei Wallungen	Ac-lac.
- Röte mit	s. Gesichtsröte
- runzeliges	Abrot., Pulx.
- schlaffes	Berb.
- schlecht aussehendes	Tub.
- schmutzig aussehendes	Psor., Sec., Sulf., Thuj.
- Schwitzen im	Mandr., Valer.
- Seite die eine kalt, die andere warm	Dros.
- Seite die eine rot, die andere blaß	Cham.
- Spannen im	Magn-c.
- Taubheitsgefühl im	Ac-benz., Acon., Dros.
- totenähnliches	Canth., Crot.
- trockenes	Ac-lac., Anhal., Beryl., Eupat-perf., Nat-m.
- typhoides	Helleb.
- unruhiges	Apis., Med., Thea., Visc.
- unreines	Abs., Merc-sol.
- Unbeweglichkeitsgefühl im morgens	Ther.
- verfallenes	Ac-lac., Aethus., Arg-nitr., Con., Croc., Helleb., Olnd., Pyrog.
- verschwitztes	Op.
- wächsernes	Ac-acet., Arum., Carb-v., Nat-m.
- Wallungen zum	Abs.
- Wangenröte mit unnatürlicher	Tub.
- Weintrinker der	Aur.

- welkes	Ac-fl., Ac-sulf., Hydrast.
- Wundheitsgefühl im	Ferr-ph.
- zerschlagen wie	Phyt.
- zittriges	Thea.
- zyanotisches	Abs., Ac-hydroc., Ant-t., Aur., Cact., Carb-v., Tab., Vip.

Gesichtsausdruck

- abwesender	Apis.
- abweisender	Arn., Hyosc.
- alberner	Bufo.
- angespannter	Cad., Heder.
- ängstlicher	Ambr., Arist., Ars., Bor., Carc., Crot., Cimic., Croton., Heder., Lac-c., Lil., Naja., Stram., Strych.
- apathischer	Thal.
- ärgerlicher	Ant-c., Staph.
- blöder	Bapt., Bufo.
- dämlicher	Croc.
- depressiver	Mandr.
- dummer	Bufo., Crot.
- erregter	Anac.
- erschöpfter	Ac-benz., Ac-ox., Ac-picr., Agn., Alum., Cad., Caust., Croton., Thuj.
- eschauffierter	Lac-c.
- euphorischer	Aran-d., Mandr.
- frischer	Cob.
- gedrückter	Ambr., Bellis.
- gehemmter	Ambr.
- gequälter	Arum.
- gereizter	Ant-c.
- hektischer	Hyper.
- jammervoller	Hyper.
- kindischer	Bufo.
- läppischer	Agar.
- leerer	Ac-lac.
- leidender	Ac-nitr., Berb., Beryl., Cad., Canth., Hydrast., Hyper., Kreos., Kres.
- manisch erregter	Ac-sal.
- maskenhafter	Mang.
- matter	Agn., Cann-ind.
- mißtrauischer	Arn.
- müder	Ac-benz., Agn., Bellis., Cad., Cann-ind., Heder., Hydrast., Mandr.

G

- schläfriger	Cann-ind., Mandr.
- schreckhafter	Acon., Bor., Carc., Lac-c.
- schüchterner	Ambr., Arist.
- schwermütiger	Ant-c.
- starrer	Mang.
- sterbender	Carb-v.
- stumpfer	Hydrast.
- stupider	Cann-ind., Hyosc.
- sturer	Carc.
- totenelendiger	Tab.
- unnatürlich lebhafter	Apis.
- unsicherer	Ambr.
- verachtender	Hyosc.
- verzerrter	Ac-hydroc., Apis., Camph., Colch., Hyosc., Sil., Spig., Stram.
- verzweifelter	Bellis.
- wilder	Bell.
- wütender	Anac., Arn., Canth.
- zänkischer	Anac.
- zerstreuter	Lac-c.
- zorniger	Anac.

Gesichtsausschlag

- Mädchen bei jungen, mit Regelstörungen	Sang.
- nesselsuchtartiger, brennender	Urt.

Gesichtsbeulen

- Trinker der	Led.

Gesichtsbrand	Kali-m.

Gesichtsfeld

- Ausfall des	Ac-succ., Sec.
- Blindheit mit vorübergehender	Mang.
- Einschränkung des	Ac-sal., Anhal., Mang., Psor., Puls.
- Trübung des	Cauloph.
- Verdunklung des	Ac-m., Mandr., Petr., Sel., Stram.

Gesichtshaut

- Bläschen auf der	Croton.
- Brennen der	Bapt., Berb.
- faltige	Berb.
- fettige	Sel.
- Hitze der	Berb.
- Milchkaffee-Teint der	Carc., Sep.
- rauhe	Anac.

- Reißen in der	Berb.
- Rötung der	Bapt., Berb., Croton.
- schuppige	Anac.
- Stechen in der	Berb.
- subikterische	Sel.
- trockene	Petr.
- Unreinheit der	Bufo.
Gesichtshitze	Ac-m., Ac-ox., Agar., Amm-c., Arum., Aur., Card., Chin., Hep., Kali-c.,Mandr., Psor., Sang., Valer., Verat.
- Angst bei	Aloe.
- Aufregung bei	Aloe.
- Bett im	Nux-v., Sep., Verat.
- brennende	Bell., Chin., Coff., Croton., Guaj., Plat., Sang., Stront.
- einseitige	Spong.
- fliegende	Ferr., Stram.
- Frösteln bei	Alum., Asar., Bor., Ferr., Gels., Hell., Kali-c., Merc-s., Nux-v., Ol-an., Ran-b.
- Gesicht mit gedunsenem bei	Ac-lac.
- Gesicht mit rotem bei	Ac-lac., Ac-m.
- klopfende	Cepa.
- plötzliche	Ac-m.
- trockene	Ran-b.
- umschriebene	Ac-benz.
Gesichtsjucken	Flor.
Gesichtsknochenschmerzen	Phyt.
- bohrende	Mez.
- reißende	Mez.
- ziehende	Mez.
Gesichtskrämpfe	Agar., Bell., Dulc., Hyosc., Ign., Sec.
- Muskelzuckungen mit	Ac-hydroc.
- tonische	Nux-v.
Gesichtslähmung	Caust., Gels., Lues.
Gesichtsmuskel(n)	
- Krämpfe der	Caust., Cin.
- Lähmung der	Gels.
- rechtsseitige	Caust.
- verzerren der beim Sprechen	Tell.
- Zittern der	Op.
- Zucken der	Con., Ipec., Jod., Op., Sec., Sel., Tell.

G

Gesichtsneuralgien	Agn., Arist., Calc-ph., Coff., Coloc., Cupr., Iris., Kalm., Kreos., Lues., Magn-m., Magn-ph., Melil., Merc-sol., Puls., Senec. Stront., Tereb., Thuj.
- Anfälle, periodisch auftretende	Chin., Ipec.
- Anstrengung nach	Kreos.
- Augenbrennen mit	Cedr.
- bohrende	Spig.
- brennende	Coloc., Kreos., Mez., Rhs-t., Tarax.
- chronische	Plb.
- drückende	Guaj., Spig.
- durchschießende	Caps.
- elektrische Schläge wie	Valer.
- fadenförmige	Cepa.
- gichtische	Guaj., Med.
- Gewitter vor	Rhod.
- heftige	Valer.
- Jochbeingegend in der	Cin., Spig., Verb.
- Kiefergegend in der	Cin., Verb.
- krampfende	Gels., Nux-v.
- Lachen beim	Mang.
- langsam zu und abnehmende	Stram.
- linksseitige	Cedr., Spig., Valer.
- Mandeln von den ausgehende	Lith.
- nächtliche	Magn-c.
- nervöse	Spig.
- Ohr im linken	Verb.
- Ohr vom ausgehende	Lith.
- Ohren bis in die ausstrahlende	Valer.
- Ohren über den	Cepa.
- plötzlich kommen und gehende	Arg-nitr.
- rasende	Arg-nitr.
- rechtsseitige	Arg-nitr., Lil., Verb.
- reißende	Gels., Guaj., Hyper., Magn-m., Mez., Nux-v., Rhod., Rhs-t., Stann.
- rheumatische	Med., Merc-sol.
- ruckartige	Valer.
- Schläfen bis zu den ausstrahlende	Plant.
- Schläfen über den	Cepa.
- Schreien zum	Cham.
- Schweißausbrüchen mit	Cham.
- spannende	Coloc.
- Sprechen beim	Kreos.

- stechende	Guaj., Spig., Tarax.
- Taubheitsgefühl mit	Gnaph., Tab.
- tiefsitzende	Gels.
- Wange die eine rot, die andere blaß bei	Cham.
- wechselnde	Valer.
- Wetterwechsel bei	Rhod.
- wühlende	Coloc.
- Zähne bis in die ausstrahlende	Valer.
- Zähnen von den ausgehende	Lith., Staph.
- zermalmende	Verb.
- ziehende	Rhs-t.
- zuckende	Gels., Mang., Nux-v., Rhod., Valer.
Gesichtsreißen	Acon., Ambr., Berb., Ign.,
- Zugluft bei	Merc-sol.
Gesichtsrose	Chin.
Gesichtsrötung	Abs., Ac-benz., Ac-m., Ac-ox., Ac-sal., Acon., Agar., Amm-c., Anac., Aran-d., Arn., Arum., Aur., Bapt., Bellis., Berb., Bry., Bufo., Cact., Calc-fl., Canth., Caps., Card., Cauloph., Cic., Cob., Eupat-perf., Ferr., Ferr-ph., Guaj., Heder., Hyosc., Jab., Kali-br., Kali-c., Lil., Mandr., Phos., Phyt., Plat., Ran-b., Samb., Sang., Stront., Sulf., Valer., Verat., Visc.
- Angst bei	Aloe.
- Aufregung bei	Aloe.
- Bewegung bei	Glon.
- Delirium mit	Hyper.
- Erschütterung bei	Glon.
- fleckige	Visc.
- morgens	Lyc.
- Rose wie bei	Vip.
- Sonne bei	Glon.
- unnatürliche	Hep., Rhs-t.
- Weintrinkern bei	Glon.
Gesichtsschorf	Graph.
Gesichtsschweiß	Ac-benz., Canth., Valer.
- eiskalter	Cupr.
- Essen beim	Ign., Nat-m., Sulf.
- heißer	Bell., Sang.
- Hitze mit	Calc-ph.
- Kälte mit	Calc-ph.

G

- kalter	Ac-ox., Agn., Ant-t., Ars., Cocc., Crot., Kres., Spong., Tab., Verat.
- klebriger	Agn., Kres.
- Kopfhaut und Gesicht	Puls., Valer., Verat.
- nachts	Agn.
- Nasenbluten mit	Ac-succ.
- nervöser	Ac-succ.
- Seite auf einer	Alum., Ambr., Bar-c., Nuv-v., Puls., Sulf.
- Trinken nach	Cham.
Gesichtstäuschung	Atrop-s., Canth., Carb-s.
Gesichtstic	Abs., Cin., Lyc., Puls.
Gesichtsverdunkelung	
- Mittagessen nach dem	Zinc.
Gesichtswahrnehmungen	
- abnorme	Cad.
Gesichtszuckungen	Acon., Bell., Croc., Ign., Mez., Sec., Visc.
- grimassierende	Hyosc.
- Krämpfen mit	Colch., Croton., Nux-v.
- reißende	Nux-v.
Gespenstersehen	Cin.
- Einschlafen beim	Kali-br.
Gespräch	
- Faden verliert im	Med.
Gesteigert alles ist	
- Denken	Coff.
- Hören	Coff.
- Riechen	Coff.
- Sehen	Coff.
- Tasten	Coff.
Gewalttätige Menschen	Hyosc., Merc-sol.
Gewebe	
- Beeintrchtigung des, schwere, mit Hyperaesthesien	Plb.
- fibröses	Ferr., Phyt., Rhs-t.
- Gelenke der	Ferr.
- Infiltration in das	Rhs-t.
- Muskeln der	Ferr.
- neurales	Plb.
- schlaffes mit rotem Gesicht	Aster.
- Zerfall des	Crot.

Gewebsverhärtungen	Calc-fl.
- Genitalsphäre in der	Aur-m.
Gewebswucherungen	Nat-s.
- Hautöffnugen an allen	Cond.
Gewichtsabnahme	Abrot., Ars., Bapt., Card., Lycop.
- erschreckende	Spong.
- Essen trotz	Brom.
- Hunger trotz großem	Spong.
Gewichtszunahme	Rauw.
- Frauen der	Sabal.
Gewissensangst	Arg-nitr.
Gewissenskonflikte	Cycl.
Gewitter	Acon.
- Furcht bei	Nat-c., Phos., Rhod.
- Herzklopfen bei	Nat-ph.
- Kopfschmerzen bei	Mandr., Nat-c.
- Süd-West-Wind mit	Form.
- unruhig bei	Nat-c.
- zittern bei	Nat-ph.
Gicht	Ac-sal., Agn., Apis., Bell., Berb., Bry., Calc-c., Cann-ind., Caust., Cepa., Chin., Clem., Colch., Dulc., Form., Graph., Guaj., Harp., Heder., Irid., Jod., Lac-c., Led., Lyc., Mez., Nat-m., Nat-s., Nux-v., Rad., Rhod., Rhs-t., Sabin., Sil., Solid., Staph., Thuj., Tub., Visc.
- chronische	Sulf.
- Deformationen mit	Ac-acet.
- Fieberanfällen mit	Urt.
- Fingergelenke der	Ac-acet., Calc-ph.
- Fußgelenke der	Abrot., Ac-acet.
- Gelenke der kleinen	Lith.
- Handgelenke der	Abrot., Calc-ph.
- Neigung der, aufs Herz zu gehen	Lith.
- Schmerzen mit stichartigen	Ac-lac.
- Schultern in den	Led.
- Sehnenscheiden der	Ac-acet.
- Verdauungsbeschwerden wechseln mit	Ant-c.
Gichtanfälle	Ac-benz., Ac-sal., Colch., Urt.
- akute	Sabin.

- Fingergelenke der	Ac-ox.
- Handgelenke der	Sabin.
- Zehengelenke der	Ac-ox., Sabin.
Gichtische Diathese	Thuj.
Gichtknoten	Ac-form., Rhod.
- Fingergelenken an den	Clem., Spig.
- schmerzhafte	Dulc.
- Zehe an der großen bei Unterkühlung	Dulc.
- Zehengelenken an den	Spig.
Gichtkopfschmerz	Guaj.
Gichtmittel	Led.
Gichtisch-rheumatische Beschwerden	Aloe., Amm-c., Apis., Arn., Caust., Cimic., Med.
- abwechselnd mit Asthma	Sulf.
- Füßen in den	Gins.
- Händen in den	Gins.
- Husten nachläßt, wenn der	Coloc.
- Hüftgelenken in den	Gins.
- Kniegelenken in den	Gins.
- Magenbeschwerden bei	Ant-c.
Gichtisch-rheumatische Schmerzen	
- Armen in den	Gnaph.
- Ellenbogen in den	Gnaph.
- Zehen in den	Gnaph.
Gier	
- bringt vor lauter nichts hinunter	Ac-sulf.
Gierig	
- ißt in sich hinein	Alum., Puls.
Gift-Antidot	
- Tabak	Camph.
- Kanthariden	Camph.
- Santonin	Camph.
Gingivitis	s. Zahnfleischentzündung
Glanzauge	Lycop.
Glaskörper	
- Entzündung des	Napht.
- Trübung des	Napht., Ruta., Spong.
Glatzenbildung	Kali-ph.
Glaukom	Aur., Euphr. Gels., Glon., Rad., Stront.

Gleichgewichtsorgan	Cocc.
Gleichgewichtsstörungen	Arg-nitr., Lath.
- Rückwärtsgehen beim	Mang.
Gleichgültige Menschen	Agn., Ambr., Cic.
Glieder	
- Abgeschlagenheit der	Phyt.
- Abgetrenntseingefühl in den	Stram.
- Ameisenlaufen in den während der Regel	Sec.
- Anschwellung wassersüchtige der	Ac-acet.
- Bleischwere in den	Mandr., Mandr e rad., Valer.
- bläuliche	Agar., Nux-v.
- Brennen in den	Arund., Hyper., Sec.
- Deformation der	Caust.
- doppelt seien seine, glaubt er	Stram.
- Einschlafen der	s. Parästhesien
- eiskalte	Aran-d.
- Frostigkeit in den	Agar., Aran-d.
- gehorchen dem Willen nicht mehr	Tarant.
- gelähmt wie	Sars.
- Jucken der	Arund.
- kalte	Ac-lac., Agar., Arn., Beryl., Colch., Naja., Nux-v., Plat., Stroph.
- kalte bei heißem Kopf	Mandr e rad.
- Kälte schmerzhafte in den	Lues.
- Knacken der	Coloc., Thuj.
- Konvulsionen der	Colch.
- Krämpfe in den	Ant-c., Cupr., Ign., Kali-br., Latrod., Lauroc., Nux-v., Sabad., Sel., Vip., Zinc.
- Kribbeln in den	Arg-nitr., Nux-v., Plat., Sec.
- Lähmung schmerzlose der	Olnd.
- Lähmigkeit der	Cann-ind., Helod., Lith., Mez., Stram., Thea., Verb., Verat., Vip.
- Müdigkeit der	Ham., Rauw.
- Reißen in den	Bari-c., Graph., Merc-sol., Valer.
- Rucken der	Ac-ph., Graph., Sabad., Valer.
- Schwäche der	Ac-ph., Ars., Bapt., Beryl., Canth., Caust., Cic., Cocc., Coloc., Graph., Phyt., Plb.
- Schwarzwerden der	Tarant.
- Schweiße an den	Carb-v.
- Spannen in den bei Nässe und Kälte	Thuj.
- Stechen in den	Caps.

- Steifigkeit der	Ac-form., Caust., Form., Lith., Lyc., Mosch., Phyt., Spong., Staph., Verat., Zinc.
- Stiche in den	Sabad.
- stillgehalten werden können nicht	Visc.
- Taubheitsgefühl in den	Ac-ox., Ars., Cocc., Hyper., Mez., Nux-m., Nux-v., Phos., Plat., Sumb., Thea., Verat.,
- Unruhe in den	Cupr., Tarax.
- Verkrampfung schmerzhafte der	Colch.
- Versagen der	Cad.
- Verspannung in den	Dros.
- Verzerrung der	Hyosc.
- zerschlagen wie	Bapt., Ham., Eupat-perf., Phyt., Rauw.,
- Ziehen in den bei Nässe und Kälte	Thuj.
- Ziehen krampfartiges in den	Verat.
- Zittern der	Ant-c., Bor., Canth., Caust., Cob., Cic., Cocc., Colch., Coloc., Merc-sol., Op., Plb., Sabad., Sang., Sars., Spong., Stram., Strych., Thal., Thuj., Vip., Zinc.
- Zucken der	Ac-ph., Ac-sal., Brom., Cann-ind., Cin., Helleb., Ign., Kali-br., Mez., Op., Sabad., Sec., Strych., Thuj., Valer., Visc., Zinc.
Glieder obere	
- Schwellung rheumatische der	Jod.
Glieder untere(n)	
- Lähmung der mit Rucken und Zucken	Lath.
- Paralyse der	Thal.
- Schmerzen lähmige in den	Dros.
- Zyanose der	Thal.
Gliederschmerzen	Ac-m., Cocc., Ham., Influ., Lith.
- anfallsweise auftretende	Cupr., Ferr., Plb., Senec.
- Bewegung bei	Plb.
- blitzartige	Cupr., Rauw.
- diffuse	Tarax.
- Druck durch	Plb.
- drückende	Calend.
- einschießende	Rauw.
- grippale	Eupat-per.
- herumziehende	Sars.
- Hitze mit	Guaj.
- Kaltwerdem beim	Selen.

- Krämpfen mit	Ac-sal., Cupr.
- krampfhafte	Cad., Hyosc.
- Lähmigkeit mit	Stront.
- Magensymptomem mit gleichzeitigen	Ptel.
- nachts	Caust., Ferr.
- neuralgische	Ferr., Par., Rauw., Verb.
- Prickeln mit	Guaj.
- reißende	Caps., Caust., Guaj., Sars., Stront.
- rheumatische	Erig., Eupat-pur. Lyc., Par., Rhod., Scil. Tarax., Verb.
- ruckartige	Stront.
- Rucken mit	Ac-sal.
- Ruhe in der	Caust.
- schneidende	Senec.
- stechende	Guaj., Par., Stront., Rauw.
- Strecken bessert	Plb.
- Thoraxbeengung mit	Solid.
- Venenstauung durch	Arist.
- Verkürzungsgefühl mit	Guaj.
- wandernde von unten nach oben	Eupat-pur., Senec.
- ziehende	Calend., Caps., Caust., Graph., Guaj., Stront.
- Zittern mit	Ac-sal., Stront.
- Zucken mit	Ac-sal., Cupr.
Gliederknochenschmerzen	
- nagende	Dros.
- stechende	Dros.
Globusgefühl	Ac-succ., Ambr., Ars., Plat., Plb., Valer.
- Hals im	Asa., Lach., Magn-m., Sabad.
- Kehle in der	Strych.
- Rachen im	Arum., Bufo., Con.
- Speiseröhre in der	Asa.
Globus hysterikus	Asa., Ign., Lach., Nux-m., Plat., Raph., Valer.
Glottis	
- krampf	Ac-lac., Ac-hydroc., Arum., Bell., Brom., Chlor. Coff., Jod., Med., Samb., Visc.
- ödem	Apis., Canth., Jod.
Glotzauge	s. Exophthalmus
Gonaden	Calc-c., Camph., Canth., Jod.
Gonorrhö	s. Tripper

Granulation	Sil.
Greifen ihn alle an	Ambr.
Greise	Alum., Carc.
- abgemagerte	Ac-sulf.
- alternde	Bari-c.
- heruntergekommene	Ac-sulf.
- kindische	Bari-c., Bari-m.
- sklerotische	Bari-c.
- ungeliebte	Ac-sulf.
- unterernährte	Abrot.
- verwahrloste	Ac-sulf.
Grimassieren	Abs., Helleb.
Grimmdarm	s. Kolon
Grinsende Menschen	Agar.
Grippe	Ac-form., Ac-lac., Acon., Bry., Caust., Cepa., Chelid., Eucal., Euph., Kali-ph., Lach., Lyc., Nat-nitr., Phyt., Sabad., Sulf.
- Abortivmittel	Camph.
- bösartige	Bapt.
- Bronchitis mit	Gels., Rhs-t.
- Durst mit	Influ.
- Hirnhautreizung mit	Bapt.
- katarrhalische	Rhs-t., Rumx., Sabad., Stict.
- Kopfschmerzen mit berstenden	Eupat-perf.
- Neigung mit chronisch zu werden	Stict.
- Neuralgien mit	Thuj.
- Pneumonie mit	Ac-form., Ac-sal., Rhs-t.
- rheumatische Form der	Stict.
- Schweiß mit	Influ.
- schwere	Pyrog.
- trockene	Stict.
- verschleppte mit Folgen	Tub.
- Zerschlagenheit mit allgemeiner	Rhs-t.
Grippehusten	Bry., Corall., Rumx., Stict.
- Kalttrinken bessert	Caust.
- trockener	Acon., Eupat-perf.
Grippemittel	
Fieber hohem	Bap.
- Rekonvaleszens bei	Chin., Tub.
- Rückfall bei am 5. Tag	Gels.
- Zerschlagenheitsgefühl mit	Euph-p.

- Schmerzen mit, am unteren Winkel des linken Schulterblatts	Chen-a.
- Vorbeugung zur	Camph., Influ.
Grippeschnupfen	Cad., Phyt., Ran-b., Sabad.
- Abgeschlagenheit mit	Eupat-perf.
- Kopfschmerzen mit dumpfen	Gels.
- Schmerzen mit heftigsten	Eupat-perf.
Größenwahn	Plat.
Größenwahrnehmung	
- Störung der	Agar.
Größer alles scheint zu sein, zu groß,	
- um bewältigt werden zu können	Arg-nitr.
Großhirnrinde	Apom., Hyosc., Oena.
Großzehenballen	
- Jucken am	Bor.
- Schmerzen am	Berb.
Großzehengicht	s. Zehe, große
Grundumsatz	Fuc.
- gesteigerter	Chin-ars.
- Steigerung bis zun Jodbasedow	Jod.
Grützbeutel	Bari-c.
Gumma	Aur., Kali-j., Lues.
- Geweben in allen mit Zerfall	Jod.
Gürteldruck	
- wird nicht vertragen	Hep.
Gürtelgefühl	Alum.
- Taille um die	Nux-v.
Gynäkologischen Indikationen bei	Aur-mur.

G

H

Haare	Graph., Thal., Ust.
- dunkle	Ac-nitr.
- Ergrauen der	Lyc.
- fettige	Plb., Sulf., Thuj.
- glanzlose	Sulf., Thuj.
- schuppige	Thuj.
- struppige	Sulf.
- trockene	Kali-c., Magn-c., Plb.
- trophische Störung der	Sec.
- ungepflegte	Sulf.
- Wachstumsstörungen der	Sil.
- Wachstumsstörungen der bei Kindern	Bari-c.
Haarausfall	Ac-fl., Ac-form., Ac-nitr., Ac-sulf., Alum., Ambr., Ars., Aur., Bari-c., Beryl., Calc-fl., Con., Ferr-ph., Gnaph., Hep., Hyper., Jab., Kali-c., Lith., Lues., Lyc., Magn-c., Magn-m., Meph., Merc-sol., Petr., Plb., Sars., Sec., Sel., Sep., Sil., Sulf., Thuj., Ust.
- Achselhaare der	Thal.
- Augenbrauen	Agar., Ail., Alum., Anan., Aur-m., Hell., Kali-c., Mill., Plb., Sel., Sil., Sulf.
- Barthaare der	Thal.
- Kopfhaare der	Thal.
- Schamhaare der	Thal.
- Schuppen mit	Staph.
- Schwächekopfschmerz mit	Ac-ph.
- totaler	Thal.
Haarbalgentzündung	Kres., Thal.
Habitus apoplektikus	Rauw.
Hackengang	Thal.
Hagelkorn	Graph., Thuj.
- rezidivierendes	Staph.
Hagere Menschen	Lyc., Sec.
Halbseitenkopfschmerz	
- berstender	Graph.
- bohrender	Hep.
- drückender	Graph., Zinc.
- Erbrechen mit	Ign.
- Gefäßkrampf mit	Sec.
- Gesichtsverdunkelung mit	Cycl.

- Halbsichtigkeit mit	Nat-m.
- hämmernder	Nat-m.
- Harnkrise mit, am Schluß	Ign.
- Hinterkopf im	Crot.
- Hitze mit, an der Nasenwurzel	Zinc.
- kongestiver	Calc-c.
- krampfender	Zinc.
- periodischer	Iris., Kali-bi., Nat-m.
- rechtsseitiger	Crot.
- Regelzeit zur	Cycl.
- reißender	Graph., Zinc.
- Seite von einer zur anderen ziehender	Ac-picr.
- Schwachsichtigkeit mit	Nat-m.
- stechender	Graph., Hep.
- Stirnhitze mit	Zinc.
- zersprengender	Hep.
Halbsichtigkeit	Ac-m., Aur., Lyc., Sep.
- rechts	Lith.
Halbschlaf	
- brütet vor sich hin im	Ac-nitr.
Halluzinationen	Abs., Anhal., Canth., Chlol., Hyosc., Med., Nux-m., Petr., Pyrog., Stram., Verat.
- Fratzen von	Bell.
- Dingen von schrecklichen	Bell.
- Krämpfen mit	Atrop-s.
- nächtliche	Valer.
- Tieren von wilden	Bell.
Hals	
- Abmagerung am	Jod., Nat-m.
- Beengung im	Agar., Bapt., Spong.
- Berührungsempfindlichkeit des	Lach., Spong.
- Brennen im	Agar., Ars., Brom., Canth., Cham., Phyt., Ran-b., Spong.
- Druck am, verträgt nicht	Lach.
- Entzündung des	Calend., Mez.
- Fadengefühl im	Sabad.
- geschwollener	Guaj., Sang., Thuj.
- Hitzegefühl im	Valer.
- hochroter	Bell., Phyt.
- Jucken und Wehtun	Cist., Merc., Teucr.
- Kitzel im	Lach.

- Knödelgefühl im	Agar., Gels., Mosch., Naja., Plat., Rumx., Ruta.
- Kratzen im	Ac-benz., Ac-m., Aloe., Aran-d., Brom., Bry., Calc-fl., Nat-m., Ran-b., Staph., Valer.
- Pfropfengefühl im	Croc., Hep.
- Pulsieren sichtbares am	Bell.
- Rauheit im	Amm-m., Nat-m., Nux-v., Thuj.
- Rötung des	Guaj.
- Schleimansammlung im	Ac-m., Dros., Mang., Staph.
- Schleimhaut des	Bell.
- Schleimhautödem, glasiges im	Apis.
- Schluckzwang im	Myric.
- Schweiß am	Thuj.
- Splittergefühl im	Hep., Nat-m.
- Stechen im, beim Schlucken	Thuj.
- Steifigkeit des	Cycl., Nat-m., Spong.
- Trockenheit im	Aloe., Aral., Berb., Bry., Guaj., Jab., Nat-m., Nux-v., Phyt., Stram., Thuj.
- Übelkeitsgefühl im	Croc.
- Verschleimung im, mit Husten	Phell.
- Verspannung des	Abs.
- Wundheit im	Ac-picr., Amm-m., Berb., Cepa., Cimic., Jab., Lach., Phyt., Staph., Thuj.
- zusammengeschnürt wie	Bell., Cocc-c., Crot., Myric., Nicc., Sabad., Spong.
- Zusammenziehen des	Guaj., Valer.
Halsbelag	
- eitriger	Amm-c.
- linksseitiger	Lach.
- membranöser	Amm-c.
- rechts beginnender, nach links fortschreitender	Apis.
- schmieriger	Lach.
- stinkender	Lach.
Halsdrüsen	Ac-acet., Ac-benz., Ac-fl., Aloe., Amm-c., Ant-c., Arum., Calc-c., Calc-ph., Caps., Med., Merc-sol.
- berührungsempfindliche	Agn.
- druckempfindliche	Agn., Bapt.
- empfindliche	Abs.
- Schwellung der	Bari-c., Calc-j., Merc-sol., Sil., Spong.
- steinharte	Brom.

H

- Verhärtung der	Bari-c., Cupr.
Halsdrüsentuberkulose	Tub.
Halsmembranen	
- weiß-graue	Phyt.
Halsmuskeln	
- Krämpfe anfallsartige in den	Nux-v.
- Schmerzen in den	Cocc., Mez., Rhod.
- Schwäche lähmige in den	Cocc.
- Steifheit der	Cocc., Hyosc., Mez.
- Verspannung der	Hyosc.
Halsschmerzen	Echin., Eupat., Lach., Rhod.
- brennende	Merc-sol.
- Leerschlucken beim	Zinc.
- Ohren bis in die ausstrahlende	Cepa., Lac-c., Phyt.
- Sitzen nach vielem	Sil.
- stechende	Guaj., Merc-sol.
- Witterung bei kalter	Dulc.
- Zähne bis in die ausstrahlende	Helleb.
- Zäpfchen, als wäre das zu lang	Dulc.
- ziehende	Cycl.
Halsschmerzmittel	Phyt.
Halswirbel(n)	
- Druckempfindlichkeit des Letzten	Chin-s.
- Empfindlichkeit der	Hyper.
- Knacken in den	Stann., Sulf.
- Schmerzen in den	Stram.
Halswirbelsäule	s.a. Zervikal-Syndrom
- Druckempfindlichkeit der	Tell.
- Klopfempfindlichkeit der	Tell.
- Krachen in der bei jeder Bewegung	Nicc., Ol-an.
- Schmerzen in der	Hyper.
- Schwellung rheumatische der	Jod.
- Steifheit der	Brom., Calc-c.
- Verkrümmung der	Calc-c.
Hämatom	Ac-ph., Ac-sulf., Dig., Symph.
- altes	Bellis.
- Knochen an den	Ruta.
- Quetschungen nach	Arn.
- Schlag durch	Arn., Millef.
- Verwundung nach	Arn.

Hämaturie	s.a. Urin, blutiger
- Blasenaffektionen bei akuten	Kali-nitr.
- Nierenaffektionen bei akuten	Kali-nitr.
- Patienten bei geschwächten	Arum.
Hämolyse	Crot., Helod., Lach., Petros.
Hämophilie	Ac-sulf., Lach.
Hämorrhagische Entzündung	Croton.
Hämorrhagische Diathese	Ac-lac., Ac-m., Ac-nitr., Ac-sulf., Amm-c., Arn., Carb-v., Chin., Kreos., Lach., Led., Millef., Phos.
Hämorrhoiden	Abs., Ac-fl., Ac-lac., Aloe., Alum., Amm-c., Anac., Ant-c., Apoc., Bari-c., Bell., Bry., Cad., Calc-fl., Cact., Carb-an., Carb-v., Card., Cauloph., Coloc., Con., Cycl., Ham., Hydrast., Hyper., Ign., Jod., Kali-j., Lil., Lues., Magn-c., Magn-m., Melil., Millef., Nat-m., Nux-m., Paeon., Prun., Rauw., Sars., Sep., Thuj., Vib., Wye.
- äußere	Rat.
- berührungsempfindliche	Arum., Rat.
- blutende	Abrot., Ac-acet., Ac-hydroc., Ac-nitr., Ac-ox., Aesc., Alum., Arist., Ars., Aur., Bor., Calc-c., Calc-stib., Caps., Carb-v., Card., Cham., Chin., Cob., Collins., Croc., Crot., Erig., Graph., Ham., Helod., Hirud., Ipec., Kreos., Lach., Lyc., Mandr., Millef., Nux-v., Puls., Rauw., Rhs-t., Sulf., Ther., Thlaspi., Thuj., Trill., Visc.
- bläuliche	Ac-m., Lach.
- brennende	Ac-acet., Ac-m., Ac-sulf., Aesc., Ars., Arum., Caps., Caust., Cham., Graph., Ham., Kali-c., Lach., Sulf., Ther.
- entzündete	Ac-sulf., Arum., Sulf.
- geschwollene	Caps., Helod., Podo.
- gestaute	Aesc., Verb.
- heiße	Chin.
- Holzsplitterschmerz mit	Aesc.
- juckende	Ac-m., Ac-sulf., Chin., Ham., Helod., Lyc., Ther.
- klopfende	Lach.
- nässende	Merc-sol., Sulf.

- nicht blutende	Rat.
- rissige	Ther.
- schmerzhafte	Ac-lac., Ac-nitr., Brom., Calc-c., Ign., Lyc., Rat.
- schmerzlose	Collins.
- Taubheitsgefühl mit	Collins.
- vorfallende	Ac-m., Ars., Merc-sol., Podo., Sep., Sulf.
Hämorrhoidenmittel	Nux-v.
Hände	Berb.
- abgestorbene	Stann.
- Abmagerung der	Sel.
- Ameisenlaufen in den	Merc-sol.
- Beugekrämpfe in den	Sec.
- Brennen der	Ac-fl., Apis., Coff., Guaj., Olnd., Phos., Sang., Sec., Spong., Stann., Sulf.
- eingeschlafen wie	Ac-form., Cocc.
- Einschlafen der	Ac-succ., Lyc., Phyt.
- Einschlafen der linken	Kres.
- Einschlafen der, mal die eine dann die andere	Cocc.
- eiskalte	Ac-hydroc., Cupr., Form., Manc., Tab., Thuj.
- feuchte	Ac-ph., Ac-picr., Brom., Lues., Nat-m., Ran-b., Spig., Thuj.
- Gicht in den	Led.
- geschlossen werden können nicht	Cauloph.
- geschwollene	Jod., Olnd.
- Hautabschälen der	Hyosc.
- heiß die eine, kalt die andere	Chin.
- Hitze in den	Acon., Bolet., Eupat-perf., Guaj., Sang., Spong., Stann., Sulf.
- kalte	Abs., Ac-ox., Ac-ph., Ac-picr., Ac-succ., Agn., Aloe., Ambr., Anac., Apis., Arist., Bari-c., Bell., Brom., Calc-c., Calc-fl., Caps., Carc., Carb-v., Chin., Chin-ars., Croc., Crot., Cycl., Dros., Ferr-ph., Gels., Hyosc., Ipec., Jod., Kali-c., Kreos., Lues., Lyc., Mandr e rad., Mang., Mez., Naja., Nat-m., Olnd., Op., Petr., Plb., Puls., Samb., Sec., Sep., Stann., Stict., Stront., Sulf., Tab., Verat., Zinc.
- kalte bei heißem Gesicht	Millef., Ran-b.
- kalte im Bett	Aran-d.

- kaltschweißige	Ipec.
- körpereigen als, werden nicht mehr empfunden	Mandr.
- Krampf in den	Ambr., Bism., Sabad.
- Kribbeln in den	Stront.
- Lähmigkeit der	Ac-acet., Sars.
- Muskelzucken in den	Zinc.
- pelziges Gefühl in den	Phos.
- Reißen in den	Cad., Carb-v., Led.
- Reißen zuerst in der rechten, dann in der linken	Cin.
- Rheuma in den	Led.
- Spannung, krampfartige in den	Zinc.
- Schütteln der	Helod., Magn-ph.
- Schwäche in den	Ac-acet., Cimic., Cocc., Thea.
- schweißige	Arg-nitr., Calc-c., Eupat-perf., Sang.
- steife	Cauloph., Kres., Olnd., Sars.
- Streckkrämpfe der	Sec.
- Taubheitsgefühl in den	Ac-acet., Ac-ph., Ac-succ., Acon., Apis., Bapt., Cocc., Cupr., Lyc., Magn-m., Olnd., Sec., Spong., Stront.
- Taubheitsgefühl in der linken	Iber.
- trockene	Bolet.
- Unruhe in den	Brom., Cad., Cimic., Spig Tarant.
- venöse Stauungen in den	Ruta.
- Vergrößerungsgefühl in den	Aran-d.
- warm bekommen kann die nicht	Kali-c.
- Zittern der	Apis., Cad., Cimic., Colch., Helod., Kres., Olnd., Plb., Psor., Sabad., Thea., Zinc.
- zittrige beim Schreiben	Chin., Nat-m.
- Zucken der	Led., Thea.
- zyanotische	Kali-c., Zinc.
Handgelenke(n)	Mez.
- Deformation der	Abrot.
- Ganglien an den	Ruta., Sil.
- Klammgefühl in den	Plat.
- Reißen in den	Arg-nitr.
- Rheuma in den	Calc-ph., Ruta.
- Schmerzen in den	Arg.
- Schwäche in den	Podo.
- Schwellung der	Petr.
- Schweregefühl in den	Arg-nitr.
- Steifigkeit in den	Abrot., Arg-nitr., Eupat-perf., Wye.

H

- Taubheitsgefühl in den	Arg-nitr.
- verrenkt wie	Ac-hydroc., Eupat-perf.
- Versagensgefühl in den	Cad.
- Ziehen in den	Arg-nitr.
Handgelenksschmerzen	Cad., Nat-ph., Urt., Wye.
- Berührung bei	Bor.
- bohrende	Helleb.
- Druck bei	Bor.
- Durchfällen in Folge von	Podo.
- Erkältungen in Folge von	Podo.
- gequetscht wie	Amm-c.
- reißende	Berb., Bor., Cycl., Magn-m.
- spannende	Berb.
- stechende	Berb., Helleb.
- ziehende	Bor.
- zuckende	Petr.
Handmuskeln	
- Lähmung schlaffe, der kleinen	Kres.
Handschmerzen	Colch.
- brennende	Hydrast., Med.
- Finger bis in die ausstrahlende	Lith.
- gichtisch-rheumatische	Guaj.
- reißende	Lyc., Stann.
- Steifigkeit mit	Wye.
- zermalmende	Lil.
- ziehende	Lil., Stann.
Handschweiß	Brom., Calc-c., Con., Dulc., Eupat-perf., Gels., Heder.
- Aufregung bei	Ferr-ph.
- eiskalter	Cupr.
- kalter	Ac-succ., Anac., Crot., Kres., Lach., Led., Phyt.
- klebriger	Anac., Kres., Mandr.
- lästiger	Plat.
- nervöser	Ac-succ.
- sauerriechender	Ac-lac.Calc-ph.
- starker	Ac-lac.
- übelriechender	Ac-hydrof., Sil.
- zäher	Mandr.
Handstreckerlähmung	
- Atrophie mit	Plb.
- Beugekontraktur mit	Plb.

Handrückenvenen	
- berstendes Gefühl in den	Lil.
- geschwollene	Cycl.
- springen zu stark hervor	Lauroc.
Harnabgang	s.a. Urin
- Abgängen mit eitrig-schleimigen	Med.
- Ausfluß mit profusem (weibl)	Nicc.
- aussetzender	Kreos.
- Bauchpressen muß beim	Magn-m.
- Bauchschmerzen beim	Agn., Clem.
- bessert Kopfschmerzen und Schwindel	Aran-d.
- Bett, wenn er in das geht	Alum.
- Blasenhalsbrennen nach dem	Ant-c.
- Blasenhalsdrang beim	Croton.
- Blasenschmerzen beim	Cimic.
- Blasenschneiden beim	Beryl.
- Bluten mit	Apis.
- Brennen beim	Ac-fl., Ac-ph., Ac-picr., Aloe., Apis., Bapt., Beryl., Cepa., Cham., Folia., Eupat-pur., Kali-c., Lach., Led., Magn-c., Nicc., Nux-m., Pich., Pop., Thea., Thuj.
- Darandenken beim, dann	Ac-ox.
- Drang mit	Canth., Thea.
- Druck ohne	Hep.
- Durst mit	Verat.
- Eiterausfluß beim	Led.
- Erleichterung ohne	Sec.
- erleichternder	Tab.
- erschwerter	Ac-m., Acon., Clem., Con., Led., Lil., Lues., Lyc., Mandr., Podo., Plb., Sec., Tarant., Thuj., Tub.
- fremden Orten, kann auf keinen	Plat.
- frösteln beim	Thuj.
- häufiger	Ac-m., Ac-ph., Ambr., Amm-c., Calc-c., Cin., Coff., Croton., Heder., Jod., Mang., Med., Merc-sol., Phos., Plat., Plb., Sep., Sil., Verat., Valer.
- Harnleiterschmerzen vor und nach dem	Berb., Phyt., Thuj.
- Harnröhrenbrennen nach dem	Ant-c.
- heller	Mosch.
- Hunger mit	Verat.
- Jucken mit	Led.
- Kollaps mit	Ther.
- Kopfschmerzen beim	Sabal.

- langsamer	Visc.
- Liegen nur im	Kreos.
- Lendenschmerzen beim	Ant-c.
- Mengen mit geringen	Coff., Op.
- Mengen mit großen	Uran.,
- Minuten, nach wenigen kommt erst der	Sep.
- morgens zwischen 3 und 5 Uhr	Calc-fl.
- nachts	Ac-ph., Ambr., Cupr., Phos.
- niederknien muß beim	Agar.
- Nierengrieß mit	Coloc.
- Nierensand mit	Coloc., Podo.
- Nierenschmerzen vor und nach dem	Agn., Cimic., Phyt., Sabal.
- pressen muß beim	Cann-ind., Hyosc., Kali-c., Lyc., Mgn-m., Mandr., Prun., Visc., Sulf.
- reichlicher	Ac-form., Ac-m., Ac-ph., Aran-d., Chin., Cin., Coff., Equis., Form., Kreos., Lac-c., Lycop., Magn-c., Mandr., Mang., Mosch., Phos., Plb., Rhod., Sil., Stront Thea.
- Restharn beim	Hep.
- rückwärtsgebeugt geht nur der	Zinc.
- ruckweiser	Con.
- schneller	Merc-sol.
- Schmerzen am Ende des	Sars.
- schmerzhafter	Acon., Calc-fl., Carc., Coloc., Croton., Dros., Graph., Lac-c., Lil., Lues., Merc-sol., Mez., Naja., Nux-m., Plb., Sil.
- schmerzloser	Tarax.
- Schneiden beim	Ac-m., Calc-ph., Canth., Guaj., Lyc., Thuj.
- Schwäche beim	Thea., Ther.
- spärlicher	Ac-benz., Ac-m., Ac-sulf., Acon., Apis., Bapt., Bry., Canth., Chin., Cimic., Cocc-c., Cupr., Cycl., Dig., Dros., Eupat-perf., Form., Glon., Graph., Helleb., Led., Naja., Phos., Pulx., Samb., Sars. Solid.
- starker während Schmerzen	Lac-defl.
- Stechen beim	Ac-fl., Guaj., Magn-c., Sabal.
- Stehen im geht nur der	Sars.
- Steinabgang beim	Podo.
- stinkender	Ac-fl.
- Stuhl muß pressen beim	Alum.
- Stuhlabgang nur mit gleichzeitigem	Ac-m.

- tropfenweiser	Abrot., Anhal., Apis., Arn., Bufo., Card., Canth., Clem., Coff., Dros., Magn-m., Mandr., Merc-sol., Plb., Sabin., Sec., Sel., Sulf.
- trüber	Chin.
- Unmengen von	Ambr., Cauloph.
- unterbrochener	Led., Op.
- unterdrückter	Cupr.
- unvollständiger	Plat.,
- vermehrter	Ac-acet., Ac-sal., Flor., Nicc., Plat., Rhs-t., Tell., Thea., Ther., Visc.
- verminderter	Arum., Brom., Canth., Cocc-c., Colch., Equis., Kres., Led. Mez., Tereb., Visc.
- verminderter bei Prostataadenom	Dig.
- verminderter bei Schwangeren	Aals.
- viel	Cad.
- verzögerter	Sep.
- warten muß lange auf den	Cann-ind., Hep., Nat-m., Op.
- zurück bleibt immer etwas beim	Hep.
- Zwang mit	Canth.
Harnabgang, unfreiwilliger	Ac-hydroc., Ac-ph., Amm-c., Carb-v., Op., Psor., Sec., Spong., Stann., Sulf., Thal., Vip.
- Anstrengung bei körperlicher	Tarant.
- Bewußtseinsstörungen bei	Hyosc.
- Blasensphinkterschwäche bei	Caust.
- Brennen mit	Thuj.
- Epilepsieanfällen bei	Hyosc.
- Fieber im	Hyosc., Verat.
- Frauen bei	Caust., Squil.
- Gehen beim	Magn-c., Puls., Sel., Zinc.
- Harnleiterschmwerzen mit	Thuj.
- Husten beim	Caust., Cob., Kali-c., Nat-m., Puls., Squil., Staph., Tarant.
- Kopfschmerzen bei	Verat.
- Lachen beim	Caust., Nat-m., Puls., Sel., Tarant.
- nachts	Rhs-t., Spig.
- Niesen beim	Caust., Puls.
- Reizhusten bei	Visc.
- Schneuzen beim	Kali-c.
- Schreck bei	Verat.
- Schwäche aus	Kali-c.
- tagsüber auch	Ferr-ph., Rhs-t.
- Tanzen beim	Caust.

- Traurigkeit bei	Kali-c.
- tröpfelnd, langsam	Stram.
- vermehrter	Stront.
- Verzweiflung aus	Kali-c.
Harnbeschwerden	
- aller Art	Prun.
- Durchnässung der Füße nach	Puls.
- nervöse	Zinc.
- Schwangeren bei	Pop.
Harndrang	Arg-nitr., Beryl., Camph., Cann-ind., Cauloph., Cocc-c., Guaj., Mosch., Napht., Rhod., Sabad., Samb., Seneg., Sulf.
- alte Frauen bei	Cop.
- anfallsweise	Coloc.
- Anurie mit	Naja.
- Bauch bei Berührung des	Acon.
- Bettnässen mit	Hyper.
- Blasenbluten mit	Ipec.
- Blasenhalsbrennen mit	Nux-v.
- Blasenschmerzen mit	Bell., Caps.
- Blasenschneiden mit	Amm-c.
- Brechreiz mit	Ipec.
- Brennen mit	Petr., Zinc.
- Coitus nach	Nat-p.
- dauernder, anhaltender	Apis., Canth., Con., Dig., Equis., Ery-a., Lac-c., Lil-t., Merc-c., Pareir., Stry.
- Druck im Mastdarm mit	Nat-n.
- Ereignissen bei bevorstehenden	Cocc.
- Erektion mit	Hep., Kali-p., Mosch., Rhs-t., Sil.
- Erfolg mit geringem	Cob.
- erfolgloser	Bor., Ipec., Sec., Thal.
- Fieber bei septischem	Naja.
- Gefühl mit der unvollständigen Entleerung	Cean.
- Gehen beim	Alum., Canth., Magn-m., Sep.
- Hämaturie mit	Millef., Naja.
- Harnabgang mit unwillkürlichem	Spig., Visc.
- Harnflut mit	Verat.
- Harnleiterschmerzen mit	Berb., Caps., Cham.
- Harnröhrenbrennen mit	Nux-v.
- Harnröhrenjucken mit	Croc.
- Harnröhrenkitzel mit	Brom.
- heftiger	Gnaph., Petros., Sec., Visc.

- häufiger	Ac-hydroc., Ac-lac., Ac-nitr., Ac-ox., Aloe., Anac., Anhal., Ant-c., Apis., Arist., Bell., Bor., Cad., Caps., Carc., Cean., Cham., Cin., Cob., Coff., Cycl., Dulc., Dros., Folia., Gels., Heder., Helod., Ign., Naja., Olnd., Petr., Petros., Pulx., Puls., Sang., Sars., Sep., Spig., Spong., Thal., Ther., Thlaspi., Valer.
- immerwiederkehrender	Petros.
- Infektionskrankheiten bei	Naja.
- Kaffeetrinken nach	Ign., Olnd.
- Kälte bei	Arist.
- Kältegefühl mit	Agar.
- Katheterismus nach	Arn.
- Kopfschmerzen bei	Glon., Ign.
- lästiger	Lac-c.
- magelhafter	Stann.
- martervoller	Arn., Ars.
- nachts	Ac-lac., Amm-c., Bor., Con., Glon., Graph., Hyper., Lith., Nicc., Sep., Spig.
- nervöser	Ac-succ., Ambr., Arum., Bufo., Cocc., Coff.
- Obstipation mit	Cann-ind.
- plötzlicher	Ign., Kreos., Petros., Prun.
- schmerzhafter	Ac-lac., Arist., Aur., Bellis., Bor., Cann-sat., Carc., Cepa., Con., Eupat-perf., Equis., Lac-c., Lith., Lyc., Nux-v., Podo.
- Schneiden mit	Petr., Senec., Zinc.
- Schwäche mit	Ipec.
- Schwindel mit	Hyper.
- ständiger	Abs., Ac-ph., Aur., Bari-c., Brom., Cact., Cop., Lil., Pareir., Tab., Verat.
- ständiger nach Harnabgang	Staph.
- starker	Spart.
- Stuhlabgang mit unwillkürlichem	Aloe.
- Stuhldrang mit	Lil.
- tagsüber	Ac-lac., Chin., Cin.
- Übelkeit mit	Ipec.
- unaufhaltbarer	Magn-c.
- unbeherschbarer	Lac-c.
- unerträglicher	Canth.
- Unterkühlung bei	Arist.
- unwillkürlicher	Magn-m.
- vergeblicher	Lyc., Nux-v.

H

- vermehrter	Ac-picr., Jugl-reg., Lyc., Nicc., Tell.
- zwingender	Con.
Harnflut	Ac-sulf., Bellis., Cob., Heder.
- Aufregung bei	Gels.
- Migräne am Ende einer	Gels.
- Migräne bei	Cycl.
- Schwindel bei	Ac-sal.
- Schwindel nach mit heißem Kopf	Aran-d.
- Stühle hellgelbe fogen auf	Cimic.
Harngrieß	Berb., Rub.
- Abgang mit Brennen in Blase und Harnröhre	Tereb.
- Bildung von	Pareir.
Harninkontinenz	Ac-hydroc., Ac-m., Alum., Apis., Ars., Bapt., Bor., Camph., Cic., Cocc., Gels., Graph., Hyosc., Jod., Op., Phos., Psor., Puls., Ruta., Scil., Sec., Sep., Stram., Tab., Tarant., Thal., Thea., Verb.
- Anstrengung bei	Sabal.
- Entbindung nach	Op.
- Frauen bei	Kali-c.
- Gehen beim	Magn-c.
- Husten beim	Sabal.
- Kindern bei die träumen, sie müßten urinieren	Equis.
- Lachen beim	Sabal.
- Leuten bei jungen die träumen, sie müßten urinieren	Equis.
- nachts	Lues., Med., Sabal.
- Operationen nach	Op.
- Prostatahypertrophie bei	Petros.
- Sitzen durch auf kaltem Stein	Dulc.
- tagsüber bei Kindern	Ferr.
- Unterkühlung durch	Dulc.
- Unterleibsoperation durch	Petros.
Harnkrise	Coff., Valer., Verat., Verb.
- Migräne bei	Cimic.
Harnleiter(n)	
- Blutungen der	Ac-nitr.
- Entzündung der	Ac-benz.
- Geschwüre an den	Ac-nitr.
- Stiche in den	Lach.

- Wundheitschmerz in den	Pich.
- Ziehen entlang der	Cham.
Harnleiteröffnung	
- Brennen an der	Ac-nitr.
Harnleiterschmerzen	Arg-nitr.
- brennende	Coloc.
- dumpfe, vor und nach dem Harnen	Phyt.
- grabende	Berb.
- heftigste	Coloc.
- hineinschießende	Coloc.
- kolikartige	Coloc.
- plötzlich auftretende	Coloc.
- schneidende	Berb., Coloc., Ipec.
- stechende	Berb.
Harnorgane	Bor., Cann-ind., Pulx., Senec., Uva.
- atonische Störungen an den	Mandr e rad.
- Entzündungen an den	Kali-c.
- männlich	Sabal.
- spastische Störungen an den	Mandr e rad.
- weiblich	Sabal.
Harnröhre	
- Blutabgang aus der	Crot..
- Drang in der	Aur.
- Druck in der	Agn., Sep.
- Ektropion der	Caps.
- Empfindlichkeit der	Hyper.
- Geschwüre in der	Ran-b.
- Jucken in der	Croc., Thuj.
- Kitzel in der	Brom., Seneg.
- Reißen in der	Cann-s., Colch., Kali-c., Mez., Nux-v.
- Schneiden in der	Ac-nitr., Berb., Canth., Guaj., Jod., Mang., Nux-m., Petr., Zinc.
- Schwellung der	Merc-sol.
- Schwellungsgefühl in der	Arg-nitr., Canth.
- Splittergefühl in der	Arg-nitr.
- Stechen in der	Clem., Cycl., Guaj., Jod., Mang., Merc-sol., Rhod., Rhs-t., Stann.
- Stechen in der mit Harndrang	Sulf.
- Stiche in der beim Harnen	Magn-s.
- verengt wie	Sabal.
- Wundheitsgefühl in der	Coloc., Hyper.
- ziehen in der	Berb., Merc-s., Mez., Petros., Thuj.

Harnröhrenausfluß	Lyc.
- blutiger	Ac-nitr., Caps., Merc-sol.
- dicker	Hydrast., Merc-sol., Nat-s.
- dünner	Hydrast., Thuj.
- eitriger	Arg-nitr., Cann-sat., Caps., Carc., Ferr-ph., Guaj., Hydrast., Kali-bi., Merc-sol., Phyt., Sang.
- gelber	Cann-sat., Hydrast.
- grünlicher	Merc-sol., Nat-s., Thuj.
- klebriger	Cupr.
- milchiger	Ferr-ph., Nat-s.
- rahmiger	Caps.
- schleimiger	Cann-sat., Clem., Cupr., Ferr-ph., Guaj., Sabal.
- schleimig-eitriger	Cann-ind.
- schmerzhafter	Ac-nitr.
- schmerzloser	Ferr-ph., Nat-s.
- schwächender	Hydrast.
- Splitterschmerz mit	Arg-nitr.
- starker	Tell.
- stinkender	Ac-benz., Guaj., Merc-sol.
- verschleppter	Sang.
- zäher	Hydrast.
Harnröhrenbeschwerden	
- Sitzen durch, auf kaltem Stein	Dulc.
- Unterkühlung durch	Dulc.
Harnröhrenbrennen	Ac-benz., Ac-nitr., Ac-ox., Agn., Ant-c., Arg-nitr., Ars., Canth., Caps., Chin., Clem., Ign., Led., Lith., Magn-c., Merc-sol., Nat-m., Nux-m., Nux-v., Ran-b., Rhod., Seneg., Sep., Stann., Staph., Tereb., Thuj., Zinc.
- Erektion bei	Cann-ind.
- Harndrang bei	Brom., Rheum., Sulf.
- Harnlassen beim	Petr., Vesp.
- Harnlassen nach dem	Equis., Magn-s.
Harnröhrenentzündung	Ac-form., Ac-nitr., Alum., Arg-nitr., Arn., Cann., Canth., Hep., Magn-c., Pareir., Petr., Pop., Puls., Sel., Sep., Teucr-mar., Viol-t.
- chronische	Arum., Hydrast.,
- Diabetikern bei	Ac-lac.
- eitrige	Med., Merc-sol., Sil.

- Gichtikern bei	Ac-lac.
- Nierenentzündung bei	Croton.
- Samenergüssen mit häufigen	Sang.
- Trinkern bei	Ac-lac.
- unspezifische	Petros.
- verschleppte	Sang.
Harnröhrenkatarrh	Petros., Sulf., Zinc.
Harnröhrenkrampf	
- Harnstrahl mit unterbrochenem	Lyc.
Harnröhrenmündung	
- Brennen an der	Spig.
- Brennen an der weiblichen	Ran-b.
- Entzündung der	Tell.
- Rötung der	Cupr., Tell.
Harnröhrenreizung	Calc-ph., Napht.
Harnröhrenschmerzen	Aur., Ferr-ph., Graph., Lith., Napht.
- Blutaustritt mit	Ipec.
- brennende	All-c., Berb., Canth., Caps., Eup-pur., Mang., Merc-s., Puls., Prun., Sep., Ter.
- Harnlassen beim	Colch., Cycl., Lil., Pareir., Rhod.
- Harnlassen nach dem	Bor.
- Kälte bei	Arist.
- letzte Tropfen verursachen heftiges	Clem., Mez.
- Samenabgang während	Agar., Berb., Canth., Kreos., Nit-ac.,
- schneidende	Ipec.
- stechende	Equis., Petros.
- Unterkühlung bei	Arist.
- ziehende	Petros.
Harnröhrenstriktur	
- spastische	Lob.
Harnsand	Berb., Tereb.
Harnsäure	Ac-sal.
Harnsaure Diathese	Ac-benz., Ac-form., Ac-ox., Berb., Collins., Form., Led., Lith., Lyc., Merc-sol., Nat-m., Nat-ph., Nat-s., Pich., Podo., Staph., Sulf., Thlaspi., Urt.
- Folgen mit allen	Chelid.
- Grießbildung mit	Cocc-c.
- Harnbeschwerden mit	Rhod.
Harnstörungen	Helod., Rhs-t.

Harnstrahl	
- Aussetzen des	Agar., Con.
- dünner	Clem., Staph.
- gespaltender	Magn-ph.
- schmerzhafter	Clem.
- unterbrochener	Clem., Helod., Lyc., Magn-s., Pulx.
Harntröpfeln	Ac-picr., Anhal., Arist., Brom., Bufo., Carb-v., Caust., Con., Equis., Jugl-reg., Magn-m., Magn-s., Nux-v., Phyt., Sabal., Sec., Tab.
- Frauen bei	Spig.
- Harn, kann den nicht halten	Agar.
- Herumgehen beim	Bry.
- nervöses	Ambr., Arg-nitr.
Harnverhalten	Ac-acet., Ac-hydroc., Acon., Anhal., Ars., Aur., Bell., Camph., Canth., Cin., Cocc-c., Cupr., Cycl., Hyosc., Lach., Lauroc., Merc-sol., Naja., Op., Petros., Plb., Podo., Scil., Sec.
- atonisches	Helleb.
- Brennen mit	Caust.
- Drängen, mit heftigem	Caust.
- Harntröpfeln mit, bei Überfüllung	Alum.
- Nierenentzündung, bei chronischer	Plb.
- Operation nach	Staph.
- Prostatahypertrophie bei	Dig.
- Sphinkterschwäche in Folge	Equis.
- schmerzhaftes	Tub.
- Schwangerschaft in der	Ac-benz.
Harnwege(n) ableitende	Berb., Canth., Chim., Clem., Eupat-pur., Napht., Pareir., Pop., Sars.
- Brennen in den	Sabin.
- Schmerzen zerrende in den	Colch.
Harnwegsentzündung	
- Harnabgang mit unwillkürlichem	Bor.
- Tenesmen mit	Bor.
Harnwegsinfektion	
- akute	Acon., All-c., Apis., Arg-n., Arn., Asc-c., Aur., Bell., Benz-ac., Berb., Bry., Cann-s., Canth., Caps., Colch., Ery-a., Hell., Oci., Polyg., Ter.,
- chronische	Arum.

Harnzwang	Ac-picr., Arg-nitr., Bell., Camph., Cann-ind., Canth., Eupat-pur., Gins., Lach., Mandr e rad., Merc-sol., Nux-m., Op., Pareir., Plant., Plb., Ran-b., Sabal., Scil., Viol-t.
- anfallsweise	Coloc.
- Blasenhals, mit Brennen und Schneiden am	Nux-v.
- nächtlicher	Lues.
- schmerzhafter	Coff.
- Urin mit blutigem	Tereb.
Harnzurückhalten	
- Schmerzen beim	Ac-lac.
Hart	
- Bett im, alles erscheint ihm zu	Pyrog.
Hartköpfige Menschen	Ac-nitr. Lyc.
Hartleibigkeit	Stann.
Hartnäckige Menschen	Carc.
Hartspann	Magn-c.
Hassende Menschen	Lach.
Hastige Menschen	Ambr., Alum., Aran-d., Aran-ix., Stram.
Haut	Ac-fl., Ac-form., Ac-m., Ail., Anac., Ant-c., Arist., Arn., Ars., Bell., Bellis., Bor., Bov., Brom., Bufo., Calc-c., Camph., Caps., Carb-v., Cic., Croton., Dol., Dulc., Euph., Fagop., Graph., Hep., Hydroc., Hyper., Jugl., Kali-ars., Kali-br., Kali-s., Kreos., Lach., Led., Lup., Magn-c., Merc-sol., Mez., Nat-m., Oena., Petr., Puls., Rad., Ran-b., Rhs-t., Rumx., Sabad., Sars., Sel., Sep., Sil., Spir-ulm., Staph., Sulf., Sulf-j., Tart-emet., Tell., Thal., Thuj., Urt., Ust., Vinc., Viol-t.
- Abschälen der	Phos.
- Abschuppen der	Aran.
- Akneknötchen auf der	Brom.
- Alabaster gespannt wie	Ac-acet.
- alt aussehende	Stann.
- Ameisenlaufen auf der	Cann-ind., Coloc., Visc.
- atrophische	Jod.

- aufgesprungene	Petr., Phos.
- Aufsprudeln unter der	Berb.
- Bedeckung der, ist unerträglich	Phos.
- Beißen der	Bellis., Euph., Helon., Med., Nicc., Urt.
- Berührungsempfindlichkeit der	Bad., Chin., Colch., Coloc., Croton., Eupat-perf., Hep., Lach., Nat-m., Nux-v., Op., Plb., Thuj.
- Bläschen, zahlreiche auf der	Croton., Phyt., Sars., Tereb.
- Blasen auf der	Canth.
- blasse	Calc-c., Cupr., Ferr-ph., Kali-c., Latrod., Podo., Sec., Sil., Spig.
- blaß-graue	Calc-c.
- blaß-zyanotische	Carb-v., Verat.
- blau-rote	Latrod.
- bläuliche	Calc-sil., Carb-an., Cupr. Lach., Verat.
- bläulich-purpurrote	Naja.
- bleiche	Ferr., Ferr-ph., Phos.
- blutende	Ac-sal., Alum., Crot., Hirud., Lach., Verat.
- blutleere	Sec.
- brandige, besonders der Beine	Crot., Vip.
- Brennen der	Ac-acet., Ac-hydroc., Acon., Agar., Ambr., Anac., Bellis., Berb., Brom., Canth., Caps., Cham., Guaj., Helon., Hydrast., Kreos., Led., Lith., Mez., Nicc., Nux-v., Petr., Phyt., Plant., Plat., Rhod., Sang., Sec., Sulf., Tab., Thea., Thuj.
- Druck macht tiefe Eindrücke in der	Bov.
- Eisgefühl auf der	Acon., Agar.
- eiternde leicht	Bufo., Calc-c., Cham., Hep., Merc-sol.
- eiskalte	Ac-hydroc., Camph., Carb-v., Latrod.
- Empfindlichkeit der	Cham., Hep., Staph., Ther.
- Entzündungen der	s. Dermatitis
- Entzündungsneigung der	Bov., Merc-sol.
- erdfarbene	Spig.
- faltige	Abrot., Ac-fl., Apis., Berb., Lyc., Verat.
- Falten in weghängende	Arum.
- fettige	Ac-picr., Anhal., Ant-c., Apis., Caps., Mandr., Meph., Nat-m., Raph., Stann., Thuj.
- feuchte	Arum., Merc-sol., Podo.
- feuerrote	Canth.
- fleckige	Sep.
- frostempfindliche	Agar.

- gedunsene	Bov., Kali-c., Samb.
- gefühllose	Ambr., Cann-ind., Nux-m.
- gelbliche	Abs., Ac-fl., Agn., Cad., Card., Chelid., Con., Crot., Ferr-ph., Jod., Kres., Lyc., Nat-m., Nat-ph., Phos., Podo., Sil., Spig., Tarant.
- gelblich-bläuliche an den Gliedern	Plb.
- gerötete	Acon., Cad., Canth., Cepa., Cham., Croton., Hyosc., Ign., Jugl-cin., Stram., Sulf.
- gerötete, an verschiedenen Stellen	Thea.
- geschwürige	Alum., Con., Crot.
- glänzende	Anhal., Bell., Caps., Tell.
- glatte	Bell.
- graue	Sulf.
- harte	Graph., Plb.
- heiße	Acon., Bell., Caust., Eupat-perf., Gels., Hydrast., Hyosc., Ign., Jod., Lil., Sang., Thea.
- juckende	s. Hautjucken
- kalte	Acon., Arum., Bor., Calc-sil., Graph., Nux-m., Sec., Tab., Verat.
- kälteempfindliche	Hep., Nux-v.
- kaltwasserempfindliche	Ant-c.
- Kinder der	Podo.
- klebrige	Cann-ind.
- Knötchen auf der	Phyt.
- kranke	Hydrast.
- Kribbeln der	Agar., Coloc., Visc.
- Kriechen auf der	Coloc., Croc.
- Leiden aller Art der	Psor.
- livide Verfärbung der	Lach., Cad.
- lockere	Abrot.
- magere	Plb.
- marmorierte	Carb-v., Latrod.
- Nagen in der	Dros.
- ödematöse	Jod., Kali-c., Led., Med., Samb., Tereb.
- Pelzigkeitsgefühl der	Ac-ox., Nux-m.
- Pergament wie	Sabad.
- Prickeln der	Agar., Brom., Clem., Colch., Croc., Dros., Nicc.
- rauhe	Graph., Lith., Petr., Podo., Stann., Sulf.
- Reißen in der	Rhod.
- Reizung der	Kres.

- Rhagaden der	s. Rhagaden
- rissige	Ac-nitr., Alum., Graph., Petr., Stann.
- rote	Bell., Canth., Eupat-perf., Rhs-t.
- rotfleckige	Acon., Nux-m.
- Rötung, roseartige	Tereb.
- reiben muß die	Dros.
- runzelige	Abrot., Spig., Stann., Sulf. Verat.
- scharlachähnliche	Bell., Croc., Jugl-cin., Stram.
- Schienbein über dem, berührungsempfindliche	Mang.
- schlaffe	Abrot., Arum., Con., Ferr-ph.
- Schmerzen der	Mang.
- schmutzige	Apis., Ars., Card., Ferr-ph., Jod., Nat-m., Plb., Sulf. Thuj.
- schorfige	Phos.
- schrumpelige	Sec.
- schrumpfige	Sars.
- schrundige	Petr.
- schuppende	Ars., Cact., Graph.
- schwarz verfärbte	Crot.
- schweißige	Con., Tab., Verat.
- schweißlose	Nux-m.
- Schwellung der	Canth., Cham., Rhs-t., Samb. Stram.
- seborrhoische	Calc-ph., Nat-m.
- Sonnenschäden der	Arn.
- Stechen in der	Agar., Clem., Dros., Kali-c., Nicc.
- Stiche in der, wie von Eisnadeln	Acon., Tell.
- Stippchen auf der	Ipec.
- subikerische Verfärbung der	Napht.
- trockene	Ac-acet., Ac-fl., Ac-picr., Acon., Alum., Ars., Arum., Berb., Bor., Brom., Bry., Cact., Calc-c., Card., Caust., Coff., Colch., Cupr., Dulc., Eupat-perf., Ferr-ph., Gels., Graph., Hydrast., Hyosc., Jod., Kali-c., Lil., Lith., Lyc., Magn-c., Nat-m., Nux-m., Op., Petr., Plb., Sabad., Sang., Sars., Sec., Sel., Stann., Sulf., Teucr-mar., Vacc.
- trophische Prozesse der	Alum., Con.
- übelriechende	Merc-sol.
- überempfindliche	Carb-v., Carb-s., Coff.
- Überrieseln der, kaltes	Form.
- unelastische	Plb.

- unheilsame	Berb., Calc-c., Carb-v., Cham., Graph., Hep., Sil., Sulf.
- unreine	Anhal., Graph., Mandr., Meph., Petr., Sulf.
- Veränderungen schwere, destruktive der	Kali-bi.
- verbrannt wie	Card.
- verdickte	Caust., Graph., Petr., Sabad.
- Verhärtung der	Alum., Cast-eq.
- verletzbare, leicht	Sil.
- verwahrloste	Anhal.
- verwelkte	Ac-fl., Cupr.
- wächserne	Ars.
- warme, abnorm	Podo.
- weiße	Nux-m.
- welke	Apis., Ferr-ph., Hydrast., Lyc., Nat-m., Plb., Stann.
- wunde	Ac-nitr., Ign., Olnd. s.a., Wundheit.
Hautabschälen	
- Füßen an den	Hydrast., Hyosc.
- Händen an den	Hydrast., Hyosc.
Hautabschuppung	Kali-s.
- Körper über den ganzen	Coloc.
- trockene	Kali-ars.
Hautaffektionen	
- Absonderungen mit blutigen	Tereb.
- akute	Kali-br.
- chronische	Kali-br.
- maligne	Kali-ars.
- Ödemneigung mit	Tereb.
Hautausdünstung	s. a. Körpergeruch
- saure	Magn-c., Urt.
- scharfe	Ac-form., Form., Urt.
- starke	Hep.
- übelriechende	Pulx.
Hautausschläge	s. Ausschläge
Hauteffloreszenzen	
- luetische	Kali-j.
- tuberkulöse	Kali-j.
Hauteruptionen	
- krustige	Sel.
- papulöse	Hyosc.

H

- pustulöse	Hyosc.
Hautflecken	s. Flecken
Hautfrieseln	s. Frieselausschlag
Hautgeschwüre	Ac-hydroc., Calend., Kali-bi., Kali-j., Ran-b., Sulf-j.
- blau-schwarze	Crot.
- chronische	Thuj.
- Ekzemen, mit hartnäckigen in der Umgebung	Asa.
- hartnäckige	Merc-sol.
- oberflächliche	Merc-sol.
- Rändern mit harten	Ac-hydrof.
- schmerzlose	Calc.
- stinkende	Crot.
- Überempfindlichkeit mit	Asa.
- unheilsame	Psor.
Hautjucken	Abrot., Ac-form., Ac-ox., Ac-sulf., Agar., Aran-d., Arund., Bell., Bellis., Berb., Calc-fl., Calc-ph., Carb-s., Card., Cardios., Caust., Cham., Cimic., Coloc., Con., Dros., Euph., Guaj., Heder., Helleb., Helon., Hep., Hyosc., Ichth., Kali-c., Kreos., Lil., Lith., Mandr., Med., Petr., Phos., Plant., Plat., Pulx., Ran-b., Rhod., Rhs-t., Sang., Sil., Tab., Tell., Thuj., Viol-t.
- abends	Nux-v., Olnd.
- Affektionen ohne erkennbare	Calc-fl., Op., Visc.
- angenehmes beim Kratzen	Ac-acet.
- Armen an den	Ambr.
- Augen an den	Ac-sulf.
- Ausschlag ohne	Alum., Cupr., Mez.
- Ausschlägen mit nesselartigen	Puls.
- Ausschlägen mit pustulösen	Ac-hydrof.
- Beinen an den	Aloe.
- Bettwärme in der	Psor., Sulf.
- Bläschen mit	Anac.
- Brennen mit	Ac-hydrof., Arund., Ars., Dulc., Nux-v.
- Darandenken beim	Spong.
- Diabetikern bei	Kreos., Lyc., Spong.
- Entkleiden beim	Cocc., Hyper., Magn-c., Olnd.
- Erwärmung bei	Bor.

- Federbett unter dem	Cocc.
- Fingern zwischen den	Ac-ph.
- Flecken mit roten	Ac-succ.
- Frauen bei	Calad.
- Frostbeulen, an entzündeten	Puls.
- Genital am	Podo.
- Gesicht im	Flor.
- Gürtellinie an der	Flor.
- Handgelenksfalten an den	Ac-ph.
- Handteller im	Sel.
- hartnäckiges	Fagop.
- heftiges	Ac-fl., Ac-hydroc., Anac., Op., Phyt., Psor., Zinc.
- Ikterus bei	Nux-v.
- kalt zu warm, beim Übergang von	Dulc.
- Kopfhaut auf der	Flor., Lyc., Tell.
- Körper am ganzen	Agn., Coff., Dig., Flor., Kreos., Lyc., Nicc., Op., Tarant., Zinc.
- Körperöffnungen an den	Ac-fl.
- Körperteilen, an den unbedeckten	Ac-lac.
- Kratzen bessert	Guaj., Ign., Jugl-cin., Magn-m.
- Kratzen bessert nicht	Cin., Nicc., Stront.
- Kratzen verschlimmert	Mez.
- Kratzen zwingt zum	Ac-hydroc., Ipec.
- kratzt bis es blutet	Psor.
- Kribbeln mit	Staph.
- Läusen wie von	Led.
- Leberkrankheiten bei	Card., Flor., Lyc., Spong.
- morgens um 3 Uhr	Cob.
- Mund am	Ac-fl.
- nachts	Arg-nitr., Dulc., Sulf.
- Nase an der	Ac-fl.
- nervöses	Thea.
- Ohren an den	Flor.
- Petechienbildung mit	Fagop.
- Pusteln mit	Anac.
- Quaddeln mit	Anac.
- Regel während der	Kali-ars.
- schwitzenden Teilen an den	Cham.
- starkes	Cob., Hyper.
- Stechen mit	Dulc.
- Stelle die wechselndes	Magn-m., Mez.
- Umkleiden beim	Nat-s.
- Ungepflegten bei	Abs.

- unerträgliches — Alum., Op., Psor., Spong.
- Verwahrlosten bei — Abs.
- verschiedener Art — Dol.
- Warmbaden nach — Lach., Magn-c.
- Waschen nach — Ant-c.

Hautkapillaren
- Brüchigkeit der, mit Blutungen — Ac-sulf.

Hautkarzinom — Ambr., Anthr., Ars., Ars-j., Bufo., Acls-s., Carb-an., Con., Crot-c., Graph., Hepß., Hippoz., Kalij., Kreos., Lach., Lyc., Lyss., Merc-s., Petr., Phyt., Rhs-t., Sulf.

Hautkrankheiten
- chronische — Beryl.
- Geschwürsneigung mit — Equis.
- rheumatisch-allergische — Ac-form.
- schuppende — Ars-j.

Hautmittel — Berb., Hep., Kreos., Petr., Rhs-t.
- Hautkrankheiten, bei chronisch-zehrenden — Caust.
- Kinderpraxis in der — Vinc.
- langsam wirkendes — Sil.
- tiefwirkendes — Sil.

Hautnerven
- Empfindlichkeit der — Clem.

Hautödeme — s. Ödeme

Hautpigmente
- blau-schwarze — Kreis.
- gelb-braune — Kreis.
- Vermehrung der, in der Schwangerschaft — Cauloph., Sep.

Hautrötung — s. a. Erythem

Hautschrift — s. Dermographismus

Hautstellen
- Abschälen von verdickten — Verat.
- berührungsempfindliche — Spong.
- juckende — Spong.
- rote — Spong.

Heftige Menschen — Stram., Thuj.

Heimweh — Caps., Kali-ph.

Heilhaut schlechte — s. Haut unheilsame

Heiserkeit	Ac-acet., Ac-fl., Ac-lac., Ac-m., Ac-ph., Ac-sal., Ac-succ., Aloe., Arist., Bapt., Bari-c., Bell., Bellis., Berb., Bor., Brom., Bry., Bufo., Calc-ph., Canth., Caps., Carc., Card., Caust., Cepa., Chin., Cimic., Cinnb., Crot., Croton., Cupr., Dig., Eupat., Ferr-ph., Gels., Heder., Hep., Hyosc., Hyper., Ipec., Jod., Kali-c., Kreis., Lauroc., Lues., Lyc., Magn-m., Magn-ph., Mandr., Mang., Merc-sol., Mez., Naja., Nux-m., Par., Phyt., Plb., Psor., Puls., Rad., Rhod., Rumx., Samb., Sil., Stann., Staph., Stil., Stram., Stront., Tab., Tarant., Tell., Zinc.
- abends	Carb-v., Graph., Phos.
- Aphonie bis zur	Ant-c., Arum., Phos., Sel.
- Bewegung bei	Nicc.
- Brust, Druck und Stechen in der bei	Nicc.
- chronische	Graph., Stict.
- Hinlegen beim	Nicc.
- Husten mit bellendem, trockenem	Spong.
- Hustenanfällen bei	Ars., Aur., Nicc.
- Kaltbaden nach	Ant-c.
- Kehlkopf im	Sep., Verb.
- Kitzelhusten bei	Cham., Con., Petr., Sang.
- Krampfhusten mit	Sang.
- Luft bei feuchter	Carb-v.
- Luft bei kalter	Phos.
- morgendliche	Ac-benz.
- Raucher der	Nux-v.
- Redner der	Arum., Sel.
- Sänger der	Arg-nitr., Arum., Sel.
- Säuferstimme	Ac-sulf.
- Singen beim	Graph.
- Sprechen kann nur mit Anstrengung	Op.
- Schleimanhäufung mit	Dulc.
- Stimmbandschwäche mit	Ac-ox., Alum.
- Stimme mit überschnappender	Arum.
- Stimmüberanstrengung nach	Arn., Sel.
- Überhitzung nach	Ant-c.
Heißhunger	Ac-succ., Berb., Calc-ph., Cepa., Cin., Colch., Con., Heder., Plat., Sec., Sep., Spong., Staph.
- abends	Mez.

- abends um 23 Uhr	Abrot., Sulf., Zinc.
- Appetit ohne	Plb., Sil.
- Appetitlosigkeit wechselt mit	Jod., Tell., Thuj., Tub., Valer.
- Ärger nach	Coloc.
- Aufstoßen mit leerem	Cann-ind., Kali-nitr.
- Blähungen, mit anschließenden	Uran.
- Bluterbrechen mit	Kali-nitr.
- Brechdurchfall mit	Tub.
- Brechreiz mit	Cann-ind.
- Denken an Speisen bei	Nux-m.
- Diabetiker der	Ac-lac.
- Durst mit großem	Eupat-perf., Tell.
- Ekel mit	Tub.
- Enttäuschung nach	Coloc.
- Essen auf kleine Mengen	Tell.
- Essen gleich nach dem	Lac-c., Stann.
- Essen trotz	Lil.
- Eßlust mit	Tub.
- Handschweiß mit	Olnd.
- Kollaps mit	Agar.
- Kränkung nach	Coloc.
- Mittags	Mez.
- nachts	Phos., Psor., Sulf.
- Nervosität aus	Sil.
- Rheumatiker der	Ac-lac.
- satt, aber nach wenigen Bissen wieder	Chin., Lyc.
- Schwäche mit	Abies., Agar.
- Sodbrennen mit	Psor.
- Süßigkeiten auf	Zinc.
- Süßigkeiten auf, nach dem Essen	Aran-d., Merc-sol.
- Stuhlabgang nach	Petr.
- Übelkeit mit	Cann-ind., Helod., Kali-nitr., Spig., Tub., Valer.
- ungewöhnlicher	Hep., Med.
- Unsicherheit aus	Sil.
- Völlegefühl mit raschem	Nat-m.
- vormittags	Hep.
- vormittags um 10 Uhr	Nat-m.
- worauf weiß aber nicht	Sang.
- Zittern mit	Agar., Jod., Olnd.
- Zornausbrüchen mit	Calc-fl.
Heiterkeit	Cypr.
Hellhaarige Menschen	Kali-bi.

Hellhörigkeit	Plant.
Hellsehen	Cann-ind., Phos.
Hellwach	
- ist nachts von 1-3 Uhr	Tub.
Hepatitis	s. Leberentzündung
Hepatorenales Syndrom	Ant-c., Berb., Card., Sulf.
- Wassersucht mit	Tarax.
Herauswürgen	
- Flüssigkeit von wäßriger	Nux-v.
Herbstfieber	Abs.
Herbsthusten	Grind.
Herbstkatarrhe	
- chronische	Grind., Seneg., Teucr-mar.
Herbstwettermittel	Colch.
Hernie	
- eingeklemmte	Tab.
Herrische Menschen	Lyc.
Herumwerfen	
- Bett im	Cham.
- muß sich dauernd	Eupat-perf.
Herpes	Bell., Canth., Clem., Dol., Olnd., Rhs-t., Sel., Sep.
- Absonderungen mit eitrigen	Tell.
- Barthaare in den	Agar., Calc., Lach., Nat.m., Nit-ac., Sil.
- chronisch rezidivierender	Graph.
- Eichel an der	Hep.
- Ellenbogeninnenseite an der	Cact.
- Gesicht im	Mandr., Mez.
- Knöchelinnenseite an der	Cact.
- Lidrändern an den	Calc-fl.
- Nasenflügel	Nit-ac.
- Naseneingang am	Chin.
- Ohren hinter den	Magn-m.
- Vorhaut an der	Hep.
Herpesähnliche Ausschläge	
- Achselhöhle in der	Lac-c.
- Bläschenbildung mit	Ran-b.
- Brennen mit	Caps., Ran-b.

- Brust auf der	Caps.
- Genital am männlichen	Lues.
- Gesicht im	Caps.
- Jucken mit	Caps., Ran-b.
- Kopfhaut auf der	Caps.
- Mund um den	Brom.
- nichtaufbrechende	Amm-c.
- Schorfbildung mit	Ran-b.
- Stirn an der	Caps.
Herpes circinatus	Tell.
Herpes corneae	Aur., Ran-b., Tell.
Herpetische Diathese	Nat-m.
Herpes genitales	Ac-nitr., Ac-ph., Calc-fl., Canth., Croton., Lues., Petr., Ran-b., Sars.
- Brennen mit	Dulc.
- Einrissen mit brennenden	Ars.
- Genital am männlichen	Med., Tell.
- Genital am weiblichen	Tell.
- Jucken mit	Dulc.
- Krusten mit	Dulc.
Herpes interkostales	Ran-b.
Herpes labiales	Ac-nitr., Arist., Bellis., Bor., Calc-fl., Cimic., Clem., Heder., Nat-m., Sil., Spong., Tub., Zinc.
- Brennen mit	Dulc.
- Jucken mit	Dulc.
- Lippenrand	Calc-f., Dulc., Hep., Med., Nicc., Par.
- Oberlippe	Arar., Sars.
- Krusten mit	Dulc.
Herpes menstruales	Nat-m.
Herpes nasales	
- Brennen mit	Dulc.
- Jucken mit	Dulc.
Herpes präputiales	Dulc.
Herpes simplex	Ambr., Anac., Ars., Croton.
Herpes tonsurans	Bari-c., Eupat-perf., Lith., Tell.
Herpes zoster	Anac., Ars., Bellis., Grind., Guaj., Iris., Mandr., Prun., Ran-b., Tell., Tereb., Thal., Visc.
- Beinen zwischen den	Croton.

- Beißen mit	Croton.
- Brennen mit	Ran-s.
- chronisch rezidivierender	Graph.
- Genitalen an den	Croton.
- Jucken mit	Croton., Ran-s.
- Neuralgien mit	Mez.
- Schmerzen mit heftigen	Ran-s.
Herpes-zoster-Mittel	Mez.
Herz	Ac-benz., Ac-hydroc., Acon., Adon., Ail., Anhal., Ant-ars., Apis., Apoc., Arist., Arn., Aur., Bari-c., Bari-j., Bari-m., Brom., Bufo., Cact., Camph., Carb-an., Carb-v., Cic., Coff., Colch., Conv., Crat., Flor., Gels., Glon., Helleb., Hydroc., Kali-ars., Kali-c., Kali-nitr., Kalm., Lach., Lauroc., Lycop., Magn-c., Magn-m., Mandr e rad., Phos., Prun., Sabad., Scil., Spig., Spong., Tab., Tart-emet., Verat., Verat-v., Vip., Zinc.
- Beengung des	Caps., Rhod.
- Blutandrang zum	Nux-m.
- Brennen am	Kali-c., Petr., Puls.
- Degeneration, fettige des	Phos.
- dekompensiertes	Dig.
- erregtes	Naja.
- gepackt wie	Cact., Jod.
- groß als zu, wird empfunden	Bufo., Pyrog.
- Insuffizienz, mit bradykarder	Dig.
- Kältegefühl am	Lil., Nat-m.
- Lastgefühl auf dem	Caust.
- nervöses	Chin.
- Schmerzen um das herum	Ther.
- Taubheitsgefühl vom, bis in den linken Arm ausstahlend	Cact.
- tief zu atmen, mit Zwang zum	Dig.
- umschnürt wie	Nux-m.
- unangenehm fühlbares	Iber.
- Unruhe des	Cact., Hapl., Visc.
- vergößertes	Dig.
- Ziehen am	Cact.
- Zittern des	Lil., Lith., Nat-m.
- Zucken des	Lith.

- zusammengeschnürt wie	Abs., Bari-c., Cact., Lach., Lil., Nat-m., Phyt., Spong., Valer., Visc.
- Zusammenziehen des, nachts beim Hinlegen	Nicc.
- Zusammenziehen des, beim Vorwärtsbeugen	Lil.
Herzanfälle	
- Angstzuständen mit	Ac-hydroc.
- Atemnot mit	Ac-hydroc.
- nächtliche	Nux-m.
- Stenokardien mit	Ac-lac.
- Schlaf im	Acon.
- Tachykardieanfällen mit	Ac-lac
- Treppensteigen	Ars., Aur-m., Crot-t., Kali-p., Naja.
- Zyanose mit	Ac-hydroc.
Herzangst	Ac-acet., Anhal., Bari-m., Bell., Calc-fl., Colch., Jab., Kali-c., Lycop., Mandr., Nux-m., Olnd., Petr., Phos., Rhod., Thuj.
- Anstrengung, bei geringster	Carc., Tub.
- Aufregung bei	Carc.
- Beklemmung mit	Sec.
- Gehen bei schnellem	Plb.
- Husten beim	Tub.
- Schreck bei	Carc.
- Schwächeanfällen mit	Sec.
Herzarrhythmien	s. Arrhythmien
Herzasthma	s. Asthma kardiale
Herzaussetzen	Gels., Nat-m.
Herzbeklemmung	Ac-form., Ac-succ., Acon., Anhal., Apoc., Aran-ix., Arn., Aur., Calc-ars., Calc-fl., Card., Crot., Dig., Diosc., Flor., Glon., Iber., Jod., Kalm., Lach., Lil., Lith., Lues., Lycop., Mandr., Naja., Nux-m., Olnd., Phos., Puls., Rauw., Spart., Spig., Spong., Stront., Stroph., Tab., Thuj., Verat., Visc.
- anfallsweise	Thal.
- Anstrengung, bei geringster	Berb., Carc., Tub.
- Arm beim Heben des	Berb.
- arteriosklerotische	Cact.
- Atemnot mit	Agn., Conv.
- Aufregung bei	Carc.

- Gehen bei schnellem	Plb.
- Geschlechtsverkehr beim	Agn.
- Gliedereinschlafen mit	Millef.
- Hinlegen beim	Nicc.
- Hitze mit	Millef.
- Husten beim	Tub.
- Hypochonder der	Agn.
- nachts	Berb., Nicc., Spart.
- Roemheld bei	Mandr e rad.
- Schreck bei	Carc.
- Treppensteigen beim	Agn., Berb.
- vasomotorische	Cact.
Herzbeschwerden	Ac-ox., Arum., Aur., Cham., Gels.
- akute	Spig.
- aller Art	Lach.
- Anstrengungen bei	Nux-v.
- Blutandrang mit	Nux-v.
- Druck mit	Cauloph.
- Klopfen mit	Cauloph.
- Linkslage in	Arg-nitr.
- Mattigkeit mit	Nux-v.
- nervöse	Ac-ox., Valer.
- rheumatische	Lil., Spig.
- Schlaflosigkeit bei	Staph.
- stenokardischer Art	Cimic., Lil.
- thyreotoxische	Tub.
Herzblock	Bari-c., Dig.
Herzdekompensation	Dig., Helleb., Olnd., Scil.
- Nierenversagen mit	Stroph.
Herzdruck	Ac-form., Ac-succ., Aran., Cann., Caps., Card., Caust., Jod., Lil., Puls., Visc.
- Anstrengung, bei geringster	Carc.
- Aufregung bei	Carc.
- Linkslage in	Brom.
- Schreck bei	Carc.
Herzerweiterung	Ant-ars., Ant-t., Apis., Arn, Aur., Cact., Conv., Dig., Jod., Kali-j., Kalm., Laur., Lith., Lyc., Lycps., Naja., Phos., Psor., Puls., Spig., Spong., Tab.
Herzfehler	Jod., Spong.
- chronischer	Naja.
- Kompensationsstörungen mit	Naja.

Herzflattern	Lil., Lith., Lycop., Nat-m.
- nervöses	Thea.
- Puls mit kleinem, flatterndem, unfühlberem	Dig.
Herzgegend	
- Angst in der	Sec.
- Beengung in der	Naja., Spong.
- Beklemmung in der	Naja.
- Brennen in der	Med., Ran-b.
- Druck in der	Bry., Iber., Naja., Rhs-t. Sec., Spong.
- Krampf in der, bei Anstrengung	Bry.
- Last immer eine in der	Phos.
- Schmerzen in der	Calc-ph., Dros., Iber., Myrt., Naja., Rhod.
- Schweregefühl in der	Iber.
- Stiche in der	Alum., Coloc.
- Stockgefühl in der, nachts	Guaj.
- Verstopfungsgefühl in der, nachts	Guaj.
- Zusammenschnüren in der	Calc-ars.
- Zusammenziehen in der	Spong.
Herzgeräusche	Cact., Spig.
- blasende	Spong.
Herzhusten	Spong.
Herzhypertrophie	
- Herzfehler mit	Visc.
- Überanstrengung nach	Conv., Lycop., Rhs-t.
Herzinfarkt	Acon., Arn., Ars., Crot., Kali-c., Lach., Latrod., Olnd., Tab., Verat., Vip.
- Nachbehandlung bei	Myrt.
Herzinsuffizienz	Crat., Crot., Dig., Iber., Naja., Olnd., Spart., Stroph.
- chronische	Lauroc.
- leichten Grades	Prun.
- myogene	Myrt.
- Ödemen mit	Conv.
- Zyanose mit	Lauroc.
Herzjagen	s. Tachykardie
Herzkammererweiterung	Ant-ars., Ant-t., Apis., Arn, Aur., Cact., Conv., Dig., Jod., Kali-j., Kalm., Laur., Lith., Lyc., Lycps., Naja., Nat-m., Nux-v., Phos., Psor., Puls., Spig., Spong., Tab.
Herzklappenfehler	s. Klappenfehler

Herzklopfen	Ac-acet., Ac-m., Ac-nitr., Ac-sulf., Amm-c., Anhal., Ant-c., Apis., Aran-ix., Bellis., Berb., Calad., Caust., Cean., Cepa., Chin-ars., Cic., Cin., Clem., Colch., Crat., Crot., Cupr., Cycl., Flor., Gins., Hirud., Ipec., Jab., Kali-c., Lach., Led., Lil., Mandr., Med., Nux-m., Nux-v., Rauw., Rhod., Sars., Sec., Spart., Spir-ulm., Stront., Tell., Thal.
- abends	Brom., Phos.
- anämisches	Puls., Senec.
- anfallsweise	Cob., Spig.
- Angst mit	Agar., Ambr., Arum., Cann-ind., Cob., Croc., Glon., Iber., Magn-c., Magn-m., Melil., Nat-m., Olnd., Plat., Staph., Sulf., Thea., Verat.
- Anstrengung bei	Ac-picr., Chin., Phos., Psor., Rhs-t., Staph., Tub.
- Ärger bei	Bufo., Croc., Croton., Sep., Staph.
- Atemnot mit	Aur., Brom., Cann-ind., Melil.
- Aufregung bei	Ac-ph., Ac-nitr., Bufo., Cocc., Croc., Croton., Magn-ph., Sel., Sep., Staph.
- Aufsetzen bessert	Kali-nitr.
- beängstigendes	Hyper.
- Beklemmung mit	Ac-nitr., Apis., Ars., Aur., Calc-c., Colch., Mosch., Plat., Staph., Thea., Verat.
- beschleunigtes	Agar., Glon.
- Bewegung bei	Caps., Chin., Cocc., Iber., Lycop., Phos., Psor., Stram.
- Blutandrang mit	Arum., Aur., Phos., Sang., Sil.
- Brustreiben muß sich bei	Lil.
- Brustschmerzen mit	Spig.
- Darandenken beim	Arg-nitr., Bari-c.
- Druck mit	Ac-nitr., Ambr., Aran-d., Ars., Glon. Lyc.
- Eindrücken, bei geringsten äußeren	Ambr.
- Enge mit	Aran-d.
- Erregung bei freudiger	Coff.
- Erregung bei geringster	Calc-ars., Ferr., Phos.
- Erstickungsanfällen mit	Verat.
- Erwachen beim	Agar., Cob., Merc-sol., Thuj., Zinc.
- Essen beim	Carb-v., Rumx.
- Essen nach dem	Calc-c.
- Frauen bei korpulenten	Calc-ars.

H

- Gefäße bis in die	Anac.
- Gehen beim	Carb-v.
- Gemütsverstimmung bei	Ac-picr.
- Gesicht mit heißem, rotem	Spong.
- Gram bei	Ac-ph.
- hämmerndes	Sil.
- Harnabgang bessert	Coff., Lith.
- heftiges	Agar., Aran-d., Ars., Aur., Bell., Brom., Carb-v., Con., Glon., Graph., Jod., Magn-c., Rhs-t., Sang., Sil., Verat.
- Herzaktionsunterbrechung mit	Thea.
- Herzflattern mit	Cact.
- Herzspitzenschmerz bei, mit Ausstrahlung zum linken Arm	Spig.
- Herzschwäche mit	Mang.
- Herzstechen mit	Hep.
- Hinlegen beim	Nicc.
- Hitze mit	Arum., Aur., Coff., Valer.
- hörbares	Naja., Spig.
- Husten beim	Tub.
- Husten mit quälendem	Melil.
- Kindern, bei schnell wachsenden	Ac-ph.
- Klimakterium im	Calc-ars.
- Kollapsneigung mit	Dulc., Podo.
- Kreislaufschwäche mit	Coff.
- Linkslage bei	Bari-m., Brom., Graph., Phos., Tab.
- Linkslage bessert	Arg-nitr.
- Magen bei leerem	Phos.
- morgens	Phos., Thuj.
- nachts	Alum., Cann-ind., Dulc., Gels., Ign., Kali-nitr., Nicc., Petr., Zinc.
- nervöses	Ac-ox., Ac-succ., Ambr., Arg-nitr., Arist., Arum., Cann-ind., Cham., Ferr., Gels., Hyper., Ign., Magn-m., Magn-ph., Nat-m., Nicc., Olnd., Plat., Sep., Staph., Sulf., Tab.
- Niederlegen, gleich nach dem	Ac-ox.
- Ohnmachtneigung mit	Cham., Magn-m.
- Ohrrauschen mit	Aur.
- Onanie nach	Bufo.
- pochendes	Glon.
- Präkordialangst mit	Ant-t.
- Prüfungen bei	Ac-picr.
- Puls mit schwachem	Cact., Verat.

- Pulsaussetzen mit	Thea.
- Pulsbeschleunigung mit, nachts	Ac-benz.
- pulsierendes	Magn-m.
- rasendes	Bell.
- Rechtslage bei	Arg-nitr., Lycop.
- Rednern bei	Sel.
- Regel während der	Ac-sal.
- Sängern bei	Sel.
- Schilddrüse, von der ausgehendes	Heder.
- Schmerzen mit, unter dem Brustbein	Lac-c.
- Schmerzen mit, in der Herzgegend	Calc-ph., Glon.
- Schülern, bei aufgeregten	Sel.
- Schulterblätter bis in die ausstrahlendes	Abs.
- Schweißen mit	Valer.
- Schweregefühl mit, unter dem Brustbein	Beryl.
- Schwindel mit	Eucal., Iber., Magn-c.
- sexueller Erregung bei	Ac-ph.
- sichtbares	Naja., Spig.
- Sitzen im	Sil.
- starkes	Alum., Magn-m.
- Stechen mit	Apoc., Hep.
- Steigen beim	Thuj.
- Stichen mit, bei jeder Systole	Iber.
- Stillsitzen beim	Rhs-t.
- Stirnkopfschmerz mit	Eucal.
- stürmisches	Spig., Tab., Tarant.
- Tachykardie mit	Tab.
- Tiefatmen, mit Bedürfnis zum	Ferr-ph., Stroph.
- Todesangst mit	Ars.
- Todeskälte mit	Petr.
- Treppensteigen beim	Caps., Croc., Rumx., Thea.
- Trinken nach dem	Con.
- tumultartiges	Stroph.
- Überraschungen bei	Phos.
- Unregelmäßiges	Agar., Arg-nitr., Hyper., Tab., Visc.
- Unruhe mit	Acon., Ars., Magn-m.
- Unterhalten beim	Rumx.
- Veranlassung, bei der geringsten	Thuj.
- verlangsamtes	Agar.
- Wallungen mit	Aur., Croc., Mosch., Sulf., Valer.
- Zittern mit	Coff., Olnd.
- Zusammenschnürungsgefühl mit	Sulf.
- Zusammenziehen mit	Lyc.

Herzkollaps	Ac-hydroc., Carb-v.
- Puls mit unfühlbarem	Verat.
Herzkongestionen	Cob.
Herzkontraktionen	
- flatternde	Iber.
- Puls mit kleinem, unregelmäßigem	Iber.
Herzkrampf	Ammi., Arn., Dig., Cact., Hyosc., Rauw., Tab., Zinc.
- Lippen mit blauen	Cupr.
Herzkranzgefäße	Crat., Iber., Olnd., Staph.
- Durchblutungsstörungen der	Myrt. s.a. Koronarsklerose
Herzkreislaufsystem	Cact., Puls., Rauw.
Herzkreislaufschwäche	
- Angst mit großer	Vip.
- Enge mit	Vip.
Herzkreislaufversagen	Ac-acet.
- akutes	Ac-hydroc.
- Säuglingen bei	Bor.
Herzleistung, systolische	
- verstärkt die	Stroph.
Herzmittel	Apoc., Colch., Dig., Iber., Kali-c., Kalm., Lycop., Sel., Spig., Spong., Stroph.
- Herzaktionen verlangsamt die	Stroph.
- Schlagvolumen vergrößert das	Stroph.
- Symptomen bei toxischen	Naja.
Herzmuskel	Dig., Kali-br., Naja., Olnd., Spart., Stroph.
- degenerativer	Bari-c.
- Erkrankung des	Rad.
Herzmuskelentartung	s. Myodegeneratio cordis
Herzmuskelentzündung	s. Myokarditis
Herzmuskelinsuffizienz	
- feuchte	Apoc.
Herzmuskelschaden	s. Myokardschaden
Herzmuskelschwäche	Ac-lac., Ant-ars.Arn., Calc-c., Crat., Iber.
- Lungenleiden, bei chronischen	Alum., Ant-ars., Ant-t., Apis., Cact., Jod., Kali-j., Laur., Lyc., Lycps., Naja., Nat-m., Nux-v., Phos., Psor., Puls., Tab.

- muskuläre	Kali-c.
- toxische	Kalm.
- Wachstumsphase in der	Ac-ph.
Herzmuskulatur	Dig., Iber., Kali-br., Olnd., Rauw., Spart., Stroph.
Herzneurose	Adon., Cact., Cimic., Glon., Spig., Naja.
- postinfektiöse	Conv.
- Rhythmusstörungen, mit bradykarden	Stroph.
- toxische	Conv.
Herzreizleitungssystem	Conv., Dig., Iber., Naja., Spart.
Herzrhythmusstörungen	Conv., Thal.
Herzschlag	
- arrhythmischer	Ac-hydroc.
- aussetzender	Iber.
- heftiger	Hyosc.
- hört seinen eignen, wenn er ruhig liegt	Ipec.
- Puls mit schwachem	Ac-hydroc.
- Puls mit vollem, unregelmäßigem	Iber.
- unregelmäßiger	Abs.
Herzschmerzen	Ac-hydroc., Aloe., Ars., Lith.
- abends	Lil.
- anfallsweise	Phyt.
- Angst mit	Colch., Crat., Heder., Lil., Naja., Ther., Vip.
- Arm in den linken ausstrahlende	Kalm., Latrod., Spig., Ther.
- Arm in den rechten ausstrahlende	Phyt.
- Atemnot mit	Med.
- Beengung mit	Heder.
- Beklemmung mit	Ac-sulf., Naja.
- Bewegung bei	Naja.
- Bradykardie mit	Kalm.
- brennende	Med.
- Druck mit	Ac-ox., Ac-sulf.
- drückende	Rauw.
- Empfindung, mit kribbelnder	Canth.
- Fingerspitzen, bis in die ausstrahlende	Latrod.
- Geschlechtsverkehr nach dem	Kali-c.
- heftige	Naja., Ther.
- Kollapsneigung mit	Med.
- Kopfschmerzen mit	Olnd.
- krampfhafte	Crat.

- lanzierende	Lues.
- Linkslage bessert	Lil.
- Linkslage in	Tell.
- Magenüberladung nach	Rhs-t.
- Niederlegen beim, abends	Lil.
- pressende	Colch.
- scharfe	Kalm., Spig.
- schießende	Kalm.
- schneidende	Med.
- Schulter, bis in die linke ausstrahlende	Ther.
- Schwindel mit	Ther.
- spondylogene	Kalm.
- Stechen wechselt mit	Ac-benz.
- stechende	Acon., Canth., Colch., Heder., Kalm., Med., Olnd., Rauw., Spig.
- stenokardische	Rauw.
- Treppensteigen beim	Agn.
- Überanstrengung nach	Rhs-t.
- Vollheitsgefühl mit	Naja.
- ziehende	Canth., Colch.
- Zusammenschnüren des Brustkorbs mit	Ac-ox.
Herzschwäche	Abs., Ac-acet., Ac-form., Ac-nitr., Ac-ox., Ac-sal., Ac-succ., Acon., Alum., Amm-c., Ant-c., Berb., Bor., Calc-c., Calc-fl., Carb-v., Coff., Helod., Kalm., Mang., Sabad., Tab.
- Angst mit	Bellis., Lycop.
- Anstrengung, bei der geringsten	Kali-c.
- Atemnot mit	Crat.
- Aufrichten beim	Vip.
- Blutandrang mit	Bellis.
- Bluthusten mit	Phos.
- Bruststechen mit	Crat.
- Erschöpfung mit	Ant-t.
- Gähnen mit	Calad.
- Gehen beim	Rhs-t.
- Herzklopfen mit	Hydrast.
- hochgradige	Vip.
- Husten mit trockenem	Crat.
- kollapsartige	Magn-c.
- Kollapsneigung mit	Crot., Naja., Verat.
- Neigung zu	Ars., Colch.
- Ödemen mit	Helleb.
- Ohnmacht mit	Vip.

- Pneumonien nach	Dig.
- Rasseln mit, in den Bronchien	Phos.
- Schwindel mit	Vip.
- Überanstrengung nach	Dig.
- zunehmende	Ac-m., Arn., Phos.
- Zyanose mit	Cupr., Hydrast., Pyrog.
Herzsensationen	Agn.
- Angst mit	Spig.
- akute	Spig.
- Beklemmung mit	Spig.
- entzündliche	Spig.
- Erregung mit	Spig.
- nervöse	Phos., Spig.
Herzspannungsschmerz	
- anhaltender	Cact.
Herzspitze	
- Schmerzen stechende an der	Spig.
- Stiche an der	Cycl., Lac-c.
Herzspitzenstoß	
- stark sichtbarer	Stroph.
Herzsyndrom	
- hyperkinetisches	Tab.
Herzstechen	Ac-lac- Ac-m., Anac., Anhal., Berb., Caust., Clem., Coloc., Kali-nitr., Mandr., Nat-m.
- Angst mit	Magn-c., Melil.
- Arm in den linken ausstrahlendes	Spig.
- Atemnot mit	Melil.
- Druck mit	Calc-fl.
- Husten mit quälendem	Melil.
- Laufen beim	Magn-c.
- Schwere mit	Calc-fl.
Herzstiche	Ac-m., Apis., Arn., Aur., Colch., Dig., Jod., Kali-c., Lauroc., Olnd., Rauw., Spong. Vip.
- Angst mit	Kreos., Valer.
- Arm in den linken ausstrahlende	Acon.
- Bewegung bei	Form., Lycop.
- durchgehende	Anac.
- Einatmen beim	Anac.
- Gehen bei schnellem	Plb.

- Harnlassen bessert	Lith.
- heftige	Ac-sulf.
- Herzen in dem	Kreos.
- Herzen über dem	Kreos.
- Herzklopfen mit	Valer.
- Mittagessen nach dem	Magn-m.
- nachts	Anac., Mandr e rad.,
- Ohnmachtsanfällen mit	Magn-m.
- plötzliche	Heder.
- Rechtslage in	Lycop.
- Schwäche mit großer	Kreos.
- Wachstumsphase in der	Ac-ph.
Herzstolpern	Hapl., Visc.
- Empfinden mit stenokardischem	Rauw.
Herzstörungen	
- Ärger	Acon., Agar., Au-m., Cham., Ign., Jod., Lyc., Nux-v., Phos., Verat.
- Alter im	Gels.
- Angst mit	Cimic.
- Druck mit	Cimic.
- funktionelle	Cact.
- Herzklopfen mit heftigem	Zinc.
- nervöse	Acon., Asa., Cimic., Magn-c., Zinc.
- Sitzen im	Cimic.
- Unruhe mit	Cimic.
- Wärme bei	Cimic.
Herzstöße	
- plötzliche	Mang.
Herztätigkeit	
- Atemnot mit	Spong.
- beschleunigte	Bapt., Iber., Spong.
- Cheyne-Stokschen-Anfällen mit	Grind.
- Herzklopfen mit	Spong.
- krampfhafte	Zinc.
- Pulsieren mit, in der Brust	Lycop.
- Pulsieren mit sichtbarem, in der Herzgegend nachts	Iber.
- stürmische	Lycop.
- unregelmäßige	Spig., Zinc.
- Verlangsamung der	Grind., Lachn., Stroph.
- verstärkte	Iber.
- Zusammenschnüren mit, in der Herzgegend	Lycop.

Herztöne
- hart klopfende, bei Myokardschwäche Bari-c.

Herztonikum Arn.
- Basedow bei, mit Tachykardie Lycop.
- Erkrankungen, bei fieberhaften Adon.
- Herzschwäche, bei langsam eintretender Amm-c.
- Infektionskrankheiten nach Cact.

Herzversagen Ac-hydroc.

Herzwassersucht Dig.

Heuschnupfen(-fieber) Ac-form., Ac-sal., Aral., Ars., Ars-j., Arund., Cepa., Cycl., Galph., Gels., Ipec., Jod., Luff., Napht., Psor., Ran-b., Sang., Sin-n., Stict.
- Asthma mit Ars., Bad., Carb-v., Dulc., Euphr., Jod., Naja., Nat-s., Nux-v., Sabad., Sin-n.
- August im All-c., Dulc., Gels., Naja.
- Brennen mit, in der Nase Arum.
- Kälteempfindlichkeit mit großer Sabad.
- Niesen mit heftigem Sabad.

Hiatushernie Agar.

Hilusfibrose Ac-fl.

Hilusdrüsen
- Tuberkulose der Calc-ph., Con., Tub.
- Verhärtung der Ac-fl., Bari-c., Calc-ph.

Himbeerzunge Tub.

Hinaufschauen
- Benommenheit beim Cupr.

Hinfälligkeit Ars., Bor., Brom., Canth., Cupr., Dulc., Guaj., Hydrast., Phyt., Podo., Ran-b., Sec., Stann., Tart-emet.
- abends Croc.
- allgemeine Bari-c.
- große Ac-m., Colch., Croc., Kali-bi., Verat.
- Herzkollaps mit Verat.
- Knien in den Lith.
- Kreuz in dem Lith.
- morgens um 11 Uhr Abrot.
- Nervenkollaps mit Verat.
- Ohnmachtsanfällen mit Bapt.
- Schlaflosigkeit mit Kreos.
- völlige Lith.

H

HINTERHAUPTKOPFSCHMERZEN

Hinterhauptkopfschmerzen	Caps., Eupat-perf.
- anämische	Cin., Spig.
- Anstrengung nach	Petr.
- Ärger nach	Petr.
- Aufstehen beim	Ther.
- Auge, zum linken ziehende	Spig.
- Augen gegen die hin	Par., Petr.
- Augen über die ziehende	Rad.
- Augenschließen beim	Ther.
- Bandgefühl mit	Gels.
- Benommenheit mit	Lachn.
- berstende	Graph., Ipec.
- betäubende	Cin.
- Bewegung bei jeder	Colch.
- bleiernde	Carb-v.
- bohrende	Colch., Thuj.
- Brechreiz mit	Cocc.
- Bücken beim	Ther.
- Bücken bessert	Cin.
- drückende	Carb-v., Colch., Graph., Helod., Sulf.
- dumpfe	Cann-ind., Petr., Spong.
- Eingenommenheit mit	Petr., Sang.
- einseitige	Phyt.
- Erbrechen mit	Ther.
- Erwachen beim	Kres., Thal.
- Geräusch beim geringsten	Colch., Ther.
- grabende	Helod.
- hin- und herziehende	Abrot.
- Husten beim	Puls.
- klopfende	Cann-ind., Helod., Rad., Ther.
- Kopf wie zu voll, bei	Helod.
- langsam zu und abnehmende	Plat.
- lanzierende	Lues.
- Lesen beim	Cin.
- linksseitige	Cimic., Spig., Thal.
- Mittag bis 1 Uhr dauernde	Thal.
- morgens	Kres., Petr., Thal.
- Nachdenken beim	Cin.
- Nackenverspannung mit	Lachn.
- nachts	Lues.
- Nasenwurzel bis zur ausstrahlende	Sars.
- neuralgische,	Spig., Zinc.
- plötzlich kommende und gehende	Sabal.
- prickelnde	Sulf.

- pulsierende Petr., Rad., Spong.
- Reifengefühl mit Gels.
- reißende Colch., Graph., Sulf., Thuj.
- Rücken bis in den ausstrahlende Nicc.
- schießende Sabal.
- Schläfe, von einer zur anderen wandernde Lues.
- Schläfen bis in die ausstrahlende Kres.
- Schläge wie Cann-ind., Kres.
- Schwere mit bleiernder Petr., Sars.
- Schwindel mit Lachn.
- stechende Graph., Spong., Sulf.
- stichförmige Lues.
- stoßende Cann-ind.
- tiefsitzende Lues.
- Übelkeit mit Cocc., Ther.
- vorne nach ziehende Senec.
- wandernde Sabal.
- Wirbelsäule entlang der, bis in den Rücken ausstrahlende Nicc.
- zerspringende Spong.
- zusammenpressende Plat.

Hinterkopf
- Ekzeme, nässende am Olnd.
- Hohlheitsgefühl im Staph.
- Leichtigkeitsgefühl im, mit Druck und Ziehen in den Hoden Sec.
- Schweiß am Calc-c.
- Schweregefühl im Cepa.
- Vollheitsgefühl im Cepa.

Hinken Agar., Cact., Espel.
- intermittierendes Plb., Sec., Tab.

Hinsein Tab.

Hinzulegen
- Bedürfnis hat sich Ac-picr.

Hippokrates-Gesicht Ant-t., Ars., Carb-v.

Hirnhautentzündung s. Meningitis

Hirnhautreizung Apis., Arum., Bell., Cann-ind., Euph., Gels., Glon., Helleb., Hyosc., Ipec., Op., Stram.
- Angst mit Canth., Sabad.

- Delirium mit	Canth.
Hirnrinde	Anhal.
Hirnstamm	Bufo.
Hitze	Abs., Ac-benz., Ac-lac., Ac-ox., Ac-ph., Ac-succ., Agar., Apis., Arn., Arum., Bellis., Berb., Canth., Card., Cauloph., Cham., Chin., Coff., Coloc., Croc., Crot., Echin., Dulc., Flor., Glon., Helleb., Hyper., Lach., Lil., Lues., Lyc., Magn-m., Mandr., Rhod., Samb., Sang., Sep., Spong., Stann., Sulf., Tarax., Thea., Vacc., Verat.
- abends	Valer.
- Anstrengung bei	Visc.
- aufdecken muß sich	Ac-sulf., Camph.
- Aufregung bei	Gels., Staph.
- Auftreten bei lautem	Ac-nitr.
- außerordentliche	Stram., Stront.
- Autorasen beim	Ac-nitr.
- Bewegung bei	Bell.
- Blutandrang mit	Ipec.
- brennende	Bell., Brom., Bry., Tarant.
- Bücken beim	Ac-nitr.
- Durst mit großem	Bry.
- Durst ohne	Olnd.
- Erschütterung bei	Bell.
- Essen nach dem	Cimic.
- fliegende	Jab.
- friert trotz	Heder., Nicc., Tub.
- Frost wechselt mit	Bor., Calc-fl., Cham., Ign., Lach., Spig., Tarant.
- Füßen mit kalten	Bapt., Eupat-perf.
- Gesicht im	Bufo., Valer.
- Gliedern in den	Bapt.
- Haut auf der	Cimic.
- helle	Ac-acet.
- innere	Anac., Anhal., Brom., Camph., Olnd.
- intensive	Phos.
- Kälte wechselt mit	Ferr-ph., Tarant.
- Kalttrinken muß bei	Ac-sulf., Bry.
- Klopfen mit	Ipec.
- Kopf im	Bufo., Cycl., Mez.
- Körper am ganzen	Lith., Nicc., Rauw.

- Körperteilen, in den erkrankten Guaj.
- Leib im Aloe.
- Magen im Tereb.
- morgens Stront.
- morgens um 2 Uhr Nicc.
- nachts Ant-c., Bapt., Staph.
- Nackensteifigkeit mit Visc.
- Ohren in den Eupat-perf.
- Prüfungen vor Gels.
- Röte mit Ac-acet.
- Regel während der Ac-sal.
- Rücken den hinaufziehende Phos.
- Schlaf im Ac-sulf., Bor., Nicc.
- Schlaganfall wie vor einem Ac-fl.
- Schweißausbrüchen mit Op., Rauw.
- Schweiß, mit erleichterndem Acon.
- Schweiß mit kühlem Anac.
- Sonne, mit der steigende und fallende Stront.
- ständige Jod.
- starke Hydroc.
- Totenblässe mit Visc.
- trockene Bell., Bry., Cedr.
- unnatürliche Ac-acet.
- vertragen wird nicht Cocc.
- Wallungen mit Ferr-ph.
- Wangenröte mit Abies., Tub.
- Wärme in der Magn-c.
- Weingenuß bei Visc.

Hitzeallergie
- Haut der, beim Darüberstreichen Cimic.

Hitzeanfälle Ac-m.

Hitzeausbrüche
- nachts Alum.

Hitzeschäden Arn.

Hitzeschauer Cin., Kreos.
- ängstliche Ambr.

Hitzschlag Bell.

Hitzeüberlaufen Ac-ox., Sang.

Hitzewallungen Aran-ix., Arn., Jab., Sulf., Thuj.
- abends Valer.

H

- Brechreiz mit	Sang.
- Brennen mit	Sang.
- Brust in der	Phos.
- Erschöpfung mit	Hydrast.
- Füßen mit kalten	Rauw.
- Gesicht zum	Ac-sulf., Hydrast., Sang., Yohim.
- Gesichtsröte mit	Hyosc.
- Kopf zum	Ran-b., Rauw.
- Kopfschmerzen bei	Eupat-perf.
- Kopfschmerzen mit	Sang.
- Körper im ganzen	Sep.
- oben nach ziehende	Sumb.
- Ohrensausen mit	Sang.
- Schwäche mit	Hydrast.
- Schweiß mit	Nicc.
- Schweißausbrüchen mit, nachts	Phos.
- Sitzen im	Valer.
- Übelkeit mit	Sang.
- Wangenröte mit	Sang.
- Wirbelsäule in der	Phos.
- zwischen Wirbelsäule und Schulterblättern	Phos.
Hitzig	Bell.
Hochfahrende Menschen	Plat..
Hochdruck	s. Hypertonie
Hochdruck-Krise	s. Hypertonie-Krise
Hochhausschwindel	Arg-nitr.
Hoden(-sack)	Lues., Med., Merc-sol., Teucr-sc.
- Ameisenlaufen am	Ac-ph.
- Atrophie des	Aur., Bari-c., Caps., Jod., Zinc.
- Ausschlag juckender, nässender am	Croton.
- Berührungsempfindlichkeit des	Clem., Spong.
- Brennen im	Ac-m., Lith., Mang., Rhod.
- Druck im	Cimic., Magn-c.
- Empfindlichkeit des	Sabal.
- Entzündung des	Ars., Bapt., Clem., Hydrast., Merc-sol., Phyt., Plb., Rhod., Sep., Spong.
- Fehlanlage des	Carc.
- gequetscht wie	Ac-nitr., Ac-ox., Acon., Agn.
- geschrumpft wie	Thal.
- Geschwüre am	Beryl., Mez.

- hochgezogener	Aloe., Plb., Puls., Rhod.
- Jucken am	Ac-acet., Ac-m., Anac., Hep., Petr., Sel.
- Kälte am	Ac-picr., Agn., Carb-v.
- Kältegefühl am	Caps.
- Kältegefühl am linken	Helod.
- Kitzel am	Alum.
- kleiner	Aloe.
- Nässen am	Petr.
- Nässen zwischen Oberschenkel und	Petr.
- Neuralgien am	Ac-ox., Ac-succ., Acon., Agn., Bell., Chin., Cimic., Ham., Med.
- Ödeme am	Ars., Rhs-t.
- Quetschung des	Rhod.
- Reißen im	Puls.
- Reizung des	Led.
- Rötung des	Apis., Lith.
- schlaffer	Coff., Sulf., Tub.
- Schrunden, blutende am	Petr.
- Schwächeempfinden im	Mang.
- Schwitzen starkes am	Sil.
- Schwund der	Ant-c., Caps.
- Stechen im	Cimic., Hep., Rhod.
- Tuberkulose der	Aur., Aur-j., Tub., Teucr-sc.
- Tumoren an den	Aur., Calc-fl., Carb-v., Jod., Lues., Mez.
- überempfindlicher	Puls.
- unterentwickelter	Aur., Bari-c., Carc.
- Vergrößerung der	Arg-nitr.
- Verhärtung der	Arg-nitr., Aur., Carb-v., Jod., Lues., Phyt., Rhod., Spong.
- Ziehen im	Bellis., Magn-c., Mang., Psor.
- Zucken am	Caust.
Hodenekzem	Ac-acet., Ac-sal., Beryl., Bor., Calc-fl., Calc-ph., Calend., Caps., Croton., Graph., Hep., Sulf., Tell., Tub.
- juckendes	Petr., Rhs-t.
- nässendes	Bari-c., Petr.
Hodensamenstrang	
- Brennen im, bei Erektion	Cann-ind.
Hodenschmerzen	Agn., Aloe., Bry., Bufo., Cact., Caps., Caust., Chin., Cin., Clem., Dulc., Ham., Helod., Hyper., Lith., Mez., Phos., Phyt., Rhod., Spong., Staph., Tarant., Thuj., Tub., Zinc.

- Berührung bei	Cocc.,
- brennende	Mang.
- Druck bei	Cocc.
- drückende	Aur.
- Durchfall bei	Podo.
- gequetscht wie	Aur., Cocc.
- heftige	Ac-ox., Cocc., Coloc.
- hineinschießende	Coloc.
- Hoden im linken	Lac-c.
- Husten beim	Dros.
- kolikartige	Coloc.
- plötzliche	Coloc.
- spannende	Aur.
- schießende	Calc-ph.
- stechende	Abrot.
- zerschlagen wie	Cocc.
- ziehende	Abrot., Amm-c., Bapt., Kali-c.
Hodenschwellung	Abrot., Apis., Aur., Calc-fl., Ham., Helod., Jod., Kali-j., Lith., Mez., Plb., Puls., Rhod., Rhs-t., Sabal.
- Autofahren beim	Brom.
- Berührungsempfindlichkeit mit	Clem., Spong.
- Erektionen mit heftigen	Zinc.
- harte	Spong.
- Schmerzen mit	Brom., Zinc.
- unspezifische	Spong.
Hodkin-Krankheit	Vinc.
Hoffnungslose Menschen	Apoc., Psor.
Höhenhusten	Arn.
Höhenkrankheit	Bor., Lauroc.
- Atemnot mit	Coca.
- Erbrechen mit	Coca.
- Herzklopfen mit	Coca.
- Kollaps mit	Coca.
- Schlaflosigkeit mit	Coca.
- Übelkeit mit	Coca.
Hohlheitsgefühl	Petr.
Homosexualität	Anhal.
Hormonales System	Puls.
Horner-Symptomenkomplex	Lues., Puls.

Hornhaut	s. Keratosen und Schwielen
Hörstörungen	Ambr., Dros., Dulc.
- Rauchern bei	Cann-ind.
Hört	
- alles wie aus der Ferne	Bapt.
- weniger als normal	Helleb.
Hörverminderung	Anac., Carb-v., Croc., Dros., Kali-c., Kres., Thal.
- zugefallen wie	Bapt.
Hüften	
- Lähmigkeit in den	Cepa., Rhs-t.
- Reißen in den	Magn-m., Nicc., Rhs-t.
- Rieseln in den	Cann-ind.
- Schauer in den	Cann-ind.
- Schwäche in den	Cepa.
- Schwellung der	Led.
- Spannen in den	Rhs-t.
- Steifigkeit der	Rhs-t.,
- verrenkt wie	Ign., Psor.
- verstaucht wie	Ign.
- Ziehen in den	Rhs-t.
Hüftbeinkammschmerzen	
- Daraufdrücken beim	Cin.
Hüftgelenke(n)	Mez., Rhs-t.
- Arthritis der	Stram.
- Arthrose der	Ac-fl., Calc-fl., Harp., Rhs-t., Sil., Stann., Tell., Visc.
- Deformation der	Calc-c.
- Entzündung der	Hydroph.
- Erguß in den	Thal.
- Karies der	Caps.
- Knacken in den	Croc.
- Rheuma in den	Kali-nitr.
- Schwäche der	Podo.
- tuberkulinische	Tub.
Hüftgelenksschmerzen	Coloc., Verb.
- Bewegung, bei jeder unrechten	Tell.
- bohrende	Helleb., Kreos.
- Daraufliegen beim	Tell.
- Durchfällen in Folge von	Podo.
- Erkältung in Folge von	Podo.

- linksseitige	Nat-s.
- nachts	Ferr-ph.
- Nässe und Nebel bei	Nat-s.
- reißende	Ferr-ph.
- schießende	Nat-s.
- stechende	Ferr-ph., Helleb., Nat-s.
- Taubheitsgefühl mit	Kreos.
Hüftkapsel	
- Schmerzen in der	Tell.
- Verspannung in der	Tell.
Hüftkapselansatzsehnen	
- Schmerzen an den, beim Auswärtsdrehen des Beines	Tell.
Hüftmuskel	
- kurz wie zu	All-s.
Hüftschmerzen	Ac-benz., Aesc., Ambr., Cad., Canth., Cham., Coloc., Lues., Med.
- anfallsartige	Verb.
- Ärger durch	Coloc.
- Ausstrecken des Beines	Ruta
- Beine kann nicht strecken	All-s.
- durchschießende	Agn.
- Essen beim	Ph-ac.
- herabdrängende, bei Frauen	Cimic.
- hin- und herziehende	Cimic.
- Hüfte zu Hüfte schießende	Cimic.
- neuralgische	Verb.
- reißende	Euph., Lyc.
- Schwäche mit	Kali-c.
- Schweregefühl mit	Agn.
- stechende	Euph.
- Unsicherheit mit, beim Gehen	Agn.
Hühneraugen	Ac-acet., Ant-c. s.a.Klavus
- schmerzhafte	Kali-c.
- stechende	Bor.
Hunger	
- Abneigung mit, gegen Essen	Nux-v.
- Angst bei	Kali-c.
- Appetit ohne	Agn., Amm-c., Cocc., Dulc. Plb., Rhs-t.
- Appetitlosigkeit wechselt mit	Naja., Valer.
- außerordenlicher	Ac-m.
- dauernd hat	Phos., Plat., Tab.

- Erstickungsanfälle wegen, kann nicht essen bei	Hyosc.
- essen könnte Tag und Nacht	Ac-sulf.
- essen möchte aber nicht	Bari-c.
- Essen trotz reichlichem	Anhal., Phos.
- gierig ißt alles hinunter	Calc-c.
- großer	Agn., Amm-c., Heder., Op., Stram.
- kauen möchte aber nicht	Bari-c.
- kommt 2 Stunden früher als normal	Thea.
- Leere mit	Op.
- morgens	Chin.
- nachmittags	Guaj.
- nachts	Ac-ox., Ac-ph., Ac-picr., Sel.
- nagender	Hyosc.
- Nervosität bei	Kali-c.
- Sättigungsgefühl mit raschem	Magn-c.
- Schluckrämpfe wegen, kann nicht essen	Hyosc.
- Süßigkeiten auf, nach dem Essen	Merc-sol.
- Tag den ganzen hat	Lac-c.
- Trockenheitsgefühl mit	Op.
- unregelmäßiger	Aur.
- wenig hat	Cycl.
- worauf weiß aber nicht	Puls.
- Würgen wegen, kann nicht essen	Hyosc.
- zeitweise	Anac.
- zittert vor	Olnd.
Hungergefühl	Ac-fl., Anhal., Ant-c., Cimic., Verat.
- auffallendes	Bellis.
- Erregung, wenn die nachläßt	Canth.
- Herzgegend in der	Cocc.
- nachts muß auch essen wegen des	Bellis.
- nagendes	Cin.
- Schmerzen, wenn die nachlassen	Canth.
- Schwäche mit	Petr.
- Tag den ganzen hat	Petr.
- unangenehmes	Croton.
Hungern	
- Schwarzwerden vor den Augen beim	Arist.
- Schwindel beim	Arist.
Hungerschmerz	Ac-acet., Hep., Phos.
- Essen gleich nach dem	Anac.
- Magenschwäche mit	Nicc.
- nagender	Kreos.

Hüsteln	Heder., Kali-c.
- Auswurf mit blutigem, geballtem	Abrot.
- Auswurf ohne	Teucr-sc.
- lästiges	Abrot.
- nervöses	Abs., Ac-picr., Ambr., Thea.
Husten	Agar., Bor., Cad., Card., Chin., Croton., Elaps., Mandr.
- abends	Agn., Alum., Rhod., Stann.
- alter Leute	Bari-c., Con.
- anfallsartiger	Cin., Hyper., Kres., Stann.
- Angst mit	Poth., Stram.
- Angstschweiß mit	Poth.
- angreifender	Magn-m.
- anhaltender	Lach.
- Anstrengung bei	Graph.
- Ärger bei	Anac.
- Atembeklemmung mit	Cocc.
- Atemnot mit	Aur., Carb-an.
- Atemzug bei jedem	Aran-d., Ipec.
- Atmung mit keuchender	Lyc.
- Auswurf mit blutigem	Crot., Dig., Dros., Kali-nitr.
- Auswurf mit blutstreifig-schleimigem	Tereb.
- Auswurf mit eitrigem	Calc-c., Carb-an., Dig., Dros., Guaj., Myos.
- Auswurf mit gelblich-weißem	Lauroc.
- Auswurf mit scharfem	Kres.
- Auswurf mit übelriechendem	Dros., Sulf., Ther.
- Auswurf mit viel	Thuj.
- Auswurf mit wenig	Ars., Hep., Stict.
- Auswurf mit zähem	Aur., Con., Dulc., Kali-bi.
- Bauchschmerzen mit	Clem.
- bellender	Cob., Dros., Dulc., Hep., Hyper., Sang., Stict., Tub.
- Bewegung bei	Beryl.
- Blutspucken mit	Stram.
- brennender	Clem., Visc.
- bronchitischer	Ferr.
- Brust, mit Wundheitsgefühl in der	Seneg., Stann.
- Brustbeklemmung mit	Cocc., Rhod., Sel., Visc.
- Bruststichen mit	Merc-sol.
- Brustzusammenschnüren mit	Zinc.
- Druck mit, unter dem Brustbein	Eupat-perf., Kreos., Tell.
- Druck mit, in der Lebergegend	Bry.
- Einatmen beim, von kalter Luft	Agn., Cepa., Rhs-t., Rumx.

- Einschlafen vor dem	Agn.
- Eintritt bei, ins warme Zimmer	Nat-c., Spong., Verat.
- Entblößen beim	Rhs-t.
- Erbrechen mit	Ac-form., Arum., Kali-c., Mez., Myos.
- erschöpfender	Rhod., Sil.
- erschütternder	Ant-c., Sec., Sil.
- erstickender	Ipec.
Erstickungsanfällen mit	Amm-c., Tarant.
- Erstickungsgefühl mit	Verat.
- Erwachen beim	Psor.
- Essen beim	Mez.
- Essen nach dem	Anac., Calc-c., Staph., Zinc.
- festsitzender	Kali-j.
- Fettleibigen der	Amm-c.
- Freien im	Clem.
- Getränken nach warmen	Mez.
- hackender	Helod., Nicc., Zing.
- Halskitzel durch	Bapt.
- Harnwegspritzen mit	Colch., Rhod.
- harter	Ac-lac., Bry., Caust., Hep., Kali-bi., Kali-c., Sec.
- hartnäckiger	Ant-ars.
- häufiger	Tub.
- heftiger	Clem., Cycl., Lyc.
- heiserer	Cin., Dulc.
- Heiserkeit mit	Aloe., Sulf., Tarant.
- Herbst im	Dulc., Tub.
- hohler	Caust., Kali-bi., Verb.
- Kalttrinken bessert	Ac-lac., Caust.
- Kehlkopf vom ausgehender	Lith.
- Kehlkopfkitzel mit	Apis., Cepa., Con., Hydrast., Ign.
- Kehlkopfschmerzen mit	Nux-v.
- keuchender	Chelid., Dros., Lach.
- Kindern, bei lymphatischen	Dros.
- Kopfschmerzen mit berstenden	Caps., Eupat-perf.
- krampfartiger	Ac-lac., Apis., Chelid., Cin., Con., Ign., Kali-c., Kreos., Magn-c., Magn-m., Napht., Sec., Stram., Tarant., Ther., Verat., Zinc.
- kratzender	Aloe., Berb., Hydrast., Nux-v., Spong.
- kruppartiger	Stict.
- Kurzatmigkeit mit	Ars., Zinc.
- kurzer	Dulc., Euph., Lach.
- Lagewechsel bei	Kreos.

- lästiger	Euphr.
- Liegen im	Sil.
- lockerer	Euphr., Nat-s., Sulf., Tarant.
- Luft in kalter	Ars., Beryl.
- Lufteinatmen bei	Calc-c.
- Luftwechsel bei	Sang.
- monatelanger, im Herbst und Winter	Tub.
- morgens	Alum., Rhod., Sel.
- morgens um 1 Uhr eine Stunde lang	Cob.
- morgens um 3 Uhr	Kali-c., Kali-nitr., Magn-c.
- nachmittags, von 16 bis 20 Uhr	Lyc.
- nachts	s. Nachthusten
- Nagelkopfschmerz mit	Arn.
- nervöser	Ac-picr., Aur.
- Niederlegen beim	Ferr-ph., Psor., Scil., Staph.
- Niesen mit häufigem	Aral.
- pfeifender	Magn-m.
- quälender	Aral., Cimic., Guaj., Lauroc., Mang., Merc-sol., Psor., Rhs-t.
- rasselnder	Chelid., Stram.
- Rauchen beim	Clem.
- rauher	Dulc., Hydrast., Nux-v.
- Räuspern mit	Spong., Sulf.
- Rechtslage in	Merc-sol.
- Reizung mit, wie von einer Feder	Cin.
- Rückwärtsbeugen beim	Beryl.
- scharrender	Hep.
- Schlaf nach dem	Aral.
- Schlaf während des	Aral., Cham.
- Schleim mit dickem, gelbem	Tarant.
- Schleim mit zähem	Cact., Lach., Staph., Visc.
- Schleimabhusten mit geballtem	Magn-c.
- Schleimrasseln mit	Brom., Kali-s., Lyc., Petr., Visc.
- Schmerzen mit stechenden	Bellis.
- schmerzhafter	Acon., Aur., Beryl., Bry., Calc-c., Caust., Cycl., Eupat-perf., Nat-s., Ran-b., Seneg., Visc.
- schwerer	Arn.
- Singen beim	Stann.
- Sprechen beim	Alum., Anac., Cimic., Dros., Heder., Phell., Spong., Stann.
- Stauungshusten	Lauroc.
- Stechen mit, in den Lungenspitzen	Ther.
- Stechen mit, bis in den Rücken	Bellis.

- Stechen mit, in der Lebergegend	Bry.
- stoßartiger	Lith.
- Tabakrauch bei	Beryl.
- Tag und Nacht	Cimic., Spong.
- tagsüber	Euphr.
- Tiefatmen beim	Graph., Spong.
- Tiefatmungszwang mit	Ign., Sel.
- tiefer	Stann.
- trockener	Aca., Ac-lac., Acon., Alum., Amm-c., Ant-c., Apis., Aral., Arum., Aur., Berb., Beryl., Bry., Calc-c., Caust., Cimic., Cob., Con., Dulc., Eupat-perf., Euph., Ferr., Ferr-ph., Hydrast., Hyosc., Hyper., Ign., Kali-c., Kreos., Kres., Lach., Lauroc., Lith., Magn-c., Magn-m., Mang., Merc-sol., Mez., Napht., Nat-c., Nicc., Nux-m., Nux-v., Petr., Phell., Psor., Ran-b., Rhod., Rhs-t., Sang., Spong., Stann., Staph., Stict., Stil., Sulf., Tarant., Tereb., Verat., Visc.
- Trockenheit mit	Aloe.
- Übelkeit mit	Ac-form.
- unaufhaltsamer	Spong.
- unergiebiger	Cob.
- verkrampfter	Brom., Hyosc., Stil.
- Verschleimung mit	Bellis., Croton.
- Wetter, bei naß-kaltem	Mang.
- Winter im	Tub.
- Würgen mit	Arum., Ign., Kali-c., Sulf.
- Zimmer im warmen	Heder., Kali-s., Nat-c., Spong., Verat.
Hustenanfälle	Kres., Seneg.
- Asthma-Atmung mit	Ac-sulf.
- Atemnot mit	Ant-t., Latrod., Napht.
- Atemzug bei jedem	Ac-acet.
- aufweckende	Lues.
- Auswurf mit erschwertem	Tell.
- bellende	Lues
- Brechneigung mit	Dros.
- Erbrechen mit	Cocc., Hep.
- Erschöpfung mit	Ac-sulf., Croc.
- Erstickungsanfällen mit	Dros.
- Erstickungsgefühl mit	Plat.
- Erwachen nach dem	Nat-m.
- Harnabgang, mit unfreiwilligem	Scil.

- hohle	Ac-acet.
- hysterische	Plat.
- Kehlkopfkitzel in Folge von	Gels.
- Kehlkopftrockenheit in Folge von	Gels.
- Kindern bei, nachts	Scil.
- krampfartige	Hep., s.a. Krampfhusten
- kurze	Tell.
- langandauernde	Napht.
- lästige	Euphr.
- lockere	Hep.
- morgens	Nat-m.
- nachts	Ac-nitr., Anac., Ars., Dros., Lues., Med.
- Röcheln mit	Ac-acet.
- Schleim mit zähem, fadenziehendem	Cocc-c.
- Schleimbrocken mit gelben	Med.
- Sekret mit schleimig-blutigem	Hep.
- Tag und Nacht	Euphr.
- Trinken beim	Agar.
- trockene	Croc., Hep., Lues., Med.
- Würgen mit	Plat.
Hustenarten	
- Basedowhusten	s. dort
- Grippehusten	s. dort
- Herzhusten	s. dort
- Keuchhusten	s. dort
- Kitzelhusten	s. dort
- Krampfhusten	s. dort
- Masernhusten	s. dort
- Morgenhusten	s. dort
- Nachthusten	s. dort
- Reizhusten	s. dort
Husteninkontinenz	Caust.
Hustenmittel	Ipec., Spong.
- Herbst im	Grind., Seneg., Teucr.
- Menschen alter	Seneg.
Hustenreiz	Con.
- Auswurf bessert	Guaj.
- Brechneigung mit	Apom.
- Brustkorbberührung bei	Spig.
- dauernder	Abs., Stront.
- Engbrüstigkeit mit	Stront.
- Kehlkopf im	Coloc.

- nachts	Stront.
- nervöser	Ign.
- quälender	Guaj.
- Schleimauswurf mit	Spig.
- Stechen mit	Stront.
- trockener	Spig.
- Warmtrinken bessert	Aran-d.
- Ziehen mit krampfhaftem, unter dem Brustbein	Stront.
Hustenstöße	
- hackende	Sang-nitr.
- kurze	Sang-nitr.
Hustet	
- je mehr man, um so größer der Reiz	Stict.
Hut	
- vertägt keinen	Glon., Sil., Valer.
Hutdruckempfindlichkeit	Ac-nitr., Alum., Croton.
Hutdruckgefühl	Carb-v.
Hydrogene Konstitution	Aran-d., Kali-nitr., Nat-s., Thuj.
Hydrops	Ac-acet., Apis., Colch., Dig., Lycop., Petros., Phos., Stroph., Tereb.
- Durst bei großem	Apoc.
- Dyspepsie bei	Crat.
- Gelenke der	Jod.
- Körperhöhlen in allen	Prun., Spong.
- Neigung zu	Ars., Prun.
- Nierenaffektionen, bei chronischen	Kali-nitr.
- Schleimbeutel der	Jod.
Hydrothorax	Colch.
Hydrozele	Abrot., Apis., Arn., Calc., Cals-ph., Dig., Fla-ac., Hell., Hep., Jod., Lyss., Merl., Nat-m., Nux-v., Phos., Psor., Rhod., Sel., Sil., Spong., Sulf., Suls-ac., Tub.
- Knaben bei	Arum.
Hydrozephalus	Apis., Apoc., Calc-c., Calc-ph., Cupr., Heleb.
- akut	Zinc.
Hygrome	Apis., Bry.
Hyperazidität	s. Magensäure
Hyperakusis	s. Feinhörigkeit

Hyperallergie	
- Haut der, beim Darüberstreichen	Cimic.
Hyperämie	Cic., Tarant.
- aktive	Bell., Glon.
- Blutandrang mit	Bell.
- Blutungsneigung mit	Acon.
- Euphorie mit	Op.
- Großhirn des	Stram.
- Haut der	Caps.
- Hirnhautreizung mit	Glon.
- Hitze mit	Bell.
- kongestive	Acon., Stram., Stront., Thea.
- langandauernde	Caps.
- Meningen der	Stram.
- passive	Caps., Gels., Mandr., Op.
- Schleimhäute der	Caps.
- Schweißausbrüchen mit	Bell.
Hypermenorrhö	s. Menorrhagie
Hyperparästhesien	Plb., Tarant.
Hypersensibel	Ambr., Agar.
- geistig	Phos.
- körperlich	Phos.
- nervlich	Ther.
Hypertension	Arn., Aur., Bari-m., Cean., Lycop., Olnd.
- Blutandrang mit, zum Kopf	Glon.
- Kopfschmerzen, mit pulsierenden	Glon.
Hyperthyreose	Acon., Brom., Calc-fl., Chin-ars., Fuc., Heder., Lach., Lycop., Magn-c., Phos., Spong., Thyr.
- Druckgefühl mit	Flor.
Hypertonie	Arn., Aur., Aur-m., Bari-m., Lach., Latrod., Lues., Magn-c., Mandr., Naja., Sang., Stront., Stroph., Tab.
- arterielle	Ipec.
- arteriosklerotische	Aran-ix., Crat., Jod., Kres., Sec., Visc.
- Benommemheit mit	Millef.
- blasse	Bari-c.
- Blutandrang mit	Millef.
- dekompensierte	Apoc.
- essentielle	All-s., Aran-ix., Crat., Glon., Rauw., Sec., Visc.

- juvenile	Kres.
- Kopfschmerzen mit	Millef.
- nephrogene	Ac-fl., Plb.
- Puls hart und gespannt	Acon., Am-m., Ant-t., Bell., Berb., Bry., Chel., Hyos., Stram.,
- rote	Visc.
- Schwindel mit	Millef., Visc.
Hypertonie-Krise	Ac-fl., Ac-sal., Arn., Glon.
Hypertrophie	Calc-fl.
- Ventrikel des linken	Kres.
Hypochondermittel	Nux-v.
Hypochondrie	Ac-ph., Agn., Aloe., Arg-nitr., Asa., Bism., Cact., Card., Coff., Con., Croc., Hyper., Ign., Kali-ph., Lyc., Magn-m., Nat-c., Nux-m., Nux-v., Sabad., Staph., Zinc.
- gereizte	Lath.
- launische	Puls.
- mimosenhafte	Puls.
- nervöse	Lath.
- unruhige	Lath.
Hypochondrium	
- Schmerzen im rechten	Berb., Bry.
- Stiche im rechten	Graph.
Hypogenitalismus	Graph.
Hypoglossusparese	Euph.
Hypoglykämie	
- lavierte	Sulf.
Hypomanie	
- Krampfneigung mit	Kali-br.
- Unruhe mit motorischer	Kali-br.
Hypomenorrhö	Graph., Puls.
Hypophyse	Puls.
- Störung der	Magn-c.
- Unterfunktion der	Arist., Cimic., Puls.
Hypopyon	Croton., Hep.
Hypotension (Muskelschwäche)	
- Erschöpfung mit	Chin-ars.
- Müdigkeit mit	Chin-ars.

H

Hypothyreose	Graph.
Hypotonie	Abrot., Ac-picr., Acon., Agar., Bari-m., Cepa., Crot., Ferr-ph., Gels., Hapl., Meph., Myrt., Naja., Rad., Staph., Tab.
- endokrine	Lach.
- hypostatische	Tab.
- Schwindel mit	Arist., Kali-c.
Hysterie	Ambr., Anhal., Asa., Cast., Cham., Ci-mic., Hyper., Kali-ph., Lil., Magn-c., Magn-m., Meph., Nux-m., Plat., Sabad., Stram., Tarant., Valer., Verat., Zinc.
- anfälle	Ran-b.
- belebend bei	Mosch.
- Klimakterium im	Ther.
- krampfstillend bei	Mosch.
- Krankheitsbildern, ist allen beigemischt	Ign.
- Lachen mit	Cann.
- Pubertät in der	Ther.
- Singen mit	Cann.
- Schreien mit	Cann.
- Schwindel bei	Ac-succ.
- Tanzen mit	Cann.
- Trancezustand, wie im bei	Cann.
- Verhaltensweise, mit läppischer	Croc.
Hysteriemittel	Hyper., Ign., Meph.
Hystero-Epilepsie	Sec.

I

Ichthyosis	Kres., Lyc.
Ideen	
- fixe	Alum., Helleb., Rhs-t., Sabad., Sil., Thuj.
- Zudrang von	Cypr.
Idiotie	Helleb., Tarant.
- agile	Calc-ph.
Ikterus	Ac-ph., Ant-c., Berb., Calc-c., Carc., Card., Chelid., Chion., Crot., Cupr., Dig., Gels., Guaj., Lach., Lyc., Magn-m., Magn-s., Mang., Merc-sol., Myric., Nat-s., Phos., Plb., Quas., Stil.
- Ärger nach	Bry., Cham.
- Aufregung nach	Bry.
- Essen nach	Cham.
- Gallenstauung mit	Podo.
- Harndrang, mit vermehrtem	Jugl-reg.
- langwieriger	Podo.
- Leberschädigung mit	Podo.
- Leberschmerzen mit	Jugl-reg.
- Leberstörung mit	Rheum.
- neonatorum	Rheum.
- simplex	Tarax.
- Streit nach	Bry.
Ikterusmittel	Card., Chelid., Lyc., Tarax.
Ileosakralgebiet	
- Pflockgefühl im	Aloe.
Ileosakralgelenk	Aesc.
- Brennen am	Lachn.
- Schmerzen am	Aesc.
Ileosakralschwäche	Calc-ph.
Illusionen	Anhal.
- Schlangen von	Lac-c.
Immunstörungen	Carc.
Impetigo	Ant-c., Lyc., Med., Merc-sol., Mez., Rhs-t.
- Juckreiz mit starkem	Viol-t.
Impffolgen	Apis., Ars., Echin., Hep., Kali-chl., Maland., Sil., Sulf., Thuj.

Impfnarben	Vacc.
Impfschädigungen	
- Folge von	Thuj.
Impotenz	Abrot., Abs., Ac-benz., Ac-hydroc., Ac-m., Ac-ph., Ac-succ., Ambr., Anhal., Aur., Bari-c., Bell., Bufo., Brom., Cad., Calad., Caust., Chin., Cob., Con., Cupr., Damin., Dulc., Eupat-perf., Ferr-ph., Gels., Graph., Hep., Ign., Kreos., Kres., Lach., Lues., Med., Mosch., Naja., Nat-m., Nux-m., Nux-v., Phos., Plb., Rad., Sel., Sep., Stann., Stront., Sulf., Tub., Uran., Verat., Zinc.
- Erwartung bei sexueller	Arg-nitr.
- Feigheit wegen	Caps.
- Gereiztheit nach	Thal.
- Kreuzschwäche mit	Helon.
- Libido bei	Lyc.
- Müdigkeit aus	Caps.
- psychisch bedingte	Onos.
- Schwäche aus	Heder., Magn-ph.
- sexueller Erregung, trotz starker	Thea.
- ständige	Jod.
- Sünder der alten	Agn.
- temporäre	Jod.
- Trinkern bei	Led.
- Unlust, mit zunehmender	Agn.
- zunehmende	Kali-br.
Indifferente Menschen	Sep.
Induration	Sulf.
Infantilismus	Puls.
Infektanfälligkeit	Abrot., Cad.
Infektarthritis	Phyt.
- fokale	Kalm.
Infektionen	Amm-c., Chin.
- akute	Bell.
- alte	Thuj.
- äußere	Sil.,
- chronische	Sil.
- fieberhafte	Bell., Eucal., Verat.

- grippale Eupat-perf.
- katarrhalische Eupat-perf.
- Kreislaufschwäche mit Crat.
- lange zurückliegende Psor.
- Toxinschmerzen mit Bapt.

Infektionsbekämpfung Arist.

Infektionskrankheiten
- akute Verat.
- Erschöpfung mit Amm-c.
- exanthemische Bapt.
- fieberhafte Eucal.
- Folgezustände, von chronischen Thuj.
- grippale Eupat-perf.
- Herzschwäche mit Verat.
- Hinfälligkeit mit Amm-c.
- hochfiebrige Verat-v.
- Kollaps mit Ail., Amm-c., Verat.
- Krämpfen mit Stram.
- Kreislaufkollaps mit Verat-v.
- Kreislaufschwäche mit Verat.
- Lebensgefahr, mit drohender Amm-c.
- Manien mit Stram.
- Meningismus mit Stram.
- Ohnmacht mit Amm-c.,
- Phase, in der ersten fieberhaften Acon.
- Schüttelfrost mit Urt.
- Schwäche mit Ail., Amm-c.
- schwere, mit septischem Verlauf Ail., Lach.
- toxische Crot.
- Vasomotorenkollaps mit Crot.
- Zyanose mit Amm-c.

Infektionsmittel Rhs-t.

Infiltrationen
- bretthарte Pyrog.
- parametrische Kali-m.

Infraorbitalneuralgie Iris., Mez., Spig.

Inguinaldrüsen
- steinharte Brom.

Innenohr Caps.
- Schädigung des Sec.
- schwerhörigkeit Thal.

I

Insektenstiche	Cardios., Cepa., Led., Staph.
Intellekt	
- Schädigung des	Carc.
- Schwäche des	Med.
- Störung des	Bor., Calc-c., Nux-m.
Intelligenzschwäche	Dig., Bufo.
Interkostalneuralgie	Mang., Mez., Ran-b., Verb.
- Ameisenlaufen mit	Tab.
- Kribbeln mit	Tab.
- Sternumnähe in der	Asclep.
- Taubheitsgefühl mit	Tab.
Intertrigo	s. Wolf
Intolerante Menschen	Carb-s.
Iridozyklitis	Ac-benz., Ac-form., Apis., Aur., Bell., Bry., Gels., Kali-j., Merc-sol.
Iritis	Ac-form., Apis., Aur., Bell., Bor., Bry., Colch., Euphr., Kali-j., Lues., Med., Merc-sol., Rhs-t., Staph., Tereb., Thuj., Vacc.
- rezidivierende	Tub.
- rheumatische	Ac-benz.
Irresein	
- Gewalttätigkeit mit	Anac.
- Halluzinationen mit	Anac.
- manisch-depressives	Anac.
Irrsinn	Verat.
Ißt	
- ohne zu wissen was er ißt	Aur.
- viel und klagt über Hunger	Verat.
Ischämie	
- Akren der	Sec.
Ischias	Ac-lac., Ac-sal., Acon., Agar., Apis., Aran., Arn., Ars., Bry., Card., Caust., Cimic., Dulc., Ferr-ph., Form., Gins., Ham., Kali-bi., Magn-m., Mandr e rad., Med., Nux-v., Phyt., Plat., Rhs-t., Sang., Staph., Syph., Tart-emet., Valer., Visc., Zinc.

- Beine, mit Atrophie der	Thal.
- Fußgelenkschwellung mit	Stront.
- Kältegefühl mit	Ther.
- Kniekehlenschmerzen mit	Verat.
- linksseitiger	Lach.
- rechtsseitiger	Tell.
- Säufer der	Ac-sulf.
- schlimmer bei Husten, Niesen, Pressen	Amm-c.
- Schwangerschaft in der	Sep.
- Taubheitsgefühl mit	Gnaph.
- Wurzel von der ausgehender	Calc-fl.
Ischiasnerv	
- Reißen an dem	Visc.
- Ziehen an dem	Visc.
Ischiasschmerzen	Calc-ph., Colch., Gins., Iris., Lac-c., Mandr e rad., Mang., Mez.
- anfallsweise	Coff.
- Aufsetzen beim	Led.
- Aufstehen beim	Mandr.
- Beine, beim Herunterhängenlassen der	Mandr.
- besser durch Druck	Coff.
- besser beim Gehen	Tell.
- besser bei Stuhl- und Blähungsabgang	Coloc.
- Bücken beim	Tell.
- chronische	Plb.
- durchschießende	Coff., Tereb.
- einschießende	Coloc.
- Gefühlslosigkeit mit	Calc-fl.
- Gehen beim	Coff., Psor.
- hartnäckige	Tereb.
- heftige	Gnaph., Tereb.
- Husten beim	Magn-m., Tell.
- Kälte mit, bei einzelnen Hautpartien	Plb.
- Kältegefühl mit	Calc-fl.
- Krämpfen mit	Led.
- Kreuz und Hüfte von, bis über die Oberschenkel ziehende	Tell.
- Lachen beim	Tell.
- Niesen beim	Magn-m.
- Sitzen beim	Led.
- Stuhlpressen beim	Magn-m., Mandr., Tell.
- Taubheitsgefühl mit	Calc-fl.
- zerreißende	Coff.

J

Jahreszeit	
- heiße	Rhod.
- kalte	Rhs-t.
Jaktation	Carc., Cin., Zinc.
Jammernde Menschen	Cin.
Jochbeinschmerzen	Stront.
Jodmangelkropf	Fuc.
Jodunverträglichkeit	Brom.
Jodvergiftung	Conv.
Jucken-Juckreiz	s. Hautjucken
Jugendliche	
- abgemagerte	Ac-sulf.
- bleichsüchtige	Graph.
- fette	Graph.
- heruntergekommene	Ac-sulf.
- ungeliebte	Ac-sulf.
- verwahrloste	Ac-sulf.

K

Kachexie	Abrot., Ac-acet., Ac-fl., Ac-m., Ac-nitr., Ac-sulf., Alum., Ars., Bari-c., Beryl., Brom., Chin., Chin-ars., Cond., Jod., Kali-bi., Lues., Merc-sol.
- Karzinom bei	Kreos.
- Kollapsneigung mit	Carb-v.
- Kreislauf mit schwachem	Carb-v.
- Lues nach	Lach.
- Malaria nach	Eucal., Eupat., Lach.
- Ödemen mit	Kali-j.
- rapide	Plb.
- Tonikum bei	Hydrast.
Kaffegenuß	
- Abneigung gegen	Ac-sulf.
- Armschmerzen nach	Cob.
- Beinschmerzen nach	Cob.
- bessert Magen- und Bauchkoliken	Coloc.
- Magenschmerzen, krampfartige nach	Cham.
- verschlimmert	Psor.
- Zittern nach	Cob.
Kallusbildung	
- schlechte	Symph.
- verzögerte, bei Frakturen	Bellis., Calc-ph.
Kallusmangel	Calc-fl.
Kalt	
- alles muß sein	Ac-ph.
Kaltbaden	
- Kopfschmerzen nach	Ant-c.
- Magenverstimmung nach	Ant-c.
Kälte	Aran-d., Cupr., Helleb., Podo., Vacc., Verat.
- Abneigung gegen	Elaps.
- äußere	Ipec.
- Beinen in den	Ac-ox.
- eisige	Cad., Tab.
- empfindlich auf	Calc-sil.
- Händen in den	Ac-ox.,
- Hitze mit innerer	Ipec.
- Kopfschmerzen bei	Chin.
- Körper im ganzen	Ferr., Mosch.

- Körperteilen in allen	Elaps.
- Magen im	Cist.
- Mund im	Cist.
- nachts	Mez.
- Ofen, selbst am warmen	Cad.
- Organen in allen	Elaps.
- schüttelfrostartige	Tab.
- von unten nach oben steigende	Tab.
- wird nicht vertragen	Cocc., Phos.
Kälteempfindlichkeit	Ac-ph., Aral., Colch., Heder., Hep., Ign., Kali-nitr., Mang., Nat-s., Petr., Rhod.
- große	Sabad.
- Kopf muß einhüllen	Magn-m.
- Prickeln mit	Spig.
- Schnupfen, bei allergischem	Sabad.
Kältegefühl	Acon., Aran-ix., Bari-c., Calc-fl., Carb-v., Cad., Cedr. Lauroc., Nux-v., Phyt., Plat.
- Achselschweiß mit	Heder.
- After im	Tereb.
- Anstrengung bei	Arg-nitr.
- Aufregung bei	Arg-nitr.
- äußerliches	Calc-c., Helod.
- Bauch im	Tereb.
- Brust in der	Carb-an., Elaps., Helod.
- Frösteln mit	Anhal.
- Füßen an den	Verat.
- Gesicht im	Beryl., Verat.
- großes	Lac-c.
- halbseitiges	Mez.
- Händen an den	Verat.
- Herzen am	Cic., Kali-nitr.
- Herzklopfen mit	Heder.
- Hirnbasis, von der abwärts ziehendes	Helod.
- Hoden in den	Brom., Caps.
- innerliches	Calc-c., Colch., Helod.
- Knie unter dem	Ther.
- Körper am ganzen	Aran-d., Tarant., Verat., Visc.
- Körperteilen, in den verschiedensten	Cist.
- Magen im	Abs., Berb., Calc-sil., Caps., Colch.
- Mund im	Verat.
- Ohren mit glühenden	Caps.
- Rücken im	Ac-ox., Strych.
- Schulterblättern, zwischen den	Amm-m.

- Schweißausbrüchen mit	Heder.
- Unterleib im	Ambr.
- Wallungen mit heißen	Psor.
- warm wird nicht einmal im warmen Zimmer	Aran-d.
- Wirbelsäule an der, abwärts ziehendes	Strych.
- Zimmer im warmen, wie in ungeheitzten Räumen	Croc.
Kälteschauer	Ac-ox., Aml-n., Anac., Cad., Caps., Chin., Cob., Hirud., Latrod., Nux-v., Rhs-t., Stram.
- Hitzeschauern mit	Plat.
- Körper, über den ganzen kriechende	Valer.
Kälteurtikaria	Ac-lac., Dulc., Med.
Kältewellen	
- aufsteigende, von den Füßen bis zum Gehirn	Helod.
Kanzeröse Diathese	Thuj.
Kapillaren	Lach., Millef., Phos.
- Blutungen der	Arn.
- Brüchigkeit der	Ac-succ., Ac-sulf., Carb-v.
- Erweiterungen der	Arn., Glon.
- gift, schweres	Colch., Crot.
- Verletzlichkeit der	Ac-acet.
Kapillarschädigungen	Abrot., Lach., Millef.
- Bestrahlungen durch	Arum.
- Erfrierungen durch	Arum.
- Petechien, mit Neigung zu	Ac-sulf.
Kapselgewebe	Calc-fl.
- Entzündung am, aller Gelenke	Kali-j.
Karbunkel	Ac-m., Amm-c., Ars., Bellis., Crot., Echin., Hep., Lach., Sulf.
- Brennschmerz mit	Tarant-c.
- eitriger Ausflu	´Hep.
- purpurtot und Bläschen	Crot-c., Lach.
- stechend	Apis, CarCarb-an., Nit-ac.
Kardiospasmus	Bari-c., Bell.
Karies	Abrot., Abs., Ac-ph., Aur., Calc-c., Calc-ph., Euph., Guaj., Hep., Kali-j., Med., Merc-sol., Sil.
- Gehörgangsknöchel am	Lues.

Karotiden	
- Hüpfen der	Petr.
- Klopfen der	Sang., Thea.
- Pulsieren der	Glon.
Karzinom	Abrot., Ac-acet., Ac-fl., Ac-form., Ac-nitr., Arg-nitr., Ars., Aster., Berb., Carb-v., Carc., Chin., Chin-ars., Cob., Hydrast., Kreos., Lap-a., Visc.
- blutungen	Hydrast.
- familiärer Genese	Carc.
- folgezustände	Kreos.
- geschwüre	Calend.
- kachexie	Helleb., Hydrast.
- Metastasen mit schmerzhaften	Euph.
- Schmerzen, mit ausstrahlenden	Helleb., Staph.
- siechtum	Lauroc.
Karzinose	Abrot., Arum., Lues.
Kataleptische Zustände	Graph., Mosch.
Katarakt	Amm-c., Calc-fl., Cann-ind., Caust., Con., Magn-c., Napht., Nat-m., Sec., Sil.
- diabetes	Kreos.
- seniles	Calc-c.
Katarrhe	
- chronische	Nat-c., Tub.
- Kindesalter im	Tub.
- rezidivierende	Tub.
- trockene	Nat-c.
- verschleppte	Hydrast.
Katermittel	Nux-v.
Kathederfieber	
- vorbeugend	Camph.
Katzenschlaf	Sulf.
Kauen	
- Rachen trockener, brennender beim	Euph.
- Schlaf im	Ign.
- Schmerzen beim	Anhal.
- Wangenschleimhaut-Pelzigkeit beim	Anhal.
Kaufaulheit	Ac-picr.

Kaumuskeln	
- Krämpfe der	Verat.
- Schmerzen an den	Cocc.
- Zuckungen, krampfartige der	Nux-v.
Kehlkopf	Aral., Caust., Guaj., Kali-bi., Lyc., Rumx., Sel., Spong.
- Berührungsempfindlichkeit des	Lach.
- Brennen im	Canth., Lauroc.
- diphterie	Ac-nitr.
- Druckempfindlichkeit des	Lach.
- Engegefühl im	Arum.
- Fremdkörper im	Agar., Arg-n., Bell., Bry., Calc-f., Coc-c., Dros., Hep., Lach., Nat-m., Phos., Sang., Sil., Thuj.
- Heiserkeit im	Verb.
- Hitze im	Magn-m.
- Karzinose am	Caust.
- Kitzel im	Apis., Ant-s., Cepa., Cocc-c., Sang., Scil., Seneg., Sep., Staph. Teucr-mar.
- Kitzel im mit Husten	Lac-c.
- Kratzen im	Bry., Nat-m., Petr., Sep., Thuj.
- Krebs am	Kreos., Kres.
- Pelz wie mit ausgefüllt	Phos.
- Rauheit im	Arum., Caust., Cepa., Graph., Kali-bi., Lauroc., Mandr., Nat-m., Sep., Tarant., Teucr-mar., Verb.
- Räusperzwang im	Teucr-mar.
- Schleimabräuspern aus dem	Hyper., Iber.
- Schleim zäher im	Ac-ox., Cocc-c., Samb., Thuj.
- Schmerzen im	Cocc-c., Kreos., Phos., Sabal.
- Schwäche im	Arist.
- Schwellung des	Arum.
- Splittergefühl im	Nat-m.
- Tabakrauchen bessert	Tarant.
- Trockenheit im	Agar., Arum., Bry., Gels., Graph., Kali-ar., Lauroc., Magn-m., Mandr., Petr., Teucr-mar.
- Verengung des	Spong.
- Verhärtung des	Kres.
- Verkrampfung des	Hydroph., Samb.
- Wundsein im	Cepa., Eupat.perf., Gels., Kali-bi., Magn-m., Merc-sol.
- zusammengeschnürt wie	Brom., Helleb., Iber., Visc.

K

Kehlkopfentzündung	Ac-form., Ac-lac., Acon., Aloe., Ambr., Amm-j., Ant-c., Arg-nitr., Arum., Bell., Bellis., Brom., Bry., Calc-fl., Calc-ph., Caps., Carb-v., Caust., Cepa., Con., Croton., Dulc., Echin., Eucal., Ferr-ph., Gels., Hep., Influ., Jod., Kali-bi., Kali-c., Lues., Magn-m., Par., Petr., Phos., Phyt., Psor., Puls., Rumx., Sabad., Samb., Scil., Sil., Spong., Verb.
- chronische	Rad.
- Glottisödem mit	Apis.
- Heiserkeit mit	Rad.
- Hustenanfällen bei trockenen	Guaj.
- Hustenreiz mit	Spig.
- Krampfhusten mit	Sang.
- Stimmbandschwäche mit	Arum., Stann.
- Trockenheit mit	Rad.
- Verschleimung mit	Spig.
Kehlkopfkatarrh	Alum., Amm-c., Ant-c., Euph., Gels., Heder., Jod., Puls., Rumx., Sep., Stram., Thuj.
- Absonderungen mit eitrigen	Kali-bi., Petr.
- Brennen mit	Sulf.
- chronischer	Beryl., Hydrast., Nat-m.
- Glottisödem mit	Sang.
- Heiserkeit mit	Sulf., Vinc.
- Rauheit mit	Vinc.
- Räuspern mit	Hydrast.
- Schleim mit weiß-gelblichem	Calc-c., Hydrast.
- verschleppter	Seneg.
- Wundheit mit	Hydrast., Mang.
Kehlkopschleimhaut	Caust.
Kehlkopftuberkulose	Ac-form., Arg-nitr., Kreos., Phos., Sel., Stann., Tub.
- Auswurf mit eitrigem, blutstreifigem	Amm-j.
Keimdrüsen	
- Schädigung der	Colch., Rad.
- Schwäche der	Calc-c.
Keloid	s. Narbenwulst

Keratitis	Ant-c., Apis., Ars., Calc-c., Calc-fl., Calc-hyp., Calc-ph., Calc-s., Croton., Euphr., Hep., Kali-c., Lues., Puls., Rad., Rhs-t., Sil., Thuj., Tub., Vacc.
- chronische	Hep.
- eitrige	Merc-sol.
- endogene	Kali-m.
- hartnäckige	Kali-m.
- Kaltwaschen bessert	Arg-nitr.
- parenchymatosa	Aur., Kali-m.
- Rötung mit wenig	Kali-m.
- Sehstörung mit	Aur., Kali-m.
- skrofulöse	Aeth.
- Trübung mit	Aur., Kali-m.
Keratosen	
- schuppende	Aur.
- trockene	Aur.
Keuchhusten	Ammi., Ant-c., Arn., Atrop-s., Bell., Brom., Carc., Chin., Cin., Cocc-c., Con., Corall., Dulc., Ferr-ph., Heder., Hyper., Kali-bi., Kali-br., Kali-c., Lach., Led., Napht., Sang., Sil., Spong., Stict., Stram., Tab.
- anfallsweise	Ac-mur.
- ängstlich bei	Dros.
- Atemnot mit	Cupr-ars., Dros.
- Erstickungsanfällen mit	Meph.
- Heiserkeit mit	Cupr-acet.
- Kindern bei pausbäckigen	Seneg.
- Niederlegen beim	Dros.
- Rasselgeräuschen mit keuchenden	Ipec.
- reizbar bei	Dros.
- schwerer	Verat.
- Übelkeit mit	Lob.
- Unruhe mit	Dros.
- Würgen mit	Lob.
Kiefer	
- Verlangen starkes, die zusammenzubeißen	Podo.
Kieferdrüsen	
- Schwellung der	Ail., Bari-c., Nit-ac., Rhs-t., Sil.
- Verhärtung der	Am-c., Bar-m., Brom., Calc., Carb-an., Clem., Con., Cupr., Kali-c., Merc-j., Rhs-t

Kiefergelenk	
- Knacken des beim Kauen	Rhs-t.
- Knarren des	Petr.
- Krämpfe im linken	Spong.
- Rheuma im	Rob.
- Schwellung des	Petr.
- verrenkt wie	Ac-hydroc.
Kiefergelenkschmerzen	
- heftige	Verb.
- reißende	Bry.
- Zangen wie in	Verb.
- zuckende	Petr.
Kieferknochen	Hekla.
- Schmerzen in den	Plat.
Kieferkrämpfe	Cic., Ign., Oena.
- Muskelzucken mit	Ac-hydroc.
Kiefernekrose	Merc-sol., Phos.
Kieferschmerzen	Eupat-perf., Kali-j.
- grabende	Plat.
- heftige	Hekla.
- Kauen beim	Hekla.
- neuralgische	Agn.
- pulsierende	Plat.
- reißende	Aur.
- tiefsitzende	Aur.
- ziehende	Aur.
Kiefersperre	Abs., Ac-hydroc., Bell., Caust., Cic., Nux-v., Oena., Petr.
Kinder	
- abgemagerte	Ac-sulf., Sars.
- alt aussehende	Abrot., Lyc.
- anfassen lassen sich nicht	Ant-t.
- ängstliche	Cin., Magn-c., Puls., Vinc.
- Angiome bei	Abrot.
- Asthma der	Nat-s.
- Augenringen mit blauen	Abrot.
- bleiche	Abrot., Podo.
- Brust, saugt gierig und hungrig an der	Helleb.
- Brust zu nehmen weigert sich	Cin.
- dicke	Calc-c.
- dickköpfige	Carc.

- dunkelhaarige	Calc-ph., Ign.
- dystrophische	Sil.
- eigensinnige	Cin.
- elende	Magn-c.
- empfindliche	Staph.
- Erregbarkeit mit erhöhter	Ign., Magn-ph.
- exsudative	Sil.
- Froschbauch mit	Sil.
- furchtsame	Bari-c.
- Füße können nicht stillgehalten werden	Kali-br.
- gedrückte	Vinc.
- geistig schwache	Bari-m.
- geistig zurückgebliebene	Bari-c., Bari-m., Bufo.
- Gesicht mit runzeligem	Abrot.
- getragen werden wollen nicht	Cham., Vacc.
- grazile	Calc-ph.
- greisenhaft aussehende	Lyc., Sil.
- Hände können nicht ruhig gehalten werden	Kali-br.
- Haut mit gelber	Podo.
- Hauterkrankungen mit konstitutionellen	Vinc.
- heruntergekommene	Ac-sulf., Magn-c.
- Herzklopfen mit	Ac-ph.
- hirngeschädigte	Helleb.
- hysterische	Coff.
- Knochenschmerzen bei hochschießenden	Ac-ph.
- körperlich kleingebliebene	Bari-c.
- Krämpfe der	Cham., Cin.
- kümmerlich aussehende	Sil.
- launenhafte	Cin., Ign.
- leptosome	Calc-ph.
- lernen schlecht	Bari-c.
- Lymphatismus mit	Calc-ph.
- nachdenkliche	Abrot.
- nervöse	Coff., Cypr., Puls.
- neurasthenische	Calc-ph.
- neuropathische	Cypr.
- neurotische mit Einschlafstörungen	Anhal.
- pastöse	Calc-c.
- rachitische	Sil.
- reizbare	Cham., Magn-c., Magn-ph., Rheum.
- sauer riechende	Hep., Rheum.

K

- Schleimhauterkrankungen, konstitutionelle	Vinc.
- schnell wachsende	Ac-ph.
- schnüffelnde	Amm-c., Med.
- schreiende	Cham.
- Schwäche mit reizbarer	Ign.
- schwächliche	Calc-ph.
- schwachsinnige	Bufo.
- skrofulöse	Sil.
- störrische	Ant-c., Cham.
- stumpfsinnige	Bari-c.
- tanzen, wenn sie Musik hören	Carc.
- ungeduldige	Cham.
- ungeliebte	Ac-sulf.
- Urinieren, schreien beim	Bor.
- unruhige	Rheum.
- unterernährte	Abrot.
- verdrießliche	Ant-t.
- verwahrloste	Ac-sulf.
- wachsen schlecht	Bari-c.
- wachsen schnell	Ac-ph.
- weinerliche	Cin., Ign.
- widerspenstige	Ant-c.
- zittrige	Magn-c.
Kinderlähmung	Caust., Kres., Olnd.
Kindermittel	Bari-c., Calc-c., Carc., Cin., Croc., Lyc.
- großes	Bell.
- Kleinkinder der	Cham., Rheum.
- Säuglinge	Rheum.
Kinn	
- Akne am	Sep.
- Ekzem am	Sep.
- Prickeln um das	Ran-b.
- Wärzchen am	Sep.
Kinnbackenkrampf	Plb.
Kinnkrämpfe	
- Muskelzucken mit	Ac-hydroc.
Kinnlade	
- Herunterhängen der	Ac-hydroc., Ac-picr.
Kissenbohren	Apis., Helleb.

Kitzelhusten	Ac-lac., Ac-ox., Amm-br., Arist., Bor., Cad., Calc-fl., Cob., Lauroc., Scil., Senec., Vinc.
- abends	Ign.
- Atemnot mit	Ac-hydroc.
- Aufdecken beim	Rumx.
- Aufsetzen bessert	Hyosc.
- Auswurf mit zähem	Arg-nitr., Arum., Cham., Puls., Sep.
- Bauch im	Verat.
- bellender	Canth., Caps., Cepa.
- Blutandrang mit	Ac-sal.
- Blutauswurf mit	Ac-nitr.
- Blutungsneigung mit	Ac-sal.
- Brechreiz mit	Apom.
- brennender	Amm-c., Mez.
- Brust von der ausgehender	Nat-m.
- Brustbein unter dem	Cann-ind., Verat.
- Bruststechen mit	Caps.
- Einschlafen beim	Tub.
- Eintritt beim, ins warme Zimmer	Nat-m., Verat.
- erschütternder	Olnd., Sil.
- Erstickungsanfällen mit	Arum.
- Erstickungsgefühl mit	Cann-ind., Lach.
- Essen beim	Hyosc., Phos.
- Gerüchen bei	Phos.
- Gliederstechen mit	Caps.
- hackender	Wye.
- Harnwegspritzen mit	Puls.
- harter	Rhs-t.
- hartnäckiger	Lach.
- häufiger	Colch.
- heftiger	Olnd.
- Heiserkeit mit	Cham., Mandr., Sep.
- Herzkranken bei	Naja.
- hohler	Phos.
- Kälte bei	Phos.
- Kalteinatmen bei	Rumx.
- Kalttrinken beim	Verat.
- Kehlkopf vom ausgehender	Colch., Nat-m., Olnd.
- keuchhustenartiger	Cham.
- Kopfschmerzen mit	Nat-m., Puls.
- Krämpfen mit	Canth.
- Krampfgefühl mit, auf der Brunst	Nux-v.

K

- krampfhafter	Aral., Cham., Con., Hyosc., Jod., Puls., Sep.
- Kratzen mit	Lachn.
- kurzer	Ac-fl.
- Kurzatmigkeit mit	Nux-v.
Lampenfieber bei	Arg-nitr.
- Liegen im	Con., Puls.
- Linkslage in	Phos.
- Lungenstechen mit	Calc-ph., Canth., Caps.
- Masern bei	Dros.
- morgens	Stict.
- morgens um 2-3 Uhr	Amm-c.
- nachts	Ac-nitr., Cham., Coloc., Con., Rhs-t., Sep.
- nervöser	Ac-succ., Arg-nitr., Phos.
- Niederlegem beim	Hyosc., Ign., Phos., Phyt.
- quälender	Mez., Rhs-t., Stict.
- Rasseln mit	Sil.
- Rauheit mit	Mandr., Sars.
- Rückenstechen mit	Caps.
- Schlaf nach dem ersten	Aral.
- Schleimauswurf mit	Ac-ph., Bari-c.
- schmerzhafter	Jod.
- Schwindsucht bei	Dros.
- Stechen mit	Ac-nitr., Lachn.
- Stelle, von einer kleinen im Kehlkopf ausgehender	Apis., Con.
- Tränen mit	Nat-m.
- Trinken beim	Hyosc., Phos.
- trockener	Ac-benz., Ac-fl., Ac-hydroc., Ac-nitr., Amm-c., Aral., Arum., Calc-ph., Canth., Caps., Cepa., Hyosc., Ign., Jod., Mandr., Mez., Phos., Puls., Rhs-t., Sep., Sil., Stict., Tub., Wye.
- Trockenheit mit, im Kehlkopf	Sars.
- Verschleimung mit	Cham.
- Wetter bei naß-kaltem	Nat-m.
- Wundheit mit	Lachn.
- zerreißender	Cepa.
Kitzelig	
- ist äußerst	Phos.
Klammgefühl	Plat.
Klappenfehler	Dig., Kalm.
- Arrhythmien mit	Adon.

- Dekompensation mit beginnender	Adon., Dig.
- dekompensierter mit Dilatation	Apoc.
Klavus hysterikus	Ign.
Kleider	
- Scheuern der	Bad.
- warme zieht auch im Sommer an	Psor.
Kleiderdruck-Empfindlichkeit	Apis., Aran., Gels., Kreos., Petr.
- Hals am	Lach.
- Haut macht die wund	Olnd.
- Lebergegend in der	Magn-m., Nux-v.
- Magengegend in der	Crot., Spong.
Kleinbeckenplethora	Aur.
Kleinmütige Menschen	Ars., Lyc.
Kleinwuchs	Calc-ph., Caps., Med.
Klima	
- empfindlich gegen naß-kaltes	Kali-nitr.
Klimakterium	Ac-sulf., Agar., Bufo., Guaj., Helon., Jab., Mandr., Psor., Puls., Sang., Sulf.
- Blutandrang mit	Cauloph., Croc.
- Ekzeme im	Arist.
- Frauen bei aufreizenden	Cimic.
- Frauen bei depressiven	Cimic.
- Frauen bei fetten	Cimic.
- Frauen bei hysterischen	Cimic.
- Frauen bei mageren	Cimic.,
- Fußsteifheit im	Cauloph.
- Gelenkserkrankungen im	Arist., Sep.
- Genitalblutungen im	Ac-sal.
- Gesichtshitze im	Lach.
- Hände steif im, können nicht geschlossen werden	Cauloph.
- Herzsensationen im	Naja.
- Hitze im	Cauloph., Croc.
- Kopfschmerzen im	Croc., Glon.
- Kreislaufsensationen mit	Naja.
- Melancholie im	Arist.
- Menorrhagie im	Croc.
- Nasenbluten im	Croc.
- Nasenbluten bessert	Lach.
- Psychosen im	Cimic.

- Regelblutungen im	Hydrast., Magn-m., Sabin., Ther., Trill.
- Regelstörungen im	Sep.
- Rheuma mit, der kleinen Gelenke	Cauloph.
- Röte im	Croc.
- Schlaf mit unruhigem	Arist.
- Schmerzen im	Abs., Cauloph.
- Schmerzen im nachts	Cauloph.
- Schweißausbrüche im	Ac-sulf.
- Schwindel im	Glon.
- schwitzen im	Croc.
- Vasolablität mit	Crot.
- Wallungen im	Ac-sal., Ac-sulf., Cauloph., Glon., Jod.
Klimakterikerinnen	
- fettleibige	Graph., Mandr.
- gedunsene	Graph.
Klimakterische Beschwerden	Naja., Sang., Sep., Tab., Thal., Ther., Valer., Vip.
- zahlreiche	Lach.
Knie(n)	Bellis.
- kalte	Agn.
- Kältegefühl unter den	Ther.
- Lähmigkeit in den	Cepa., Spong.
- Mattigkeit in den	Ac-ox.
- Reißen in den	Arg-nitr.
- Rieseln in den	Cann-ind.
- Schauer in den	Cann-ind.
- Schwäche in den	Cepa., Canth., Hydrast., Lith., Nat-m., Olnd., Valer.
- Schwellung der	Led.
- Schweregefühl in den	Arg-nitr., Nat-m.
- Steifigkeit in den	Arg-nitr.
- Taubheitsgefühl in den	Arg-nitr.
- Ziehen in den	Arg-nitr.
- Zittrigkeit in den	Olnd.
Knie-Ellenbogenlage	
- Schlafes während des	Carc., Cin., Med.
Kniegelenke(n)	
- Arthrose der	Ac-benz., Ac-fl., Cann., Stann., Visc.
- Deformation der	Bari-c., Calc-c.
- Einsinken der	Canth., Croc.
- Entzündungen der	Croton., Lach.
- Erguß in den	Thal.

- heiße	Croton.
- Kälte in den	Hep.
- Knacken in den	Petr.
- Knarren in den	Petr.
- Prickeln in den	Hep.
- rheumatische Beschwerden der	Kali-nitr.
- rote	Croton.
- Schwellung der	Croton., Led., Petr., Thal.
- Steifigkeit in den	Arg-nitr., Sep.
- Stiche in den	Bari-c.
- Taubheit in den	Hep.
- tuberkulinische	Tub.
- verrenkt wie	Ac-hydroc., Ign.
- verstaucht wie	Ign.
Kniegelenkschmerzen	Croton.
- bohrende	Helleb.
- Durchfällen in Folge von	Podo.
- Erkältung in Folge von	Podo.
- reißende	Cycl.
- stechende	Helleb.
- zuckende	Petr.
Kniekehlen	
- Ekzeme nässende, juckende in den	Cupr.
- Schmerzen in den	Berb.
- Schwäche in den	Onos.
- Taubheit in den	Onos.
- Unterdrückungsekzeme in den, bei Bettwärme	Zinc.
Knieschmerzen	Ambr., Berb., Calad., Colch., Hyper.
- durchschießende	Ac-m.
- Gehen beim	Magn-c.
- gichtische	Graph.
- Knien beim	Nat-c.
- reißende	Aloe., Lyc., Stann.
- rheumatische	Graph., Visc.
- stechende	Aloe.
- Treppenauf-und abgehen beim	Bad.
- ziehende	Ac-m., Ant-c., Stann.
Knoblauchgeruch	
- Rachen aus dem	Tell.
Knöchel	
- Schmerzen im, beim Auftreten	Ambr., Mang.

K

- Schwäche im, knickt leicht um	Nat-c., Ruta.
Knochen	Ac-fl., Ac-nitr., Ac-ph., Ang., Aur., Calc-c., Calc-fl., Calc-hyp., Calc-ph., Cast-eq., Hekla., Jod., Kali-j., Merc-sol., Phos., Rhod., Ruta., Sil., Stront., Teucr-mar., Thal.
- abgebrochen wie	Sep.
- abgeschlagen wie	Canth.
- angeschlagen wie	Cad.
- Auftreibung der	Phos.
- Beulen der	Aur.
- Bleigefühl in den	Chin.
- Brennen in den	Nat-m.
- Bruch der	Arn., Bellis., Calc-c., Calc-ph., Stront., Symph.
- Brüchigkeit der	Sil.
- Deformation der	Aur.
- Druck der, an verschiedenen Stellen	Cin.
- Eiterung der	Ac-ph., Calc-ars., Calc-fl., Carc., Hep., Jod., Lyc., Psor., Sil.
- Empfindlichkeit der	Ac-picr.
- Entwicklung der, schlechte	Calc-ph.
- Entzündung der	Hekla., Mang., Merc-sol.
- Erschütterungs-Empfindlichkeit der	Cepa.
- Kalkmangelzustände der	Ac-ph.
- Klopfen in den	Berb.
- Krümmung der	Ac-ph.
- Lähmikeit der	Berb., Ruta.
- Nekrose der	Aur., Hekla., Phos.
- Quetschungsgefühl der	Acon., Aloe., Tub.
- Reißen in den	Ac-nitr., Berb.
- Rieseln in den	Berb.
- Rucken in den	Cin.
- Sarkom an den	Hekla.
- Schwäche der	Ac-ph., Phos.
- Schwere in den	Ac-sulf., Bellis., Chin.
- Stechen in den	Berb., Nat-m.
- Stiche an den	Cin.
- Stöße an den	Cin.
- Stoßempfindlichkeit der	Cepa.
- Taubheit in den	Plat.
- Tuberkulose der	Dros., Phos., Teucr-sc., Tub.
- Verdickung der	Calc-fl., Sil.
- Verkrümmung der	Calc-c., Calc-ph., Phos., Sil.

- Verletzung der	Bellis.
- verrenkt wie	Ac-sulf., Card.
- Verrenkungen der, alte	Stront.
- verstaucht wie	Card.
- Wachstumsstörungen der	Phos.
- Wundheitsgefühl in den	Bellis., Magn-m.
- zerbrochen wie	Ac-sulf., Eupat-perf., Verat.
- zerquetscht wie	Ac-sulf.
- zerschlagen wie	Ac-sulf., Anhal., Ant-c., Bry., Beryl., Cad., Canth., Card., Cin., Eupat-perf., Ruta., Sep., Thea., Verat.
- Ziehen in den	Ac-nitr.
Knochenaffektionen	Sil.
Knochenerweichung	Carc., Lyc., Phos.
- Beine der	Calc-fl.
- Wirbelsäule der	Calc-fl.
Knochenfisteln	Lyc., Phos., Psor., Pyrog.
- Bildung von	Calc-fl.
- eiternde	Ac-fl., Aur., Sil.
Knochengewebe	Magn-c., Sil.
Knochenhaut	Kali-bi., Merc-sol.
- Berührungsempfindlichkeit der	Hyper., Mez.
- Beulen an der	Ruta.
- Druckempfindlichkeit der	Hyper.
- Eiterung der	Abrot., Asa.
- Empfindlichkeit der	Ac-picr.
- Entzündung der	Abrot., Ac-benz., Ac-fl., Ac-hydrof., Ac-nitr., Ac-ox., Ac-ph., Aur., Calc-ph., Hep., Jod., Kali-bi., Kali-j., Med., Merc-sol., Phos., Phyt., Rhod., Symph.
- Reißen an der	Rhod.
- Reizung der	Ac-succ.
- Schwellung der	Asa., Mez., Rhod.
- Taubheitsgefühl an der	Hyper.
- Verdickung der	Kali-j.
- Ziehen an der	Rhod.
Knochenhautschmerzen	Ac-sal., Chin.
- Anamnese bei syphilitischer	Sars.
- bohrende	Helleb.
- chronische	Sil.
- grabende	Bellis., Cham.

K

- Kindern bei abgemagerten	Helleb.
- klopfende	Cham.
- nachts	Mez.
- neuralgische	Merc-sol.
- rheumatische	Arg., Merc-sol.
- Röhrenknochen an den langen	Mez.
- Schienbein am	Mez.
- schießende	Colch.
- stechende	Helleb.
- tiefsitzende	Bellis.
- zerschlagen wie	Colch.
- ziehende	Bellis., Cham., Colch.
Knochenkaries	Ac-hydrof., Calc-fl., Calc-ph., Lyc., Merc-sol., Phos., Stront., Syph.
- Gehörknöchelchen an den	Aur.
- Daumengrundphalanx an den	Asa.
- Mastoid am	Asa., Aur.
- Nase an der	Aur.
- Nasenscheidewand an der	Asa.
Knochenleiden	Ac-nitr.
Knochenmark	
- rotes	Cob.
Knochenmarksentzündung	Arum., Calc-hyp., Calc-ph., Merc-sol., Phos., Pyrog., Sil., Tub.
- chronische	Ac-fl., Ac-nitr.
- Fisteln mit eitrigen	Ac-fl., Aur.
Knochenmittel	Hep.
- langsam wirkendes	Sil.
- tiefgreifendes	Sil., Stront.
Knochenprozesse	
- kariöse	Stront.
- luetische	Jod.
Knochenschmerzen	Ac-fl., Ac-hydroc., Calc-c., Chin., Cob., Eupat-perf., Helod., Kali-bi., Ol-an., Phyt., Syph., Ther.
- abgeschlagen wie	Ac-acet.
- Alkoholgenuß nach	Cann-ind.
- Angst mit	Bell.
- Armen in den	Kali-c.
- Aufwachen beim	Crot.
- Bein am linken	Brom.

- Beinen in den	Kali-c.
- Bettwärme in der	Merc-sol.
- bohrende	Ars., Aur., Bell., Clem., Hyosc., Mang., Staph., Stront., Verat.
- Brechreiz mit	Ipec.
- Brennen mit	Ac-acet., Apis., Ars., Euph., Kali-c.
- chronische	Jod.
- Druck durch	Plb.
- drückende	Euph.
- dumpfe	Aur., Hydrast.
- durchdringende	Plb.
- durchschießende	Cann-ind.
- Eiterung mit	Abrot., Arum.
- Entzündung mit	Abrot.
- Fisteln mit	Arum.
- Frauen bei	Sabin.
- Frost bei	Podo.
- Fußknochen in den	Kali-c.
- gequetscht wie	Cycl.
- Geschwürsbildung mit	Guaj.
- gichtische	Med.
- Glieder der	Dros., Stil.
- grabende	Abrot., Ac-lac., Bell., Clem., Hydrast., Hyosc.
- hämmernde	Lach.
- Handknochen in den	Kali-c.
- heftigste	Ars., Coloc.
- hineinschießende	Abs.
- innen von, nach außen gehende	Anhal.
- Kaffeegenuß nach	Cann-ind.
- Kindern bei hochschießenden	Ac-ph.
- klammartige	Cycl.
- klopfende	Bell., Lach.
- Knochennähten an den	Calc-ph.
- Knochentiefe bis in die	Ac-lac.
- krampfende	Tab.
- Lähmigkeit mit	Apis.
- lanzierende	Hyosc.
- luetische	Guaj
- morgens	Cann-ind.
- nachts	Ac-hydrof., Ac-nitr., Ars., Arum., Asa., Aur., Bell., Coff., Euph., Kali-c., Kali-j., Lach., Lues., Lyc., Mang., Merc-sol., Mez., Naja., Phos., Plb., Tab.

K

- nagende	Abrot., Ars., Dros., Mang.
- neuralgische	Merc-sol.
- periodisch auftretende	Sabad.
- Prickeln mit, am ganzen Körper	Sang.
- quetschende	Crot.
- reißende	Plb., Rhs-t., Sabin., Staph., Tab., Verat.
- rheumatische	Med., Merc-sol.
- Röhrenknochen in den	Ac-hydrof., Stront.
- Röhrenknochen, in der Tiefe der	Ac-acet.
- Rücken im	Stil.
- schabende	Ac-acet., Hyosc.
- Schädel am	Mez.
- Schienbein am	Mez.
- Schienbeinkannte an der	Ac-nitr.
- schießende	Sang., Staph.
- stechende	Abs., Dros., Euph., Kali-c., Sabin.
- tagsüber	Med.
- tiefsitzende	Ac-ox., Bufo., Gels., Guaj., Hydrast., Hyosc.
- Übelkeit mit	Ipec.
- unbestimmte	Bufo.
- Unruhe mit	Bell., Coff.
- Wetter bei feuchtem, kaltem	Med.
- Wetterwechsel bei	Merc-sol.
- wühlende	Ac-lac., Bell.
- Wundheitsschmerz mit	Apis.
- zerbrochen wie	Ac-acet., Cupr.
- Zerschlagenheit mit	Coff.
- ziehende	Apis., Crot., Rhs-t., Stront., Tab.
Knochentumoren	
- Gaumen am harten	Hekla.
- Kiefer im	Hekla.
Knochenwachstums-Störungen	Carc., Phos.
- Konstitution bei rachitischer	Ac-ph.
- Kopf mit großem	Bari-c.
Knollennase	Abrot., Ac-fl., Arn., Arum., Aur., Calc-fl., Led.
Knorpel	Ruta.
Knorpelgeschwulst	Sil.
Knötchen	Beryl., Mang., Psor., Stront., Vacc.
- brennende	Euph., Ther.

- Daumenballen am	Ther.
- Entkleiden beim	Rumx.
- juckende	Euph., Rumx., Ther.
- rote	Rumx.
Knoten	
- brennende	Hep.
- harte	Hep.
Knotenstruma	Flor.
Koagulation	Lach.
Kohlensäureüberladung	Carb-v.
Koliken	Ac-acet., Ac-form., Ac-lac., Ac-ox., Ac-sal., Acon., Bell., Carc., Form., Helleb., Ipec., Stroph., Tereb., Teucr-mar.
- abdominelle	Cin., Euph., Ipec., Latrod., Magn-c., Paeon., Plat., Sep., Tereb., Vip.
- abendliche	Led.
- anfallsweise auftretende	Diosc., Magn-c.
- Ärger nach	Staph.
- Bauchgrimmen mit	Ac-hydroc.
- Blähungsabgang bessert	Psor.
- Blähsucht mit	Cham., Colch., Samb.
- Därmen in den	Stram.
- Durchfall mit	Ambr., Tab.
- Essen bessert	Psor.
- Essen nach dem	Staph.
- Frostschauer mit	Rheum.
- Gegendruck bessert	Nux-m.
- Hartleibigkeit mit	Staph.
- heftigste	Ac-hydroc., Diosc., Latrod., Magn-c.
- Hohlorganen in den	Magn-c., Magn-ph.
- Kahnbauch mit	Plb.
- Kalttrinken nach	Staph.
- krampfhafte	Diosc., Magn-ph., Nux-v., Plb.
- Leberaffektionen bei	Gels.
- Leib im	Plb.
- Linkslage in	Magn-c.
- Luftaufstoßen mit	Magn-ph.
- Magen im	Aesc., Crat., Staph., Thal.
- Messerschneiden wie, um den Nabel	Coloc.
- periodisch auftretende	Cupr.
- plötzlich die Stelle wechselnde	Diosc.

- Schmerzen mit, die langsam steigen und fallen mit der Sonne	Stann.
- schmerzhafte	Coff.
- schneidende	Tab., Verat.
- Schulter bis in die rechte ausstrahlende	Magn-c.
- Schweißausbrüchen mit eiskalten	Camph.
- Seiten nach allen ausstrahlende	Plb.
- Stuhldrang mit	Nux-v.
- Stuhlgang vor dem	Verat.
- Übelkeit mit	Samb.
- Wurmkrankheit von	Sabad.
- Zusammenkrümmen mit	Chin.
- zusammenschnürende	Plb.
Kolitis	Abrot., Ac-sal., Podo.
- Morgendurchfällen mit	Ac-form.
- mucosa	Graph., Hydrast., Kali-ph., Magn-m., Poten., Staph.
- simplex	Merc-sol.
- ulcerosa	Abrot., Ac-fl., Ac-sal., Ac-sulf., Calc-stib., Kreos., Magn-m., Med., Merc-sol.
Kollaps	Ac-hydroc., Ac-nitr., Ac-sal., Agar., Amm-c., Camph., Cepa., Crot., Cupr., Ferr-ph., Gels., Helleb., Helod., Hyper., Jab., Lach., Meph., Nux-m., Podo., Rhs-t., Tab.
- akuter	Carb-v.
- drohender	Ant-t., Dig., Naja., Trill.
- Fingernägel mit kalten, blauen	Verat.
- Frieren mit, am ganzen Körper	Pyrog.
- Hirnerscheinungen mit	Echin.
- Hirnschwäche von	Naja.
- hysterischer	Arum.
- Imfektionskrankheiten bei	Ail.
- Kälte mit	Sec.
- Magen vom ausgehender	Arum.
- Neigung zu	Ac-succ., Carb-an., Echin., Kali-nitr., Kres., Magn-c., Med., Sabad., Tarant., Vip.
- Nervenerschöpfung von	Verat.
- schwerster	Vip.
- Schwindel mit	Arist.
- Sehschwäche mit	Trill.

- Stirnschweiß mit kaltem	Ac-ox., Colch., Mandr e rad., Pyrog., Sec., Verat.
Kolon	Aloe.
Kolonblähung	Nat-s., Phos.
- Lebergegend in der	Mandr e rad.
Kolon irritabile	Abrot.
Kolonkrämpfe	
- Linkslage bessert	Plat.
Kolonschmerzen	Stann.
Koma	Amm-c., Croc., Oena., Op., Plb.
Kommotio	Arn.
Kompensationsstörungen	Cact., Dig., Kalm., Lycop.
Kondylome	Ac-acet., Ac-nitr., Ac-ph., Carc., Euphr., Lues., Lyc., Med., Psor., Sars., Staph., Thuj.
- breite, der Geschlechtsteile	Nat-s.
- spitze	Sabin.
Kongestionen	s. Blutwallungen
Konjunktiva	s. Bindehaut.
Konjunktivitis	s. Bindehautentzündung
Konstitution	
- asthenische	Abrot., Ars., Bar-c., Calc., Calc-j., Ferr-ph., Graph., Hell., Kyc., Nat-h., Nat-m., Nux-v., Phos., Plb., Sel., Stann., Sulf.
neuasthenische	Chin., Kali-p., Lec., Nat-c., Nat-p., Nit-ac., Phos., Pic-ac., Puls., Sep., Stann.,
lymphatische	Calc., Clem., Dulc., Hep., Merc., Rhs-t., Sil., Spong., Sulf., Thuj.
- skrofulöse	Ac-nitr., Ant-c.
- tuberkulöse	Ac-nitr.
Konstitutionsmittel	Graph., Lyc., Nux-v., Sil., Sulf., Thuj.
Kontaktblutungen	Ac-sulf., Arg-nitr., Arn., Ham., Hydrast., Kali-bi.
Kontraktionen	Crot.
- schmerzhafte	Guaj.
Kontrakturen	
- Gelenke der	Abrot., Caust., Plb.
Kontusionen	s. Quetschungen

Konvulsionen	Abs., Ars., Bufo., Chin., Colch., Crot., Cypr., Kali-c., Lach., Stram., Tarant., Verat.
- Ärger nach	Staph.
- Gesicht im	Ign.
- klonische	Merc-sol., Oena.
- Körper am genzen	Helleb.
- Schlaf im	Hyosc.
- tonische	Oena.
Konzentrationsschwäche	Ac-ph., Arg-nitr., Aran-ix., Cob., Hirud., Irid., Lil., Mandr e rad., Rauw.
- geistige	Onos.
- Hysterikern bei	Ac-picr.
- Neurasthenikern bei	Ac-picr.
- Pubertät in der	Bufo.
- Studenten bei	Ac-picr.
Koordination	
- Störung der	Agar., Cupr.
- Verlust der	Stram.
Kopf	Prun.
- aufgetrieben wie	Par.
- aufrechthalten kann nicht	Beryl.
- Ameisenlaufen am	Collins.
- Benommenheit im	Agar., Aloe., Berb., Nux-m., Rob., Vip.
- Bersten zum	Ac-picr.
- Berührungsempfindlichkeit des	Ac-ox.
- betäubt wie im	Nux-m.
- Blutandrang zum	Naja.
- Blutwallungen zum	Ac-form., Ac-lac., Aur., Cob., Coff., Cic., Gels., Glon., Hyosc., Mandr e rad., Mang., Op., Paeon., Petr., Phyt., Sang., Spart.
- Brett vor dem	Rhs-t.
- dicker	Calc-c.
- Druck im	Alum., Glon., Nicc.
- eingehülltem mit, muß ins Bett gehen	Sil.
- Eingenommenheit des	Phell., Psor.
- Eingenommenheit des, nach Alkohol- und Nikotingenuß	Nux-v.
- Flechten am	Cic.
- Geräusche im	Carb-s.
- Gicht im	Sep.
- glühender	Podo.

- groß, wie zu	Glon., Par.
- großer	Calc-c., Nicc., Sil.
- Händen mit muß den halten	Nux-m.
- heißer	Bell., Bor., Ferr-ph., Gels.
- heißer mit kalten Beinen	Cob.
- heißer mit kalten Gliedern	Arn., Mandr e rad.
- Hitze im	Ac-form., Hyosc., Mang., Nux-m., Petr., Phyt., Stront.
- hohl wie	Cocc.
- Jucken am	Ac-sulf., Alum.
- Kältegefühl im	Valer.
- Knötchen am	Abrot.
- leer wie	Cocc., Hyosc.
- Lockerheitsgefühl des	Amm-c., Hyosc.
- Müdigkeit des	Brom., Ferr., Kali-ph.
- Pflockgefühl im	Anac., Plat.
- Rucken des	Cic.
- Sausen im	Kreos.
- Schütteln mit dem	Agar., Cad., Kres.
- schüttelt ständig den	Lyc.
- Schwächegefühl im	Ac-ph.
- Schwellungsgefühl im, als wenn alles größer würde	Collins.
- schwerer	Glon., Hyosc., Nicc., Nux-v., Petr., Phell., Tell., Vip.
- Schwere im	Croton., Dros., Dulc.
- Schwere im mit Augenverdrehen	Verat.
- Schwindel im	Rob.,
- Stiche im, beim Bücken	Nicc.
- Stoßverletzung am	Hyper.
- Stumpfheit im	Nux-v.
- Summen im	Kreos.
- Verwirrung im, besonders morgens	Nux-v.
- voll, wie nach einem Gelage	Clem.
- Völle im, nachts beim Erwachen	Naja.
- Vollheit im	Nicc., Tell.
- Vorwärtsbeugen bessert	Hyosc.
- Wackeln des	Kres., Thal.
- Warmeinhüllen bessert	Stront.
- Wogen im	Par.
- Zittern des	Merc-sol.
- Zucken des	Cic.
- Zusammenziehen im, betäubendes	Valer.

K

Kopfbasisschmerz	
- Kopf, als sei der zu groß und zu schwer	Bapt.
Kopfdrehen	
- Schwäche beim, in den Knien	Coloc., Kali-c.
- Schwindel beim	Coloc., Kali-c.
- Wanken beim	Coloc.
Kopfhaut	
- Ausschlag auf der	Petr., Staph.
- Berührungsempfindlichkeit der	Anac., Lyc., Merc-sol., Sil.
- Brennen der	Con., Croton.
- Empfindlichkeit der	Abrot., Ac-nitr., Chin., Lachn., Magn-ph.
- Furunkel auf der	Staph.
- Geschwüre auf der	Abrot., Beryl.
- Hitze auf der	Croton.
- Hutdruck wird nicht vertragen	Sil.
- Jucken auf der	Abrot., Agn., Calend., Clem., Con., Dros., Flor., Petr., Sulf.
- Kälte auf der	Agn., Sil.
- Knötchen auf der	Beryl.
- Krusten auf der, juckende	Clem.
- Pusteln auf der	Beryl.
- Rieseln über die	Nux-m.
- Rötung der	Bry.
- Schmerzen der	Merc-sol.
- Schmerzen der, neuralgische	Agn.
- Schwellung der	Bry.
- seborrhoische	Ust.
- Spannen der	Agn., Bari-c., Cann-ind.
- Stiche auf der, brennende	Vacc.
- Taubheitsgefühl der	Plat.
- Überempfindlichkeit der	Bry.
- Wundheit der, durch Kratzen	Anac.
- Zugluftempfindlichkeit der	Merc-sol.
Kopfhautekzeme	Bor., Caust., Petr., Psor., Staph., Tub., Visc., Viol-t.
- brennende	Staph.
- fleckenförmige	Vinc.
- juckende	Ac-nitr., Staph., Tub., Vinc., Viol-t.
- krustenbildende	Vinc.
- nässende	Ac-nitr., Staph.
- schmerzhafte	Petr.
- schuppende	Tub.
- seborrhoische	Staph., Tub.

- trockene	Petr.
- übelriechende	Staph.
Kopfheben	
- Erbrechen beim	Sel.
- Schwindel beim	Acon., Cocc.
- Übelkeit beim	Sel.
Kopfneuralgien	Ac-ox., Bellis., Colch., Ferr., Ferr-ph., Form., Magn-m., Melil., Rauw., Stann.
- durchschießende	Caps.
- Wange, die eine rot die andere blaß bei	Cham.
Kopfrollen	Agar., Apis., Helleb., Hyosc., Stram., Tarant., Zinc.
- Schlaf im	Cauloph.
Kopfschmerz	Aesc., Calc-c., Carb-v., Card., Chelid., Crat., Echin., Euph., Euphr., Grind., Hapl., Helod., Influ., Plant., Zinc.
- abends	Ran-b.
- Abkühlung bessert	Lac-c.
- Alkoholgenuß bei	Ac-benz., Aran-d., Mandr.
- Alkoholgenuß nach	Agn., Aran-d., Rhod.
- anämischer	Ars., Chin., Hyper., Kali-c., Phos.
- anfallsartiger	Ign., Valer.
- angiospastischer	Chin.
- anhaltender	Cycl.
- Anstrengung nach	Ac-picr., Anac.
- Anstrengung nach geistiger	Aran-d., Aur., Cham., Kali-ph., Phos., Puls., Sil., Tub.
- Arbeit bei geistiger	Psor.
- Arbeiten beim	Ign.
- Ärger bei	Tab.
- Arteriosklerotiker der	Ac-nitr., Bari-c.
- Aufregung bei	Ac-benz., Ign.
- Aufrichten beim	Heder., Kali-c.
- Augen über den	Bellis., Colch., Kali-bi. Lach., Vib.
- Auge über den linken	Arg-nitr., Cauloph., Sel., Tell., Ther.
- Auge vom linken, in den Hinterkopf ziehende	Naja.
- Augenbewegung bei	Ac-m.
- Augenbeschwerden mit	Phell.,
- Augendruck mit	Teucr-mar.
- Augenflimmern mit	Ac-sal., Nat-m., Ther.
- Augenöffnen beim	Tab.

K

- Augenschließen beim	Ther.
- Augenüberanstrengung bei	Cin., Ruta.
- Autofahren beim	Tab.
- Baden nach	Ant-c., Bell., Calc., Canth., Caust., Kreos., Nit-ac., Rhs-t., Puls., Sep., Sil.
- Band wie ein um den Kopf bei	Tereb.
- Benommenheit mit	Aran-d., Arn., Arum., Con., Dulc., Helleb., Stram., Visc.
- berstender	Ac-picr., Arg-nitr., Beryl., Caps., Chin., Con., Eupat-perf., Ign., Ipec., Lyc., Melil., Merc-sol., Nat-m., Rhs-t.
- Berührungsempfindlichkeit mit	Ac-ox., Spig., Teucr-mar.
- Bett beim Zubettgehen	Alum., Ars., Lyc., Mag-m., Merc-s., Puls., Puls., Sabad., Sep., Sulf., Zinc.
- betäubender	Helleb., Led., Lyc., Mang., Nux-v., Podo., Psor.
- Bewegung bei	Bellis., Bry., Caps., Colch., Kali-c., Kalm., Tab., Ther.
- Bewußtlosigkeit mit	Helleb.
- blindmachender	Crot., Psor.
- blitzartige	Rauw.
- Blutandrang mit	Ac-lac., Ac-nitr., Ac-sal., Ac-succ., Ambr., Bapt., Cact., Canth., Con., Erig., Ferr-ph., Grat., Mang., Melil., Meph., Merc-sol., Op., Phos., Sabin., Sang., Sec., Sulf., Thea., Valer., Verat., Verat-v.
- bohrender	Ac-sal., Ac-sulf., Amm-c., Apis., Arg-nitr., Aur., Calc-fl., Colch., Eupat-perf., Hep., Lyc., Magn-m., Mandr., Mang., Mez., Nat-m., Stann., Stront.
- Brechdurchfall mit	Vip.
- Brechreiz mit	Cocc., Naja., Tab., Tub.
- brennender	Merc-sol., Phos., Tarant.
- Brett wie ein vor dem Kopf	Rhs-t.
- Brot durch Genuß von	Manc., Zing.
- chronischer	Kali-c., Lach., Nat-c., Sep.
- Darandenken beim	Cham., Ign.
- Delirium mit	Stram., Vip.
- Denken beim	Arn., Coff.
- Drehschwindel mit	Calc-fl., Kali-c.
- dröhnender	Stront.
- Druck bei	Cupr.
- Druck nach	Agn.,
- druckartige	Ac-benz.

- drückender	Ac-form., Ac-sal., Ambr., Ant-t., Apis., Arn., Bapt., Bari-c., Berb., Cad., Calc-fl., Cann-ind., Canth., Cham., Colch., Helleb., Ign., Kali-c., Kali-ph., Kreos., Led., Lyc., Mandr., Mang., Melil., Naja., Nux-m., Olnd., Op., Psor., Samb., Stann., Stict., Stront., Tab., Tarax., Valer., Visc.
- dumpfer	Ac-acet., Aran-d., Arn., Asclep., Bapt., Bov., Croc., Cupr., Diosc., Gels., Meph., Nux-v., Psor., Uran., Vib.
- Durchfall mit	Croton., Podo., Tab.
- durchschießende	Eupat-perf.
- Eingenommenheit mit	Lyc., Psor.
- einschießende	Rauw.
- elektrische Schläge wie	Ac-fl., Cham., Thea.
- Erbrechen mit	Bor., Helleb., Melil., Rob., Ther.
- erotischen Träumen in Folge von	Agn.
- Erschütterung bei	Beryl., Con., Spig., Tab.
- Erwachen beim	Amm-c., Bellis.
- Essen bessert	Psor.
- Essen nach dem	Alum.
- Fernsehen beim	Tub.
- Fieber mit hohem	Vip.
- Flecken mit roten im Gesicht	Ac-succ.
- Flimmerskotom mit	Cylc.
- Föhn bei	Gels.
- Freude bei	Tab.
- gastrischer	Lob., Rob.
- gastrisch-billöser	Nux-v.
- Gebärmutterstörungen bei	Cauloph.
- gefäßsklerotischer	Bari-c.
- Gehen beim	Ac-m., Caps., Tarax.
- Gehirn, als ob sich das bei jedem Herzschlag bewegen würde	Cean.
- Geistesarbeit nach	Lyc.
- Geräusch bei	Chin., Colch., Con.
- Gesicht mit kaltem	Ac-benz.
- Gesichtshälfte in der rechten	Ac-nitr.
- Gesichtsröte mit	Coff., Croc., Ferr., Ferr-ph., Jod., Melil., Rumx., Vib.
- Gewitter bei	Carc., Mandr.
- gichtische	Guaj., Med.
- halbseitiger	Crot., s.a. Halbseitenkopfschmerz

K

- hämmernder	Anhal., Ham., Lach., Nat-m., Psor., Tarant.
- Harnabgang mit	Cocc.
- Harnlassen bessert	Ac-Hydroc., Sil.
- hartnäckiger	Ac-nitr.
- heftige	Bism., Bov., Bry., Cact., Cann-ind., Cimic., Cupr., Glon., Jod., Tab., Verat.
- Heißhunger mit	Phos.
- Herzklopfen mit	Rad., Sabin.
- Herzschlag fühlt jeden bei	Bov.
- Hinterkopf bis zur Stirn gehender	Gels.
- Hinterkopf im	Colch., Crat. s.a. Hinterhauptkopfschmerz
- Hinterkopf vom, gegen die Augen hin	Par.
- Hinterkopf vom linken, bis zum linken Auge ziehender	Spig.
- Hinterkopf vom, nach vorne ziehender	Senec.
- Hitze mit	Ac-acet., Ac-benz., Ac-nitr., Ac-sal., Ac-succ., Anhal., Aran-d., Arum., Cact., Calad., Canth., Coff., Croc., Eupat-perf., Flor., Jod., Lyc., Melil., Nux-m., Op., Rumx., Sabin., Stront., Sulf., Tarant.
- Hitze im Kopf, bei kaltem Körper	Phyt.
- Husten bei	Arn., Beryl., Caps., Croton., Lyc., Vib.
- hypertonischer	Mandr.
- Hypotonieschwindel mit	Kali-c.
- innen von nach außen drückender	Ac-fl., Arum., Cimic., Olnd.
- Kaffeegenuß nach	Tub.
- Kaltbaden nach	Ant-c.
- Kälte bei	Chin
- Kältegefühl mit	Lauroc., Plat.
- Kaltwaschungen bessern	Calc-fl., Psor.
- Karotidenhüpfen mit	Thea.
- Käseessen bessert	Arg-nitr.
- Katarrhen bei, der oberen Luftwege	Luff.
- Kaubewegungen mit	Helleb.
- Kindern bei zurückgebliebenen	Carc.
- Klimakterium im	Croc.
- klopfender	Ac-sal., Anhal., Apis., Arn., Canth., Chin., Crot., Eupat-perf., Ferr., Ferr-ph., Hyper., Jod., Kreos., Lach., Lith., Magn-m., Melil., Nux-m., Sabin., Tarant., Ther., Visc.
- Kontusion nach	Hyper.

- Kopf im ganzen	Ac-picr., Diosc.
- Kopfbewegung bei	Vib.
- Kopfeinhüllen bessert	Magn-m.
- koronarsklerotischer	Bari-c.
- Körper auf den überspringender	Ign.
- Krämpfen mit	Vip.
- langsam zu- und abnehmender	Plat., Stann.
- lanzierender	Tarant.
- Lärm bei	Sil.
- Leberleiden bei chronischem	Chion., Flor.
- Leeregefühl mit	Sulf.
- Lesen kann nicht vor	Clem.
- links von, nach rechts ziehender	Beryl.
- linksseitiger	Anhal., Ars., Cedr., Eupat-pur., Lach., Naja., Tell.
- Luetiker der	Ac-nitr.
- Magen bei leerem	Anac., Con., Lyc., Mandr.
- Magenverstimmung mit	Ant-c.
- Meningitis wie bei	Helleb.
- migräneartiger	Anhal., Ferr-ph., Kali-bi., Magn-c.
- Milchtrinken nach	Brom.
- morgens	Ac-benz., Alum., Cob., Lyc., Magn-m., Nicc., Nux-v., Rhod., Spig., Stann., Sulf.
- morgens um 1 Uhr	Psor.
- morgens um 3 Uhr	Ther.
- Müdigkeit mit	Cycl., Alum.
- Musik bei	Ambr.
- nachts	Ac-nitr., Amm-c., Carc., Kali-j., Lues.
- Nachtarbeit in Folge von	Agn.
- nachmittags	Psor., Ran-b.
- Nacken im beginnender, und am rechten Auge endender	Sang., Sil.
- Nacken im, pulsierender	Glon.,
- Nacken vom, bis in die Augen ziehender	Ac-picr., Gels.
- Nacken vom, bis in die linke Stirn ziehender	Heder.
- Nacken vom, zum Scheitel ziehender	Lach.,
- Nagel, wie von einem eigetriebenen	Arn., Arum., Coff., Hep., Ign., Nicc., Thuj.
- Nase zur ausstrahlender	Ptel.
- Nasenbluten bessert	Melil., Psor., Rhs-t.
- Nasenbluten mit	Cact., Croc., Graph.
- Nasenwurzel über der	Kali-bi., Lach.
- nephrotischer	Kali-nitr.

K

- nervöser	Mosch., Phos., Sel.
- neuralgischer	Aran-ix., Cedr., Coloc., Diosc., Dulc., Guaj., Hydroc., Kali-bi., Merc-sol., Rauw., Tarax., Thuj.
- Niederlegen beim	Sang., Visc.
- Niesen beim	Beryl., Caps.
- Ohnmacht mit	Rad.
- Ohnmachtsneigung mit	Olnd., Stram.
- Parästhesien mit	Plat.
- periodischer	Ars., Chin., Lach., Naja., Sel., Ther.
- periodisch steigender und fallender	Nat-m.
- Pflockgefühl mit	Anac., Plat.
- plötzlich kommender und gehender	Arg-nitr., Cad.
- plötzlicher	Nat-m., Tab., Valer.
- pochender	Stann.
- pressender	Mosch., Op., Stann.
- Pubertät in der	Croc.
- pulsierender	Bry., Cact., Con., Ferr., Glon., Helleb., Ign., Kali-c., Led., Melil., Nux-m., Phos., Sabin., Stram., Visc.
- quälender	Bry., Stram.
- rasender	Arg-nitr., Led.
- Räumen in warmen	Tab.
- rechtsseitiger	Aran-d., Arg-nitr., Crot., Hep., Sang., Stront.
- reflektorischer	Cauloph.
- Regel bei Aussetzen der	Lith.
- Regel vor und während der	Amm-c.
- reißende	Ac-sal., Ac-sulf., Ambr., Aur., Bor., Canth., Caust., Colch., Helleb., Hyper., Kali-c., Kreos., Lyc., Magn-m., Merc-sol., Mez., Rhs-t., Samb., Stront., Tab.
- rheumatische	Dulc., Med., Merc-sol.
- ruckender	Samb., Valer.
- Ruhelosigkeit mit	Canth.
- Rückenlage in	Ac-m.
- Samenergüssen in Folge von	Agn.
- Schädel, als ob der durch ein Band gepresst würde	Chlor.
- scharfe	Cedr., Lac-c., Thea.
- Scheitel, als ob eine Last auf dem wäre	Aloe., Cact.
- Scheitelhitze mit	Sulf.
- schießende	Cedr., Helleb., Lac-c.
- Schläfe von, zu Schläfe ziehender	Cedr.

- Schläfendruck mit	Teucr-mar.
- Schläfengegend in der	Tell.
- Schlaflosigkeit mit	Cact., Carc., Croc.
- schlagende	Kreos.
- Schleiersehen mit	Nat-m., Valer.
- schneidende	Calc-fl.
- Schreiben kann nicht vor	Clem.
- Schüler der	Agar., Tub.
- Schwäche mit	Ac-form., Cycl., Kali-bi., Rad., Tub.
- schwappende	Rhs-t.
- Schweißausbrüchen mit	Ac-sal., Cact., Croc., Jod.
- schwere	Crot.
- Schwere mit, im Kopf	Led., Olnd., Plb.
- Schwere mit, in Stirn und Schläfe	Phyt.
- Schwindel mit	Ac-form., Ac-sal., Alum., Arum., Bapt., Brom., Calad., Cocc., Con., Croc., Croton., Cycl., Dig., Dulc., Erig., Eupat-pur., Heder., Kali-bi., Kalm., Mang., Meph., Nat-m., Nicc., Olnd., Podo., Rad., Spig., Sulf., Ther., Tub., Valer., Visc.
- Sehstörungen mit	Flor.
- seitenwechselnde	Lac-c.
- Sex-Ausschweifungen nach	Agn.
- sinnesberaubende	Rhod.
- Sitzen im	Rhs-t.
- Sommerhitze in der	Brom., Calc-fl., Magn-c.
- Sonne in der	Brom.
- Sonne mit der steigender und fallender	Spig., Stront.
- Sonnenbestrahlung nach	Ant-c., Glon., Mandr.
- spannende	Arum., Berb., Lach., Mang., Stront.
- spinalen Ursprungs	Par.
- Sprechen beim	Ac-m., Coff., Ign.
- sprengender	Olnd.
- ständiger	Tub.
- starker	Kali-bi.
- stechender	Ac-form., Ac-sulf., Amm-c., Apis., Aran-d., Arum., Berb., Bor., Bry., Cad., Calc-fl., Cham., Chin., Cupr., Dros., Helleb., Hep., Hyper., Kali-c., Magn-c., Mandr., Mang., Merc-sol., Naja., Phos., Ran-b., Rauw., Tarax., Valer.
- Stehen im	Tarax.
- Stelle die wechselnder	Ign.

K

- Stelle von einer umschriebenen ausgehender	Ac-ox.
- Stirn in der rechten	Arg-nitr.
- Stirnhitze mit	Sulf.
- Stirnhöcker im linken	Thuj.
- Stirnhöckerdruck mit	Teucr-mar.
- Stirnhöhle in der	Kali-bi.
- Stirnschweiß mit	Arum.
- Stockschnupfen bei	Bufo.
- stoßender	Amm-c.
- Studenten der	Agar., Agn., Tub.
- Stuhlabgang mit	Cocc.
- Tabakrauch durch	Ign., Mandr.
- tagsüber	Agn.
- tiefsitzender	Tub.
- traumatischer	Hyper.
- Treppensteigen beim	Arn.
- Trübsichtigkeit mit	Kali-bi.
- Übelkeit mit	Ac-sal., Alum., Bor., Calad., Cocc., Helleb., Iris., Melil., Naja., Stann., Tab., Tub.
- Überanstrengung nach	Ac-acet.
- Überraschung bei freudiger	Coff.
- umschnürt wie	Thuj.
- unaufhörlicher	Cupr.
- unerträglicher	Cham., Eupat-perf.
- urina spastica bessert	Gels.
- Unterleibsstörungen bei	Sep.
- vasomotorischer	Aran-ix.
- Verdauungsbeschwerden bei	Chin.
- Vergrößerungsgefühl mit	Berb.
- Verwirrung mit	Dulc.
- Völlegefühl mit	Berb., Nicc.
- Vorderkopf im	Bapt.
- vormittags	Lyc.
- Vorwärtsbeugen beim	Med.
- Wallungen mit	Ac-lac., Ambr., Brom., Cact., Dig., Erig., Melil., Meph.
- wandernder	Puls.
- Wärme bei	Lyc.
- Warmeinhüllen bessert	Sil.
- Weingenuß bessert	Arg-nitr.
- Weingenuß nach	Ac-acet.
- wellenförmig aufsteigender	Lach.

- Wetter bei schwülem	Calc-fl.
- Wetterfühligkeit bei	Rhod.
- wogender	Melil., Senec.
- Würgen mit	Melil.
- Wüstheit mit, im Kopf	Led.
- wütender	Vip.
- zerebralsklerotischer	Bari-c.
- Zerspringen zum	Acon., Amm-c., Caps., Hep., Magn-m.
- ziehender	Ambr., Bellis., Caust., Kreos., Mang., Mez., Rhs-t., Stront.
- Zigarettenrauchen bessert	Aran-d.
- Zittern mit	Canth., Cocc.
- Zorn bei	Lyc.
- zuckender	Thea.
- Zugluft bei	Ac-benz., Acon., Chin., Mez. Sil.
- zusammenschnürender	Cad., Caust., Helleb., Plat.
Kopfschmerz, kongestiver	Acon., Ail., Anhal., Aral., Arist., Aur., Bell., Bellis., Bor., Canth., Chin., Croc., Crot., Eupat-perf., Hyosc., Lach., Mandr., Phos., Phyt., Plb., Rauw., Sang., Vip.
- Aufsetzen beim	Dig.
- Autreten bei hartem	Magn-c.
- Benommenheit mit	Calend.
- Bewegung bei	Dig.
- Blendung bei	Bufo.
- Bücken beim	Magn-c.
- Erkältung, bei der geringsten	Aral.
- Erregung bei	Cic.
- Gesichtshitze mit	Coff.
- Gesichtsröte mit	Coff.
- heftiger	Stram.
- Hinterkopf vom, bis in die Stirnhöhle	Ac-hydroc.
- Hitze mit	Bufo., Cact.
- Leichtigkeitsgefühl mit	Sec.
- migräneartiger	Aran-ix., Ferr.
- Nasenbluten bessert	Bufo.
- Nasenbluten mit	Graph.
- pressender	Fagop.
- Pupillen mit engen	Cic.
- Schläfen in den	Aran-ix.
- Schwäche mit	Magn-c.
- Schweregefühl mit	Sec.
- Schwindel mit	Dig., Magn-c.
- Stirn in der	Aran-ix.

K

- Überraschung bei jeder — Coff.
- urämischer — Cann.
- Verdauungsbeschwerden bei — Chin.
- Verwirrung mit — Calend.
- Wallungen mit — Bufo., Kali-nitr.

Kopfschmerzarten
- Augenkopfschmerz — s. dort
- Grippekopfschmerz — s. dort
- Halbseitenkopfschmerz — s. dort
- Hinterhauptkopfschmerz — s. dort.
- Magenkopfschmerz — s. dort
- Scheitelkopfschmerz — s. dort
- Schläfenkopfschmerz — s. dort
- Stauungskopfschmerz — s. dort
- Stirnkopfschmerz — s. dort

Kopfschmerzmittel — Gels.

Kopfschweiß — Hyper., Magn-m., Rheum.
- erschöpfender — Tarax.
- Haaren an den — Sil.
- heißer — Bell.
- Hinterkopf am — Calc-c.
- kalter — Anac., Phyt.
- Kinder der — Sil.
- klebriger — Anac.
- nachts — Tarax.
- profuser — Calc-c.
- säuerlich riechender — Calc-ph.
- Schlaf im — Calc-c.
- starker — Tarax., Thuj.

Koronarsklerose — Aur., Bari-c., Bari-m., Cupr., Heder., Jod., Lues., Stront.

Körper
- Anschwellung des ganzen — Ther.
- Beugekrämpfe im ganzen — Sec.
- Blütchen am ganzen — Zinc.
- Brennen am ganzen — Kreos.
- Eiseskälte am ganzen — Cad., Kali-c., Vip.
- Entkräftung des — Cycl.
- Erregung lebhafte des — Coff.
- Frieren und Frösteln am ganzen — Valer.
- Haltung lasche des — Sulf.
- Hitzewallungen im ganzen — Sep.

- Jucken am ganzen	Tarant.
- Kälte am ganzen	Latrod., Lauroc., Naja., Spig., Tarant., Verat., Vip.
- Kleinheit des	Sil.
- Magerkeit des	Sil.
- Mattigkeit des	Cycl.
- Pulsieren im ganzen	Graph., Kreos., Sang., Sep., Tell., Verat-v.
- Reißen im ganzen	Ac-sulf.
- Rucken durch den	Merc-sol.
- Schlaffheit des	Caps., Nat-c.
- Schmerzen am ganzen	Amm-c., Arn., Bapt., Eupat-perf., Lith., Mang., Thuj.
- Schmerzen im wandernde	Thuj.
- Schwäche des	Ac-ph., Agn., Bapt., Dros., Gins.
- Schweiße am ganzen	Mez.
- Schweiße nur an der Vorderseite des	Graph.,
- Schwellung am ganzen	Crot.
- Schweregefühl im	Spong.
- Streckkrämpfe im	Sec.
- Taubheitsgefühl am ganzen	Cedr., Spong.
- Temperatur im, herabgesetzte	Colch.
- Übersäuerung des	Bari-m., Nat-ph.
- Unruhe im ganzen	Aran-d., Ars., Spig.
- venöse Stauungen im	Sep.
- Verfall des	Ac-nitr., Pyrog.
- Wärme mangelnde des	Caps., Carc., Led.
- Wundheit am ganzen	Lil.
- zerschlagen wie am ganzen	Eupat., Lil., Ruta.
- Zittern am ganzen	Aran-d., Merc-sol., Mosch.
- Zucken am ganzen	Ac-sulf.
- zusammengeschnürt wie am ganzen	Sec.
Körpergeruch	s.a. Hautausdünstung
- geiler, während der Regel	Stram.
- übler	Aur., Graph., Psor., Stram.
- unangenehmer	Sulf.
- urinöser	Sil.
Körperkräfte	
- Nachlassen der	Kali-nitr., Kalm., Nat-m., Verat.
- Verlust der	Carb-v., Plb.
Körperlich	
- geht es ihr gut, dann seelisch schlecht und umgekehrt	Plat.

K

Körperöffnungen	
- Blutungen aus allen	Crot.
- rot, auffallend sind	Sulf.
Körperteile(n)	
- Empfindung, als sei etwas Lebendiges in allen	Croc.
- schmerzhaft sind äußerst, auf den er liegt	Ruta.
- Schweiße an unbedeckten	Thuj.
Kortex	Camph.
Kortikale Betäubung	Con.
Kräfteverfall	
- Gesicht mit blassem	Camph.
- langsamer	Carb-v.
- Lebensgefahr mit	Ac-hydroc., Ant-t.
- plötzlich einsetzender	Camph.
- rapider	Ac-hydroc., Ant-t., Jod.
- rascher	Ars.
Kräftigungsmittel	Ferr-ars.
- Erschöpfung bei muskulöser	Kali-ph.
- Erschöpfung bei nervöser	Kali-ph.
- Infektionskrankheiten nach	Chin.
Kraftlosigkeit	
- allgemeine	Ac-nitr., Sel.
Krampfadern	s. Varizen
Krämpfe	Ac-hydroc., Ambr., Apis., Brom., Canth., Cedr., Euph., Glon., Kali-ph., Merc-sol., Nux-v., Scil., Sec., Stann., Vib., Vip., Zinc.
- aller Art	Ign., Mosch., Plat., Stram.
- Bauchraum im	Latrod.
- Beugen bessert	Visc.
- Bewußtlosigkeit bis zur	Tab.
- Brustkorb um den	Plat., Visc.
- choreatische	Agar.
- Darm im	Atrop-s.
- Daumen mit eingezogenem	Helleb.
- Eierstocksgegend in der	Coloc.
- Einschlafen der Teile mit, auf den er liegt	Nux-m.

- epileptiforme	Ac-hydroc., Agar., Calc-c., Camph., Cocc., Cupr-ars., Hyosc., Ipec., Paeon., Plb., Sil., Thal.
- Fingerbewegungen mit	Mosch.
- Frauen bei	Cham.
- Gallenblase in der	Atrop-s.
- Gehen bessert	Visc.
- Gemütserregung nach	Cham.
- Gesicht mit blauem	Cupr.
- glänzende, helle Dinge machen	Stram.
- Hals am	Cic.
- Hohlorganen in den	Magn-c., Magn-ph.
- hysterische	Ac-succ., Hyosc., Magn-m., Nux-m., Sep.
- Kaltbaden nach	Ant-c.
- Kinder der	Cham., Cin.
- klonische	Cupr.
- Kontrakturen mit	Cupr.
- Körperteilen, in den unteren	Iris.
- Muskulatur der glatten, der Intestines und Gefäße	Magn-c.
- nachts	Thal.
- Neigung zu	Asa., Bufo., Cic., Coff., Nux-m., Valer.
- nervöse	Cin.
- Neumond bei	Caust.
- Ohnmachtsanfällen mit	Nux-m.
- reflektorische	Cin.
- Regelzeit in der	Caust., Hyosc.
- Schlaf im	Bell.
- Schreck vor	Sil.
- Schreien mit	Cic.
- Schweißausbruch bessert	Visc.
- Steifigkeit mit	Ac-hydroc., Mosch.
- tetanische	Abs., Ac-hydroc., Acon., Ipec., Phyt.
- tonische	Cond., Cupr.
- tonisch-klonische	Camph., Cic., Cocc., Olnd., Op.
- überall	Cham.
- urämische	Cupr-ars.
- wehenartige	Op.
- Zahnungen bei	s. Zahnung
Krampfdiathese	Cham., Ign., Kali-br., Magn-c., Magn-s., Nux-v.
- abdominelle	Diosc.
- allgemeine	Cocc.
- Delirien mit	Aeth.

- Frauen bei	Croc., Plat.
- Kindern bei	Aeth., Croc., Paeon., Plat.
- Muskulatur der glatten	Cocc., Cupr-acet., Op.
- Muskulatur der quergestreiften	Cocc., Cupr-acet.
Krampfhusten	Amm-c., Atrop-s., Calc-fl., Carb-v., Cauloph., Chin., Coff., Cycl., Eucal., Ipec., Kali-br., Rauw., Verat., Vinc.
- alter Leute	Con., Napht.
- anfallsartiger	Cin., Cocc-c.
- asthmaartiger	Ac-hydroc., Magn-ph.
- Atmungsschwierigkeiten mit	Plb.
- bellender	Bell.
- Blutungen mit	Ipec.
- Erbrechen mit	Cupr-acet., Ipec.
- Erstickungsanfällen mit	Agar., Cupr-acet.
- Erwachen beim	Bell., Cocc-c.
- Essen beim	Agar.
- Kehlkopf bei trockenem	Hyosc.
- keuchhustenartiger	Cham., Cin., Magn-ph.
- Kindern bei	Napht.
- Körperkälte mit	Cupr-acet.
- Masern bei	Dros.
- nachts	Hyosc., Meph.
- Niederlegen beim	Bell.
- Niesen mit	Agar., Cin.
- Schlaf nach dem	Aral.
- Schleimrasseln mit	Visc.
- schmerzhafter	Bell.
- Schwindsucht bei	Dros.
- Trinken beim	Agar.
- trockener	Aca., Bell., Jod., Magn-c., Napht.
- Übelkeit mit	Lob.
- Würgen mit	Lob.
- Zyanose mit	Cupr-acet.
Krampfmittel	Kali-ph., Magn-ph., Meph., Valer.
Krampfneurose	Magn-ph.
Krampfwehen	Bell., Cauloph., Cham., Cimic., Diosc., Gels., Ign., Nux-v., Ruta., Sec.
- Bauchschneiden mit	Ipec.
- Nabelschneiden mit	Ipec.
- Ohnmachtsneigung mit	Puls.
Kraniotabes	Calc-c., Calc-ph.

Krank	
- fühlt sich	Nicc.
Krankheiten	
- akuteste	Stram.
- chronische	Carb-s.
- deprimierende	Nat-m.
- entstehende	Camph.
- fortschreitende, stetig	Plb.
- heruntergekommener Patienten	Carb-s.
- Hirnsymptomem mit schwersten	Stram.
- langwierige	Carb-s.
- langsam sich entwickelnde	Plb.
- rezidivierende	Sulf.
Kraurosis	Ac-nitr.
- vulvä	Ac-fl., Stront.
Kratzen	Aran-d., Dros.
- bis es blutet	Psor.
- Juckreiz wechselt die Stelle beim	Staph.
- wollüstiges	Cin.
- Zwang sich zu	Euph., Plat.
Krebs	s., Karzinom
Kreislauf	Carb-an., Helleb., Kali-c., Naja., Prun.
- Dekompensation des	Stroph.
- leiden	Aur., Aur-j.
- peripherer	Conv., Iber.
- Regulation des	Vib.
- Stützung des, bei fieberhaften Infektionskrankheiten	Apoc.
- Versagen (kollabieren) des	Amm-c., Camph., Carb-v., Helleb., Latrod., Merc-sol.
Kreislaufmittel	Scil.
Kreislauforgane	Lact., Stront.
Kreislaufschwäche	Alum., Coff., Crot., Gels., Helod., Kali-c., Tart-emet.
- akute	Vip.
- allgemeine	Helleb.
- Kollapsneigung mit	Amm-c.
Kreislaufstörungen	Hapl.
- hypotone	Lach.
- nervöse	Magn-c.

K

Kretinismus	Bari-c., Calc-ph., Thyr.
Kreuz	
- alles schlägt sich ins	Kali-c.
- Brennen im	Alum.
- Druck im	Aloe.
- Druckempfindlichkeit im	Lob., Thea.
- gebrochen wie	Nux-v., Plat.
- Hinfälligkeit im, nachts	Lith.
- Knacken im	Rhs-t.
- Krachen im	Rhs-t.
- Kribbeln im, nach langem Stehen oder Sitzen	Cepa.
- Lähmigkeit im	Bapt., Rhs-t.
- Mense während der	Asar., Calc., Cals-ph., Caul., Ham., Nit-ac., Sep., Spong., Sulf., Vib.
- Müdigkeit im	Hep.
- Quetschungsgefühl im	Cin.
- Reißen im	Berb., Nux-v., Rhs-t.
- Schläge, wie elektrische im	Thea.
- Schwäche im	Bapt.
- Schwere im	Aloe., Thea.
- Spannen im	Rhs-t.
- Stechen im	Alum., Hep., Rhs-t.
- Steifigkeit im	Ars., Bapt., Cocc., Led., Nux-v., Rad., Rhs-t., Sulf., Valer.
- Stiche im	Lith., Plb.
- Versagen des	Cocc.
- Verspannung des	Abs., Nux-v., Rhs-t.
- Wundheitsgefühl im	Brom.
- Zerschlagenheit im	Hep., Plat., Psor., Stront.
- Ziehen im	Hep., Rhs-t., Stram., Thea.
Kreuzbeingegend, Schmerzen in der	
- nächtliche	Cham.
- gequetscht wie	Cham.
- zerschlagen wie	Cham.
- ziehende	Cham., Cimic.
Kreuzbeinschmerzen	Latrod., Tab.
- Aufwärtsstrahlung mit	Vesp.
- nagende	Nicc.
Kreuz-Darmbein-Schmerzen	
- Bewegung bei	Lues.
- nachts	Lues.

Kreuzschmerzen	Abrot., Ac-picr., Beryl., Carb-v., Card., Cean., Colch., Graph., Hydrast., Lach., Lil., Magn-ph., Merc-sol., Nat-m., Par., Petr., Puls., Rhs-t., Ruta., Vacc., Valer.
- abgeschlagen wie	Ac-m.
- Anstrengung, wie nach großer	Nux-m.
- Ärger nach	Bry.
- Aufregung nach	Bry.
- Aufstehen beim	Dros., Lyc., Mandr.
- Beine, beim Herunterhängenlassen der	Mandr.
- Beine gegen die gehende	Ac-ox.
- Bewegung bei jeder	Tab.
- bohrende	Agar.
- Brennen mit	Canth.
- drückende	Ac-m., Amm-c.
- Durchnässung nach	Calc-ph.
- elektrische Schläge wie	Phyt.
- Fieber bei	Verat.
- Fiebergefühl mit	Senec.
- Frauen bei	Ac-ph., Bellis.
- Gang mit schwankendem	Rhod.
- Gebärmutter von der ausgehende	Gels.
- gebückt muß gehen vor	Caust.
- Gehen bessert	Amm-c.
- gequetscht wie	Verat.
- geschlechtlichen Reizen nach	Anhal.
- gynäkologische	Arist., Kali-c., Sep.
- heftigste	Clem., Cob.
- Herumgehen bessert	Cob.
- Hüftnerv entlang des	Lac-c.
- Husten beim	Magn-m.
- Kältegefühl mit	Amm-c.
- Klimakterium im	Arist.
- Koitus nach dem	Kali-c., Staph.
- Koitus vor dem, bei Frauen	Ac-ph.
- lähmige	Sel.
- Lendenwirbel am 1.	Zinc.
- Liegen im	Chin., Kreos.
- morgens	Dros., Sel.
- nachts	Ferr-ph., Kreos.
- Niesen beim	Magn-m.
- Onanie nach	Bufo.
- Regel vor der	Ac-hydroc.
- Regel während der	Tub.

K

- reißende	Ac-benz.
- rheumatische	Kali-nitr., Spong.
- Rückwärtsbeugen beim	Mang.
- Ruhe in der	Amm-c.
- Samenerguß nach	Sel.
- schießende	Phyt.
- Schwäche mit	Cocc., Coff., Kali-c.
- Schwäche mit, lähmungsartiger	Cob.
- Schweiß mit	Kali-c., Seneg.
- Sitzen im	Cob., Coff., Rhod., Sil.
- Spannen mit	Bari-c.
- spondylogene	Kalm.
- starke	Aesc., Sep.
- stechende	Ac-benz., Canth.
- Stehen beim	Coff.
- Steifigkeit mit	Cocc.
- Stichen mit	Agar.
- Stuhlgang beim	Verat.
- Stuhlpressen beim	Magn-m., Mandr.
- unerträgliche	Caps., Chin.
- verrenkt wie	Ac-m.
- Wochenbett im	Bellis.
- zerbrochen wie	Magn-c.
- Zerschlagenheit mit	Cepa., Clem.
- ziehende	Ac-m., Amm-c., Canth.
Kreuzschwäche	Ac-nitr., Ac-picr., Ac-succ., Alum. Arum. Calc-ph., Cann-ind., Cimic., Cocc., Gins., Kali-c., Med., Phos., Sep., Stann., Sulf.
- Ärger nach	Staph.
- aufstehen kann nicht mehr	Aur.
- Aufstehen nach dem	Staph.
- Auftreten beim	Bellis.
- Bewegung bei	Bellis.
- Frauen bei anämischen und asthenischen	Nat-m.
- Jungverheirateter	Staph.
- Kleinkindern bei	Carc.
- lähmige	Sel.
- Mädchen bei anämischen und asthenischen	Nat-m.
- morgens	Staph.
- Nierenkoliken bei	Ac-ox.
- Schulkindern bei	Carc.
- Sexualneurotikern bei	Calad.

- sexuellen Exzessen nach	Ac-ph., Staph.
- ständige	Helon.
- starke	Ac-sulf.
Kribbeln	Abs., Ac-ox., Ac-picr., Acon., Caust., Magn-m., Rhod., Sec., Staph., Tab., Thal.
- After im	Tereb.
- Bauch im	Tereb.
- Gliedern in den	Arg-nitr., Nux-v.
- Knochen bis in die	Abrot.
- Kreuz im, nach langem Sitzen	Cepa.
- Nasenlöchern in verstopften	Teucr-mar.
- Rücken im, bis zu den Fingern und Zehen	Sec.
- Rücken im, nach langem Sitzen	Cepa.
- Schulter in der	Cepa.
- Sitzen nach langem	Cepa.
- Stehen nach langem	Cepa.
Kribbelkrankheit (Ergotismus)	
- Lähmung mit der sympatischen Nervenenden	Sec.
Kropf	s. Struma
Krupphusten	Acon., Ambr., Brom., Gels., Jod., Kali-bi., Kali-br., Kali-m., Sang., Spong., Stict.
- Essen bessert	Ac-acet.
- krampfartiger	Poth.
- Luft durch kalte, trockene	Hep.
Kruppöse Membranen	
- Blutungsneigung mit	Jod.
- Geschwürsneigung mit	Jod.
Kummer	Ac-ph., Ac-picr.
- macht krank	Ign.
- Stillen, trägt im	Ign., Nat-m.
- Vielessen durch, möchte den vertreiben	Arist.
Kupfernase	Lach.
Kurzatmigkeit	Anac., Ant-ars., Aur., Calc-c., Chelid., Crat., Hep., Iber., Lauroc., Led., Lob., Lyc., Mandr., Naja., Nat-m., Samb., Tart-emet., Thuj., Verat., Vip., Zinc.
- Anstrengung nach	Ferr.

- Bewegen beim, im Bett	Spig.
- Enge mit	Podo.
- Freien im	Psor.
- große	Kali-nitr.
- hochgradige	Camph.
- Kollapsneigung mit	Podo.
- Niederlegen beim	Ars., Conv.
- Schwangerschaft in der	Viol-o.
Kurzsichtigkeit	Anac., Anhal., Calc-ph., Con., Jab., Lil., Mang., Ol-an., Phos., Sel.
- Kindern bei	Phys.
- Leuten bei jungen	Phys.
Kutis mamorata (marmorierte Haut)	Ac-hydroc., Carb-v.

L

Labyrinthreizungen	Apom.
Lachen	
- grundloses	Stram.
- Husten mit trockenem	Lac-c.
- Kehlkopfkitzel beim	Lac-c.
- sardonisches	Ac-hydroc., Stram.
- unwillkürliches	Mang.
- verschlimmert alle Symptome	Coff.
- zuerst, dann Weinen	Plat.
Lächerlichkeit	
- flüchtet sich in die	Agn.
Lachkrämpfe	Hyosc., Mosch., Nux-m., Zinc.
Lagewechsel	
- Schwindel beim	Ac-nitr.
Lageramennorrhö	Acon., Arist.
Lähmigkeit	Abrot., Ac-fl., Ac-ox., Acon., Aloe., Alum., Arg-nitr., Bari-c., Bell., Brom., Bry., Cact., Cad., Carb-v., Caust., Cepa., Cham., Cob., Coff., Colch., Cupr., Dros., Gels., Hyper., Kali-c., Lith., Mez., Petr., Phyt., Plat., Ran-b., Tab.
- Anfälle von	Podo.
- Ärger nach	Staph.
- Beinen in den	Ac-picr., Stann.
- Füßen in den	Ac-acet.
- Gliedern in allen	Cann-ind.
- Händen in den	Ac-acet.
- Hitze mit	Kres.
- Knie im	All-c., Kali-c., Spong., Sulf.
- Knochen der	Berb.
- Nacken im	Stann.
- Oberschenke in den	Ars-m., Chin., Kali-c., Merc-s., Stann., Zinc.,
- postdiphterische	Kali-ph.
- Rücken im	Stann.
- Schweißausbrüchen mit	Kres.
- Sitzen beim	Beryl.
- Unterkühlung nach	Dulc.
- verdreht wie	Berb.
- verrenkt wie	Berb.
- Wallungen mit	Kres.

Lähmigkeitsgefühl	Cin., Cupr., Petr., Sep.
- Extremitäten in den befallenen	Mar.
- Gaumen am	Anhal.
- Sitzen nach vielem	Sil.
Lähmung	Ac-picr., Alum., Cann-ind., Chin., Colch., Cur., Helod., Hyosc., Lach., Mang., Merc-sol., Phos., Rhs-t., Sec., Stann., Verat.
- allmählich eintretende	Lath.
- Apoplexie bei	Olnd.
- Augenmuskeln der	Dulc.
- Beinen in den	Ac-ox., Amm-c., Lath., Sabad.
- doppelseitige	Cauloph.
- fortschreitende	Con.
- Glieder der	Dulc.
- Händen in den	Ac-ox.
- Handstreckermuskel des	Plb.
- Hirndruck von	Helleb.
- hysterische	Cocc.
- Koordinationsstörungen mit	Con.
- Muskeln an allen	Gels.
- Muskelgruppen an einzelnen	Plb.
- Muskelgruppen an willkürlichen	Plb.
- paretische	Kres.
- plötzlich eintretende	Lath.
- Poliomyelitis bei	Olnd.
- postdiphterische	Lac-c.
- rheumatische	Caust., Kalm.
- Rückenmarksleiden von	Caust.
- spastische	Kres.
- Schulter von der, bis in die Hände gehende	Psor.
- unten von, nach oben aufsteigende	Led.
Laktationsamenorrhö	Arist.
Lallen	Abs., Agar., Bufo., Crot., Stram.
Lampenfieber	Arg-nitr., Gels.
- Händen mit kalten, feuchten	Stroph.
- Herzklopfen mit	Stroph.
- Kopfdruck mit	Stroph.
- Seufzeratmung mit	Stroph.
Landkartenzunge	Lues., Lyc., Nat-m.
- Belegen mit grauen	Tarax.

- Belag mit weißem	Tarax.
- Stellen mit dunklen, wunden	Tarax.
- Zahneindrücken mit	Phyt.
Langsam, alles geht zu	
- Denken	Alum.
- Essen	Alum.
- Stuhl	Alum.
- Trinken	Alum.
Langsames Temprament	Calc-c.
Langweilige Menschen	Plat.
Laparotomie	Hyper.
Lärm	
- bringt ihn um	Lyc.
- Eingenommenheit bei	Acon.
- Empfindlichkeit gegen	Abs., Ac-succ., Card., Magn-m., Tab.
- Kopfschmerz mit Schwindel bei	Sang.
- schäden mit Klingen und Sausen	Arn.
- Strinkopfschmerzen bei	Ars.
Laryngo-Pharyngitis	Caust., Stict.
Lateralsklerose	Ac-ox., Alum., Hyosc., Plb., Stann.
- amyotophische	Kres.
Laufenlernen	
- spätes der Kinder	Sil.
Laune	
- sehr schlechte	Alum., Cann-ind., Carb-s., Ign., Sep., Tarant., Vacc., Valer.
Lebhaft	Nux-v.
- anfangs, später Depressionen	Op.
Lebenskräfte	
- sinkende	Carb-v.
- Verfall der	Helleb.
Lebensmittelvergiftung	
- Brechdurchfall mit	Verat.
Lebensmüdigkeit	Agn., Aur., Merc-sol., Phyt., Thuj.
Lebenswärme	
- Mangel an	Psor., Sil.
- Verlust jeder	Plb.

L

Lebensweise	
- sitzende	Nux-v.
Leber	Aloe., Amm-m., Aran-ix., Berb., Bry., Card., Cean., Chelid., Chin., Chion., Dol., Eichh., Flor., Iris., Jugl-reg., Lept., Lyc., Magn m., Magn s., Mandr e rad., Merc-cy., Merc-dulc., Merc-sol., Myric., Nat-m., Nux-v., Petros., Phos., Plb., Podo., Puls., Quas., Raph., Sep., Sulf., Tarax.
- anfälle	Card.
- Anschoppung der	Aloe.
- atrophie	Ac-fl., Ars., Card., Lach., Lues., Lyc., Phos., Plb.
- Aufgetriebenheit der	Op.
- Beengung der	Ac-form., Naja.
- Beklemmung der	Naja.
- Berührungsempfindlichkeit der	Hyosc., Lach., Phos., Sulf., Tarant.
- Degeneration der, fettige	Flor., Phos.
- Druck um die	Ac-acet., Ac-form., Ac-succ., Anhal., Ant-c., Bellis., Cact., Cad., Cepa., Graph., Led., Lil., Naja., Rhod., Tarant.
- Druckempfindlichkeit der	Bry., Crot., Helleb., Lach., Nux-v., Scroph-n., Sel., Zinc.
- empfimdlichkeit	Jod., Merc-sol.
- funktionsstörung	Flor., Lyc., Podo., Psor., Puls., Sel.
- gespannt mit Blähsucht	Op.
- Geschwulstgefühl in der	Abs.
- Herabdrängen der	Apis.
- insuffizienz	Vanad.
- jucken	Ac-sulf., Cupr., Heder.
- karzinom	Arum., Cholest., Lues.
- koliken	Card., Op.
- schrumpfung	Lyc.
- schwer, wie zu	Nat-s.
- siechtum, chronisches	Berb.
- stauungen	Apoc., Arn., Berb., Caps., Cholest., Dig., Eupat., Nat-m., Stront.
- stechen	Ac-form., Ac-nitr., Aloe., Clem., Stront.
- trägheit	Podo.
- verfettung	Petros.
- vergrößerung	Aur., Chion., Dig., Ferr-ph., Kres., Magn-m., Nux-v., Sel., Sil., Stel., Tarax.

- verhärtung	Aur., Carb-v., Con., Graph., Magn-m., Sil., Tarax.
- verspanntheit	Magn-m.
- völle	Cean., Gels.
- Ziehen in der	Rhod.
- zirrhose	Ac-fl., Ac-sulf., Ars., Aur., Bry., Calc-fl., Card., Cean., Chin., Cholest., Cupr., Heder., Jod., Lyc., Phos., Quas., Stann., Vanad.
- zusammengeschnürt wie	Guaj.
Leberaffektionen	Ac-nitr., Kali-c., Kres., Plb., Quer-glan-Spir., Tarax.
- Aszites mit	Spir-ulm.
- chronische	Magn-m.
- Frauen, bei unterleibskranken	Magn-m.
- Schmerzen mit	Chelid.
- stenokardische	Lycop.
- Wundheitsgefühl mit	Chelid.
Leberentzündung	Ars., Arum., Bapt., Bry., Calc-fl., Cob., Cholest., Crot., Erig., Hydrast., Lach., Lyc., Magn-c., Mandr., Merc-sol., Phos., Stann., Tarax., Vip.
- akute	Card.
- chronische	Card., Magn-m.
Leberflecken	Tarant.
Lebergegend	
- Auftreibung der	Hiosc.
- Beengung in der	Coff.
- Blähungen in der	Kali-c., Nux-v.
- Brennen in der	Ac-ph., Staph.
- Druck in der	Ac-benz., Ac-lac., Arg-nitr., Ars., Beryl., Bry., Cocc., Coff., Iber., Lith., Mang., Nat-s., Nux-v., Phyt., Stann., Tab.
- Druckempfindlichkeit in der	Coloc., Sulf.
- Empfindlichkeit der	Lyc., Stann.
- Harnlassen bessert	Lith.
- Hautausschlag in der, feiner bei Leberschwellung	Sel.
- Kältegefühl in der	Stann.
- Klopfschmerz in der	Nux-v.
- Kneifen in der	Kali-c., Stront.
- Koliken in der	Iris., Kali-c.

L

- Krampfschmerzen in der	Bell.
- Leeregefühl in der	Hiosc.
- Schmerzen in der	Chelid., Chion., Eupat-perf., Grind., Iber., Iris., Lith., Myric., Quas., Stann., Ther.
- Schmerzen, bei Kleiderdruck in der	Magn-m.
- Schmerzen, bei Rechtslage in der	Magn-m.
- Schneiden in der	Beryl., Cin., Mang.
- Spannung in der	Aloe., Nat-s., Nux-v., Stront.
- Stechen in der	Ac-benz., Ac-lac., Cin., Nat-s., Staph.
- Stiche in der	Card., Caust., Cocc., Cycl., Eupat-perf., Hiosc., Quas.
- Stiche in der nach Ärger, Husten und Einatmen	Bry.
- Stiche in der beim Atmen	Ars., Calc-ph., Crot.
- Stiche in der beim Bücken	Alum.
- Stiche in der beim Essen	Alum.
- unangenehm in der beim Zusammenkauern	Calc-c.
- Unbehagen in der	Aloe., Thea.
- Unruhe in der	Thea.
- Völle in der	Kali-c.
- Wärmegefühl in der	Mang.
- wund wie in der	Chelid., Stront.
- Zerschlagenheitsgefühl in der	Clem.
- Zurückbeugen bessert	Kali-c.
- Zusammenkrümmen bessert	Kali-c.
- Zusammenschnürungsgefühl in der	Alum., Beryl.
Leberkapselschmerz	
- Druck mit dauerndem, im rechten Oberbauch	Bry.
Leberleiden	Bry., Chelid., Chion., Flor., Iris., Magn-s., Mandr e rad., Myric., Nat-m., Nat-s., Nux-v., Petros., Podo., Puls., Quas., Sep., Tart-emet.
- anikterische	Tarax.
- Cirrhose	Cupr., Hep., Hydr., Mur-ac., Plb., Sulf.
- chronische	Lyc.
- Degeneration fettige	Chel., Lyc., Lyss., Merc., Phos.
- dunkelhaariger Personen, mit gelbsüchtigem Aussehen	Ferr-picr.
- latent ikterisches	Tarax.
- Leberschwellung mit	Magn-m.
- Pfortaderstauung mit	Sulf.

Lebermittel	Apoc., Aur., Berb., Card., Chelid., Lept., Lyc., Mandr., Myric., Nat-s., Podo., Quas., Raph.
- Infektionsneigung bei	Ptel.
- Konkrementneigung bei	Ptel.
- Unterleibsstauungen mit	Magn-m.
- Verstimmung mit depressiver	Tarax.
- Verstopfung mit	Magn-m.
Leberschmerzen	Ac-form., Ac-succ., Apis., Bapt., Bellis., Berb., Con., Dig., Gins., Kres., Podo., Ran-s., Sel., Sep.
- Beengung bei	Cimic.
- Berührung bei	Agn.
- brennende	Cimic.
- Bücken beim	Cocc.
- Druck bei	Agn.
- drückende	Flor.
- dumpfe	Myric., Tarax.
- Erschütterung bei	Cimic.
- Husten bei	Cocc.
- kneifende	Med.
- Knie-Ellenbogen-Lage bessert	Med.
- kolikartige	Colch., Crot., Hydeast., Ign.
- kongestive	Mandr.
- Kopfseite zur rechten ausstrahlende	Mandr.
- Linkslage bei	Nat-s.
- Rippenbogen, bis unter den rechten ausstrahlende	Mandr.
- schneidende	Sang.
- Schulter zur rechten ausstrahlende	Cimic., Mandr.
- stechende	Sang., Vacc.
- Wirbelsäule bis zur ausstrahlende	Lept.
- Zusammenkrümmen mit	Colch.
- zusammenziehende	Cocc.
Leberschwellung	Ant-c., Aur., Carc., Card., Chelid., Con., Cupr., Eupat-perf., Gels., Guaj., Iris., Jod., Mang., Med., Merc-sol., Mill., Nat-m., Nat-s., Phos., Podo., Psor., Puls., Sulf., Verat.
- Alkoholabusus nach	Nux-v.
- chronische	Sel., Vip.
- Hautausschlag mit feinem, in der Lebergegend	Sel.

L

- Ikterus mit	Hydrast.
- Schmerzen, mit stechenden	Cean.
Leberspannungsschmerz	
- Alkoholabusus nach	Nux-v.
Lebersymptome	
- Gliederschmerzen, mit rheumatischen gleichzeitig	Ptel.
Leberstiche	Abrot., Ac-hydroc., Bell., Brom., Cact., Cepa., Coloc., Lil., Sec., Sep., Stront., Tub.
- Atmen bessert	Ac-ox.
- heftige	Merc-sol.
- innen von, nach außen gehende	Valer.
- Magenbrennen mit	Hep.
- plötzliche	Valer.
- schmerzhafte	Con.
Leeregefühl	Bari-c., Cimic., Thea.
- Heißhunger mit	Ant-c.
- Hohlheit mit, in den betroffenen Teilen	Cocc.
- morgens	Sulf.
- nachts	Ac-ox.
- unangenehmes	Croton.
Leerschlucken	Bari-c.
- Gefühl mit wundem, trockenem im Rachen beim	Tell.
Legasthenie	Carc.
Leib	
- Druck im	Ambr., Bellis., Bry., Cann-ind.
- Kollern im	Ac-acet., Ac-lac., Aloe., Cin., Colch., Olnd.
Leicht	
- fühlt sich, wie schwebend	Valer.
Leiden	
- chronische	Thuj.
Leidend aussehende Menschen	Carc.
Leidenschaftlich und unberechenbar	Anac.
Leiner-Krankheit	Ac-form.

Leiste(n)	Merc-sol.
- Schneiden in der linken, bei Frauen	Psor.,
Leistenbruchanlage	Guaj.
Leistendrüsen	Ac-acet., Ant-c., Arum., Calc-c., Calc-ph., Caps., Lues., Med.
- Berührungsempfindlichkeit der	Agn.
- Druckempfindlichkeit der	Agn., Bapt.
- Eiterung der, drohende	Carb-an.
- empfindliche	Abs.
- harte	Ac-benz.
- Kältegefühl mit	Carb-v.
- kleine	Ac-benz.
- schmerzhafte	Rhs-t.
- Schwellung der	Apis, Bari-c., Carb-v., Clem., Con., Graph., Lyc., Puls., Rhs-t., Sil., Ther., Thuj.
- Tuberkulose der	Tub.
- Verhärtung der	Bari-c., Carb-v.
Leistengegend-Schmerzen	
- Bruch, wie von einem austretenden	Guaj.
- rechtsseitige	Podo.
- reißende	Colch.
- Schenkelseite, zur inneren ausstrahlende	Podo.
Leistenschmerzen	Guaj.
- Blähungsabgang bessert	Psor.
- Essen bessert	Psor.
- Husten beim	Dros.
- ziehende	Bapt.
Leistung	
- Beeinträchtigung der geistigen und körperlichen	Guaj.
- Mangel an, aus Kummer und Sorgen	Ac-picr.
- Rückgang der	Carc.
- Unfähig zur, im Kindesalter	Sil.
- Verfall der	Tub.
Lenden	
- Druck in den	Aloe.
- Lähmigkeit in den	Bapt., Rhs-t.
- Reißen in den	Rhs-t.
- Reißen in den, nach allen Seiten ausstrahlend	Berb.
- Spannen in den	Rhs-t.

- Schwäche in den	Ac-ox., Ac-sulf., Bapt., Cacl-ph., Gins., Sep.
- Schwere in den	Aloe.
- Stechen in den	Rhs-t.
- Steifigkeit in den	Ac-ox., Bapt., Gels., Led., Rad., Rhs-t.
- Stiche in den	Ac-ox.
- Taubheit in den	Arg-nitr.
- Verspannung in den	Ac-lac.
- Ziehen in den	Rhs-t.
Lendengegend	
- Brennen in der	Zinc.
- Druck in der	Croc., Mang., Zinc.
- Quetschungsschmerz in der, nachts	Cham.
- Rheumatismus in der	Gins.
- Schmerzen in der	Aran-d., Bry., Colch., Kali-c., Senec.
- Schwäche in der	Gins., Kali-c.
- Stechen in der	Zinc.
- Steifheit in der	Dulc.
- verrenkt wie, in der	Croc.
- Zerschlagenheit in der	Anhal., Cham.
Lendenmuskulatur	Gnaph.
- Lähmigkeit in der	Cocc.
- Schwäche der	Olnd.
- Steifigkeit der	Cocc.
- Versteifung ziehende, krampfende in der	Ant-c.
Lendenschmerzen	Abrot., Ac-acet., Beryl., Bufo., Cad., Calad., Card., Colch., Coloc., Dulc., Latrod., Meph., Podo.
- abgeschlagen wie	Ac-m.
- Anstrengung bei	Brom.
- Bewegung bei	Brom., Tab.
- brennende	Bell., Canth.
- drückende	Ac-m., Ambr., Amm-c.
- Erkältung in Folge von	Valer.
- Gehen bessert	Amm-c.
- geschlechtlichen Reizen nach	Anhal.
- grabende	Berb.
- heftige	Trill.
- Kältegefühl mit	Amm-c.
- klopfende	Bell.
- Kreuzgegend in die ausstrahlende	Agn.
- neuralgische	Diosc., Kalm.

- ossale Veränderungen durch, an der LWS	Calc-fl.
- reißende	Ac-benz., Ambr.
- rheumatische	Kalm.
- Ruhe in der	Amm-c.
- stechende	Ac-benz., Agn., Berb., Canth.
- Steißbeingegend bis in die ausstrahlende	Agn.
- Verheben nach	Valer.
- verrenkt wie	Ac-m.
- ziehende	Ac-m., Ambr., Amm-c., Bell. Canth.
Lendenwirbelgegend	
- Schwäche in der	Ac-picr.
Lendenwirbelkrachen	
- Aufrichten beim	Sulf.
- Bücken beim	Sulf.
- Rückwärtsbeugen beim	Sulf.
Lendenwirbelsäulenschmerzen	Ol-an.
- rheumatische	Arg.
- ziehende	Cimic.
Lepra	Aur.
Lernen	
- langsam im	Phos.
- Schwierigkeiten beim	Crot., Lues., Magn-ph.,
- Versagen beim	Lues.
Lesen	
- Augenschmerzen beim	Med.
- Buchstabenzusammenlaufen beim	Dros., Ferr-ph.
- Hinterhauptkofschmerz beim	Cin.
- Kopfschmerz mit Erbrechen durch	Stann.
- Kopfschmerzen wegen kann nicht	Clem.
- Schrift, verschwimmen der beim	Ac-ox., Cann-ind.
- Schwäche beim	Ac-ph., Stann.
- Schwindel beim	Med., Stann.
- Sehstörungen beim	Stann.
- Stirnkopfschmerz beim	Cin.
- unfähig zu	Quas.
- zweimal muß alles	Ambr.
Lethargie	Chelid., Zinc.
Leukämie	Ac-hydroc., Carb-v., Chin., Chin-ars., Crot.

Leukoplakie	Hydrast.
Leukozytose	Graph., Helod.
Libido	s. sexuelle Erregung
Lichen ruber planus	Ac-form., Anac., Ars., Berb., Carc., Thal.
Licht	
- Eingenommenheit bei	Acon.
- Kopfschmerz mit Schwindel bei	Sang.
- Stirnkopfschmerz bei	Ars.
Lichtdermatitis	Calc-fl.
Lichtdermatose	Ac-fl., Arum.
Lichtempfindlichkeit	Abs., Ac-fl., Acon., Anac., Brom., Calc-fl., Cepa., Clem., Con., Eupat-perf., Hep., Ipec., Jab., Lach., Lil., Merc-sol., Phos., Sabad., Sep.
- Lampenlicht bei	Euphr.
- Lesen beim	Cad.
- Sonne in der	Euphr.
- starke	Ign.
Lichtscheu	Ac-picr., Amm-c., Ant-c., Apis., Ars., Aur., Bapt., Bari-c., Cham., Con., Dig., Euphr., Ferr.ph., Helleb., Hyosc., Ipec., Led., Lil., Lyc., Mandr., Merc-sol., Nat-m., Nux-v., Phys., Phyt., Plant., Psor., Rhod., Rhs-t., Spig., Sulf., Tab., Tarant., Ther., Thuj., Zinc.
Lider(n)	
- Ausschlag an den	Caust.
- bläuliche	Dig.
- Brennen der	Croc., Nux-v., Olnd.
- Druck auf die	Croc.
- Eiterung der	Hep., Merc-sol.
- Ekzeme an den	Cob., Graph.
- Entzündung der	Calc-c., Calc-fl., Caust., Dig., Euphr., Graph., Lac-c., Napht., Tell.
- gerötete	Ac-picr., Ars., Bellis., Ferr-ph., Graph., Hep., Merc-sol., Thuj.
- Geschwüre an den	Calc-fl., Puls.
- Herabhängen der	Caust., Dulc., Euphr., Gels., Kali-c., Lues., Rhs-t., Zinc.
- Jucken der	Nux-v., Tell.

- Katarrhe der chronische	Alum.
- Krämpfe der	Ac-hydroc., Agar., Ars., Coff., Croc., Euphr., Ipec., Merc-sol., Nux-v., Rhod., Ruta., Spig.
- Lähmigkeit der	Alum., Bapt.
- Lähmung der	Plb.
- Ödeme der	Ac-acet., Apis., Caps., Euph., Naja., Sec., Valer.
- Schlaffheit der	Nux-m.
- Schmerzen der	Hep., Ign.
- Schwäche der	Carc.
- Schwellung der	Ac-acet., Apis., Ars., Bellis., Calend., Ferr-ph., Graph., Hep., Merc-sol., Prim., Rhs-t., Thuj., Tub., Valer.
- Schwere der	Croc., Helod., Lac-c., Sep., Spong.
- Spannen der	Croc., Olnd.
- Steifigkeit der	Kalm.
- Tic der	Lyc.
- Trockenheit der	Croc.
- Verdickung der	Calc-fl., Tell.
- verklebte	Ac-picr., Nux-v.
- Zittern der	Heder., Plat.
- Zucken der	Caust., Croc., Plat., Rat., Ruta.
- Zucken krampfhaftes am oberen Lid	Cedr.
- zusammengezogene, krampfhaft	Plb.
Lidmuskel	Caust.
- Lähmung des	Gels.
- Zucken des	Ac-hydroc.
Lidränder(n)	
- Bläschen an den	Sel.
- Brennen an den	Abs.
- Eiterung der	Ac-sulf., Hep., Kreos.
- Ekzeme an den	Agn., Ars.
- Entzündung der	s. Lidrandentzündung
- gerötete	Abs., Apis., Beryl., Dig., Kreos., Sulf., Teucr-mar.
- Geschwüre an den	Ac-fl., Ac-nitr., Beryl., Guaj.
- Jucken der	Abrot., Carb-v., Staph.
- Kälteempfindlichkeit der	Nux-v.
- Katarrhe der	Ant-c.
- Rhagaden an den	Caust.
- rissige	Graph.
- Sandgefühl an den inneren	Sel.

- Schwellung der	Apis., Bari-c., Beryl., Dig., Graph., Kreos., Teucr-mar.
- Trockenheit der	Calend., Staph.
- verklebte	Ac-sulf., Ars., Bari-c., Led., Magn-c., Nicc., Nux-v.
- verkrustete	Staph.
- Wundheit der	Graph., Kreos.
- zerfressen wie	Beryl.
Lidrandentzündung	Ac-form., Ac-m., Ac-succ., Ac-sulf., Bell., Beryl., Bor., Calc-ph., Carb-v., Carc., Card., Caust., Cepa., Clem., Croton., Dig., Dulc., Ferr-ph., Kreos., Lyc., Med., Merc-sol., Nat-ars., Nat-m., Psor., Puls., Rumx., Ruta., Seneg., Sep., Sil., Staph., Tarant., Tell., Thal., Thuj., Vacc.
- Beißen mit	Euphr.
- Brennen mit	Euphr.
- chronische	Graph., Petr., Sulf.
- Eiterung mit	Hydrast.
- Geschwürsneigung mit	Kres.
- gonorrhoische	Arg-nitr.
- rezidivierende	Tub.
- Rötung mit	Kres.
- Schwellung mit	Kres.
- skrofulöse	Bari-c.
Liederliche Menschen	Stram.
Liftfahren	
- Brechreiz beim	Bor.
- Übelkeit beim	Bor.
Liegen	
- Abgeschlagenheit, bei zu langem	Beryl.
- Armen mit den über dem Kopf	Verat.
- atmen kann nicht im	Grind.
- Bauch auf dem zusammengekrümmt	Coloc.
- Blutandrang im	Stront.
- Brustbeklemmung im	Olnd.
- hart, alles ist zu beim	Bapt.
- Hitze mit im	Stront.
- kann nicht	Apoc., Bapt.
- Lähmigkeit bei zu langem	Beryl.
- Neigung dauernd zu	Led.

- Rückenschmerzen im, bei Rechtslage	Ferr-ph.
- Schmerzen am Hals, bei Rechtslage	Ferr-ph.
- Schmerzen im, ziehende	Beryl.
- Schwäche allgemeine, bei zu langem	Beryl.
- Schwindel im	Stront.
- Seite auf der kranken, verschlimmert	Kali-c.
- Seite auf der linken, kann nicht	Brom., Cact., Crat., Dig., Phos., Psor., Spig., Tell., Thea.
- Seite auf der rechten, kann nicht	Merc-sol., Phyt., Magn-m.
- Seit auf der rechten, muß	Spig.
- will immer	Stann.
Linkslateralität	Arg-nitr., Coloc., Lach. Spig.
Linsenablagerung	Tell.
Linsentrübung	Ruta., Sec.
Lipid	
- ämie	Berb.
- entgleisungen	Ant-c.
Lipom	Bari-c., Bari-m., Lap-a.
Lippen	
- abschälende	Lac-c., Plb.
- Aphthen an den	Med.
- aufgesprungende	Alum., Amm-c., Ant-c., Arum., Bry., Beryl., Canth., Caps., Carb-v., Card., Graph., Hep., Magn-m., Nat-m., Tab.
- aufgeworfene	Bari-c., Calc-ph., Lues., Med. Psor., Sil.
- Bläschen an den	Anac., Mang., Sang., Sulf.
- blasse	Ferr-ph., Stroph.
- blaue	Alum., Amm-c., Colch., Cupr., Lach., Lauroc., Mosch., Op., Stann., Vip.
- Brennen der	Anac., Arum., Calend., Hyper., Kreos., Sang.
- dicke	Sulf.
- Fissuren an den	Cond.
- gelähmte	Op.
- geschwollene	Calc-c., Calend., Caps., Chin., Hep., Hydrast., Sang.
- Geschwüre an den	Bor., Calend., Hydrast., Kreos., Med., Vinc.
- Herpes menstruales an den	Nat-m.
- Jucken der	Kreos.
- krämpfe	Dulc.

L

- krebs — Con., Hydrast., Kreos.
- Krusten an den — Sang.
- livide Verfärbung der — Lach., Stroph., Tarant.
- pelziges Gefühl auf den — Anhal.
- pergamentartige — Bry.
- Prickeln in den — Nat-m.
- Rhagaden an den — Aran-d., Beryl., Caust., Cond., Kreos., Lues., Lyc., Mang., Phyt.
- rissige — Beryl., Bry., Calc-fl., Calc.ph., Croton., Nat-m.
- rote — Sulf.
- schmerzhafte — Calend.
- schwarz belegte — Op.
- Schwellungsgefühl in den — Collins.
- taube — Acon., Calc-fl., Glon., Nat-m.
- trockene — Acon., Anhal., Calc-fl., Glon., Croton., Ferr-ph., Helod., Lac-c., Mang., Nat-m., Psor., Sang., Sil.
- verkrampfte — Ran-b., Sec.
- wulstige — Sulf.
- wunde — Cob., Glon., Kreos., Lac-c.
- Zittern der — Crot., Op.
- Zucken der nervöses — Arum.
- Zupfen an den — Abs., Card., Helleb., Hyosc.

Lithämie — Calc-c., Equis., Lyc., Urt.

Lithämische Diathese — Coloc., Thuj.

Lithiasis — s. Steinleiden

Little-Krankheit — Calc-ph., Hyosc.

Lochien — Kreos.
- blutungen — Arn.
- langanhaltende — Senec.
- stinkende — Lil.
- stockende — Arist., Bor., Poton., Sec.
- Unterdrückung der — Bry., Puls.

Lues — Abrot., Lues., Merc-sol., Sars.
- Lues II — Aur.
- ceribri — Jod.
- folgen — Ars., Aur, Thuj.

Luetiker — Kali-j.

Luetisch — Ac-nitr., Mez.

Luft	
- Hunger nach	Chelid.
- Ringen nach	Lob., Samb.
- Scheu vor frischer	Nux-v.
- Schnappen nach	Ac-hydroc., Ac-picr., Chin., Latrod., Naja., Vip.
Lufröhre	Aral., Spong.
- Abräuspern von Schleim aus der	Iber.
- Brennen in der	Clem., Rumx.
- Entzündung der	Ac-lac., Acon., Ars., Bell., Brom., Guaj.
- Katarrhe der	Bell., Senec., Seneg.
- Keuchen in der	Lycop.
- Kitzel in der	Anac., Ant-c., Led., Phos., Rumx.
- Rauheit in der	Rumx.
- Reizzustand der	Aral., Phos.
- Schleim zäher in der	Samb.
- Schleimrasseln in der, mit erschwertem Auswurf	Tart-emet.
- Stechen in der	Led.
- Trockenheit in der	Aran-d.
- Wundheitsgefühl in der	Aran-d., Guaj.
Luftwege, obere	Amm-br., Bell., Hyosc., Ipec., Kali-j., Magn-c., Mang., Phell., Rumx.
- Affektionen der	Arg., Brom.
- Entzündung der	Acon., Bell.
- Hyperämie der trockene	Acon.
- Kälteempfindlichkeit der	Kali-c.
- Katarrhe der	Ac-lac., Amm-c., Hydrast., Kali-c., Magn-m., Mandr e rad., Rumx., Samb., Seneg., Spong., Sulf., Tereb., Verb.
- Luftzugempfindlichkeit der	Kali-c.
- Reizung der	Stict.
- Schleimhäute der	Amm-br., Amm-c., Amm-m., Aran-ix., Arum., Calc-j., Cepa., Eucal., Euphr., Kali-j., Kali-s., Marum., Nat-c., Nat-m., Rauw., Rumx., Samb., Sang., Seneg., Stict., Tart-emet., Tereb., Verb.
- Schleimhautkatarrhe der	Mang.
Luftzug	
- empfindlich auf den geringsten	Bar-c., Calc., Caps., Cham., Chin., Merc., Nux-v., Pyrus., Rhod., Sel., Sil., Sulf., Zinc.,

Lumbago	Ac-lac., Ac-ox., Ac-sal., Acon., Agar., Ant-t., Aran-d., Aran-ix., Arn., Berb., Bry., Cad., Colch., Diosc., Erig., Gins., Ham., Kali-c., Kalm., Led., Magn-m., Nux-m., Nux-v., Ran-b., Rhs-t., Ruta., Sulf., Tart-emet., Vacc., Valer.
- akuter	Ac-form.
- Ärger nach	Coloc.
- Atmen beim	Alum., Am-c., Carb-an., Carb-v., Coloc., Kali-bi., Kali-c., Merc., Prun., Sulf.
- Aufregung nach	Coloc.
- Aufsetzen beim	Ant-c.
- Bücken nach langem	Dulc.
- Gehen bessert	Ant-c.
- Hämorrhoidenbluten wechelt mit	Aloe.
- Heben beim	Sang.
- heftigster	Aran-d.
- Ischias ambulatoria mit	Rhs-t.
- Kopfschmerz wechselt mit	Aloe.
- Lähmigkeit mit, vom Oberschenkel bis zu den Zehen	Gnaph.
- ossale Veränderungen durch, an der LWS	Calc-fl.
- rezidivierender	Ac-form.
- sexuellen Ausschweifungen nach	Bufo., Anhal.
- Sitzen nach, auf kaltem Stein	Dulc.
- Taubheit mit, vom Oberschenkel bis zu den Zehen	Gnaph.
- Verheben nach	Calc-c.
- Verrenken nach	Calc-c.
- Wärme bessert	Ac-form., Rhs-t.
Lumbalsyndrom	Ac-form., Cimic., Cycl., Mandr., Tab.
Lumboischialgie	Bell.
- Stehen bei langem	Aran-d.
Lunge(n)	Aca., Ac-form., Ars-j., Calc-hyp., Grind., Jod., Kali-nitr., Phell., Stram., Tab., Tart-emet.
- Abszess in der	Hep., Lach., Sil., Sulf-j.
- Affektionen der, bei alten Leuten und kleinen Kindern	Tart-emet.
- Beengung in der	Led.
- Blutüberfüllung der	Bell., Samg., Verat-v.

- Blutungen der	Abrot., Ac-acet., Ac-fl., Ac-ph., Cact., Chin., Croc., Crot., Dros., Ferr-ph., Ham., Hirud., Kreos., Lach., Med., Millef., Nux-v., Phos., Plb., Sec.
- Brennen in der	Hydrast.
- Brennen in der linken	Croton.
- Druck in der	Led.
- embolie	Vip.
- emphysem	Ant-s., Grind., Kres., Napht.
- infarkt	Crot., Phos.
- karzinom	Hydrast., Kreos.
- katarrh	Bari-c., Rumx.
- Krämpfe der, bei Husten	Canth.
- lähmung	Op.
- Ödeme in der	Kres., Thal.
- Schleim in der	Bor., Ipec.
- Stauung in der	Lach.
- Stiche rechts in der Tiefe der	Bor.
- Vollheit in der linken	Croton.
- Vollheitsgefühl in der	Lil.
- Wundheit in der	Hydrast.
- Zusammenschnüren der	Led., Lil.
Lungenentzündung	Abrot., Ac-acet., Ac-benz., Ac-form., Ac-hydroc., Acon., Ant-t., Apis., Bry., Ferr., Ferr-ph., Hep., Jod., Kali-c., Kali-j., Lach., Pyrog., Scil., Seneg., Sil., Tart-emet., Thal., Tub., Verat-v.
- Atemnot mit	Ant-ars.
- Beklemmung mit	Ant-ars.
- Brustbeklemmung, mit rechtsseitiger	Chelid.
- Fieber mit hohem	Ant-ars., Phos.
- Husten mit anstrengendem	Ant-ars.
- katarrhalische	Ipec.
- Neigung zu	Carc.
- Rasseln mit viel	Ant-ars.
- rechtsseitige	Lyc., Sang.
- Resolution mit verzögerter	Sulf.
- Resorptionsmittel	Kali-m.
- verschleppte	Tereb.
Lungengefäßfasern	
- Erschlaffung der	Calc-fl.
Lungengewebe	
- interstitielles	Equis.

Lungenhilustuberkulose	Bari-c.
Lungenrasseln	Lyc., Sil.
- Auswurf mit schleimigem	Carb-v., Hep., Ipec.
- großblasiges, über die ganze Lunge	Ipec.
- lockeres	Carb-v., Hep.
- mühsames	Op.
Lungenspitze	
- Schmerzen in der rechten	Elaps.
- Stiche in der linken	Guaj.
Lungenschwindsucht	s. Schwindsucht
Lungenstechen	Ac-nitr., Berb., Coloc., Con., Thuj.
- Husten bei	Aur., Canth., Caps.
- linksseitiges	Croton.
- Wundheitsgefühl mit	Aur.
Lungenstiche	Ac-nitr.
- Atmen beim	Petr., Rumx.
- Erwachen beim	Rhs-t.
- heftige	Rhs-t.
- Husten bei	Calc-ph., Rumx.
- morgens	Rhs-t.
- schmerzhafte	Calc-ph., Rumx.
- Sprechen beim	Rhs-t.
Lungentuberkulose	s. Tuberkulose
Lungenvagus	Apom.
Lupus erythematodes	Ars., Aur., Aur-j., Carb-v., Graph., Hydrast., Kres., Phos., Stront., Thuj., Tub.
Lüste	
- widernatürliche	Plat.
Lüsterne Menschen	Grat., Hyos., Lach., Plat., Sil., Staph., Stram., Tarant., Verat.
Lustlos	Ac-sulf., Crat.
- tagsüber	Ac-picr.
Lypmhatische Diathese	Bari-c., Calc-c., Lyc., Psor., Sil., Thuj., Tub., Viol-t.
Lymphatisches System	Calc-c.
- Entzündung des, akut und chronisch	Merc-sol.
Lymphatismus	
- Resorptionsmittel bei	Sulf-j.

Lymphgefäßentzündung	Apis., Carb-v., Crot., Croton., Hep., La-trod., Merc-sol., Vip.
- Fingern von den, bis zu den Achsel-höhlen	Bufo.
- Insektenstichen nach	Led.
- Schmerzen mit großen	Cepa.
- septische	Echin.
- Stichverletzungen nach	Led.
Lymphgewebe	Sil.
Lymphknoten	Ac-fl., Amm-m., Calc-c., Calc-fl., Calc-j., Calc-ph., Carb-an., Carb-v., Clem., Con., Echin., Fuc., Kali-j., Kali-m., Spong., Viol-t.
- affektionen	Sulf-j.
- atrophie	Jod.
- berührungsempfindlichkeit	Graph.
- eiterung	Lyc., Sil.
- harte	Con.
- tuberkulose	Tub.
- verhärtung	Jod., Sil.
- vergrößerung	Sil., Spong.
Lymphknotenentzündung	Apis., Bell., Bufo., Calend., Cepa., Clem., Hep., Merc-sol., Myrist., Sil., Spong., Vip.
- chronische	Clem., Kali-j.
- diffuse	Crot.
- septische	Echin.
Lymphknotenschwellung	Aur., Bari-c., Calc-j., Calc-s., Chim., Clem., Croton., Calend., Graph., Jugl-reg., Kali-j., Lapis., Lyc., Nat-s., Phyt., Scroph-n., Spong., Sulf-j.
- generalisierte	Calc-c.
- skrofulöse	Chim.
- steinharte	Calc-fl.
- Vereiterung mit	Merc-sol.
- Vergößerung mit	Calc-fl.
- Verhärtung mit	Merc-sol.
- weiche	Kali-m.
Lymphödeme	
- Mammoperation nach	Aals.
Lymphsarkom	Vinc.

L

Lymphstauungen	Ac-fl.
Lymphtumore	Scroph-n.
Lyssa	s. Tollwut.

M

Machthungrige Menschen	Aur., Lach.
Mädchen (mittel)	
- blasse	Ac-ph., Cycl.
- depressive	Ac-ph., Cycl.
- hochaufgeschossene	Jugl-reg.
- nervöse	Ac-ph., Cycl.
- Pubertät in der	Jugl-reg.
- schüchterne	Jugl-reg.
- träge	Jugl-reg.
- unkonzentrierte	Ac-ph.
Magen	Ac-nitr., Ac-sulf., Aran-ix., Cham., Chin., Cond., Eupat-perf., Lac-c.
- atonie	Alum., Carb-an., Hydrast., Stann.
- Autofahren beim, Schwäche und Leeregefühl im	Cocc.
- Berührungsempfindlichkeit des	Ac-acet., Bell., Phos., Tarant.
- blutungen	Ac-acet., Ac-fl., Ac-nitr., Bapt., Cact., Card., Erig., Ham., Hirud., Lach., Nux-v., Phos., Trill.
- Brechreiz im	Naja., Nux-v.
- Druck des, aufs Herz	Nux-m.
- druckempfindlichkeit	Bell., Naja., Phos., Tarant.
- Eiseskälte im	Colch.
- Elendigkeitsgefühl im	Thea.
- empfindlichkeit	Ferr-ph.
- enge	Cad.
- erweiterung	Carb-v.
- Essen bessert	Mandr.
- Essen liegt wie ein Stein im	Aran-d.
- Flauheit im, um 11 Uhr	Sulf.
- Füllegefühl im	Bry.
- Gewicht im	Wye.
- Herabsinkungsgefühl im	Croc.
- Hinsein im	Vib.
- Hitzegefühl im	Tereb.
- hohl wie	Cocc., Lil.
- karzinom	Ac-fl., Arg-nitr., Cad., Hydrast., Kreos., Nux-v., Phos.
- Klumpengefühl im	Nux-m., Sep.
- kneifen	Lyc.
- knurren	Olnd.
- Lastgefühl im	Sec.

- Leeregefühl im	Abrot. Ac-ox. Brom. Ign.
- Luftansammlung im	Arg-nitr., Ferr., Phos.
- Nagen im	Abrot. Lyc.
- Ohnmachtsgefühl im	Tell.
- Pulsieren im	Cact.
- Reiben bessert	Aran-d.
- reizung	Clem.
- Rückwärtsbeugen bessert	Naja.
- Säurebildung im	Calc-c.
- Schlaffheitsgefühl im	Tab.
- Schneiden im, bei leerem Aufstoßen	Dulc.
- schwäche	Ac-ph., Ac-sulf., Bari-c., Dig. Ferr., Hydrast., Ign., Mandr., Nicc., Nux-m., Podo., Sep., Thea., Zinc.
- Schweregefühl im	Graph.
- senkung	Calc-fl., Hydrast., Sep., Stann.
- Spätschmerz im	Arg-nitr.
- Stechen im	Caps., Jod., Spong., Tab.
- Übelkeit im	Croc., Nicc., Nux-m., Nux-v., Vip.
- Übersäuerung des	Rob.
- Unbehagen im	Iris.
- unverdaut bleibt alles liegen im	Abs.
- verdorbener	Ipec., Nux-v.
- verengung	Bari-c.
- voll wie zu	Beryl.
- Völle des	s. Magenvölle
- Wärmegefühl im	Ac-benz., Sec.
- Winde im	Ac-form.
- Wundheit im	Apis., Cupr., Helleb., Mang., Phos., Phyt.
- Ziehen im	Quas.
- Zusammenschnüren im	Cad.
- Zusammenziehen im	Nat-m.
Magenauftreibung	Arn., Chin., Con., Grat., Tereb.
- Brennen mit	Abies.
- meteoristische	Nux-m.
- Mundgeschmack mit bitterem	Cham.
- Platzen zum	Arg-nitr.
- Untertasse, wie eine umgekehrte	Calc-c.
Magenbeschwerden	Tarax.
- Augregung nach	Ign.
- Aufstoßen bessert	Ign.
- Essen bessert	Ign.
- Essen, nach fettem	Cycl.

- fetten Speisen nach	Thuj.
- Fremdkörpergefühl	Cupr., Grat., Nat-m., Raph.
- Gähnen bessert	Ign.
- Härtegefühl	Kreos.
- Hitzegefühl	Ars., Bry.
- Kaffeegenuß nach	Ign.
- Klumpen, wie ein	Agar., Amt-c., Bry., Graph., Hep., Hydr., Kali-bi., Lec., Lob., Nux-m., Nux-v., Puls., Rhs-t., Sanioc., Sep.,
- leerem bei	Ign.
- nervöse	Ign.
- Obst nach	Ign.
- Pulsieren (Klopfen) wie	Acon., Ant-c., Ant-t., Arg-n., Asaf., Bell., Cact., Calc., Chin., Cic., Corn., Dig., Ferr., Glon., Hydr., Jod., Kali-c., Lac-c., Mag-m., Meny., Nat-m., Nit-ac., Nux-v., Phos., Puls., Rhs-t., Sep., Sil., Stann., Sulf.,
- Rauchen nach	Ign.
- Schlaf im	Bor.
- Stein wie ein	Aesc., Ars., Bar-c., Brom., Bry., Calc., Cham., Grat., Kali-bi., Merc., Nat-c., Nux-v., Ph-ac., Ptel., Rhs-t.
Magenbrennen	Ac-ox., All-s., Apis., Ars., Aur., Bapt., Bism., Cact., Calad., Canth., Cimic., Colch., Croton., Daph., Dulc., Glon., Guaj., Helod., Hep., Iris., Mez., Oena., Podo., Sabal., Sang., Verat-v.
- abends	Stann.
- Aufschreien mit	Hyosc.
- Bewegung bei jeder	Helleb.
- Durst mit	Merc-sol.
- Essen bessert	Jod.
- Essen nach dem	Nux-v., Phos.
- Gehen beim	Ac-benz., Helleb.
- Husten beim	Helleb.
- Krampfanfällen mit	Hyosc.
- Mund bis in den	Caps.
- Steigen beim	Ac-benz.
- Übelkeit mit	Merc-sol.
- Unruhe mit	Jod., Mang.
- Wundheitsgefühl mit, im Magen	Kali-bi.
Magen-Darm-Blutungen	Chin., Crot., Led., Sec.

Magen-Darm-Kanal	Ac-form., Ac-hydroc., Ac-m., Ac-ph., Aethus., Ail., All-s., Aloe., Ant-c., Apoc., Arg-nitr., Arist., Arn., Ars., Asa., Asar., Asclep., Atrop-s., Bell., Bellis., Bor., Bov., Bry., Cad., Calc-c., Calc-ph., Camph., Canth., Caps., Carb-v., Cin., Cocc., Colch., Collins., Croton., Cupr., Cupr-acet., Diosc., Ferr., Gels., Gnaph., Grat., Helleb., Hep., Ign., Jod., Kali-c., Kali-nitr., Lac-c., Luff., Lyc., Magn-c., Magn-m., Magn-s., Mandr e rad., Marum., Nat-c., Nat-m., Nat-ph., Nat-s., Nux-m., Nux-v., Olnd., Petr., Plat., Podo., Prun., Puls., Rauw., Rheum., Rhs-t., Ric., Rob., Rumx., Sabad., Scil., Sec., Sep., Staph., Strych., Sulf., Tab., Tarax., Tart-emet., Thal., Verat., Vip., Viol-t., Zinc.
- Enddarm besonders am	Arist.
- Schleimhautenzündung des	Merc-sol.
Magen-Darm-Koliken	Cimic., Cin., Cycl., Plb.
- heftige	Podo.
- hineinschießende	Coloc.
- plötzlich auftretende	Coloc.
- Schmerzen mit	Cupr-acet.
- Verstopfung mit	Aesc.
Magen-Darm-Krämpfe	Arum., Cupr., Luff., Poten.
- plötzlich auftretende	Coloc.
Magn-Darm-Mittel	Colch.
Magen-Darm-Nerven	Kali-ph.
Magen-Darm-Schleimhaut	Abies., Carb-an., Ipec., Rhs-t.
Magen-Darm-Störungen	Berb., Verb., Viol-t.
- nervöse	Agar., Arg-nitr., Zinc.
Magendruck	Abrot., Ac-nitr., Ac-picr. Ac-sal., Alum., Amm-c., Anac., Ant-c., Bapt., Bari-c., Berb., Bism., Cad., Calc-c., Cham., Coloc., Croc., Hep., Hyper., Kali-c., Mez., Millef., Myric., Naja., Phell., Phyt., Plat., Puls., Rob., Spig., Staph., Sulf., Tab., Tereb., Visc.
- abends	Stann.

- Aufrechtsitzen bessert	Gels.
- Aufstoßen mit	Asa., Carb-v.
- Beklemmumg mit	Gels.
- Bewegung bei jeder	Helleb.
- Blähungsabgang bessert	Gels.
- Brennen mit	Caps.
- Durst mit	Coff.
- Erwachen beim	Petr.
- Essen nach dem	Bry., Chin., Nux-v., Rauw.
- Fleischspeisen nach	Ferr-ph.
- Gehen beim	Heder.
- Gewitter bei	Petr.
- heftiger	Cupr., Ferr-ph.
- Hunger mit	Coff.
- Husten mit	Heder.
- Hyperazidität mit	Caps.
- Magen bei leerem	Heder.
- morgens	Bry.
- nervöser	Coff.
- Rülpsen mit explosivem	Asa.
- Stein, als würde einer im Magen liegen	Brom., Bry., Nux-v.
- Trinken nach kaltem	Rhod.
- Übelkeit mit	Carb-v.
- viel	Ac-ph.

Magengegend

- Aufgetriebenheit der	Jugl-cin.
- Blähungen in der	Kali-c.
- Druck in der	Ac-ph., Phyt.
- Druckempfindlichkeit der	Nux-v., Sulf.
- Einsinken der	Croton.
- Kneifen in der	Kali-c.
- Koliken in der	Kali-c.
- Völle in der	Kali-c.
- Zurückbeugen bessert	Kali-c.
- Zusammenkrümmen bessert	Kali-c.

Magengrube

- Kneifen in der	Anac.
- Leere in der	Ign., Lac-c.
- Ödigkeit in der	Ign.
- Schneiden in der	Anac.
- Schwäche in der	Lac-c.
- Stechen in der	Anac.

Magengeschwür s. Ulcus ventrikuli

Magenkatarrh	s. Gastritis.
Magenkopfschmerz	Lith.
- Brechreiz mit	Nux-v.
- drückende	Anac.
- klopfende	Anac.
- morgens beim Erwachen	Nux-v.
- reißende	Anac.
- stechende	Anac.
- Übelkeit mit	Nux-v.
Magenkrämpfe	Abrot., Ac-acet., Anac., Arg-nitr., Ars., Atrop-s., Bapt., Calc-c., Cauloph., Cham., Cocc., C off., Collins., Ferr., Ham., Kali-c., Lach., Lauroc., Lob., Luff., Magn-c., Magn-ph., Mandr., Plat., Podo., Psor., Sabad., Tab., Tarant., Valer.
- Abendessen nach dem	Grat.
- Aufregungszustand, mit manischem	Canth.
- Aufschreien mit	Hyosc.
- Blähsucht mit	Ign., Stann.
- Blutdruckabfall mit	Rauw.
- Brechreiz mit	Tub.
- Durchfällen mit heftigen	Ac-hydroc., Rauw.
- Durst mit	Cupr-ars.
- Erbrechen mit	Ac-mitr., Cupr-ars.
- Essen bessert	Brom., Med.
- Essen nach dem	Nux-v., Puls.
- Essen nach hastigem	Led.
- Gesichtsblässe mit	Rauw.
- heftige	Verat.
- Heißhunger mit	Sec.
- kolikartige	Thal.
- Kopfschmerzen mit	Tub.
- Krampfanfällen mit	Hyosc.
- langsam zu- und abnehmende	Stann.
- Luftaufstoßen mit	Diosc.
- Magen bei leerem	Heder., Ign.
- Magen vom, nach allen Seiten ausstrahlende	Plb.
- morgens	Caust.
- nachts	Grat.
- Rücken, bis zum strahlende	Bism.
- Rückwärtsbeugen bessert	Bell.
- Schwäche mit	Tub.

- Schweißausbruch mit	Tub.
- Sodbrennen mit	Sec.
- Speichelfluß mit	Sec.
- Speisen durch warme	Graph.
- Speiseröhre bis zur	Zinc.
- Stuhldrang bei vergeblichem	Ign.
- Trinken bessert	Med.
- Trinken nach hastigem	Cauloph., Led.
- Übelkeit mit	Diosc., Tub.
- Zusammenschnürungsgefühl mit	Zinc.
Magen-Leber-Gallegegend	
- Druck in der	Aran-ix.
Magenleeregefühl	Ac-m., Amm-c., Bry., Cocc., Coloc., Croc., Croton., Hydrast., Lyc., Mandr., Petr., Podo., Ruta., Sang., Sars., Sep., Sulf., Thea., Verat.
- Aufrechtsitzen bessert	Gels.
- Aufstoßen mit	Lil.
- Beklemmumg mit	Gels.
- Blähungen mit	Lil.
- Blähungsabgang bessert	Gels.
- Branntwein bessert	Olnd.
- Hunger ohne	Nicc.
- Vollsein mit	Gels.
Magenleiden	Magn-m.
Magenmittel	Mandr., Nux-v., Petr., Podo.
Magensäure	Abies., Ac-sulf., Carb-an., Caps., Form., Nat-c., Nat-ph., Petr., Pop., Rob., Sulf.
- Aufstoßen bei saurem	Ac-form.
- Beschwerden durch	Zing.
- Eier, bei Verlangen nach	Calc-c.
- Milch wird nicht vertragen	Calc-c.
- Speisen nach fetten	Carb-v.
- übermäßig viel	Nat-ph., Rob.
- Würgen beim	Ac-form.
- Zähne macht die stumpf	Iris.
Magensymptome	
- Gliederschmerzen mit rheumatischen gleichzeitig	Ptel.
Magenschleimhäute	Kali-s.
- Empfindlichkeit der	Jugl-reg.

M

- Schwellung der, entzündliche mit Koliken und blutigen Durchfällen	Rhs-t.
- Verhärtung der	Thuj.
Magenschmerzen	Ac-hydroc., Ac-m., Anac., Caps., Ferr., Ferr-ph., Gins., Guaj., Nat-ph., Podo., Sabad., Sabal.
- Ärger nach	Cham.
- Bauch, fächerförmig in den ausstrahlende	Diosc.
- Beengungsempfindlichkeit mit	Lach.
- Blähungsabgang bessert	Lach.
- bohrende	Cimic.
- Brechreiz mit	Bism., Nux-v.
- brennende	Ac-acet., Acon., Arg-nitr., Bry.
- Druckempfindlichkeit mit	Kreos., Lach.
- drückende	Arg-nitr., Cham.
- dumpfe	Hydrast.
- Durchfall mit	Ac-form., Kali-nitr.
- Empfindlichkeit mit, beim Essen	Kali-c.
- Essen bessert	Chelid., Cob., Graph., Kreos., Lith., Mandr., Visc.
- Essen nach dem	Abies., Bry., Cham., Cimic., Hyper., Mandr. e rad., Nux-v., Sil.
- Erbrechen mit	Arist., Olnd., Petr.
- Fermentation, mit starker	Ac-acet.
- Gähnen mit ununterbrochenem	Arg-nitr.
- Galleerbrechen mit	Colch.
- Gesichtsröte mit	Rumx.
- heftige	Acon., Canth., Colch.
- Heißhunger mit	Mez., Olnd.
- Herzklopfen mit heftigem	Hydrast.
- hineinschießende	Coloc.
- Hitze mit	Rumx.
- Kaffeegenuß nach	Cham.
- Kalbfleischgenuß nach	Kali-nitr.
- kolikartige	Coloc., Hydrast., Spig.
- kongestive	Mandr.
- krampfartige	Cham., Cimic., Kali-c., Tarant.
- Leere mit	Olnd.
- Leibschneiden mit	Canth.
- Mageninhalt, mit Hochkommen des	Con.
- Mitternacht um	Arg-nitr.
- Mundgechmack mit bitterem	Bism.
- nächtliche	Arum.

- nagende	Arum., Cob., Kreos., Lach., Lith.
- Ödigkeit mit	Olnd.
- periodische	Arg-nitr.
- plötzlich auftretende	Coloc.
- Reden beim	Kali-c.
- reflektorische	Cauloph.
- Rücken zum ausstrahlende	Chelid.
- Schleimerbrechen mit	Colch.
- schneidende	Acon., Arum., Spig., Visc.
- Schulterblatt, zum rechten unteren ausstrahlende	Chelid.
- stechende	Ac-form., Bry., Cham.
- Übelkeit mit	Ac-form., Mandr., Mez.
- Unbehagen mit	Mez.
- Unruhe mit nervöser	Jod.
- Völlegefühl mit	Kali-c.
- Vorwärtsbeugen verschlimmert	Kalm.
- Würgen mit	Bism Olnd.
- zusammenschnürende	Kali-c.
- zusammenziehende	Agn.
Magenstörungen	
- Durchfällen mit	Con.
- funktionelle, der Vagotoniker und der vegetativ Labilen	Poten.
- nervöse	Ign.
- Schweißausbrüchen mit	Con.
- thyreotoxische	Con.
- Tremor mit	Con.
Magenverstimmung	
- Durcheinanderessen nach	Ant-c.
- Durchfall mit	Kres.
- Eisessen nach	Puls.
- Erbrechen mit	Kres.
- Leberstörungen mit	Senec.
- Sommer im	Puls.,
- Völlegefühl mit	Ant-c.
Magenvölle	Amm-c., Mandr., Nux-m., Luff., Lyc., Puls., Ruta., Sec., Sil.
- Aufstoßen mit	Lil.
- Blähungen mit	Lil.
- Eisessen nach	Rhs-t.
- Essen nach dem	Chin., Rhs-t., Sulf.
- Schwere mit	Rhs-t.

M

- Übelkeit mit	Rhs-t.
- Weintrinken nach	Rhs-t.
Magere Personen	Ars., Calc-ph., Ferr., Lach., Nux-v.
- Appetit trotz gutem	Heder.
- Elendigkeit mit	Alum.
- Hunger trotz	Heder.
- Mattigkeit mit	Alum.
- Müdigkeit mit	Alum., Ambr.
- Nervosität mit	Ambr.
- Schwäche mit	Alum., Ambr.
- Überempfindlichkeit mit	Ambr.
Magersucht	
- endokrine	Cimic.
Makula	Abs., Euphr.
Malaria	Aran-d., Chin., Chin-s., Eucal., Eupat., Verat.
- fieber	Ipec.
- folgen	Aran-d., Ars., Nat-m.
- kachexie	Nat-m.
- kopfschmerz	Cedr.
Mandel(n)	Apis., Bari-m., Calc-c., Calc.j., Kali-bi., Kali-m., Lyc., Merc-bi., Merc-cy., Phyt.
- berührungsempfindliche	Graph.
- Brennen in den	Card.
- dunkelrote	Brom.
- eitrig belegte	Merc-sol.
- eitrige	Colch., Med., Tub.
- Eiterung der, rechtsseitig	Lyc.
- gerötete	Ac-form., Acon., Alum., Aur., Bapt., Berb., Calc-c., Rhod.
- geschwollene	Aur., Bapt., Bari-c., Brom., Calc-c., Calc-fl., Cham., Graph., Guaj., Jab., Kali-bi., Staph., Sulf-j., Thuj., Tub., Vinc.
- geschwollene, rechtsseitig	Lyc.
- geschwüre	Kali-bi., Sil.
- glasige	Apis.
- hochrote	Ail., Bell.
- ödematöse	Apis.
- Operationsschmerz an den	Phyt.
- Schmerzen der	Bellis., Rhs-t., Zinc.
- Schmerzen der, bis zum Ohr ausstrahlende	Cham.

- Schmerzen der, rechtsseitig	Helod.
- Stechen in den	Card., Psor., Rhs-t.
- vergrößerte	Calc-c., Calc-j., Lyc., Lues., Magn-c., Med.
- Zusammenschnüren der	Tarant.
Mandelabszess	Guaj., Lyc., Med., Merc-sol., Sil.
- Rezidivneigung mit	Hep.
Mandelbeläge	
- membranöse	Ars.
Mandelentzündung	Ac-form., Acon., Ail., Apis., Bapt., Berb., Calc-fl., Colch., Gels., Guaj., Hep., Lach., Magn-ph., Marum., Rhod., Rhs-t., Staph.
- Absonderungen mit stinkenden	Kali-bi.
- chronische	Ac-benz., Bari-c., Brom., Calc-c., Calc-ph., Kali-bi., Kali-m., Lyc., Magn-c., Mandr., Phyt., Psor., Sil., Sulf-j., Thuj., Tub.
- Eiterpfröpfen mit	Kali-bi.
- Lymphdrüsenschwellung mit	Sil.
- Ohrenknacken mit	Bari-m.
- Ohrenschmerzen mit	Cham.
- Parotisschwellung mit	Sil.
- rechts beginnende	Thal., Tub.
- Schluckschmerzen mit	Rhs-t.
- Seite von einer zur anderen wandernde	Sabad.
- subakute	Phyt.
Mandelpfröpfe	Carc., Kali-bi.
- eitrige	Calc-c., Lues.
- übelriechende	Magn-c.
- weiß-graue	Kali-m.
Managermittel	Nux-v.
Mandibulardrüsen	Lues.
- Entzündung der	Calend.
- Schwellung der	Calend., Card.
Maniakalische Zustände	Bell., Hyosc.
Manien	Hyosc., Jod., Puls., Stram., Verat.
- Angst mit	Kres.
- Depressionen mit	Kres.
Manisch-depressiv	Kali-br., Lach., Tarant., Verat.
- geistige Batätigung bessert	Croc.

M

Manisch-schizoid	Stram.
Männer	
- alte	Con.
- cholerische	Staph.
- eigenartige	Con.
- geile	Con.
- hypochondrische	Staph.
- kindische	Con.
- läppische	Con.
- Sexgedanken mit dauernden	Staph.
Männermittel	Lyc.
Marasmus	Abrot., Ac-acet., Ac-fl., Ac-m., Ars., Bari-c., Beryl., Brom., Calc-fl., Chin., Eupat., Kreos., Lues., Op., Sec., Tub.
- Blutverlust nach	Nat-m.
- Säfteverlust nach	Nat-m.
- syphilitischer Anamnese bei	Sars.
- tonikum	Hydrast.
Masern	Amm-c., Arum., Bell., Bry., Euphr., Influ., Puls., Stict.
- exanthem	Puls.
- husten	Euphr., Gels., Stict.
Mastdarm	Anac., Caust., Graph., Merc-sol.
- Brennen im	Aloe., Aur., Sep.
- Entzündung des	Aloe., Calc-fl., Thal.
- Geschwüre am	Lues.
- Jucken am	Sep.
- Kraftlosigkeit des	Anac.
- Krämpfe des	Ign.
- Lähmung des	Agar., Alum., Caust.
- Schwäche des	Phos.
- Trockenheit des	Nat-m.
- Untätigkeit des	Anac.
- vegetative Nerven des	Caust.
- Zusammenschnüren im	Mez., Nat-m.
Mastdarmtenesmus	
- Frauenleiden bei	Lil.
- Harnlassen nach	Canth.
Mastdarmvorfall	Ac-m., Ign., Lues., Mez., Podo., Sep.
- Hämorrhoiden bei	Ruta.
- Obstipation bei atonischer	Ruta.

Mastoid	
- Karies des	Lues.
- Entzündung des	Arum., Caps.
- Schmerzen am	Canth., Caps.
- Stechen unter dem	Cin.
Mathematikschwäche	Lues.
- Intelligenz bei sonst guter	Syph.
Mattherzigkeit	Olnd.
Mattigkeit	Abrot., Ac-form., Ac-nitr., Ac-picr., Ac-sulf., Agn., Alum., Ambr., Amm-c., Anhal., Apoc., Arist., Bapt., Berb., Beryl., Brom., Bufo., Cad., Calc-c., Calc-ph., Caps., Carb-v., Card., Cham., Cob., Crat., Cycl., Dulc., Gins., Heder., Hydrast., Kali-ph., Lac-c., Led., Mosch., Naja., Nat-m., Nux-m., Petr., Plat., Sec., Sep., Stann., Tereb., Thal.
- allgemeine	Zinc.
- Essen nach dem	Nat-c.
- große	Dig., Form., Nat-c., Psor., Valer., Zinc.
- Knien in den	Ac-ox.
- sexuelle	Ac-lac.
- tagsüber	Bry.
Medulla oblongata	Caust., Ipec.
Medulläre Zentren	Apom.
Megakolon	Podo.
Melancholie	Aur., Cact., Cham., Helleb., Ign., Kali-bi., Kali-j., Kali-ph., Lues., Merc-sol., Plat., Puls., Senec., Thuj., Verat.
- Aufgeräumtheit manische, wechselt mit	Nat-s.
- tagsüber	Sec.
Melanome	Carc.
Membranen	
- Brennschmerz an den	Brom.
Menarche	Cycl.
- fehlende	Acon., Am-c., Ant-c., Apis., Apoc., Ars., Aur., Bar-c., Arist., Carb-s., Caul., Cham., Chin., Cocc., Cupr., Con., Dulc., Ferr-ph., Graph., Ham., Hell., Ign., Jod., Lyc., Mag-m., Nat-m., Nux-m., Puls., Senec.

Meniere-Krankheit	Ac-acet., Ac-benz., Ac-sal., Caust., Chin., Cocc., Crot., Glon., Hyper., Kres., Plb., Sec., Tab., Ther.
- Erschütterung nach	Arn.
- Fall nach	Arn.
- Verletzung nach	Arn.
Meningen	Apis., Bell., Op.
Meningitis	Bell., Bry., Cupr., Gels., Glon., Helleb., Lach., Ran-b., Tarant., Zinc.
- Zustände nach	Oena.
Meningismus	Apoc., Cic., Gels., Glon., Helleb., Hyosc., Influ., Ran-b., Tarant., Verat-v., Zinc.
Menorrhagie	Acon., Apis., Arist., Bell., Bor., Bov., Brom., Calc-c., Carb-v., Card., Cimic., Cin., Cocc., Cocc-c., Croc., Dig., Erig., Ferr., Ham., Helon., Ipec., Kali-c., Kreos., Led., Magc-c., Millef., Nat-m., Nux-v., Phos., Plat., Ruta., Sabin., Sec., Stram., Sulf., Thlaspi., Trill., Ust., Verat., Visc.
- Blutungen mit langanhaltenden	Calloph.
- Blutungen mit passiven	Cauloph.
- Gehen nur beim	Lil-t., Nat-s., Sec.
- Klimakterium im	Sep.
- klumpig	Bell., Calc., Calc-ph., Cham., Cycl., Op., Lach., Murx., Plat., Puls., Rhs-t., Sabin.,
- Konvulsionen mit	Chin.
- Kummer löst M. aus	Ign.
- Liegen hören im L auf	Cact., Caust., Ham., Lil-t.
- Neumond bei	Rhst-t.
- Ohnmacht mit	Chin., Nux-m.
- Schwäche mit	Nux-m.
- Styptikum	Hydrast.
Menschenscheu	Ambr., Con., Kali-bi., Staph.
Mercuralismus	s. Quecksilbervergiftung
Mesenterialgefäßthrombose	Latrod.
Mesenteriallymphknoten	Abrot., Ac-acet., Calc-c., Calc-ph., Med.
- Druckempfindlichkeit der	Bapt.
- Schwellung der	Bari-c., Sil.
- Tuberkulose der	Abrot., Arum., Jod., Tub.
Metastasen	Carc.

M

Meteorismus	Ac-acet., Ac-form., Ac-ph., All-s., Aloe., Arg-nitr., Asa., Bari-m., Bism., Bov., Cad., Calc-c., Calc-ph., Crot., Diosc., Euph., Ferr., Flor., Form., Gins., Graph., Helleb., Hydrast., Mandr e rad., Mosch., Phell., Phos., Tab., Tarax., Tereb., Vip.
- Durchfall mit saurem	Bry.
- Herzklopfen mit	Magn-m.
- Kohlehydraten nach	Nat-c.
- Leberleiden bei	Lyc.
- Leberschmerzen mit	Raph.
- Milchgenuß nach	Nat-c.
- Milzschmerzen mit	Raph.
- Platzen zum	Sep.
- Stauungen in Folge	Scil.
- Verstopfung mit	Bry.
- viel	Sil.
Metritis	s. Gebärmutterentzündung
Metrorrhagie	s. Gebärmutterblutung
Migräne	Ac-form., Ac-picr., Ammi., Anhal., Bell., Bellis., Chin., Cocc., Colch., Cupr., Damin., Ferr., Ign., Psor., Sil., Stront., Sulf., Thuj., Vib., Vip., Visc., Zinc.
- abends	Atrop-s.
- anfälle	Nicc., Ther.
- Ärger bei	Tab.
- Auge über dem linken	Sel.
- Auge vom linken, bis zum Hinterkopf	Sep.
- Augenflimmern mit	Cycl.
- Augenüberanstrengung durch	Onos.
- Autofahren beim	Tab.
- Benommenheit mit	Cycl.
- berstende	Sep.
- billöse	Eupat.
- Blutandrang mit	Sep., Tab.
- Brechreiz mit	Sep., Stann.
- Brechwürgen mit	Dig.
- chronische	Nat-m.
- Doppeltsehen mit	Cycl.
- Druck bessert	Sep.
- drückende	Sep.
- Erbrechen mit	Ipec., Sec.
- Erschütterung durch	Tab.

- Essen bessert	Sep.
- Farbsehen mit	Cycl.
- Frauen der, genitalbedingte	Cimic.
- Freude bei	Tab.
- Galleerbrechen mit	Acon.
- gastrische	Rob.
- Gefäßkrämpfen mit	Dig., Iris., Nux-v., Sec.
- Gerüchen bei scharfen	Sel.
- Haarschneiden nach	Glon.
- Harnabgang wasserheller bessert	Gels.
- hepatogene	Flor.
- Hirnhyperämie mit	Melil.
- Hirnreizung mit	Cann-ind., Ipec.
- Kaffeetrinker der	Thea.
- Lesen beim	Cad.
- Limonadengenuß nach	Sel.
- linksseitige	Ars., Cauloph., Cimic., Lil., Nicc., Sep., Spig.
- nachts	Atrop-s.
- Nagelkopfschmerzen mit	Coff.
- Nebelsehen mit	Cycl.
- Ohnmachtsneigung mit	Stict.
- periodisch, alle 14 Tage	Nicc.
- periodisch auftretende	Ars., Atrop-s., Sabad.
- Polyurie mit am Schluß	Iris.
- pulsierende	Sep.
- Raucher der	Thea.
- rechtsseitige	Arg-nitr., Magn-c., Sang.
- scharfe	Lac-c.
- Schmerzen, mit heftig einschießenden	Coloc., Lac-c.
- Schmerzen, mit neuralgischen	Coloc.
- Schütteln durch	Cad.
- Schwäche mit	Stann.
- Schwindel mit	Cycl., Stann., Tab.
- Seiten wechselnde	Lac-c.
- Sonnenbestrahlung durch	Sel.
- Sonntags, mit Übelkeit	Iris.
- stechende	Sep.
- Studieren beim	Cad.
- Teegenuß nach	Sel.
- Übelkeit mit	Sep., Stann.
- Umschläge, heiße bessern	Sep.
- Urina spastica bessert	Gels.
- Vormittags um 10 Uhr	Nat-m.

- Wallungen mit	Sep.
- Weingenuß nach	Sel.
Migränemittel	Spig.
Milchabsonderung	
- Anfangs gesteigert danach vermindert	Naja.
- erhöhte, bei Stillenden	Bals.
- förderndes Mittel	Urt.
- Mangel an	Agn., Lac-c., Op., Puls., Urt.
- spärliche	Ac-ph.
- Schwäche bei	Ac-ph.
- Stauung der	Ac-acet., Ac-succ., Phyt.
- Stillpause in der	Bor., Lac-c., Puls., Urt.
- vermehrte	Urt.
- verminderte	Op.
- Versagen der nach Ärger, Kränkung und Tadel	Ign.
- wäßrige, bessern die Beschwerden	Cycl.
Milchallergie	Lac-c.
Milcherbrechen	
- Säuglinge der	Calend., Calc-ph.
- Stuhl mit gelbem	Calend.
Milchfieber	Acon., Puls.
Milchknoten	Jod., Phyt., Puls., Ric.
Milchschorf	Aeth., Calc-c., Calc-ph., Croton., Dulc., Lith., Olnd., Psor., Sars., Tub., Viol-t.
- Juckreiz mit starkem	Vinc.
Milchtrinken	
- Durchfall nach	Croton., Nat-c.
- Kopfschmerzen nach	Brom.
- Verstopfung nach	Nat-c.
Milchunverträglichkeit	Aeth., Arist., Calc-c., Magn-c., Magn-m., Nat-c.
Milz	Cean., Chin., Grind., Quas., Squil.
- Affektionen der	Quer-glan-Spir.
- Empfindlichkeit der	Jod.
- Geschwulstgefühl in der	Abs.
- Schwere in der	Op.
- Vergrößerung der	Ferr-ph., Grind., Lues.
- Verhärtung der	Carb-v.

Milzbrand	Crot.
Milzgegend	
- Schmerzen in der	Cean., Grind., Mez.
- Ziehen in der	Ambr.
Milzschmerzen	Agn., Sel.
- Hüfte gegen die linke ausstrahlende	Grind.
- kneifende	Med.
- Knie-Ellenbogen-Lage bessert	Med.
- Liegen im	Cepa.
- schneidende	Sang.
- stechende	Sang.
- zusammenziehende	Cepa.
Milzschwellung	Abs., Agn., Ant-c., Carc., Card., Chin., Grind., Jod., Lyc., Mang., Med., Merc-sol., Nat-m., Op., Phos., Tub., Verat.
- Infektionen nach chronischen	Cean.
Milzstiche	Abrot., Aloe., Grind., Sec., Vacc., Zinc.
- Gehen bei schnellem	Rhod.
- Magenbrennen mit	Hep.
Milztumor	Lach., Scil.
- Infektionskrankheiten nach	Urt.
- Leberzirrhose bei	Quas.
- Schmerzen mit stechenden	Cean.
Mißmutigkeit	Card., Cauloph., Lyc., Magn-c. Nat-s.
- morgens	Bry.
Mißtrauische Menschen	Cic., Hyosc., Lach.
Mitesser	Abrot., Ac-picr., Nat-m., Sabin., Sel.
Mitgefühl	Caust.
Mitralfehler	Naja.
Mittagessen	
- Benommenheit nach dem	Berb.
- Schwäche nach dem	Magn-m.
- Völle nach dem	Berb.
Mittagsschlaf	
- übelgelaunt nach dem	Calad., Calc-fl., Carb-v., Coff., Ign., Magn-m., Merc-j., Nux-m., Rhs-t., Sep., Sulf.,
- unüberwindlich	Lyc.
-	

Mitteilungsbedürfnis	
- großes	Lach.
Mittelohrentzündung	
- Absonderungen mit stinkenden	Kali-bi.
- alte	Sulf.
- chronische	Graph., Hep., Kali-c., Magn-c., Merc-sol., Puls., Sil., Thuj., Tub.
- Eiterungen mit	Calc-j., Calc-sulf., Hep., Hydrast.
- Gehörgangsekzem mit	Graph.
- Knacken mit, im Ohr	Kali-m.
- Krachen mit, im Ohr	Hep.
- Stechen mit	Hep.
- Taubheit mit	Kali-m.
- Völlegefühl mit	Kali-m.
Mittelohreiterung	Puls.
- chronische	Sil., Thuj.
Mittelohrkatarrhe	Acon., Euph., Med.
- Ausfluß mit reizendem	Tell.
- Schnupfen bei jedem	Bari-c.
- Tubenkatarrh mit	Puls.
Mittelschmerz	Cimic., Cocc.
Möbelstücke	
- erscheinen nachts als Personen	Nat-ph.
Monarthritis	Kalm.
Monarthrose	Cann-ind.
Mongolismus	Bari-c., Calc-c.
Monozytenleukämie	Vinc.
Mord	
- Neigung zum	Thea.
Morgens	
- Aufstehen kann nicht	Cycl.
- Augen mit Dunkelheit vor den	Dulc.
- durstig	Chin.
- elend fühlt sich	Sep.
- Gang in, kommt nur langsam	Sep.
- gerädert wie	Bellis.
- hungrig	Chin.
- munter werden kann nicht	Spig.

- Rausch wie im	Nicc.
- schlafen könnte er	Cepa.
- schwächlich fühlt sich	Dulc., Sep.
- schwindlig ist ihm	Dulc.
- stumpfsinnig	Dulc.
- unausgeschlafen	Sep.
- verwirrt ist	Chin.
- zänkisch	Dulc., Magn-m.
- zittrig	Dulc.
Morgendurchfälle	Cact., Coloc., Diosc., Hyper., Lues., Nat-s., Phos., Sulf., Tub.
- Appetitlosigkeit mit	Guaj.
- Blähungsabgängen mit	Aloe., Thuj.
- braune	Kali-br., Rumx.
- dunkle	Cimic.
- dünne	Cimic., Nat-m.
- explosive	Mandr.
- gallertartige	Kali-bi.
- Gastroenteritis bei	Ac-form.
- gelbe	Lith.
- gelb-grünliche	Apis.
- grüne	Eupat-perf.
- Gurkengenuß nach	Cepa.
- häufige	Cimic., Eupat-perf.
- heftige	Cepa.
- helle	Lith.
- Hitze mit, am After und Ampulle	Aloe.
- hydrantenartige	Podo.
- Kolitis bei	Ac-form.
- Salatgenuß nach	Cepa.
- schleimige	Apis., Eupat-perf.
- Schwäche mit	Aloe.
- Übelkeit mit	Guaj.
- übelriechende	Cimic.
- wäßrige	Kali-bi., Nat-m.
- weiche	Lith.
Morphinismus	
- Folgezustände von	Pass.
Motorische Endplatten	Con.
Mouches volantes	Calc-fl., Chin., Cocc., Kreos., Lil., Nat-m., Phos., Prun., Phys., Sep., Sil., Tab.

Müdigkeit (müde)	Acon., Agn., Aloe., Alum., Ambr., Anac., Anhal., Apoc., Arist., Bapt., Beryl., Bufo., Cad., Calad., Calc-ph., Card., Caust., Chin-ars., Clem., Cob., Cocc., Cycl., Dros., Dulc., Gins., Hapl., Heder., Hirud., Hydrast., Hyosc., Kali-c., Kali-j., Lach., Lac-c., Magn-m., Mandr., Mang., Nat-m., Nux-m., Olnd., Petr., Phyt., Rad., Scil., Sel., Sep., Thea.
- abends	Ac-fom., Ac-lac., Croc.
- Essen nach dem	Ac-ph., Nux-v.
- Gedanken mit traurigen	Ac-form.
- geistige	Nux-v., Vib.
- geistiger Arbeit nach	Ac-picr.
- Gesicht mit fahlem, schlaffem	Berb.
- große	Ant-c., Aran-d., Berb., Cann-sat., Croc.
- Kinder der, wenn sie aus der Schule kommen	Crat.
- körperliche	Nux-v.
- liegen will stets vor	Ant-c.
- morgens	Magn-m.
- niederlegen muß sich vor	Abrot.
- plötzliche	Ran-b.
- schläft im Sitzen ein vor	Ac-m.
- sexuelle	Ac-lac.
- ständige	Ac-picr., Hyper., Plat.
- Studieren nach	Ac-picr.
- tagsüber	Ac-ox., Agar., Ant-c., Arum., Bor., Bry., Caps., Cimic., Crot., Gels., Graph., Kres., Petr.
- ungewöhliche	Rhs-t.
- Wetter bei heißem	Ant-c.
Multiple Sklerose	Ac-form., Ac-ox., Ac-picr., Agar., Alum., Aran-d., Arg-nitr., Caust., Cocc., Con., Cupr., Gels., Helod., Hyosc., Lath., Mang., Plb., Sec., Stann., Tarant., Thal., Verat.
Mumps	s. Parotitis
Mund	
- Aphthen im	Mandr., Tub.
- atmung	Lyc.
- Ausfluß aus dem, schaumig-blutiger	Crot.

M

- Bläschen im	Lac-c., Mez., Op., Petr., Staph., Thuj., Zinc.
- bläuliche Verfärbung um den	Cin.
- Blutungen aus dem	Abrot., Ac-acet., Ac-hydroc., Ac-m., Ac-nitr., Bapt., Dros., Ham., Lach., Sec.
- Brennen im	Ac-m., Ac-ph., Ars., Arum., Arund., Cauloph., Guaj., Hyper., Lauroc., Lil., Magn-c., Merc-sol., Oena., Sulf., Tab., Verat.
- Brennen im, trotz Speichelfluß	Colch.
- Eiterpfröpfe im	Mandr.
- Entzündung im	Ac-m., Stront.
- geschwüriges Gefühl im	Tarant.
- Hitze im	Bor., Cauloph.
- Jucken am	Ac-fl., Arund.
- Kältegefühl im	Verat.
- kapillare Blutungen im	Mandr.
- krampfhaft verschlossener	Stram.
- Lähmung des	Con.
- Leder wie im kann nicht sprechen	Ac-m.
- ödematöse Schwellung im	Mandr.
- pelziges Gefühl im	Mandr.
- Rauheit im	Jab., Lauroc, Tell.
- Rötung im	Jab., Visc.
- Schiefheit des	Caust.
- Schleimansammlung im	Ipec., Ther.
- Schmerzen im	Con.
- Schweiß um den herum	Tab.
- Schwellung im	Con., Merc-sol.
- Schweregefühl im	Anhal.
- Stechen im	Glon.
- Taubheitsgefühl im	Anhal., Tarant., Ther.
- Trockenheit im	Asar., Alum., Amm-c., Ars., Bell., Cepa., Erig., Flor.
- Trockenheit im trotz Speichelfluß	Colch., Jab.
- verbrannt wie	Magn-ph.
- verzerrter	Dulc.
- weißliche Verfärbung um den	Cin.
- Wundheit im	Amm-c., Ars., Graph., Kres., Tab., Tell.
- zittriger	Dulc.
Mundfäule	Ac-sulf., Alum., Ars., Kali-j., Kali-m., Lach., Med., Merc-c,.Nat-m., Nux-v., Podo., Sep., Sil., Sulf., Sufl-ac., Tril.

Mundgeruch	Ac-hydroc., Ac-m., Ac-sulf., Berb., Brom., Bry., Carc., Ign., Jod., Lach., Lues., Magn-ph., Naja., Nat-m., Nicc., Sars., Stann., Stront., Sulf., Tab.
- Atem, durch schlechten Geruch des	Croc.
- Eiern nach faulen	Agar.
- fauler	Ac-acet., Ac-nitr., Alum., Bapt., Helleb.
- Käse wie alter	Kali-c.
- morgens	Cact.
- Speichelfluß mit	Ac-nitr.
- starker	Merc-sol.
- stinkender	Cact.
- übler	Ambr., Aur., Graph., Hep., Kali-nitr., Kres., Led., Myric., Nux-v., Pulx., Sec., Spig.
Mundgeschwüre	Ac-acet., Ac-form., Ac-m., Ac-nitr., Ac-sal., Ac-sulf., Aloe., Aur., Bapt., Berb., Calend., Canth., Carc., Jod., Kali-c., Lac-c., Lues., Merc-sol., Mez., Op., Petr., Phyt., Thuj., Zinc.
- brennende	Ambr.
- Gaumen am harten	Kali-bi.
- perforierende	Kali-bi.
- tiefe	Kali-bi.
Mundhöhle	Mers-cy.
- Geschwüre der	Hydrast.
- Hyperämie der trockene	Acon.
- trockene mit Durstgefühl	Abies.
Mundschleimhaut	Aesc., Arum., Bellis., Bor., Gins., Kali-bi., Myric.
- blaß	Chin-s., Nat-m.
- blau	Merc-s., Plb.
- Empfindlichkeit der	Helod.
- fast weiß verfärbte	Ferr-ph.
- gelblich-grau	Nit-ac.
- Geschwüre an der	Bor., Dulc., Hydrast.
- leicht blutende	Zinc.
- Leukoplakie der	Thuj.
- ödematöse Schwellung der	Apis.
- purpurfarben	Lach.
- Trockenheit der	Aran-ix., Flor., Luff., Rauw., Tereb.
- Wundheit der	Ac-sulf.

M

Mundschleimhautentzündung	Ac-form., Ac-m., Ac-nitr., Ac-sulf., Amm-c., Anac., Ars., Arum., Bapt., Bell., Bellis., Brom., Fagop., Hydrast., Jod., Kali-m., Marum., Merc-sol., Myric., Nat-m., Phyt., Staph., Tereb., Thal., Vinc.
- apthosa	Bor., Caps., Carb-v., Croton. Magn-c., Thuj.
- Bläschen mit brennenden	Mez.
- blutende	Mandr.
- schmerzhafte	Kali-m.
Mundschwämmchen	Sulf.
Mundtrockenheit	Ac-benz., Ac-m., Alum., Ambr., Amm-c., Ars., Bufo., Cad., Cann-ind., Card., Cauloph., Caust., Cepa., Cimic., Dulc., Ferr-ph., Guaj., Helleb., Kali-ph., Kres., Lach., Lauroc., Lil., Magn-c., Magn-ph., Mandr., Mosch., Nat-m., Nicc., Nux-m., Puls., Rad., Stram., Stront., Sulf., Tab., Tarant., Tell., Thea., Verat., Visc.
- Brennen mit	Ac-ph., Ac-succ., Brom.
- Durst mit großem	Kali-nitr., Sulf.
- Hitze mit	Agar.
- kaltes Wasser bessert	Cact., Onos.
- Kratzen mit	Agar.
- Speichelfluß trotz	Colch.
- Schleim mit zähem, übelriechendem	Spig.
Mundwinkel	Lues.
- aufgesprungende	Amm-c., Ant-c., Arum.
- Bläschen an den	Caust.
- Geschwüre an den	Ac-nitr., Caust.
- Rhagaden an den	Ac-m., Ac-nitr., Ant-c., Arist., Bellis., Beryl., Calc-c., Cond., Graph., Psor., Sil.
- rissige	Calc-fl.
- schmerzhafte	Arum.
- Schrunden an den, blutende	Petr.
- wunde	Ac-sulf.
- Zucken der	Ign.
Munter	
- wird früh, kann aber nicht aufstehen	Cycl.
Murmelt vor sich hin, bei herunterhängendem Unterkiefer	Ac-m.

Mürrische	
- Kinder	Ant-c.
- Menschen	Calend., Caps., Pulx., Sulf.
Musik	
- Abneigung gegen	Viol-o.
- Empfindlichkeit gegen	Ac-ph., Ac-succ., Ac-sulf., Ambr., Bufo., Coff., Ferr-ph., Phos.
- sensibel auf, fängt an zu tanzen	Tarant.
- traurig wird bei	Nat-s.
- Überempfindlichkeit gegen	Sep., Tab.
- unerträglich ist	Nat-c.
- Verlegenheitshusten bei	Ambr.
- vertragen kann keine	Cham.
- Weinen fängt an zu bei	Graph.
Muskeln	Ac-benz., Ac-fl., Ac-hydroc., Agar., Aran-ix., Arn., Bellis., Calc-c., Cimic., Cocc., Colch., Dulc., Guaj., Helon., Icht., Jugl-c., Kalm., Led., Magn-m., Puls., Rhod., Rhs-t., Ruta., Sabad., Sabin., Samb., Sang., Sars., Sep., Spir-ulm., Stann., Stront., Sulf., Tart-emet., Tell., Tereb., Thal., Thuj., Urt.
- abgeschlagen wie	Eupat-perf., Hydrast.
- Anspannung der	Cham., s.a. Hypertension
- Bleischwere in den	Mandr.
- Blutungen der	Bellis.
- Durchschießen blitzartiges in den	Verat.
- Dystrophie der	Alum., Carc., Plb., Stann.
- Entartung der	Ars., Plb.
- Entzündung der	Echin., Kali-m., Phyt.
- Erschlaffung der	Lob.
- Fibrillieren der	Ac-form., Bell., Calc-fl., Carb-v., Coff., Olnd.
- gelähmt wie	Eupat-perf.
- gequetscht wie	Kreos., Plat., Ran-b.
- Koordinationsstörungen der	Anhal.
- Kraftabfall der, starker	Cupr.
- Kraftlosigkeit der	Ac-acet., Acon., Cad., Caust., Gels., Lyc., Mez., Nux-m., Tub.
- Krankheiten der, nach Grippe	Infl.
- kurz wie zu	Amm-m., Guaj.
- Lähmigkeit der	Bufo., Rhs-t., Ruta., Sil.
- Mattigkeit der	Abs., Ac-acet.

- Motoriksteigerung der	Thyr.
- Müdigkeit in den	Abs., Ac-acet., Hydrast., Kali-nitr., Puls.
- Reißen in den	Ambr., Ars., Caust., Magn-m., Merc-sol., Phos., Ran-b., Rhs-t.
- Reißen in den, rheumatisches nachts	Verat.
- Rucken der	Ac-sal., Aran-d., Coff., Tab.
- Schlaffheit der	Abs., Ac-acet., Calc-fl.
- Schwäche der	Tarax.
- Schwere in den	Arg-nitr., Staph.
- Schwund der	Ac-fl., Arum., Lath.
- Spannen in den	Aran-d., Glon., Mang., Merc-sol., Rhs-t.
- Stechen in den	Eucal., Rhs-t.
- Stöße der, krampfhafte	Kres.
- trophische Prozesse der	Alum.
- Vergrößerungsgefühl in den, wie nach einem langen Marsch	Arg-nitr.
- Verhärtung der	Calc-fl.
- Verkrampfung der	Canth., Nux-v., Petr., Strych., Tarant.
- Verkürzungsgefühl der	Caust., Guaj., Tarant.
- verrenkt wie	Staph., Ther.
- Verspannung der	Anac., Aur., Bell., Bufo., Calc-fl., Cupr., Eupat-perf., Hyosc., Lach., Plat., Thea., Ther.
- Wehtun aller	Eupat.perf., Lith.
- Wehtun der, bei Schnupfen	Hydrast.
- Witterungsschmerzen in den	Rhod.
- wund wie	Phyt., Staph.
- zerschlagen wie	Amm-c., Eupat-perf., Kreos., Lyc., Magn-c., Phyt., Ran-b., Ruta., Staph.
- Ziehen in den	Ars., Erig., Magn-m., Phos., Ran-b., Rhs-t.
- Zittern der	Ac-ph., Ac-sal., Ac-succ., Ac-sulf., Amm-c., Coloc., Hyosc., Latrod., Lyc., Mang., Phos., Plat., Staph., Tarant.
- Zucken der	Ac-sal., Eucal.
- Zupfen der, krampfhaftes	Helleb.
- Zusammenziehen der	Lyc.
- Zwitschern der	Ign., Sec.
Muskelansatzstellen	Bellis.
Muskelatrophie	Thal.
- Beinen an den	Kres.
- progressive	Plb.

Muskelbauch-Schmerzen	Bellis.
- Glieder der	Cimic.
Muskelbeschwerden	
- Armen an den	Ac-succ.
- Beinen an den wandernde	Ac-succ.
- Händen an den	Ac-succ.
Muskelfaser	
- entartete	Caps.
Muskelgewebe	Magn-c.
Muskelkater	Ac-lac., Arn., Magn-c.
- Reiben bessert	Valer.
Muskelkontraktionen	
- heftige am Oberkörper	Olnd.
- krampfhafte	Kres.
- schmerzhafte	Lues.
Muskelkrämpfe	Ac-lac., Ac-nitr., Ac-picr., Ac-sulf., Anac., Ars., Bell., Calc-fl., Con., Croc., Cupr., Kres., Latrod., Magn-m., Magn-ph., Mang., Nux-m., Op., Petr., Phyt., Poten., Rat., Sabad., Vib., Zinc.
- Abdomen am	Plb.
- Atrophieneigung mit	Sec.
- Augenverdrehen mit	Cin.
- Beinmuskeln der, in Folge Leistungsstörungen des Rückenmarks	Hyper.
- Durchfällen mit profusen	Verat.
- Gliedererschlaffung mit	Camph.
- Gliederverdrehen mit	Cin.
- hysterische	Ac-succ.
- Lähmungsneigung mit	Sec.
- Liegen im, nachts	Anhal.
- recken muß sich dauernd bei	Aran-d.
- reflektorische	Cin.
- reißende	Tab.
- schmerzhafte	Coloc.
- strecken muß sich dauernd bei	Aran-d.
- Stuhl mit hartem	Alum.
- tonisch-klonische	Cic., Cin.
- zuckende	Tab.
Muskelmittel	Hep.
- tiefgreifendes	Stront.

Muskellähmung	Ac-lac., Amm-c., Anac., Con., Gels., Phos.
- aufrecht kann sich nicht halten	Ac-ox.
- Muskeln gewisser	Alum.
Muskelrheumatismus	Ac-lac., Ac-nitr., Ac-ox., Ac-sal., Ac-sulf., Acon., Aur., Bell., Bellis., Berb., Beryl., Calc-c., Cann., Caps., Caust., Cepa., Chelid., Chin., Cycl., Erig., Ferr., Ham., Harp., Heder., Hep., Hirud., Jod., Kali-bi., Kali-j., Kalm., Kreos., Lac-c., Lil., Mandr e rad., Merc-sol., Ran-b., Rhod., Rhs-t., Sabad., Sang., Sars., Sep., Spir-ulm., Sulf., Teucr-mar., Urt., Verat., Visc.
- akuter	Ac-form., Ferr-ph., Led.
- chronischer	Guaj., Ichth., Led., Lyc., Med., Thuj., Tub.
- Deltamuskel am rechten	Magn-c.
- Durchnässung nach	Arn., Calc-ph., Dulc.
- Entzündung mit	Kali-m.
- Erkältung nach	Dulc.
- Fieber mit	Samb.
- fokaltoxischer	Phyt.
- kommen- und gehender	Med.
- links von, nach rechts wandernder	Ac-benz.
- Muskelknoten mit rheumatischen	Syph.
- Nierenreizung mit	Samb.
- oben von, nach unten wandernder	Ac-benz.
- periodischer	Ac-benz.
- subakuter	Ac-form., Apis., Colch., Ferr-ph.
- Schmerzen mit reißenden	Bry., Cham.
- Schwellung mit	Kali-m.
- Übermüdung nach	Arn.
- wandernder	Puls.
- Wetter bei feucht-kaltem	Med.
- Zugluft durch	Calc-ph.
Muskelschmerzen	Ac-ph., Ac-picr., Alum., Ant-c., Aran-d., Aran-ix., Arn., Bad., Croc., Crot., Helod., Influ., Latrod., Mandr e rad., Nicc., Olnd., Plat., Rhod., Sec., Tereb., Thal., Visc.
- akute	Spir-ulm.
- anfallsartige	Spig.
- Anstrengungen nach	Ac-lac., Valer.

- Berührungsempfindlichkeit mit	Croton.
- Bettwärme in der	Sulf.
- Bewegung bessert	Valer.
- biltzartig auftretende	Plb.
- bohrende	Ran-s.
- brennende	Croton., Magn-c., Magn-ph., Thuj.
- chronische	Jod.
- diffuse	Magn-c.
- Ergußneigung mit	Spir-ulm.
- gichtische	Sars., Spir-ulm.
- Grippe nach	Chin.
- heftige	Caps.
- herumziehende	Spir-ulm.
- hin- und herziehende	Lues.
- Kälte bei	Caps.
- krampfartige	Cimic., Hyosc., Magn-ph., Millef., Plb., Ran-b.
- Krämpfen mit	Ac-sal.
- Lähmigkeit mit	Agn., Cact., Cimic., Colch., Grind., Stront.
- Mattigkeit mit	Berb.
- Müdigkeit mit	Cimic.
- Muskeln in allen	Lac-c., Marum., Sep.
- nachts	Lues., Naja.
- nagende	Ran-s.
- Nässe bei	Caps.
- Ödemneigung mit	Spir-ulm.
- Operation nach	Chin.
- periodisch auftretende	Ac-benz., Sabad.
- plötzlich auftretende	Cob., Form., Kali-bi., Magn-c.
- Quetschungsgefühl mit	Agn.
- reißende	Ac-benz., Acon., Agn., Arist., Berb., Bry., Calend., Cham., Dulc., Guaj., Kalm., Lauroc., Magn-c., Magn-ph., Mez., Millef., Ran-b., Rhs-t., Stront., Thuj.
- Rekonvaleszenz nach	Chin.
- rheumatische	Ac-form., Aloe., Bry., Cact., Caps., Chin., Clem., Cycl., Form., Guaj., Magn-c., Sars., Spig., Spir-ulm., Staph.
- Rheumatismus bei	Bellis.
- ruckartige	Stront.
- Ruhe in der	Sulf.
- schießende	Acon.
- Schreiben beim	Valer.

M

- Schulterblatt, oberhalb des	Berb.
- Schwäche mit	Agn., Colch., Spig.
- Schwere mit	Arist.
- Sonne mit der steigende und fallende	Spig.
- spannende	Bry., Lauroc.
- stechende	Ac-benz., Berb., Croton., Guaj., Lauroc., Stict., Stront., Thuj.
- Schlaflosigkeit mit	Berb., Cact., Lauroc., Spig., Stict.
- stichartige	Bellis.
- Taubheitsgefühl mit	Acon., Cimic.
- Überanstrengung nach	Bellis.
- Unterkühlung nach	Ac-lac.
- Verrenkungsgefühl mit	Agn., Lauroc.
- Verspannung mit	Cact.
- wandernde	Ac-nitr., Cimic., Clem., Form., Kali-bi., Lil., Sars.
- Wärme bessert	Kali-c.
- Wetterwechsel bei	Ac-nitr.
- Witterungsbedingte	Rhod.
- wogende	Ac-lac.
- wühlende	Ac-lac.
- Zerschlagenheit mit	Spig., Stict.
- ziehende	Acon., Agn., Arist., Bellis., Bry., Cham., Dulc., Kalm., Mez., Ran-b., Rhs-t., Sars., Stront., Thuj.
- Zittern mit	Ac-sal., Stront.
- zuckende	Arist., Calend., Magn-c.
Muskelschwäche	Abrot., Ac-fl., Ac-nitr., Ac-ph., Ac-picr., Ac-sulf., Amm-c., Arum., Aur., Bari-c., Bell., Calc., Caps., Clem., Cocc., Coff., Con., Croc., Gels., Hyper., Kali-c., Lil., Lyc., Mang., Phos., Plat., Sep., Sil., Tab., Tarax., Ther., Tub.
- allgemeine	Gels., Kali-ph., Stann.
- aufrechthalten kann sich nicht	Ac-ox.
- äußere, wie nach einem langen Marsch	Arg-nitr.
- große	Hydrast.
- Sitzen kann nicht	Ac-m.
- ständige	Helon.
- Stehen kann nicht	Ac-m.
- Stellen an verschiedenen	Caps.
- Treppensteigen kann kaum	Ac-ox.
- zittrige	Alum.

Muskelsteifheit	Abs., Acon., Anac., Ang., Bari-c., Berb., Cact., Calc-fl., Cham., Dros., Glon., Hyper., Kali-nitr., Mang., Merc-sol., Petr., Phyt., Plat., Puls., Rhs-t., Sec.
- lähmende	Nux-v.
- Muskeln in allen	Lith., Strych.
- reißende	Nux-v.
- schmerzhafte	Hyosc.
- Unterkühlung nach	Dulc., Sang.
- Zugluft durch	Sang.
Muskeltonus	
- erhöhter	Mang.
- Herabsetzung des	Cocc.
- Steigerung des	Cocc.
Muskelzellen	Kali-ph.
Muskelzucken	Ac-sal., Aran-d., Ars., Bell., Cocc., Coff., Con., Croc., Cupr., Dulc., Lil., Lyc., Magn-ph., Ran-b., Scil., Stram., Tab., Tarax., Tub., Zinc.
- Armen in den	Hyosc.
- automatisches	Helleb.
- Bein, als wäre eins zu kurz	Coloc.
- Extremitäten der	Aran-ix.
- fibrilläres	Agar., Phys.
- Gesicht im	Hyosc.
- klonisch-tonische	Ac-hydroc., Cin.
- Liegen im	Anhal.
- Muskelgruppen einzelner	Stront.
- nachts	Anhal.
- Ohr am	Dig.
- rheumatisches	Ac-form.,
- Schlaf im	Bari-c., Led.
- Schreiben beim	Ac-lac.
Muskulatur	Bellis., Ran-b.
- gespannt	Asar.
- Lähmigkeit der	Gels.
- Schwäche der	Gels.
- Zittern der	Gels.
Muskulatur, glatte(n)	Cin., Cupr., Cupr-acet., Magn-ph., Op.
- Darm des	Atrop-s., Sec.
- Gallenblase der	Atrop-s., Hydrast.
- Gallenwege, der ableitenden	Magn-c.

M

- Harnblase der	Atrop-s.
- Intestines der	Coloc., Magn-c.
- Krämpfe der	Atrop-s., Lauroc., Magn-c., Plb., Sec.
- Lähmung der	Ac-hydroc.
- Magen des	Atrop-s., Sec.
- Magen-Darm-Kanal des	Hydrast., Lauroc.
- Uterus des	Hydrast., Sec.
Muskulatur, quergestreifte	Cin., Cupr., Cupr-acet., Mandr e rad., Op.
- Krampferkrankung der	Poten.
- Lähmung der	Ac-hydroc.
Muskulatur, unwillkürliche	
- Krampfneigung der	Aran-ix., Lauroc.
- Untertemperatur der	Lauroc.
Muskulatur, willkürliche	
- Krämpfe der	Aran-ix.
Mutlose Menschen	Guaj., Jod., Lath., Sil.
Mutterband	
- Schmerzen am	Ac-ox., Ac-succ., Clem., Coloc.
- Schwäche des	Ac-succ.
Muttermal	Ac-acet., Ac-fl., Ac-hydrof., Calc-fl., Rad., Thuj.
- Feuermal	Ham.
- Gesicht im	Carc., Ham.
Muttermilch	
- Abneigung gegenr	Ant-c., Cina., Lach., Merc., Sil., Stann., Stram.
- Erbrechen des Säuglinge der	Calc-ph.
- verweigert die	Bor., Calc., Calc-p., Cina., Lach., Merc., Sil.
Muttermund	
- Erosion am	Helon.
- Geschwüre am	Lues., Mez.
- Krämpfe am	Sec.
- Narbenfissuren am	Calc-fl.
- Prickeln am	Mez.
- Rigidität des	Gels.
- Schlaffheit des	Ust.
- Schwammigkeit des	Ust.
- starrer	Cauloph.
Mutwillige Menschen	Cann-ind.
Myalgien	s. Muskelschmerzen

Myodegeneratio cordis	Arn., Crat., Crot., Kali-c., Stroph.
- chronische	Olnd.
Myokarditis	Ac-benz., Ac-lac., Acon., Ars., Aur., Bellis., Cact., Colch., Crot., Gels., Kali-c., Kres., Lach., Lycop., Phos., Spig., Verat-v.
- akute	Naja., Olnd., Spong.
- chronische	Naja., Spong.
- infektiöse	Apis.
- postinfektiöse	Iber.
- rheumatische	Ac-form., Apis., Kalm., Phyt.
Myokardschaden	Crot., Heder., Olnd.
- Arrhythmien mit	Adon., Spart.
- Dekompensation mit beginnender	Adon.
- fokaltoxischer	Crat.
- Infektioskrankheiten nach	Crat., Naja.
- Tachykardie mit	Spart.
- toxischer	Lach.
Myom	Ac-fl., Aur., Aur-j., Aur-m., Calc-fl., Con.
- blutungen	Calc-stib., Erig., Hydrast., Plat., Sec., Sep., Ust.
Myxödem	Thyr.

N

Nabel	
- Brennen um den	Bapt.
- Drücken um den	Bapt.
- Kneifen um den	Nicc.
- Krampfen um den	Bapt.
- Nagen um den	Olnd.
- Schmerzen um den	Berb.
- Stiche um den	Olnd.
Nabelbruch	Calc., Lach., Nux-m., Nux-v., Op.
Nabelgegend	
- Brennen in der	Cact., Hydrast.
- Hitze in der, unerträgliche	Cact.
- Kneifen in der	Tell.
- Koliken in der	Rheum.
- Krämpfe in der	Bell.
- Schmerzen in der	Ac-picr., Amm-c.
- Schneiden in der	Glon., Staph.
- Schwellung	Bry., Caus., Plb., Prun., Ptel., Sulf-ac.
Nabelkoliken	Ac-succ., Agar., Cepa., Cin., Diosc., Ipec., Magn-ph., Plat., Plb., Spig.
- Erdbeergenuß nach	Ac-ox.
- Kindern bei	Coloc.
- schmerzhafte	Cham.
- Weingenuß nach	Ac-ox.
- Zornausbrüchen mit	Cham.
- Zuckergenuß nach	Ac-ox.
- zusammenschnürende	Cham.
Nabelschmerzen	Anac., Calend., Cin.
- Hitze mit	Ac-benz.
- kolikartige	Spig.
- schneidende	Ac-benz., Hyper.
Nabelschneiden	
- Kalttrinken nach	Dulc.
Nabelsekret	Ac-nitr.
Nachblutungen	
- atonische	Cimic.
Nachdenken	
- kann nicht	Nat-c.
Nachgeburtsmittel	Cauloph.
Nachlässige Menschen	Tell.

Nachtripper	Sulf.
Nachtröpfeln	Agn., Apoc., Brom., Rauw., Spig.
- alten Herren der	Bari-c.
- Frauen bei	Sel.
- Harnentleerung nach	Psor., Sel.
- langes	Thuj.
- Stuhlentleerung nach	Sel.
Nachwehen	Cauloph., Coff., Cupr.
- schmerzhafte	Cham.
- Unruhe mit großer	Cham.
Nachtblindheit	Chin., Lyc., Phys.
Nachthusten	Amm-c., Bari-c., Colch., Cycl., Hyosc., Lyc., Magn-m., Mez., Rumx., Sang., Thuj.
- Auswurf mit rostfarbenem	Sang.
- Bruststechen mit	Sang.
- erschütternder	Caust.
- harter	Caust., Sang.
- hohler	Caust.
- Kalttrinken bessert	Caust.
- quälender	Rhs-t., Rauw., Sang.
- Schleim bringt den nicht hinaus	Caust.
- trockener	Caust., Rhs-t., Rumx., Sang.
Nachtschwärmermittel	Nux-v.
Nachtschweiße	Ac-acet., Ac-nitr., Alum., Ambr., Anac., Arist., Ars-j., Bari-c., Bry., Calc-hyp., Carc., Cimic., Coloc., Dros., Ferr-ph., Jab., Jod., Kreos., Mang., Staph., Teucr-sc., Thal.
- Aufdecken mag sich nicht	Clem.
- Beinen an den	Carb-an.
- Besserung mit allgemeiner	Nat-m.
- brennende	Ac-sulf.
- erschöpfende	Ac-ph., Mandr., Med.
- Fieber mit	Colch., Sil.
- Frösteln mit	Med.
- gelb färbende	Merc-sol.
- gelbliche	Med.
- Hals am	Calc-ph.
- heftige	Stann.
- kalte	Ac-form., Lith., Mandr.

- klebrige	Abrot., Ac-form., Lith., Lues., Petr., Spig.
- Kopf am	Calc-ph.
- Menses vor	Bell., Graph., Sulf., Verat.
- Menses während	Asar., Bell., Kali-c., Sulf
- Neigung zu	Sil.
- nervöse	Ac-ph.
- profuse	Bolet., Clem., Tarax.
- saure	Calc-ph., Colch., Hep., Lith.
- Schwäche aus	Ac-ph.
- schwächende	Led., Lith., Stann., Tub.
- stark riechende	Ac-form., Mandr.
- Teilen an unbedeckten	Thuj.
- übelriechende	Ac-sulf., Carb-an., Guaj., Led., Lues., Med., Merc-sol., Petr., Psor., Spig.
- unangenehme	Graph., Hep.
Nachtwachen	
- Kopfweh nach	Cocc.
- Ohnmacht nach	Chin.
- Schwindel nach	Chin., Cocc.
Nacken	
- Abgeschlagenheit im	Phyt.
- Brennen im	Apis.
- Drücken im	Apis., Anac.
- Hitze im, prickelnde	Apis.
- Knacken im	Petr.
- Knarren im	Petr.
- Kraftlosigkeit im	Stann.
- Krämpfe im	Ac-hydroc., Cic., Nux-v.
- Lähmigkeit im	Bapt., Cin., Stann.
- Reißen im	Lach., Nux-v.
- Rheumatismus im	Led.
- Schmerzen im	Helod.
- Schweiß am, nachts	Agn.
- Spannen im	Apis., Plat.
- starre	Zinc.
- steifigkeit	s. Nackensteifigkeit
- Stiche im	Ac-ox.
- verrenkt wie	Lachn.
- Verspannung im	Ac-lac., Anhal., Lachn., Nux-v., Rhs-t.
- Wundheit im	Helod.
- Zerschlagenheitsgefühl im	Bapt., Merc-sol.
Nackendrüsen	Ant-c., Caps.
- Entartung der, maligne	Cist.

Nackenmuskeln	
- Krämpfe in den, anfallsartige	Nux-v.
- Lähmigkeit in den	Cocc., Colch.
- Schmerzen in den	Mez.
- Schwäche in den	Colch., Hydrast., Olnd.
- Steifigkeit in den	Cocc., Ign., Magn-c., Mang., Mez., Visc.
- Verkrampfung der	Mang., Podo.
- Verspannung der	Hydrast.
- Versteifung der krampfhafte	Ant-c.
Nackenschmerzen	Ac-acet., Meph., Nux-m., Par., Petr., Psor., Rhs-t., Sang.
- Arm bis in den ausstrahlende	Crot.
- berstende	Ipec.
- Drehen beim	Sel.
- drückende	Ambr., Cocc.
- elektrische Schläge wie	Phyt.
- Gehen beim	Bor.
- gequetscht wie	Ars.
- heftige	Eupat-perf., Glon.
- klopfende	Glon.
- lähmige	Sel.
- Liegen im	Bor.
- morgens	Sel.
- pochende	Glon.
- pulsierende	Glon.
- Regel vor der	Ac-hydroc.
- reißende	Ac-benz., Acon., Ambr., Bor.
- rheumatische	Arg., Jugl-cin.
- Rückenlage in	Spig.
- schießende	Phyt.
- schraubstockartige	Cocc.
- Schulter, bis in die linke ausstrahlende	Ars.,
- Schultern, bis in die ausstrahlende	Crot.
- spannende	Crot.
- stechende	Ac-benz.
- Taubheitsgefühl mit	Spig.
- verrenkt wie	Ars.
- Wirbelsäule entlang der	Stront.
- ziehende	Acon., Ambr., Bor., Crot.
Nackenschwäche	Arum., Bapt., Phyt., Plat., Sulf.
- Kleinkindern bei	Carc.
- Nierenkoliken bei	Ac-ox.
- Schulkindern bei	Carc.

Nackensteifheit	Abs., Ac-benz., Ac-ox., Anac., Anhal., Aran-ix., Bapt., Bari-c., Bufo., Caps., Carb-v., Card., Cimic., Coloc., Dros., Dulc., Gels., Glon., Graph., Helod., Jugl-cin., Lach., Lachn., Lues., Nux-v., Phyt., Plb., Psor., Rad., Sang., Stront., Sulf., Tab., Zinc.
- Drehen beim	Sel.
- Kälte bei	Merc-sol.
- Nässe bei	Merc-sol.
- Unterkühlung durch	Aran-d.
- Zugluft durch	Aran-d.
Nadelstiche	
- juckende	Led.
Nägel	Cast-eq., Graph., Ust.
- Ausfallen der	Graph., Merc-sol., Sec., Sil.
- brechende	Thuj.
- Brüchigkeit der	Calc-fl., Meph., Sel., Sil., Ust.
- Dystrophie der	Ant-c., Thal.
- Flecken mit weißen	Sil., Thal.
- fleckige	Meph.
- gespaltene	Ust.
- quergerillte	Sel.
- rissige	Thuj.
- Splitterung der	Sil.
- spröde	Thuj.
- trophische Störung der	Sec.
- verdickte	Ant-c., Sabad.
- Verkrümeln der	Ac-fl.
- verkrümmte	Graph.
- verkrüppelte	Sil.
- verunstaltete	Sel., Thuj.
- verwachsene	Calc-fl.
- Wachstumsstörungen der	Sil.
- Warmwerden beim, fangen an zu jucken	Alum.
- weiche	Thuj., Ust.
- wulstige	Ac-fl., Ant-c., Graph., Sil., Vacc.
Nagelbetteiterungen	Jod.
- entzündliche	Graph., Myrist.
Nagelfalzeiterungen	Sil.
Nahrungsaufnahme	
- Angst vor jeder	Arum.

N

- Widerwille gegen jede	Anhal.
Narben	Ac-fl., Ac-hydrof., Bellis., Graph.
- Aufbrechen alter	Croc., Glon., Stront., Vip.
- Beschwerden an den	Graph.
- Eiterungen der	Croc., Sil.
- Fissuren an den	Calc-fl.
- fühlbar werden alte	Glon.
- Geschwüre an den	Pyrog.
- Jucken der	Calc-fl.
- Schmerzen an den	Abrot., Ac-hydroc., Arg-nitr., Calend., Cepa., Croc., Diosc., Dulc., Rhod., Sil.
- Schwellung alter	Sil.
- Wulst mit	Sil.
Nase	Croc., Cycl., Kali-bi., Kali-m., Tell.
- Affektionen der	Arum.
- Beißen in der	Cin., Sin-n.
- blau verfärbte	Colch.
- Bohren in der	Arum., Cin., Hyper.
- Borken in der	Bari-c., Stict.
- Brennen in der	Ac-lac., Arum., Euph., Hydrast., Merc-sol., Ran-b., Sang-nitr., Sil., Tab.
- dicke	Bari-c.
- Diphterie der	Ac-nitr.
- eiskalte	Verat.
- Entzündung der	Jod., Rad., Spig., Stann., Thal.
- fettige	Caps.
- fließende	Helleb., Sil.
- Furunkel in der	Apis., Calc-fl., Tub.
- glänzende	Caps.
- kalte	Plb.
- Kitzel in der	Cann-ind.
- Kitzel in der, mit Niesanfällen	Bell.
- knotige Verdickung der	Thuj.
- Krusten in der	Aur., Alum., Bari-c., Bor., Brom., Con., Helod., Kali-c., Lith., Lues., Mandr., Sil., Stront.
- lange	Verat.
- ödematöse	Apis.
- Pfröpfe in der hinteren	Teucr-mar.
- Polypen in der	Arum., Psor., Sang., Sil., Teucr-mar., Teucr-sc., Thuj.,
- Prickeln in der	Caps., Nat-m., Ran-b.
- Reizzustände in der, trockene	Luff.

- Rhagaden an der	Caust.
- Rötung der	Apis., Aur., Jod., Lith., Merc-sol., Ran-b., Rhs-t., Tub.
- Sattel, gelb-brauner auf der	Sep.
- Schleim voller	Ant-s., Kali-bi.
- Schnupfengefühl in der	Cob.
- Schorfe in der	Ac-nitr., Bari-c.
- Schrunden in der, blutende	Petr.
- Schwellung der	Apis., Bari-c., Calc-c., Guaj., Kali-bi., Lith., Merc-sol., Nat-m., Sulf., Tub.
- spitze	Carb-v., Helleb., Plb., Verat.
- Taubheit in der	Nat-m.
- Trockenheit in der	Ambr., Flor., Petr.
- Tröpfeln der	Abs., Apis., Berb., Lith., Sabal.
- Wundheit in der	Ac-m., Ac-nitr., Beryl., Fagop., Hydrast., Hyper., Kali-c., Kreos, Led., Lith., Lyc., Merc-sol., Nat-m., Tab.
- zupft an der	Ac-acet., Helleb.
Nasenausfluß	
- Augensekretion mit reizloser	Cepa.
- blutiger	Cocc., Ferr-ph., Hydrast., Lac-c., Med., Merc-sol., Mez., Phos.
- blutdurchstreifter	Brom., Clem., Mandr.
- brennender	Ars., Sabad.
- dickflüssiger	Alum., Bapt., Bari-c., Hydrast., Kali-c., Kali-j., Lac-c., Nat-s., Teucr-mar., Thuj.
- dünner	Ars., Gels., Rhod.
- eitriger	Ac-lac., Ac-nitr., Berb., Con., Kali-j., Lac-c., Lyc., Magn-m., Thuj.
- Eiweiß wie	Nat-m.
- fadenziehender	Hydrast.
- flüssiger	Rhod.
- gelber	Hydrast., Kali-c., Lyc., Stram.
- gelb-grüner	Kali-c., Sep.
- Gerüchen nach scharfen	Cocc.
- glasiger	Mandr.
- grüner	Lac-c., Lyc., Thuj.
- milder	Euphr.
- Niesen mit heftigem	Nat-m.
- profuser	Sang-nitr.
- Rachen tropft den hinunter	Corall.
- reichlicher	Alum., Brom., Mandr.
- reizender	Cepa., Sang-nitr., Sin-n.

N

- scharfer	Aral., Ars., Cepa., Ferr-ph., Gels., Jod., Kali-j., Merc-sol., Nat-m., Phyt., Sabad.
- Schleim, in Strömen fließender	Ran-b.
- schleimiger	Ac-lac., Ac-nitr., Bapt., Cocc., Ferr-ph., Led., Magn-c., Magn-m., Mandr., Mez., Teucr-mar., Thuj.
- spärlicher	Sin-n.
- Stirnhöhlenkatarrh bei	Zinc.
- transparenter	Alum.
- übelriechender	Ac-nitr., Lyc., Stram.
- vermehrter	Led.
- wäßriger	Ac-form., Berb., Cepa., Cob., Ferr-ph., Kali-j., Magn-c., Mandr., Nat-m., Ran-b., Sang-nitr.
- weißer	Hydrast., Nat-s.
- weiß-gelblicher	Med.
- wundmachender	Ac-form., Ac-lac., Ac-nitr., Aral., Ars., Jod., Lac-c., Lyc., Med., Merc-sol., Phyt.
- zäher	Bari-c., Kali-c., Lyc., Mandr., Nat-s., Plb.
Nasenbein	
- Ekzeme am	Caust.
- Karies am	Arum., Lues.
- Nekrose am	Calc-fl.
Nasenbluten	Ac-hydroc., Ac-nitr., Ac-ox., Ac-sal., Ac-succ., Ac-sulf., Agar., Ambr., Ant-c., Arg-nitr., Arn., Bari-c., Bell., Bellis., Berb., Brom., Bufo., Cact., Calc-ph., Carc., Cin., Cob., Colch., Con., Cupr., Dig., Elaps., Glon., Graph., Ham., Hep., Hirud., Kali-c., Kreos., Kres., Lach., Lachn., Med., Nux-m., Nux-v., Petr., Phos., Puls., Rhs-t., Rumx., Sang., Spong., Stann., Stront., Sulf., Tereb., Thlaspi., Thuj., Trill., Tub., Vacc., Verat., Vip., Visc.
- alter Leute	Sec.
- anämischen der	Ferr-ph.
- Anstrengung bei	Amm-c.
- atonisches	Cimic.
- bessert Kopfschmerz	Ferr-ph.
- Blut mit dunklem, klumpigem	Stram.
- Blut mit hellem, heißem	Dulc.
- Blut mit hellrotem	Acon., Ferr., Hyosc., Ipec., Led., Millef.

- Blut mit zähem, dickem, dunklem	Croc.
- Bücken beim	Amm-c.
- erleichterndes	Cham.
- Erwachen beim	Aloe.
- Gebärmutteranschoppung bei	Cauloph.
- Gefäßhyperämie bei aktiver	Rauw.
- Gichtunterdrückung bei	Abrot.
- hämorrhagischer Diathese bei	Bov.
- häufiges	Canth.
- heftiges	Pyrog.
- Jugendlichen bei blutarmen, geschwächten	Ac-ph.
- Kaltwaschen nach	Amm-c.
- Kopfschmerzen mit	Coff.
- Laune bei übler	Coff.
- langanhaltendes	Led.
- Menstruationsstörungen bei	Bov., Sep.
- morgens	Canth., Carb-v., Dros.
- Neigung zu	Naja.
- Pubertät in der	Crot., Nat-nitr.
- Regel vor der	Bry.
- Regelausbleiben bei	Dulc., Ferr-ph.
- Regelaussetzen bei	Senec.
- Schnupfen bei	Caust., Chin.
- Schwangerschaft in der	Cauloph.
- Sonnenbestrahlung bei	Glon.
- starkes	Ac-acet.
- Stuhlpressen beim	Coff.
- Trinkern bei	Sec.
- Übelkeit mit	Ipec.
- vikariirendes	Abrot., Bry.
- Wehen nach	Ac-acet.
- Weingenuß bei	Glon.
- wochenlanges	Carb-v.
Nasenflügel	
- geschwürige	Petr.
- Stiche in den	Op.
Nasenflügelatmung	Amm-c., Ant-t., Chelid., Lyc., Pyrog.
Nasengeruch	
- Eiern wie nach faulen	Calc-c.
- Hering nach	Agn.
- Moschus nach	Agn.
- Pech nach	Ars.

N

- Schwefel nach	Ars.
- übler	Anac., Ars., Calc-c., Kreos., Plb.
Nasengeschwüre	Ac-nitr., Apis., Beryl., Kali-bi., Lues., Merc-sol., Phos., Phyt., Staph., Sulf., Tub.
- Krusten mit	Aur.
- Sekreten mit scharfen	Kreos.
Nasenjucken	Ac-fl., Ac-m., Ac-succ., Ac-sulf., Cann-ind., Caps., Cin., Hyper., Nux-v., Sil., Sin-n.
- Brennen mit	Arund.
- Nase in der	Teucr-mar.
- nervöses	Ac-picr.
- Stockschnupfen bei	Card.
Nasenknochen	Abrot.
- Karies in den	Aur.,
- Schmerzen in den	Cycl., Guaj., Hep.
Nasenlöcher	
- Berührungsempfindlichkeit der	Stann.
- Entzündung der	Ran-b., Rhs-t.
- geschwürige	Bor., Helod., Ign., Ran-b., Thal., Thuj.
- Kribbeln in den	Tab., Teucr-mar.
- krustige	Alum., Kali-c.
- rissige	Hyosc., Petr.
- Rötung der	Aur., Kres.
- schmerzhafte	Hep., Stann.
- schorfige, bei Schnupfen	Magn-m.
- schrundige	Graph.
- Schwellung der	Aur., Kali-c., Mez.
- Taubheit der	Alum., Helleb.
- verstopft ist eins der	Ign., Staph.
- verstopft ist eins, das andere läuft	Plat.
- verstopft ist das linke	Sin-n.
- verstopft sind abwechselnd die	Magn-ph.
- wunde	Ac-lac., Alum., Anac., Ant-c., Arum., Beryl., Calc-c., Graph., Hep., Kali-c., Kres., Magn-m., Merc-sol., Mez., Petr., Rhs-t.
- Wundheitsgefühl in den bei Fließschnupfen	Ign.
Nasenmuscheln	
- Klümpchen in den	Lith.
- Schwellung der	Bari-c.

- Verquellung der	Marum.
Nasennebenhöhlen	Cinnb., Kali-bi., Med.
- Eiterung der	Hydrast., Sil.
Nasennebenhöhlenentzündung	Ac-sulf., Ant-c., Arist., Calc-fl., Cepa., Euph., Kali-j., Lues., Luff., Merc-sol., Rad., Spig., Stann., Stront., Thuj.
- akute	Cinnb.
- chronische	Ac-fl., Carc., Kali-bi.
- frontalis	Viol-o.
- Sekret mit wundmachendem	Ac-nitr.
Nasennebenhöhlenkatarrh	Ac-benz., Cepa., Jod., Kali-c., Kali-j.
- Absonderungen mit zähen, grünlich-gelben	Kali-bi.
- akuter	Rauw.
- chronischer	Magn-c.
- eitriger	Hep.
Nasennebenhöhlen- Rachenkatarrh	Infl.
- absteigender	Heder.
- Ausfluß mit gold-gelbem	Nat-ph.
Nasennebenhöhlen- Schleimhaut	Luff.
Nasen-Rachen-Katarrh	Ferr-ph.
- Brennen mit im Hals	Solid.
- chronischer	Magn-m.
Nasen-Rachen-Raum	Bari-m., Cist.
- Kältegefühl im	Sin-n.
- Veränderungen im, schwere destruktive besonders an der Schleimhaut	Kali-bi.
Nasenreiben	Cin.
- Anfall im, bis sie ganz rot ist	Abs.
- nervöses	Arum.
- Verlegenheit aus	Ac-succ.
Nasenspitze	
- bläuliche Verfärbung der	Crot.
- Juckreiz an der	Cob., Med.
- kalte	Apis.
- reiben muß dauernd	Ac-picr.
- Rötung der	Aur., Crot., Nicc.
- Schwellung der	Aur., Bell., Bor., Bry., Caus., Chel., Crot-h., Kali-c., Nicc., Sep., Sulf.
- Zwicken an der	Med.

N

Nasenscheidewand	
- Geschwüre an der	Kali-bi.
Nasenschleimhaut	Galph., Luff., Rumx., Teucr.
- allergische Störung der	Luff.
- atrophische Störung der	Luff.
- Empfindlichkeit der	Jugl-reg.
- Entzündung der	Cinnb.
- Geschwüre an der	Phos.
- Reizung der	Phell.
- Schwellung der	Merc-sol., Naja., Phos., Stann.
- Trockenheit der	Flor.
- Wucherungen der	Ac-nitr.
Nasenschmerzen	
- brennende	Aloe.
- Erkältungsschnupfen bei	Dulc.
- Niesreiz mit	Aloe.
Nasentrockenheit	Abrot., Abs., Ac-lac., Ac-m., Ac-succ., Acon., Apis., Beryl., Brom., Clem., Cob., Euph., Hyper., Kali-c., Lith., Nat-m., Nux-m., Nux-v., Op., Sang-nitr., Sil., Spong., Tab.
- Brennen mit	Ac-sulf., Berb.
- Empfindlichkeit mit, gegen kalte Luft	Stict.
- Erkältungsschnupfen bei	Dulc.
- innerliche, wie von Straßenstaub	Verat.
- langanhaltende	Ambr.
- Niesanfällen mit	Bell.
- Verstopfung mit	Ambr.
Nasenverstopfung	Abrot., Ambr., Apis., Ars., Calc-c., Calc-fl., Carb-v., Cinnb., Hydrast., Kali-c., Kreos., Kres., Lac-c., Lyc., Merc-sol., Nat-ars., Nux-m., Nux-v., Op., Phos., Sang-nitr., Sulf., Teucr-mar., Thal., Vacc., Verb., Zinc.
- dauernde	Amm-c.
- Gefühl von	Stram.
- hindert bei Atmen und Trinken	Samb.
- Katarrhe durch	Amm-c.
- Kitzel mit	Arg-nitr.
- Kopfschmerzen mit starken	Arist.
- kühle Luft bessert	Arist.
- links zuerst, dann rechts	Rhod.

- morgens	Magn-c., Valer.
- Mundatmung mit	Arum.
- nachts	Nicc.
- Nasenlaufen mit	Sec.
- Nasenschwellung mit	Euph.
- Niesen bessert	Arist.
- Schleim mit klebrigem	Spong.
- Warmen im	Arg-nitr.
Nasenwurzel	
- Druck über der	Bapt., Cinnb., Hyosc., Stict., Zinc.
- Schmerzen an der	Anhal., Coloc., Glon., Lach., Mang., Nat-ars.
- Schwere an der	Zinc.
- Taubheitsgefühl an der	Anhal.
Nasolabialfalte	
- Venülen in der kleine, variköse	Carb-v.
Nässe	
- alles beginnt mit	Dulc.
- empfindlich gegen	Rhod.
Nässen	
- zwischen Hoden und Oberschenkel	Hep.
Naschhaftigkeit	Magn-m.
Nebelsehen	Ac-nitr., Ambr., Aran-d., Phos., Plb., Ran-b.
Nebenhoden	Sabal.
- Brennen in den	Rhod.
- Entzündung der	Arist., Clem., Phyt., Puls., Sabal., Sel., Sep., Spong., Thuj.
- gequetscht wie	Rhod.
- Schmerzen in den	Amm-c., Aloe., Chin., Coloc., Phyt., Rhod., Thuj., Tub.
- Schmerzen im linken	Vib.
- Schwellung der, unspezifische	Spong.
- Schwellung im linken	Vib.
- Stechen in den	Rhod.
- Verhärtung der	Rhod.
Nekrose	Calc-c., Lach.
- Neigung zu	Naja.
- trockene	Ars.
Neoplasmatische Leiden (Krebs)	Carb-an., Cob., Con.

N

Nephrosen	Ac-form., Calc-ars.
Nephrosklerose	s. Nierenschrumpfung
Nephrozirrhose	s. Nierenschrumpfung
Nerven	Sulf., Tell., Thuj.
- Atrophie der	Plb.
- Berührungsempfindlichkeit der	Latrod.
- Druckempfindlichkeit der, an den Austrittstellen	Ac-form.
- Erschöpfung der	Gels.
- Krämpfe der	Sec.
- Krankheiten der nach Grippe	Infl.
- Krankheiten, organische	Med.
- Lähmung der	Aur., Crot., Hyper.
- Lähmung der motorischen	Olnd.
- Lähmung der peripheren	Gels.
- motorische	Gels., Olnd.
- periphere	Acon., Aran-d., Aran-ix., Ars., Bell., Cedr., Cepa., Cham., Chin., Cocc., Collins., Coloc., Con., Gels., Gins., Hyper., Iris., Kalm., Magn-ph., Marum., Merc-sol., Mez., Olnd., Plat., Plb., Ran-b., Rauw., Rhod., Rhs-t., Ruta., Sel., Sep., Stann., Tereb., Thal., Valer., Verb., Zinc.
- Quetschungen an den, nach Traumen	Hyper.
- Reißen an den	Caust., Phyt.
- Reißen an den, rheumatisches nachts	Verat.
- Reizbarkeit der	Hep.
- Schmerzen heftige, im Bereich der	Latrod.
- schwäche	Ac-m., Ac-ph., Aur., Gels.
- Schwere der	Staph.
- sensible	Gels., Ran-b., Strych.
- spinale	Par., Tarant.,
- Taubheitsgefühl der	Ac-fl., Chin., Dros., Petr.
- trophische Prozesse der	Alum.
- Überreiztheit der	Ac-nitr., Cocc.
- Verletzung der	Hyper.
- verrenkt wie	Staph.
- Witterungsschmerz in den	Rhod.
- wund wie	Staph.
- Wurzelgebiet der	Con.
- Zerrüttung der	Ac-ph., Ac-picr., Ambr.
- zerschlagen wie	Staph.
- Zittrigkeit der	Staph.

- zucken	Ac-hydroc., Ac-ox., Sep., Stram.
Nervenbündel	Asar.
Nervenendplatten, motorische	Con.
Nervenmittel	Arum., Hyper., Kali-ph., Meph., Spig., Stann., Zinc.
- Erregtheit bei großer	Rhs-t.
- Frauen für, mit Familienproblemen	Ambr.
- Männer für, mit Geschäftssorgen	Ambr.
- Schulkinder für, mit Prüfungssorgen	Ambr.
- tiefgreifendes	Mang.
- Unruhe bei großer	Rhs-t.
Nervensystem	Nicc., Stann., Stront., Sumb., Xan.
- hypersensibles	Hydroph.
- stark gestörtes	Hyosc.
- Überempfindlichkeit des gegenüber Schmerzen, Berührung und Kälte	Hep.
- vegetatives	s. vegetatives NS
- zentrales	s. zentrales NS
Nervenstränge	
- Schmerzen entlang der	Hyper.
Nervös	Ac-hydroc., Agn., Ambr., Apoc., Arum., Aven., Carc., Card., Cauloph., Cham., Cocc., Croc., Ferr-ph., Hirud., Jod., Kali-bi., Kali-br., Kali-j., Kalm., Kreos., Lachn., Lath., Latrod., Lauroc., Magn-c., Med., Meph., Nat-m., Nux-m., Nux-v., Phos., Sil., Spig., Tarant., Vacc.
- Geschlechtsverkehr nach dem	Agar.
- Kinder, mit Magen-Darm-Katarrh	Bor.
- könnte alle umbringen oder selbst aus dem Fenster springen	Camph.
- Regel während der	Agar.
- Schlaflosigkeit mit	Teucr-mar.
- vegetativ	Pass.
Nervöses System	Spig.
Nervöse Störungen	
- Augenschwäche mit	Nicc.
- Kopfschmerzen mit	Nicc.
Nerv. alveolaris (Oberkiefernerv)	Plant.

N

Nervus auditivus (Gehörnerv)	
- Überempfindlichkeit des	Srych.
Nervus facialis	Coloc.
Nervus infraorbitalis	
- Berühtungsempfindlichkeit des	Zinc.
Nervus ischiadikus	Coloc., Gnaph.
- Reißen am	Visc.
- Ziehen entlang des	Hyper., Visc.
Nervus laryngei et rekurens	Caust.
Nervus optikus	
- fettige Degeneration des	Phos.
Nervus pudendus	
- Schmerzen am	Coloc.
Nervus trigeminus	Coloc., Plant., Spig., Verb.
Nervus ulnaris	Calc-fl.
- Angegriffenheit des	Kalm.
- neuralgische Schmerzen am	Iris.
- Ziehen entlang des	Hyper.
Nervus vagus	Ipec., Jab., Kali-c., Mandr e rad., Meph., Stram., Visc.
- Reizzustände des	Lob.
- Übererregbarkeit des	Diosc.
- Zentrum des	Tab.
- s.a. Vagus	
Nesselsucht	s. Urtikaria
Netzhaut	
- Ablösung der	Aur., Dig., Lues.
- Blutungen der	Ac-sal., Ac-sulf., Arn., Crot., Glon., Phos.
- erkrankungen, nicht entzündliche	Lach.
Netzhautentzündungen	Ars., Kali-c., Plb., Vanad.
- albuminurika	Glon., Kali-ph., Phos.
- diabetika	Phos.
Neubildungen	
- beginnende, maligne	Bari-c.

Neuralgien	Ac-form., Ac-lac., Ac-sal., Ac-succ., Anhal., Aran-d., Aran-ix., Arn., Bry., Calc-ph., Caps., Cedr., Cham., Chelid., Cimic., Clem., Cocc., Coff., Colch., Diosc., Dulc., Gels., Ham., Helod., Hep., Kali-j., Lach., Magn-m., Mandr., Mang., Med., Nat-m., Nux-v., Op., Phyt., Rad., Rhod., Sel., Sep., Sulf., Tab., Tarant., Tereb., Thea., Valer., Verat., Zinc.
- Abdecken nach	Acon.
- Ameisenlaufen mit	Thal.
- Amputationsstümpfen in den	Cepa.
- anfallsweise	Acon., Bell., Rhs-t., Spig.
- Anstrengung nach	Phos.
- Atemnot mit	Dirc.
- Augen an den	Asa., Spig.
- Augenbrauengegend in der	Viol-o.
- ausstrahlende	Berb.
- Bewegung bei	Iris., Mez.
- bltzartige	Bell., Magn-c., Magn-ph., Rauw.
- bohrende	Ran-s., Thal.
- brennende	Ac-carb., Magn-c., Thal., Thuj.
- Depressionen mit	Dirc.
- diffuse	Atrop-s.
- durchschießende	Magn-c.
- einschießende	Arg-nitr., Coloc., Magn-ph., Rauw., Thal.
- Gesicht im, wie ein langer Faden	Cepa.
- gichtisch-rheumatische	Ac-benz.
- Glieder der	Caust., Ferr., Plat., Rauw.
- Gonorrhö bei	Kalm.
- halbseitige	Spig.
- Hals im, wie ein langer Faden	Cepa.
- hartnäckige	Thuj.
- Hautnerven, im Gebiet von sensiblen	Lauroc.
- heftige	Arg-nitr., Coloc.
- Herumgehen zwingen zum	Ferr-ph.
- Herzklopfen mit	Dirc.
- Herzleiden bei	Kalm.
- Hitze mit	Thal.
- infraorbitale	Chin.
- interkostale	s. Interkostalneuralgie
- Ischias-	Plb.
- ischiasartige	Tart-emet.
- Jochbeingegend in der	Par.

- Kälte bei	Mez., Phos., Sil.
- Kältegefühl mit	Thal.
- Kehlkopf im, wie ein langer Faden	Cepa.
- klopfende	Sang.
- kolikartige	Coloc.
- Kopf am	s. Kopfneuralgie
- Körperteilen an allen	Acon., Rhs-t.
- krampfartige	Magn-ph.
- Kribbeln mit	Thal.
- Lähmigkeitsgefühl mit	Grind.
- langsam beginnende und plötzlich aufhörende	Ac-sulf.
- langsam zu- und abnehmende	Plat., Stann.
- linksseitige	Spig.
- Mitternacht um	Ars.
- multiple	Marum., Ruta., Thuj., Verb., Zinc.
- Muskelatrophien mit	Thal.
- nachts	Ac-nitr., Acon., Ferr., Ferr-ph., Merc-sol., Mez., Puls., Sil.
- nagende	Ran-s.
- Nässe bei	Mez.
- Nervenaustrittstellen der Knochen, an den	Form.
- Nieren entlang der	Cupr.
- oben von nach unten ziehende	Kalm.
- Ohren der	s. Ohrenneuralgien
- periodische	Ars., Bell., Chin., Chin-ars., Ferr., Iris., Puls., Sabad., Thuj.
- plötzlich auftretende	Acon., Bell., Coloc., Form., Kali-bi.
- Punkt von einem ausgehende	Ac-ox.
- rechtsseitige	Spig.
- reißende	Ac-benz., Acon., Calend., Kalm., Magn-c., Phos., Sang., Stann., Thal.
- rheumatische	Form.
- Schläfe an der	Spig., Verb.
- schneidende	Thuj.
- Schwäche mit großer	Kali-ph.
- Sonne, mit der aufsteigende und fallende	Spig.
- spannende	Phos.
- spermatica	Marum.
- stechende	Ac-benz., Rauw., Stict., Thuj.
- Steifigkeit mit	Stict.
- Stelle die wechselnde	Bell.

- Stellen an kleinen	Kali-bi.
- stichartige	Bellis.
- Stirnhöcker am	Spig.
- Stirnregion in der	Verb.
- Stunde, immer zur gleichen	Verb.
- tägliche	Iris.
- Traumen nach	Hyper.
- Trigeminus-Nerv, am gesamten	Spig.
- veraltete	Sil.
- wandernde	Ac-benz., Carb-v., Form., Kali-bi., Sang.
- witterungsbedingte	Rhod.
- Zähnen an den	Ferr.
- zersprengende	Sang.
- Zerschlagenheit mit	Stict.
- ziehende	Bellis., Phos., Sang., Thal.
- zuckende	Calend., Magn-c.
Neuralgiemittel	
- langsam wirkendes	Sil.
- tief wirkendes	Sil.
Neurasthenie	Ac-ox., Ac-ph., Ac-picr., Agn., Ambr., Anac., Arg-nitr., Asa., Calc-c., Cast-eq., Cob., Con., Damin., Gins., Hyper., Kali-ph., Magn-c., Med., Meph., Nux-m., Pass., Sabad., Sel., Valer., Zinc.
- allgemeine	Nat-m., Phos.
- Kinder der	Calc-ph., Ferr-ars.
- Reizbarkeit mit	Nux-v., Staph.
- Schlaflosigkeit mit	Tub.
- Überarbeitung durch	Nux-v.
Neuritis	Ac-form., Ac-lac., Ac-sal., Ac-succ., Apis., Aran-d., Carb-s., Chin., Coloc., Hyper., Mang., Mez., Phos., Phyt., Plat., Plb., Puls., Rhs-t., Spig., Stann., Thuj.
- gichtisch-rheumatische	Ac-benz.
- hartnäckige	Thal.
- lumbosakralis	Gnaph.
- optica	Cin.
- Paresen mit	Thal.
- Polyneuritis bis zur	Ars.
- Reflexunterbrechung mit	Thal.
- retrobulbäre	Thal.
- Schmerzen mit	Ferr-ph., Rhod.
- spermatica	Staph.

- Winde durch kalte, trockene	Acon.
Neurodermatitis	Ac-form., Calc-c., Calc-ph.
Neurolues	Kali-j., Merc-sol.
Neuromuskuläres System	Strych.
Neuropathie	Ac-lac., Ac-ox., Carc., Cin., Cupr., Magn-m., Mosch., Nat-c., Sabad.
- diabetische	Sec.
- Kinder der	Zinc.
- Schlaflosigkeit mit	Cimic.
Neurosen	Hyosc.
- klimakterische	Glon.
- traumatische	Hyper.
Neurotiker	Arg-nitr.
Neurotische Mädchen und Frauen	Croc.
Neurovegetativum	Ambr., Asa.
- Störung des	Lob.
Niedergeschlagenheit	Apoc., Caust., Cedr., Dros., Graph., Hep., Nat-m., Plat.
- Schmerzen durch	Sars.
- Verkehr nach dem, tagelange	Agar.
Nieren	Ac-benz., Ac-hydroc., Ac-nitr., Apis., Apoc., Ars., Aur., Berb., Canth., Cocc-c., Coff., Colch., Dulc., Equis., Eucal., Eupat-pur., Helleb., Kali-nitr., Merc-cy., Pareir., Phos., Phyt., Pich., Plb., Prun., Samb., Sars., Scil., Solid., Spart., Spir-ulm., Tarax., Tereb., Urt., Uva.
- Berührungsempfindlichkeit der	Canth.
- blutungen	Ac-nitr., Ac-sal., Cact., Ham., Hirud., Millef., Nux-m.
- brennen	Sabin.
- degenerative Erkrankung der, chronische	Ac-form., Calc-ars.
- druck	Card.
- durchbohrender Schmerz	Nat-s.
- Empfindlichkeit	Berb., Graph., Puls.
- funktionsstörung	Zing.
- grieß	Berb., Calc-c., Canth., Echin., Guaj., Sars., Tereb., Urt.
- hydrops	Colch.,
- insuffizienz	Ac-benz.

- krämpfe	Camph.
- reizung	Ac-benz., Ac-sal., Ac-sulf., Dulc., Led., Phyt., Tarax., Zinc.
- sand	Ac-acet., Ac-benz., Ac-form., Ac-ox., Berb., Calc-c., Canth., Chin., Equis., Guaj., Lith., Magn-ph., Nux-m., Sars., Tab., Urt.
- schäden, postinfektiöse	Solid.
- schrumpfung	s. Schrumpfniere
- schwäche	Helon.
- senkung	Clac-fl.
- siechtum, chronisches	Berb.
- Sklerose der	Ac-fl., Ars., Aur., Calc-fl., Carc., Kres., Plb.
- stauungen	Ac-sulf.
- stiche	Lach., Mez.
- tuberkulose	Tereb., Tub.
- versagen in der Schwangerschaft	Aals.
- zysten	Ac-form., Apis.
Nierenbeckenentzündung	Berb., Bor., Cann-ind., Chin., Crot., Echin., Equis., Eucal., Lith., Lyc., Pich., Podo., Puls., Sars., Scil., Tereb., Urt.
- Sediment mit ziegelsteinrotem	Cocc-c.
- Urin mit saurem, scharfem	Cocc-c.
Nierenbeschwerden	
- Unterkühlung nach	Dulc.
- Sitzen nach, auf kaltem Stein	Dulc.
Nierenentzündung	Ac-hydroc., Ac-nitr., Ac-picr., Ac-sulf., Apis., Bry., Canth., Carc., Crot., Eupat-pur., Glon., Kali-bi., Lyc., Mang., Med., Merc-sol., Napht., Sars., Scil., Senec., Sil., Tereb., Tub., Vacc.
- akute	Ac-form.
- Albuminurie mit	Arg-nitr., Cocc-c.
- Alkoholabusus nach	Carb-v., Nux-v.
- Arteriosklerose durch	Plb.
- aufsteigende	Sabin.
- chronische	Ac-fl., Ac-form., Cocc-c., Cupr., Form., Kres., Plb., Rad., Solid.
- degenerative	Plb.
- Durchnässung nach	Acon.
- Erkältung nach	Nux-v.
- Hämaturie mit	Arg-nitr., Phos.

N

- hämorrhagische	Thal.
- Harnröhrenentzündung mit	Croton.
- Harnverhalten mit	Cocc-c.
- Herzbeschwerden mit	Cann-sat.
- Medikamentenmißbrauch nach	Carb-v.
- Rheuma nach	Colch.
- Scharlach bei	Apis., Colch., Hep., Kali-s., Tereb.
- septische	Lach.
- Unterkühlung nach	Acon.
- urämischen Symptomen mit	Cupr.
- Wassersucht mit	Helleb.
- Zylindurie mit	Phos.
Nierengegend	
- Abgeschlagenheit in der	Bellis.
- Brennen in der	Canth., Lachn., Tereb.
- Druck in der	Bellis., Cad., Coloc., Croc., Helon.
- Druckempfindlichkeit in der	Calc-ars., Solid.
- Drücken in der, schmerzhaftes	Ac-succ.
- Hitzegefühl in der	Helon.
- Lastgefühl in der	Abs.
- Reißen in der, nach Durchnässung	Rhs-t.
- Schmerzen in der	Alum., Apoc., Aran-d., Arg-nitr., Ars., Berb., Cepa., Colch., Eupat-perf., Eupat-pur., Helon., Hydrast., Mez., Tereb.
- Schmerzen in der, beim Harnlassen	Agn.
- Schmerzen in der, vor und nach dem Harnlassen	Phyt.
- Schmerzen in der rechten	Cycl., Lith.
- Schneiden in der	Canth., Coloc.
- Schweregefühl in der	Abs.
- Spannen in der	Bellis.
- Stechen in der	Mez.
- Unbehagen in der	Aran-d., Tarant.
- verrenkt wie	Croc.
- Zerschlagenheit in der	Anhal., Eupat-perf.
- Ziehen in der, schmerzhaftes	Ac-succ.
- Zusammenschnürungsgefühl in der	Cact., Cad.
Nierenkoliken	Ac-benz., Arg-nitr., Arn., Bell., Cocc-c., Coloc., Diosc., Magn-ph., Pareir., Tab., Tereb.
- Anamnese, bei syphilitischer	Sars.
- Harnverhaltung mit	Nux-v.
- Kreuzschwäche mit	Ac-ox.

- Lendenschwäche mit	Ac-ox.
- Nackenschwäche mit	Ac-ox.
- Rückenschwäche mit	Ac-ox.
Nierenlager	
- Berührungsempfindlichkeit der	Chin.
- Klopfempfindlichkeit der	Chin.
Nierenmittel	Berb., Cocc-c., Lyc., Podo., Stroph.
- ausleitendes	Solid.
- regulierendes	Solid.
Nierenschmerzen	Ac-succ., Agn., Calc-c., Cann-sat., Card., Cepa., Dros., Ferr-ph., Ipec., Meph., Mez., Tab.
- Ärger nach	Bry.
- Aufregung nach	Bry.
- Aufstehen beim	Lyc.
- Bewegung bei	Lues.
- brennende	Bell., Canth.
- dumpfe	Ac-benz., Cann-ind.
- durchschießende	Bapt.
- grabende	Berb.
- Harn mit zuckerhaltigem	Cean.
- Harnabgang bessert	Mandr.
- Harnlassen beim	Abrot.
- Heben beim	Calc-ph.
- heftigste	Coloc.
- hineinschießende	Coloc.
- klopfende	Bell.
- kolikartige	Coloc.
- linksseitige	Bapt.
- nachts	Lues.
- Niesen beim	Calc-ph.
- Onanie nach	Bufo.
- plötzlich auftretende	Coloc.
- Regel während der	Tub.
- reißende	Ac-benz.
- stechende	Ac-benz., Berb., Canth.
- Stehen nach langem	Calc-ph.
- ziehende	Bell. Canth.
Nierenstein(e)	Ac-acet., Ac-benz., Ac-form., Ac-ox., Berb., Calc-c., Cann-sat., Canth., Chin., Cocc-c., Coloc., Equis., Lith., Lyc., Nux-m., Pich., Podo., Rub., Sil., Urt.

N

- abgänge	Lith.
- diathese	Pareir.
- Harnabgang mit qualvollem	Sars.
- koliken	Atrop-s., Bell., Calc-c., Tab. Urt.
- leiden	Tereb., Urt.
Niesen	Ac-benz., Ac m., Agar., Anac., Berb., Bor., Cact., Carb-v., Cepa., Cob., Colch., Hyper., Lauroc., Nux-m., Nux-v., Scil., Sin-n., Stront., Tub.
- Absonderungen mit wäßrigen	Tarant., Ther.
- allergisches	Nicc., Poth.
- Anfälle von	Ac-acet., Ac-benz., Aral., Bapt., Bell., Bufo., Cann-ind., Cupr., Cycl., Hyper., Rhs-t., Seneg., Stann.
- Anstrengung bei	Arn.
- Augenschmerzen mit	Lil.
- Brennen mit	Lil.
- häufiges	Carc., Con., Merc-sol., Rhs-t.
- Heben beim	Arn.
- heftiges	Cin., Croc., Nicc., Poth., Rhod., Sabad.
- Husten bei krampfhaftem	Ther.
- Kopfschmerzen beim	Caps., Lil.
- krampfhaftes	Rhs-t.
- morgens	Dros., Mandr., Nat-m., Rhod.
- Nase bei trockener	Teucr-mar.
- Nierenschmerzen beim	Calc-ph.
- plötzliches	Glon.
- Schnupfen bei	Chin., Merc-sol.
- Schnupfen ohne	Nicc.
- Stirnschweiß mit	Croc.
- viel	Bry., Chin., Rumx., Sil., Teucr-mar.
Niesreiz	Aloe., Ambr., Berb., Cad., Kreos.
- erheblicher, ohne Niesen zu können	Euph.
- Geruchsverlust bei	Ipec.
- häufiger bei Schnupfen	Caust.
- heftiger	Clem.
- morgens	Naja.
- Nasenverstopfung bei	Ipec.
- ständiger	Ac-sulf., Sang.
Nietnägel	
- schmerzhafte	Stann.

Nikotin	
- Entgiftungsmittel	Cact.
- Lähmung durch	Nux-v.
- Vergiftung durch	Conv.
Noma	Kali-m.
Nörgler	Lyc., Nux-v.
Nüchternschmerz	Arg-nitr., Mandr.
- Essen bessert	Anac., Mandr e rad.
- Rückwärtsbeugen bessert	Mandr e rad.
Nykturie	Ac-picr., Arist., Crat., Dig., Sang.
Nymphomanie	Calad., Canth., Caust., Croc., Grat., Hyosc., Lil., Lyc., Mosch., Murx., Plat., Sil., Stram., Tarant., Verat.
- Pubertät in der	Bufo.
Nystagmus (Augenzittern)	Agar., Cic., Cocc., Jod.

N

O

Oberarmknochen

- Schmerzen dumpfe, krampfartige entlang des	Anac.
Oberarmschmerz	Ran-b., Rhs-t.
- bohrende	Cin.
- kneifende	Cin.
Oberbauch	
- Aufgetriebenheit des	Jod.
- Berührungsempfindlichkeit des	Podo.
- Beschwerden im	Visc.
- Blähungen im	Visc.
- Druck im	Bufo., Puls., Quas., Zinc.
- Druck im linken	Bor.
- Druck im rechten	Bor.
- Druckempfindlichkeit des	Flor., Jod.
- Hinsein im	Lob.
- Kleiderdruckempfindlichkeit des	Podo.
- Kollern im	Visc.
- Leeregefühl im	Bari-m.
- Schmerzen im	Ambr., Mang., Stann., Tarant.
- Schmerzen im, kolikartige	Iris.
- Schmerzen im linken	Amm-c., Aur.
- Schmerzen im rechten	Aur., Hyper.
- Schneiden im linken	Bor.
- Schneiden im rechten	Bor.
- Schwäche im	Lob., Spig.
- Spannungsgefühl im	Flor., Zinc.
- Stechen im	Bufo.
- Stiche im linken	Sep., Spig.
- Völlegefühl im	Puls.
- Ziehen im, leichtes	Quas.
Oberkiefer	
- linksseitig Schmerzen	Arn., Stry.
- rechtsseitig Schmerzen	Cinn., Dios.
- Schmerzen am, bei kalter Zugluft	Verb.
- Schmerzen am, neuralgische	Gnaph.
- Taubheit am	Gnaph.,
Oberkörper	
- Abmagerung des	Lyc.
- massiver	Calc-fl.
- Muskelkontraktionen am	Olnd.
- schwitzt nur am	Kali-c.

Oberlid(er)	
- Drücken im	Stann.
- Herabhängen des	Kalm.
- Jucken am	Cad.
- Lähmigkeit der	Caust., Zinc.
- Rötung des rechten	Stann.
- Schmerzen am	Cad.
- Schwellung der	Kali-c.
- Schwellung des rechten	Stann.
- Spannungsgefühl im	Stann.
- Stechen im	Stann.
- Zucken im, hartnäckiges	Mez.
- Zucken des linken	Stront.
Oberlippe	
- aufgeworfene	Beryl.
- brennende	Beryl.
- rissige	Beryl.
- Taubheit in der	Olnd.
- trockene	Beryl.
- Zucken der	Stront.
Oberschenkel(n)	Mez.
- Abmagerung der	Sel.
- Ameisenlaufen an der Außenseite des	Gnaph., Phyt.
- Druckempfindlichkeit der	Thea.
- Gefühlslosigkeit der	Gnaph., Phyt.
- Lähmigkeitsgefühl in den	Spong.
- Prickeln an der Außenseite des	Gnaph.
- Schweregefühl in den	Gnaph., Thea.
- Spannung in den	Magn-m.
- Zerschlagenheit in den	Sabin.
- Ziehen im rechten	Flor.
- Zucken im, leichtes	Thea.
Oberschenkelschmerzen	Canth.
- drückende	Ambr., Spong.
- durchschießende	Ac-m.
- lähmungsartige, bis zum Knie	Cin.
- reißende	Ambr., Euph., Stann.
- stechende	Euph.
- ziehende	Ac-m., Ambr., Nux-v., Stann.

Obstipation	Ac-sal., Aesc., Alet., All-s., Aran-d., Arist., Arum., Asa., Chion., Cupr., Cycl., Dig., Grat., Kali-j., Lac-defl., Lauroc., Led., Nicc., Rob., Ruta., Sars., Scil., Tereb., Thuj., Wye.
- Abführmittelmißbrauch nach	Hydrast.
- Afterfissuren mit	Ac-nitr.
- Afterjucken mit	Glon.
- Afterschließmuskelkrampf durch	Plb.
- Afterschmerz mit	Phyt.
- alter Menschen	Phyt.
- Ärger durch	Magn-c.
- atonische	Alum., Anhal., Carb-v., Graph., Mang., Nat-m., Op., Sel., Staph., Verat., Zinc.
- Aufregungsdurchfall wechselt mit	Ac-succ.
- Blähungen mit	Collins., Jod., Prun., Sulf.
- Blut mit auf dem Stuhl	Ac-sulf., Kres.
- Blutabgang mit aus dem After	Crot.
- chronische	Graph., Lues., Magn-m., Nat-m., Op., Psor.
- Drängen mit	Con.
- Durchfall wechselt mit	Ant-c., Bell., Cimic., Collins., Magn-s., Nat-s., Nux-m., Olnd., Phos., Podo., Puls., Sang., Stell., Stram.
- fetten Speisen nach	Puls.
- Flaschenkindern bei	Podo.
- Fremdkörpergefühl mit, im Mastdarm	Cad.
- habituelle	Ferr-ph., Sulf-j., Urt.
- Hämorrhoidenschmerzen mit	Clem., Collins.
- hartnäckige	Graph., Hydrast., Lach., Mandr e rad., Nat-m., Psor., Sabad., Syph., Tarax.
- Hitze mit heftiger	Glon.
- Kindern bei	Alum.
- klumpig anfangs, dann weich	Lyc.
- Koliken mit	Sulf.
- Kopfkongestionen mit	Crot.
- krampfartige	Bell., Carc., Clem., Cob., Gins., Lyc., Mandr., Mang., Nux-v., Olnd., Plb., Staph., Tab., Thal., Vib.
- Leberleiden bei	Lyc., Magn-m., Tarax.
- Leberstörungen mit	Hydrast.
- Mastdarmbrennen mit	Abies.
- Milch nach	Jod., Puls.
- mühsame	Berb., Plat., Rat., Sel.

- nervöse	Ambr., Anac.
- Obstgenuß nach	Magn-m.
- Operationen nach	Op.
- Pfortaderstauung mit	Croc.
- proktogene	Sil.
- Prolaps mit, beim Drücken	Podo.
- Regel während der	Aur.
- Reisen auf	Plat.
- Schleim mit, auf dem Stuhl	Ac-sulf., Caust., Thal.
- Schmerzen mit heftigen, nach dem Stuhlgang	Ac-nitr.
- schmerzhafte	Magn-c., Sil., Sulf.
- Schwäche mit	Con.
- Schwangeren bei	Alum.
- seltene	Cepa.
- sitzende Lebensweise durch	Ferr-ph.
- Stuhl mit dunklem	Cact.
- Stuhl mit hartem	Bari-c., Cact., Guaj., Magn-c., Sel., Sulf.
- Stuhl mit hellgelbem	Card., Chelid.
- Stuhl mit kleinkalibrigem	Caust., Collins., Mandr e rad., Mang.
- Stuhl mit krümeligem	Guaj., Nat-m.
- Stuhl mit ständigem	Ambr.
- Stuhl mit trockenem	Alum., Amm-m., Bari-c., Berb., Bov., Bry., Card., Caust., Collins., Graph., Magn-c., Magn-m., Mang., Nat-m., Sep., Sil., Sulf.
- Stuhldrang mit erfolglosem	Abs., Bell., Kali-c., Lac-c., Nux-v., Plat., Rhs-t., Sil., Stram.
- Stuldrang ohne jeglichen	Alum., Alumn.
- Tag von einem zum anderen	Cauloph.
- tagelange	Bufo.
- Tenesmen mit	Collins., Hyper., Thal.
- träge	Nat-m.
- Zittern mit	Con.
Obszön(e)	Ac-hydroc.
- Gesten	Hyosc.
- Sprache	Hyosc.
Ödeme	Aals., Abrot., Ac-acet., Apis., Arum., Aur., Bellis., Bor., Colch., Crat., Dig., Kali-c., Olnd., Puls., Pyrog., Scil., Sulf., Tereb., Verat., Vip.
- angioneurotische	Hep.
- Armen an den	Spig.

- Beinen an den	Ac-acet., Apoc., Cob., Ferr., Kali-c., Nat-m., Phos., Spig., Stront., Ther.
- Gesicht im	Ac-acet., Caps., Graph., Phos.
- Händen an den	Graph.
- hartnäckige	Sil.
- Herzoperation nach	Stroph.
- kardiale	Apoc., Helleb., Kali-nitr.
- Knöchel am	Med.
- Neigung zu	Ac-hydroc., Arist., Ars., Cob., Cycl., Graph., Led., Prun., Spig., Uran., Vacc.
- Nierenentzündung, bei chronischer	Stroph.
- Organen in den fibrösen	Kali-j.
- Regeleintritt bessert	Arist.
- renale	Apoc., Ars., Eupat-pur., Kali-nitr.
- rheumatische	Spir-ulm.
- Stauungen durch	Aals.
Ohnmacht	Abs., Ac-hydroc., Acon., Alum., Canth., Carb-v., Cham., Cic., Cin., Cocc., Coff., Con., Croc., Crot., Cupr., Eupat-perf., Helleb., Lach., Lauroc., Magn-m., Magn-ph., Op., Plat., Podo., Ran-b., Sabad., Stann., Sulf., Vip.
- Alkoholgenuß nach	Glon.
- anfälle	Camph., Caust., Cham., Crot., Dig., Graph., Hydrast., Hyosc., Ran-b., Sep.
- Angst mit	Mandr.
- Anlässen, bei den geringsten	Mosch.
- Atemnot mit	Mandr.
- Augen mit verdrehten	Hep.
- Augenschließen beim	Ther.
- Autofahren beim	Hep., Petr.
- Blutungen bei	Trill.
- Fingernägel mit blauen	Verat.
- Gehen beim, im Freien	Canth.
- häufige	Bapt.
- Herzangst mit	Carb-v.
- Herumwerfen mit	Bapt.
- Herzschwäche mit	Nux-m.
- Hysterikerinnen bei	Nux-m.
- hysterische	Arum., Plat.
- Kirche in der	Verat.
- Liebeskummer nach	Ac-ph.
- Magen vom ausgehende	Arum., Tell.
- nachts um 3 Uhr	Ther.

- Nachtwachen nach	Chin.
- Neigung zu	Amm-c., Arist., Asa., Ipec., Magnol., Olnd., Petr., Stram.
- plötzliche	Manc., Valer.
- Röcheln mit	Cupr-acet.
- Schmerz beim geringsten	Valer.
- Sonnenbestrahlung bei	Glon.
- Stirnschweiß mit kaltem	Verat.
- Stühlen mit unfreiwilligen	Ac-m.
- Todesangst mit	Visc.
- Tympanie mit	Nux-m.
- vroübergehende	Bell.
- Zerschlagenheit mit	Bapt.
Ohren	Calc-c., Euph., Kali-m., Magn-m., Viol-o.
- Ausschläge an den	Staph.
- blau verfärbte	Colch.
- Blütchenausschlag an den	Ac-m.
- Blutandrang zu den	Bellis., Cauloph., Spong., Stront.
- Bluten der	Crot., Ham.
- Bohren in den	Magn-c.
- Brennen in den	Ac-fl., Ant-c., Clem., Petr., Stront.
- Donnern in den	Lach.
- Dröhnen in den	Abs., Apis., Bapt., Cupr., Ipec., Naja., Nicc., Spong., Stront.
- Druck in den	Berb., Cauloph.
- fauchende Geräusche in den	Ac-acet., Ac-benz.
- Fremdkörpergefühl in den	Tub.
- Furunkel in den	Staph.
- Glockenläuten in den	Alum., Op.
- Hämmern in den	Graph., Lach., Nat-m.
- Hitze in den	Chin., Lil., Stront.
- hochrote	Sang.
- Jucken in den	Berb.
- Katarrh der	Vinc.
- Kitzel in den	Rad., Viol-o.
- Knallen in den	Ac-nitr.
- Knistern in den	Alum., Coff.
- Krachen in den	Calc-c., Hep., Zinc.
- kreischende Geräusche in den, beim Ausschnauben	Stann.
- Kribbeln in den	Coloc.
- Kriechgefühl in den	Berb.
- Labyrinthreizung	Apom.

- Läuten in den	Ars., Chin-sulf., Cupr., Magn-c., Mang., Rhod.
- Pfeifen in den	Alum., Ambr.
- Polypen in den	Lyc., Thuj.
- Prickeln in den	Lil.
- Pulsieren in den	Bell., Bellis., Cauloph., Coff., Ferr-ph., Magn-m., Podo., Stront.
- Reißen in den	Chin., Cin., Cepa., Heder., Mez., Plb., Thuj.
- Reißen hinter den	Ambr.
- Rötung der	Ant-c., Chin.
- Schneiden in den	Coloc.
- Schrunden an den, blutende	Petr.
- Singen in den	Ac-m., Cann-ind., Cimic., Hyosc., Kali-c., Petr., Sec.
- Stiche in den	Ferr-ph.
- Surren in den	Nat-m.
- Taubheitsgefühl der	Lach., Naja., Plat.
- Trockenheit in den	Anhal., Lach., Naja.
- Verstopft wie	Cimic., Meph., Mez., Phos., Puls., Sel., Tab., Verat.
- Vollheitsgefühl in den	Cann-ind.
- Wehtun der	Berb.
- Widerhall der eignen Stimme in den	Ac-nitr., Caust., Lac-c., Phos.
- Widerhallen der Geräusche in den	Ac-ph., Sec.
- Ziehen hinter den	Ambr.
- Ziehen in den	Cycl.
- Zirpen in den	Bry.
- Zischen in den	Sulf.
- Zufallen der	Ac-nitr., Bari-m.
Ohrenausfluß	Alum., Calc-c., Carb-v., Carc., Con., Med., Tereb.
- blutiger	Elaps., Lach., Merc-sol., Petr., Rhs-t.
- chronischer	Ac-sulf., Bari-c., Calc-fl., Tub.
- dicker	Hydrast.
- dünnflüssiger	Ac-fl., Elaps.
- eitriger	Ac-form., Aur., Bor., Bufo., Elaps., Hep., Lach., Lues., Lyc., Merc-sol., Petr., Psor., Sep., Sulf., Thuj.
- fauler	Psor.
- Heringslake nach riechender	Tell.
- juckender	Amm-c.
- rezidivierender	Tub.

O

- stinkender	Aur., Hydrast., Lach., Psor., Thuj., Zinc.
- übelriechender	Abs., Ac-sulf., Arum., Merc-sol., Psor., Sulf.
- weiß-gelblicher	Hydrast.
Ohrenbrausen	Agn., Ambr., Amm-c., Ars., Canth., Coloc., Cycl., Helleb., Led., Mang., Phos., Plat., Viol-o.
- Ohren, als wären die verstopft	Colch.
- Tubenkatarrh bei	Ant-c.
Ohrekzeme	Ac-m., Ac-ox., Alum., Anac., Bari-c., Bor., Calend., Calc-ph., Carb-v., Card., Caust., Mez.
- brennende	Beryl.
- geschwürige	Beryl.
- Haaransatz bis zum	Tell.
- heiße	Beryl.
- impetiginöse	Tell.
- juckende	Abrot., Ac-sulf., Arg-nitr., Tub.
- Nacken bis zum	Tell.
- nässende	Calc-c., Graph.
- rissige	Beryl.
- schuppende	Tub.
- seborrhoische	Tub.
- trockene	Graph.
Ohrenentzündung	Acon., Alum., Aur-j., Bell. Calc-fl., Calc-ph., Dulc., Puls.
- Absonderung mit dünn-eitriger, übelriechender	Sil.
- chronische	Nat-m., Thuj.
- externa	Ac-form.
- skrofulöse	Calc-c.
Ohrenjucken	Bufo., Coloc., Cycl., Flor., Hep., Ign., Mez., Petr., Rumx., Sep., Tell.
- Brausen mit	Amm-c.
- Erfrierungen wie bei	Ac-ox.
- kratzen muß dauernd	Ac-fl.
- Summen mit	Amm-c., Cin.
Ohrklingen	Ac-m., Ac-ox., Agn., Ars., Brom., Bry., Canth., Carb-v., Caust., Chin., Cimic., Con., Cycl., Dulc., Ferr-ph., Graph., Kali-c., Magn-c., Mez., Nat-m., Plat., Puls., Rumx., Tarant., Visc.

- Glocken wie	Clem.
- Ohr im linken	Stann.
- periodisch auftretendes	Cann-ind.
- Schneuzen beim	Hep.
- Tubenkatarrh bei	Ant-c.
Ohrenklopfen	Coloc., Glon., Lach.
- Absonderungen mit, nach Heringslake riechende	Tell.
- Ohren, als wären die verstopft	Berb.
- periodisch auftretendes	Cann-ind.
- pulsierendes	Cact.
Ohrenknacken	Bari-m., Cob.
- Kauen beim	Aloe., Nat-m.
- Niesen beim	Bari-c.
- Schlucken beim	Bari-c.
Ohrenknochen	Abrot.
- Eiterung der	Aur.
Ohrenneuralgien	Carc., Cauloph., Cham., Colch., Coloc., Cupr., Heder., Magn-ph.
- brennende	Acon.
- Pflockgefühl mit	Spig.
- stechende	Acon.
- Verstopfungsgefühl mit	Spig.
- ziehende	Acon.
Ohrenrauschen	Alum., Aur., Bellis., Bry., Cact., Hyosc., Lach., Lil., Rad., Rhod.
- nachts	Dulc.
- Schlucken beim	Anac.
- Stille bei	Dulc.
- Wasserfall wie ein	Cocc.
Ohrensausen	Abs., Ac-form., Ac-hydroc., Ac-ox., Ac-sal., Ac-succ., Ac-sulf., Acon., Anac., Arist., Arn., Ars., Aur., Bapt., Bari-m., Bell., Brom., Carb-s., Caust., Cedr., Cepa., Chin., Cimic., Con., Croc., Crot., Glon., Heder., Helleb., Kali-ph., Lyc., Mandr e rad., Mez., Naja., Op., Petr., Phos., Psor., Puls., Rhod., Sabal., Sang., Sec., Sil., Stront., Tereb., Thea., Ther., Tub., Visc.
- Bewegung bei jeder	Ac-nitr.

O

- Brausen mit	Chin-sulf.
- Brummen mit	Chin-sulf.
- Durchfällen bei	Podo.
- Erbrechen mit	Tab.
- hatnäckiges	Ferr-picr.
- Hochdruck bei	Mandr.
- Klimakterium im	Mandr.
- Läuten mit	Chin-sulf.
- Nervösen bei	Mandr.
- Rollen wie dumpfes	Plat.
- Schwindel mit	Tab.
- Sex bei	Carb-v.
- Taubheit mit vorübergehender	Gels.
- Wasser wie fließendes	Cact., Cob.
- wochenlang anhaltendes	Mandr.
Ohrenschmalz	Tarant.
- hartes	Sel.
- vermehrtes	Bufo., Carb-v., Caust., Helod., Sel.
Ohrenschmerzen	Bell., Bry., Calc-c., Cepa., Lues., Plat., Tub., Vib.
- anfallsartige	Verb.
- Ärger nach	Cham.
- blitzartige	Coloc.
- Bücken beim	Cham.
- drückende	Caps.
- durchfahrende	Ferr-ph.
- Gehen beim	Mang.
- Geräusch, mit dröhnendem	Cad.
- Grippe wie bei	Phyt.
- heftige	Guaj.
- Husten beim	Caps.
- Kältegefühl mit	Calc-ph.
- Kauen beim	Eupat-perf.
- klammartige	Dros.
- kneifende	Croton.
- krampfhafte	Croton., Guaj.
- kribbelnde	Colch.
- linksseitige	Croton., Guaj., Lith.
- nachts	Dulc., Puls.
- neuralgische	Ac-ph., Coloc., Heder., Verb.
- plötzliche	Coloc.
- Rachen vom ausgehende	Lith.
- rechtsseitige	Dros.

- reißende	Anac., Cad., Canth., Colch., Guaj., Nux-v., Rhs-t., Stront., Verb.
- schießende	Tarant., Viol-t.
- Schlucken beim	Nux-v., Phyt., Rhod.
- Schneuzen beim	Calc-ph.
- Sekreten mit eitrigen	Caps.
- Sprechen beim	Eupat-perf., Mang.
- stechende	Ac-ph., Aloe., Anac., Bor., Caps., Cham., Colch., Merc-sol., Nux-v., Psor.
- Warzenfortsatz am	Caps.
- Zahn von einem ausgehende	Lith.
- ziehende	Ac-ph., Aloe., Ant-c., Rhs-t., Verb.
- zuckende	Ign., Rhod.
Ohrensummen	Ac-hydroc., Ac-ox., Alum., Amm-c., Apis., Bry., Calc-c., Canth., Carb-v., Cycl., Dros., Eupat-perf., Hyosc., Jod., Nat-m., Nicc., Op., Psor., Sec., Sep., Sulf.
- Bücken beim	Croc.
- nachts	Dulc.
- periodisch auftretendes	Cann-ind.
- Schlucken beim	Anac.
- Stille bei	Dulc.
Ohrenstechen	Brom., Coloc., Dros., Glon., Graph., Heder., Hep., Hyper., Kali-c., Magn-c., Mez., Plb., Puls., Sep., Staph., Tell., Teucr-mar., Thuj., Zinc.
- abends	Ran-b.
- Schlucken beim	Alum.
- Schneuzen beim	Alum.
Ohrgeräusche	Ac-form., Ac-m., Ac-succ., Aur., Bari-c., Bor., Bry., Cad., Calad, Canth., Card., Caust., Cepa., Cham., Clem., Coff., Con., Elaps., Jod., Kali-c., Kalm., Kres., Lachn., Lauroc., Lyc., Magn-c., Mez., Phos., Psor., Rhs-t., Stann., Thea., Thuj.
- fauchende	Ac-benz.
- Getöse wie	Led.
- Glockengeläut wie	Led.
- Maschinen wie von	Hydrast.
- Musik bessert	Ign.
- nachts	Ther.
- periodisch auftretende	Ac-acet.
- Stimmen wie von wilden	Ac-acet.

O

- Sturmwind wie	Led.
- unerträgliche	Ign.
- Zahnrädern, wie von knarrenden	Hydrast.
Ohrknorpel	
- gequetscht wie	Ruta.
Ohrkratzen	Ruta.
Ohrmuschel	
- Blütenausschlag an der	Ac-m.
- Brennen der	Agar., Clem.
- Ekzeme an der	Berb., Beryl., Kres., Petr.
- Entzündung der	Ant-c.
- Erfrierungen an der	Abrot., Agar.
- Hitze der	Clem.
- Ziehen an der, krampfhaftes	Olnd.
Ohrmuschelansätze	
- Rhagaden an den	Petr.
Ohrringlöcher	
- Entzündung der	Stann.
Ohrspeicheldrüse	Abrot., Ac-acet., Ac-fl., Ac-m., Amm-c., Arum., Brom., Bry., Calc-c., Calc-ph., Carb-v., Chin., Jab., Jod., Lues., Med., Merc-sol.
- Entzündung der	s. Parotitis (Mumps)
- Schmerzen der	Agar., Ail.
- Schmerzen der, bis zum Ohr ausstrahlende	Cham.
- Schwellung der	Ail., Cham., Plb., Thuj.
- Verhärtung der	Phyt.
Ohrstiche	Merc-sol.
- Hals vom ausgehende	Nicc.
- Hitze mit	Hyper.
- Röte mit	Hyper.
- Zähnen von den ausgehende	Nicc.
Ohrtubenkatarrh	s. Tubenkatarrh
Oligomenorrhö	Arist., Cimic., Kali-c., Magn-c., Nat-m., Senec.
Onanie	Abrot., Ac-picr., Ac-sulf., Anhal., Calad., Calc-c., Calc-ph., Cann., Carb-v., Caust., Coloc., Con., Croc., Lil., Lues., Nux-v., Psor., Sep., Sulf.

- Erschöpfung nach	Agn.
- Knaben der	Plat.
- Müdigkeit nach	Agn.
- schwächende	Chin.
- Schweißausbrüche bei	Agn.
- übertriebene	Bufo.
- Verlangen nach, unwiderstehliches	Phos.
- Verstimmung nach	Staph.
Onychomykose	Ant-c.
Oophoritis	s. Eierstocksentzündung
Operation(en)	Arn., Hyper.
- Blutungsgefahr gegen venöse, vor der	Ham.
- Folgen chronische von	Stront.
- schmerzlindernd nach der	Ham.
- Schock nach	Stront.
Opisthotonus	Abs., Ac-hydroc., Camph., Cic., Nux-v., Op.
Optikusatrophie	Ars.
- Leberkranken bei	Nux-v.
- Rauchern bei	Nux-v.
Optische Täuschung	Amm-c., Jod.
Orbitalgegend	Viol-o.
Orbitalknochen	
- Druckschmerz an den	Aur.
- Quetschungsschmerz an den	Aur.
Orbitalneuralgien	Caps., Coloc., Viol-o.
Orbitalränder	
- Druck an den	Anac.
Orbitalschmerzen	
- heftige	Berb.
- reißende	Berb.
Organe(n)	
- Angriff sekundärer, an sämtlichen	Thuj.
- Schmerzen an allen, brennende	Ac-ox.
- Verfettung der, degenerative	Ars., Phos.
- Verhärtung der inneren	Bari-m.
- Tuberkulose der	Sil.
- Zusammenschnürungsgefühl an allen	Cact.

Orgasmus	
- mangelnder	Calend.
Orientbeule	Berb.
Orthostatische Insuffizienz	Phos.
Ösophagus	
- blutungen	Hirud.
- brennen	Glon., Oena., Stroph.
- Geräusche im, gurgelnde beim Trinken	Cupr., Hyosc., Lauroc.
- krämpfe	Agar., Alum., Arum., Atrop-s., Bapt., Bari-c., Con., Lauroc., Naja.
- lähmung	Alum.
- Leeregefühl im	Ac-m.
- varizen	Ham.
- verengung	Stront.
Osteochondrose	Phos., Sil., Stann.
Osteoporose	Ac-fl., Ac-form., Arn., Aur., Calc-c., Calc-fl., Calc-ph., Sil., Stront.
- seniles	Carc.
Otosklerose	Aur., Caust., Graph., Sil., Sec.
Oxalsteine	Ac-ox.
- Kopfschwäche mit	Ac-ox.
- Kreuzschwäche mit	Ac-ox.
- Lendenschwäche mit	Ac-ox.
- Nackenschwäche mit	Ac-ox.
- Rückenschwäche mit	Ac-ox.
Oxalurie	s. Urin
Oxyuren	s. Würmer
Ozäna	s. Stinknase

P

Pädatrophie	Abrot., Ac-hydroc., Ars., Bari-c., Calc-c., Calc-ph., Carc., Hep., Jod., Kali-bi., Kreos., Magn-c., Nat-m., Petr., Sec., Sil., Tub.
- Durchfällen mit	Ars-j., Psor.
- Verstopfung mit	Psor.
Pankarditis	Acon., Ars., Crot.
Pankreas	Cob., Eichh., Merc-sol.
- insuffizienz	Iris., Jod.
- leiden	Nat-s.
- störungen	Mandr.
Pankreatitis	Arum., Calc-fl., Chin., Cob., Con., Diosc., Heder., Iris., Jod., Phos., Spong.
- chronische	Flor., Nux-v.
- Verhärtung	Bar-m., Carb-an.
Panzerherz	Apis.
Papeln	Acon., Amm-c., Calc-fl., Cad., Guaj., Hyper., Psor., Sars., Thuj.
- Gesicht im	Aur.
- Haargrenze an der	Merc-sol.
- juckende	Ac-sal., Caust.
- Kopf am	Aur.
- Körper am ganzen	Hydroc.
Papillome	Thuj.
Parametritis	s. Beckenbindegewebs-Entzündung
Paraplegie	s. Lähmung, doppelseitige
Parästhesien	Abrot., Ac-ox., Acon., Agar., Alum., Anhal., Aran-d., Calc-ph., Cocc., Cupr., Flor., Graph., Hyper., Ign., Kali-br., Kali-c., Lath., Mandr., Mang., Nux-v., Olnd., Plat., Plb., Puls., Sec., Tab., Tarant., Zinc.
- Brechreiz mit	Ac-lac.
- Gichtiger der	Ac-lac.
- Raucher der	Ac-lac.
- Trinker der	Ac-lac.
Parasympatikus	Aran-ix., Bell., Cocc.
- Reizwirkung auf den	Agar.
Paratyphus	Bry., Ipec., Pyrog., Verat.

P

PARENCHYMBLUTUNGEN

Parenchymblutungen	Ham., Kali-nitr., Trill.
Paresen	Brom., Cocc., Gels., Lach., Sec., Stann., Tab., Vip., Zinc.
- Beine der	Ac-picr.
- Handstrecker der	Plb.
- motorische, mit heftigen Schmerzen in kleinen Bezirken	Ac-ox.
- periphere	Olnd.
- spinale	Irid.
Parfümempfindlichkeit	Phos.
Parkinson-Krankheit	Ac-picr., Agar., Aran-d., Con., Hyosc., Kres., Mang., Merc-sol., Plb., Rauw., Stram., Tarant., Thal.
- Finger mit kalten, blauen	Helod.
Parodontitis	Lach.
Parodontose	Ac-benz., Ac-fl., Aur., Bari-c., Calc-c., Calc-fl., Calc-ph., Carc., Chin., Dulc., Kres., Lues., Lyc., Psor., Sil., Tereb., Tub.
Parotitis	Med., Merc-sol., Plb., Rhs-t., Sil., Sulf-j., Thal., Vacc.
- Eiterung mit	Phyt.
- epidemika	Plb., Puls.
- Verhärtung mit	Phyt.
Pastöse Menschen	Hep., Lach.
Patellareflexe	
- fehlende	Plb.
Pelviperitonitis	Med., Merc-sol.
Pemphigus	Ac-sal., Canth., Crot., Lues., Manc., Med., Merc-sol., Ran-b., Thuj.
Penis	
- Brennen im	Lith.
- Deszensus mangelhafter	Lues.
- Entzündung im	Mez.
- Hitze im	Mez.
- Kälte im	Ac-picr., Agn., Helod.
- kleiner	Aloe., Lyc.
- Reizung des	Calad.
- Risse Eichel	Ars., Kali-c., Mosch., Ths-t.
- Rucken im	Cinn., Dorm., Mez., Thuj., Zinc.
- Rutensteifigkeit, abnorme	Yohim.

- Schlaffheit des	Ac-m., Agn., Cad., Cann-ind., Graph., Lyc., Sulf.
- Schmerzen im	Anac., Arum., Helod., Lith.
- Schrumpfung des	Cann-ind., Ign.
- Schwellung des	Canth., Helod.
- Stechen im, prickelndes mit starker Erregung	Mez.
- Wundheitsgefühl am	Cad., Cald.
- zupft dauernd an dem	Canth.
Periarthritis	Ac-form., Lach.
- humeroscapularis dextra	Magn-c.
Pericard	Abrot., Spig.
Pericarditis	Abrot., Ac-benz., Ac-lac., Acon., Ars., Bry., Cact., Canth., Colch., Kali-c., Kalm., Magn., Verat-v., Vip.
- Atemnot mit	Spig.
- chronische	Aur-j.
- Herzklopfen mit	Spig.
- infektiöse	Apis.
- rheumatische	Ac-form., Apis., Spig.
Periodisch auftretende Beschwerden	Aran-d., Ars., Eupat-perf., Ferr., Nat-m., Nicc., Sabad., Tarant., Ther.
- alle 3 Wochen	Magn-c.
- Kommen und Gehen, mit plötzlichem	Bell.
- Wetter, bei rauhem kaltem	Chelid.
Periodontitis	s. Zahnwurzelhautentzündung
Periost	s. Knochenhaut.
Peristaltik	
- gestörte, mit Durchfällen und Kopfschmerzen	Diosc.
Peritoneum	Abrot.
Peritonitis	Acon., Apis., Ars., Bell., Bry., Calc-fl., Canth., Crot., Lach., Op., Vip.
- Beckenraum im	Med., Merc-sol.
- tuberkulosa	Ars-j.
Perityphlitis	Gins.
Perniziöse Anämie	Ars.
- Ameisenlaufen mit	Ac-picr.

P

- Taubheitsgefühl mit	Ac-picr.
Persönlichkeitsabbau	Anhal., Sec. (wie bei Trinkern und Rauschgiftsüchtigen)
Perspektiven	
- überdimensional veränderte	Anhal.
Perthes-Krankheit	Sil.
Perversion	Ac-hydroc., Lues.
Pessimist	Sulf.
- abgespannter, blasser	Nat-m.
Petechien	Ac-m., Ac-ox., Ac-sal., Ac-sulf., Con., Lach., Led., Phos., Thal.
Pflichten	
- gleichgültig gegen ihre	Sep.
Pfortadergebiet	Aloe., Collins.
Pfortaderkreislauf	Card., Puls., Sulf.
Pfortaderstauungen	Aesc., Card., Graph., Hapl., Lyc., Millef., Quas., Sep., Sulf., Tarax.
- Hämorrhoidenblutungen mit	Aloe.
Phantasien	
- glückliche	Op.
- voller	Meph., Stram.
- wollüstige	Ant-c., Chin.
Phantomschmerz	Cepa.
- Arme nach Amputation	Hyp.
- Finger nach Amputation	Phos., Staph.
Phimose	s. Vorhautverengung
Phlebitis	s. Venenentzündung
Phlegmasia	
- alba dolens	Puls., Vip.
- dolorosa	Ham.
Phlegmatische Menschen	Calc-c., Caps., Lach.
Phlegmone	s. Zellgewebsentzündung
Phlyktäne	Abrot., Aeth., Dig., Vacc.
- Augenhornhaut auf der	Syph.
- rezidivierende	Lues.
Photophobie	s. Lichtscheu

Photosensibilität	Fagop., Hyp.
Pickel	Abs., Arist., Clem., Hirud., Kali-c., Kreos., Olnd., Puls., Tarant.
- Gesicht im	Ac-m., Calc-ph., Jugl-reg., Lil., Psor., Sep., Tell.
- Haargrenze an der	Ac-nitr.
- kleine	Jugl-reg.
- rote	Ac-m., Jugl-reg.
- Rücken auf dem	Jugl-reg.
- Schulter auf der	Jugl-reg.
- seborrhoische	Ac-ox.
- Stirn an der	Led.
Pigmente	s. Hautpigmente
Pilgern	
- empfindliche	Hep.
- geschwollene	Bism.
Pilzdermatosen	Ac-fl., Magn-c., Tell.
Pilzekzeme	Ac-fl., Bor., Rhs-t., Sil.
Platzangst	Ambr., Arg-nitr., Arist., Arn., Kali-ph.
Plethora	Caps., Nat-c.
- abdominelle	Aloe., Aesc., Card.
- Obstipation mit habitueller	Sep.
Pleura	Abrot., Asclep., Guaj., Ran-b.
- Eiteransammlung in der	Calc-sil.
Pleuraschwarte	Lyc.
Pleuritis	Abrot., Ac-lac., Acon., Ant-t., Apis., Bry., Calc-fl., Jod., Kali-c., Seneg., Spir-ulm.
- Exsudation mit blutiger	Canth.
- exsudative	Ant-ars., Asclep., Ran-b., Sulf.
- fibrosa	Guaj.
- Kollaps mit raschem	Colch.
- Schmerzen mit brennenden	Canth.
- trockene	Asclep., Ran-b., Sulf., Tub.
- verschleppte	Ars., Ars-j., Calc., Carb-v., Hep., Jod., Nat-m., Seneg., Sep., Sil., Sulf.
Pleurapneumonie	Bry.
Plexus hämorrh. supp. et inf.	Aloe.
Plexus solaris	Latrod.
- Schmerzen am	Med.

P

Plumpe Menschen	Caps.
- wollen durch graziöse Bewegungen Sympathie erwecken	Graph.
Pneumonie	s. Lungenentzündung
Pocken	Ant., Crot., Hydrast., Merc-s., Rhs-t.
Pockenartig	Ant-c., Ant-t., Arn., Ars., Kali-bi., Kreos.,Merc., Rhs-t., Sulf., Thuj., Zinc.
- Eiternd	Bell., Merc., Sulf.
Pollutionen	Ac-form., Ac-ph., Agar., Aur., Camph., Canth., Caust., Colch., Con., Jod., Petr., Phos., Puls., Tarant., Ther., Thuj.
- atonische	Dig., Gels., Sep., Visc.
- Erektion ohne	Cob., Guaj., Sel.
- erschöpfende	Carb-v.
- Geschlechtstrieb bei mangelndem	Diosc.
- häufige	Cob., Nux-v., Sep.
- Kindern bei	Bari-c.
- Kopfschmerzen mit	Nux-v.
- Kreuzschmerzen mit	Nux-v.
- nachts	Ac-acet., Aloe., Anac., Ant-c., Ferr-ph., Guaj., Kali-c., Led., Lyc., Plat., Tab.
- schwächende	Ac-acet., Aloe., Bor., Kali-c., Staph., Visc.
- Übelkeit mit	Nux-v.
- Wollust mit	Ac-sulf., Ant-c.
Polyarthritis	Bry., Ferr-ph., Thal.
- akute	Verat-v.
- chronische	Ac-fl.,
- Fieber mit hohem	Verat-v.
- fokalinfektiöse	Ac-benz.
Polyarthrose	
- deformierende	Kres.
Polychrest	Lyc., Merc-sol., Nux-v., Phos., Sulf.
- Beziehungen mit vielen psychischen	Ign.
Polyglanduläre Insuffizienzzustände	Calc-c.
Polyglobulie	Aur., Cob.
Polyneuralgien	Caust., Chin.
Polyneuritis	Bell.
Polyneuropathia	
- diabetica	Ac-sulf.

Polypen	Ac-succ., Calc-c., Kali-bi., Phos., Sil., Sulf-j., Thuj., Tub.
Polyurie	Ac-form., Ac-lac., Ac-m., Arist., Bor., Canth., Cepa., Clem., Coff., Samb., Sars., Seneg., Syz., Tarax., Viol-t.
- Exzessen nach	Sel.
- nächtliche	Euphr.
- Schlaf nach dem	Sel.
Polyzythämie	Cob., Phos.
Poncet-Krankheit	Tub.
Postthrombotisches Syndrom	Vip.
Potenz	
- Reizung der	Naja.
- Schwächung der	Naja.
- Steigerung der	Helon.
- Störung der	Sabal.
- Verlust der	Ant-c.
- verminderte	Coff.
Pott-Buckel	Dros.
Präinsuffizienz	Crat., Dig.
Präkanzerose	Ac-form., Caust.
Präkordialangst	Ac-hydroc., Acon., Camph., Cic., Gins., Jod., Naja., Spig., Tab., Tarant.
- schwere	Vip.
Präkordialschmerzen	Lycop.
Präkapillaren	Millef.
Präurämie	Cann-ind., Helleb.
Prellungen	Arn., Bellis., Hyper.
Pressen	
- Leib vom zur Scham	Lil.
- Schoß im	Stann.
Prickeln	Ac-ox., Ac-succ., Agar., Cimic., Coloc., Croc., Ign., Petr., Phos.
- Armen in den	Calad., Kres.
- Augen in den	Med.
- äußerlich überall	Ail., Dros., Lob., Nux-m., Plat., Ran-s., Sec.,
- Beinen in den	Calad., Kres.

P

- Erwärmung bei	Jugl-cin.
- Fingern in den	Arum.
- Fingerspitzen in den	Dulc.
- Füßen in den	Dulc.
- Gehen beim	Bry.
- Knien in den	Calad.
- Mund im	Glon.
- Nadelstiche wie	Cepa., Hyper.
- Oberschenkel vom, bis in die Zehen	Gnaph.
- Zehen in den	Arum., Lil.
Prolapsgefühl	Alet., Aur.
- Genital am weiblichem	Calc-fl.
Proliferative Prozesse	Thuj.
Prostata	Arist., Calc-c., Clem., Con., Dig., Kali-j., Magn-c., Pich., Sabal., Senec., Solid.
- Brennen in der, bei Blähungen	Magn-c.
- Druck in der	Nicc.
- karzinom	Ac-fl.
- krämpfe	Visc.
- schmerzen	Cepa., Con., Gnaph., Nicc.
- schwellung	Clem., Kali-j.
- Stechen in der, bei Blähungen	Magn-c.
- Stuhlentleerung bessert	Magn-c.
- verhärtung	Brom.
Prostatabeschwerden mit Blasenentzündung	Staph.
Prostatahypertrophie	Ac-benz., Ac-fl., Ac-picr., Ac-sulf., Aur., Bari-c., Bor., Brom., Calc-c., Calc-fl., Carb-v., Chin., Dig., Ferr-ph., Gnaph., Jod., Magn-c., Magn-m., Sabal., Senec., Sep., Thuj.
- Blasenentzünung mit	Con., Solid.
- folgen	Pareir.
Prostatamittel	Sabal.
Prostatitis	Ac-benz., Ac-form., Ac-sulf., Arist., Arn., Arum., Cann., Canth., Clem., Graph., Hep., Magn-c., Merc-sol., Phyt., Pich., Puls., Sabal., Sel., Senec., Sep., Staph., Sulf., Thuj., Tub.
- Durchnässung von	Acon.
- Eiterung	Hep., Sil.

- Geschlechtsverkehr, nach Unterdrükkung des	Con.
- gonorrhoische	Med.
- rheumatische	Ac-sal.,
- Unterkühlung nach	Acon., Dulc., Nux-v.
Prostatatorrhö	Anac., Calc-c., Cann., Carb-v., Caust., Dig., Psor., Sabal.
- Gehen beim	Sel.
- Schlaf im	Sel.
- Sitzen beim	Sel.
- unterdrückter Gonorrhoe durch	Cop., Dig., Med., Merc., Nit-ac., Nux-v., Petr., Puls., Sep., Sulf., Thuj.
Prothrombinzeit	
- Verlängerung der	Cob.
Protoplasmagift	Chin.
Prüfung(en)	
- Abend am, vor der	Arg-nitr.
- Angst vor dem Durchfallen bei	Ars.
- Angst vor der	Anac., Arg-nitr.
- Durchfälle vor der, nervöse	Gels.
- Herzjagen vor der	Gels.
- Mittelgabe, 4 Wochen vor der	Helleb.
- Schwitzen vor der	Gels.
- während der	Stroph.
Prüfungsmittel	Stroph.
Prurigo	Sulf.
Pseudoarthrosen	Symph.
Pseudoangina	Cham.
Pseudokrupp	Brom., Hep., Jod., Samb., Spong.
- Masern bei	Arum.
- Mumps bei	Arum.
- Scharlach bei	Arum.
Pseudoleukämie	Chin-ars.
Pseudomembranbildung	Kali-bi.
Psoriasis	Ac-form., Ars., Ber., Bor., Caust., Cupr., Form., Graph., Hep., Hydroc., Kali-ars., Kali-br., Kali-c., Kres., Lyc., Mang., Nat-m., Psor., Rad., Sars., Sep., Sulf., Sulf-j., Staph., Thal., Thuj., Thyr., Tub.
- luetica	Aeth.

Psorische Konstitution	Con., Mez.
Psychasthenie	Ambr., Arg-nitr.
Psychisch	
- ängstlich	Atrop-s.
- depressiv	Iris.
- gestört	Aur., Brom., Plat.
- reizbar	Atrop-s.
- widerspruchsvoll	Ign.
Psychopathie	
- Kindern bei	Zinc.
Psychosen	Alum., Anhal., Cic., Glon., Hyosc., Kali-ph., Lach., Merc-sol., Puls., Sabad., Sec., Thuj.
- Amenorrhö bei	Helleb.
- manisch-depressive	Cann-ind., Verat.
- Menarche, bei verspäteter	Helleb.
- Regelausbleiben bei	Helleb.
Psychosensorische Zentren	Con., Cypr., Hyper., Sep.
Psychosyndrom	
- Hirntumoren bei	Anhal.
- Hirnverletzungen bei	Anhal.
Pterygium	Brom., Calc-fl., Tell., Zinc.
Pubertät(s)	
- depressionen	Arist.
- Epilepsie in der	Cauloph.
- Gedächtnisschwäche in der	Bufo.
- Hitze in der	Croc.
- Intellektabbau in der	Bufo.
- Konzentrationsschwäche in der	Bufo.
- Kopfschmerzen in der	Croc.
- Krämpfe in der	Caust.
- Krankheiten in der	Agar., Cimic., Puls., Senec.
- melancholie	Arist.
- Nasenbluten in der	Croc.
- Schwitzen in der	Croc.
- störungen	Calc-c., Phos.
- Verfall, geistiger und moralischer in der	Bufo.
Pulmonale Insuffizienz	Lauroc.
Puls	
- abends beschleunigter	Brom., Ran-b.

- abfall	Lycop.
- anfangs schneller, später aussetzender	Tab.
- arrhythmischer	Spart.
- aussetzender	Ac-benz., Ac-m., Ac-nitr., Caps., Conv., Helleb., Iber., Kali-c., Kalm., Lycop., Nat-m., Spig., Thuj., Vip.
- aussetzender, jeden 3. oder 4. Schlag	Cimic.
- bebender	Naja.
- beschleunigter	Ac-hydroc., Ac-sulf., Acon., Ant-c., Camph., Cin., Colch., Gels., Helleb., Jod., Kalm., Lauroc., Naja., Pyrog., Spart.
- dünner	Ac-acet.
- fadenförmiger	Ac-sulf., Lauroc., Naja., Verat.
- gespannter	Dig.
- harter	Acon., Cin., Dig., Mez., Ran-b.
- hoher, bei niedrigem Fieber	Pyrog.
- intermittierender	Verat-v.
- kaum fühlbarer	Camph.
- kleiner	Ac-hydroc., Camph., Cin., Colch., Conv., Helleb., Iber., Naja.
- klopfender	Acon., Iber.
- kraftvoller	Bapt.
- langsamer	Berb., Cann-ind., Dig., Helleb., Kalm., Latrod., Naja., Op., Rhod., Verat-v.
- morgens langsamer	Ran-b.
- nachts beschleunigter	Ac-m.
- niedriger bei hohem Fieber	Pyrog.
- schwacher	Abrot., Ac-acet., Ac-sulf., Arn., Bapt., Gels., Helleb., Kali-c., Kalm., Latrod., Lauroc., Lycop., Naja., Pyrog., Rhod., Rhs-t., Tab., Verat-v.
- tagsüber langsamer	Ac-m.
- unfühlbarer	Helleb.
- unregelmäßiger	Abrot., Ac-acet., Ac-benz., Ac-hydroc., Alum., Anhal., Ant-c., Arist., Bapt., Caps., Helleb., Iber., Lil., Lycop., Naja., Petr., Rhs-t., Tab., Verat-v.
- unterdrückter	Mez.
- verlangsamter anfangs, später gesteigerter	Cob.
- voller	Acon., Iber., Ran-b.
- wechselnder	Apoc.
- weicher	Ac-hydroc., Colch., Conv., Ferr-ph., Gels., Mez., Verat-v.

- zittriger	Crot., Kalm.
Pulsationstaubheit	
- Finger bis in den kleinen	Glon.
Punkte sehen	Kali-c.
Pupillen	
- erweiterte	Ac-lac., Agn., Coff., Gels., Op., Sec., Tab., Thea.
- lichtscheue	Bell.
- reaktionslose	Carb-v., Helleb.
- starre	Ac-picr., Bell., Ran-b.
- träge	Dig.
- verengte	Jab., Op., Phys., Plb.
- weite	Ac-hydroc., Bell., Dig., Helleb., Hyosc., Jod., Mandr., Nux-m., Oena., Rob., Stram.
Purpura	Ac-hydroc., Ac-m., Carb-v., Crot., Heder., Lach.
- hämorrhagica	Ac-sulf.
- rheumatica	Berb., Jod., Led.
Pusteln	Ac-sal., Acon., Alum., Amm-c., Anac., Anhal., Ant-c., Bell., Beryl., Brom., Bry., Calad., Calc-c., Calc-fl., Canth., Chin., Cimic., Clem., Crot., Croton., Dulc., Hyosc., Hyper., Ichth., Jod., Kali-c., Lil., Psor., Rhs-t., Sars., Tarant.
- Alter im	Ac-fl.
- Bartregion in der	Cic.
- brennende	Kreos.
- Einbuchtung mit zentraler	Vacc.
- eiternde	Cic., Mez.
- Gesicht im	Ac-picr., Aur., Iris., Magn-c., Tell.
- Haargrenze an der	Ac-nitr, Amm-c., Merc-sol.
- herpes-zoster-artige	Grind.
- Inhalt, mit grünlich-eitrigem	Vacc.
- juckende	Ac-fl., Clem., Kreos.
- kleine	Heder., Jugl-cin.
- Kopf am	Aur.
- Kopfhaut auf der	Iris.
- Krustenbildung mit	Viol-t.
- Licht beim ersten	Ac-fl.
- Mund um den	Cic.
- Nacken im	Ac-picr.

-Ring unter dem	Cob.
- rote	Heder.
- seborrhoische	Ac-ox.
- Sonnenschein bei	Ac-fl.
- Wangen an den	Amm-c.
- Warmbaden beim	Ac-fl.
Putz-Neurose	Lues.
Pyämie	Echin., Crot.
Pyelonephritis	Ac-nitr., Crot.
- Scharlach nach	Hep.
Pyelozystitis	Sars.
Pykniker	
- hellhaarige	Calc-c.
- pastös-lymphatische	Calc-c.
- phlegmatische	Graph.,
- plethorische	Aur., Graph.
Pylorus	
- geschwüre	Mandr.
- krampf	Nux-v.
- verengung	Kreos.
Pylorusgebiet	
- Krampf im	Poten.
- Schmerzen im	Uran.

P

Q

Quaddeln	Anac., Bellis., Berb., Cob., Rhs-t., Sars., Tereb.
- allergische	Ac-sal., Urt.
- juckende	Ac-sal., Nat-m.
- Übergang bei, von kalt zu warm	Dulc.
Quecksilber	
- mißbrauch	Aur., Clem.
- vergiftung	Merc-sol.
Querulant	Hep., Hyosc.
Quetschungen	Arn., Bellis., Con., Hyper., Led., Ruta., Symph.
- schlecht heilende	Calend.
Quinke-Ödem	Apis., Chin.

R

Rachen	Guaj., Kali-bi., Kali-m., Lac-c., Lyc., Myric.
- Abszess im	Sil.
- Aphthen im	Plb.
- ausgedörrt wie	Cann-ind.
- Beengung im	Ac-Hydroc., Bapt.
- Beißen im, linksseitig	Teucr-mar.
- Beläge im, diphterieähnliche	Kres., Naja.
- Berührungsempfindlichkeit des	Crot.
- Bläschen im	Clem.
- Blutungen im	Ac-nitr., Hirud., Mandr.
- Brechreiz im	Cupr., Lach.
- Brennen im	Ac-acet., Ac-m., Acon., Ars., Arum., Bell., Beryl., Bufo., Cact., Canth., Carc., Card., Clem., Cocc., Hyper., Kres., Lauroc., Lil., Med., Mez., Phos., Psor., Ran-b., Rhod., Sec., Senec., Spong., Tab., Verat., Visc.
- diphterie	Ac-nitr.
- dunkelroter	Abrot., Ant-c., Caps., Carc.
- Durstgefühl im	Rhs-t., Sec.
- Eiterpfröpfe im	Mandr.
- Engegefühl im	Nux-m.
- Erstickungsgefühl im	Lach., Verat.
- Geruch aus dem, übler	Bari-c.
- glasiges Aussehen des	Beryl.
- Grätengefühl im	Ac-nitr., Kali-c.
- Heiserkeit im	Hyper.
- Hitze im	Ac-acet., Ac-sal., Ars., Bell., Cob., Glon., Hyper., Mez.
- Hustenreiz im, dauernder	Carb-v., Hep.
- Infiltrationen im	Lach.
- Jucken im	Ac-benz., Ac-fl.
- Kaltwassertrinken bessert	Cact.
- Kitzel im	Colch., Coloc., Glon., Hep., Plat., Verat.
- Kloßgefühl im	Ac-sal., Lach., Lil., Plat.
- Klumpengefühl im	Ferr-ph., Graph., Ign., Nux-m.
- krämpfe	Ac-acet., Agar., Bell., Cic., Cocc., Cupr., Dulc., Hyosc.
- kratzen	Ac-benz., Ac-fl., Ac-hydroc., Ac-m., Anac., Beryl., Carb-v., Coloc., Cycl., Hyper., Kreos., Merc-sol., Mez., Nux-m., Petr., Plat., Spong., Tab., Verat., Zinc.

- kratzen linksseitiges	Teucr-mar.
- Kugelgefühl im	Beryl., Valer.
- lähmungsartige Zustände im	Cin., Cocc., Plb.
- Leeregefühl im	Ferr-ph.
- Ödem im	Cimic.
- ödematöse Schwellung im	Mandr.
- Pflockgefühl im	Ac-picr., Ant-c., Apis., Arum., Bari-c., Coff., Ign., Kali-bi., Plb., Psor., Sep.
- Prickeln im, schmerzhaftes	Sec.
- Rauheit im	Anac., Berb., Carb-v., Cepa., Cimic., Coloc., Eupat-perf., Ferr-ph., Hyper., Kreos., Lauroc., Merc-sol., Mez., Sep., Stann., Staph., Stront., Tarant., Tell., Zinc.
- Risse in der Schleimhaut des	Bar-c., Elaps, Phos., Ph-ac.
- Roheit im	Eupat-perf.
- Rötung des	Ac-picr., Ac-sal., Ac-sulf., Acon., Agar., Agn., Bell., Beryl., Clem., Croton., Cycl., Helleb., Ipec., Kres., Led., Lith., Phyt., Puls.
- Salzgeschmack im	Con.
- Schleim im, glasiger	Visc.
- Schleim im, zäher	Anac., Kali-c., Olnd., Psor.
- Schleimansammlung im	Ac-picr., Amm-m., Ant-c., Ant-s., Bor., Cauloph., Caust., Ipec., Lac-c., Magn-c., Med., Ran-b., Teucr-mar., Visc., Zinc.
- Schleimpfropf im	Ac-fl.
- Schleimrasseln im	Cin., Ipec.
- schlucken kann nichts flüssiges	Cin.
- schlucken muß dauernd	Carb-v., Caust.
- schnauben muß dauernd	Carb-v.
- Schneiden im	Beryl., Stann.
- Schwäche im	Verat.
- Schwellung des	Ac-picr., Agn., Alum., Cad., Caps., Cimic., Cinnb., Croton., Led., Thea.
- Splittergefühl im	Arg-nitr.
- Staubgefühl im	Verat.
- Stechen im	Acon., Canth., Carb-v., Card., Hyosc., Ign., Spong., Stann.
- Steckenbleiben der Speisen im	Hyosc.
- syphilitische Affektionen des	Ars-j., Asaf., Aur., Fla-ac., Hep., Kali-bi., Kali-j., Kalm., Lach., Lyc., Merc-s., Mez., Nit-ac., Phyt., Syph.
- Taubheit im	Cepa.

- Trockenheit im	Abrot., Ac-acet., Ac-lac., Ac-m., Ac-nitr., Ac-ox., Agar., Alum., Ambr., Amm-c., Anac., Aran-d., Arg-nitr., Arist., Ars., Bell., Berb., Bufo., Cact., Cad., Cann-ind., Carc., Card., Caust., Cepa., Chin., Cimic., Cinnb., Cob., Cocc., Coloc., Con., Crot., Cycl., Dulc., Eupat-perf., Flor., Gels., Helleb., Helod., Hyosc., Hyper., Ipec., Kreos., Lach., Lauroc., Lil., Med., Nat-m., Nux-m., Op., Petr., Phos., Phyt., Puls., Rhs-t., Rumx., Sec., Senec., Sep., Sil., Stann., Staph., Stict., Stront., Tab., Tarant., Tell., Thea.,.
- tuberkulose	Arg-nitr.
- verbrannt wie	Bor.
- Wundheit im	Ac-fl., Ac-lac., Ac-m., Ac-sal., Agar., Amm-c., Aran-d., Arg-nitr., Arist., Aur., Cad., Chin., Coloc., Eupat-perf., Gels., Glon., Helod., Ipec., Led., Phos., Podo., Psor., Rhs-t., Rumx., Sil., Staph., Tab., Tell.
- Würgen im, krampfhaftes	Cupr., Lach., Nicc., Tab.
- zusammengeschrumpft wie	Bor.
- Zusammenschnüren im	Ac-hydroc., Ac-ox., Apis., Ars., Bapt., Bufo., Cact., Canth., Caps., Cepa., Cocc., Crot., Cupr., Ferr-ph., Glon., Graph., Hyosc., Ipec., Kali-c. Lil., Lyc., Mez., Naja., Nicc., Nux-v., Phos., Plb., Rhod., Sabad., Stram., Tab., Tarant., Verat., Vip.
- Zusammenziehen im	Abs., Ac-lac., Ac-succ., Agar., Alum., Arum.
Rachenentzündung	Ac-form., Ac-sulf., Acon., Aloe., Arg-nitr., Bellis., Brom., Caps., Caust., Dulc., Echin., Ham., Led., Lues., Petr., Phyt., Psor., Ran-b., Sabad., Sil., Spig., Stann., Stront.
- chronische	Kali-m., Myric., Rad.
- follikuläre	Wye.
- glasige	Apis.
- granulosa	Lyc.
- ödematöse	Apis.
- Rednern bei	Wye.
- Rötung mit	Abs.
- Sängern bei	Wye.

R

- Schluckzwang mit	Lac-c.
- schmerzhafte, bis in die Ohren ausstrahlende	Lac-c.
- Seite, von einer auf die andere wechselnde	Lac-c.
- trockene	Luff.
- verbrannt wie	Abs.
- verbrüht wie	Abs.
Rachengeschwüre	Clem., Kali-bi.
- aashaft stinkende	Helleb.
- flache	Caps.
- gelbe	Helleb.
- Rändern mit erhabenen, grauen	Helleb.
- schmerzhafte	Helleb.
Rachenkatarrh	Alum., Arg-nitr., Beryl., Euph., Euphr., Gels., Kali-c., Sabad., Sep., Spig., Stram., Vinc.
- Absonderungen mit scharfen, eitrigen	Petr.
- Absonderungen mit strähnigen, zähen	Kali-bi.
- absteigender	Stict.
- Auswurf mit von festen Schleimklumpen	Mar.
- brennender	Aesc.
- chronischer	Clac-j., Caps., Lyc., Mar., Nat-m., Petr., Thuj.
- eitriger	Hydrast., Kali-bi.
- Grätengefühl mit	Hep.
- Husten mit	Cepa.
- Kehle, mit sehr empfindlicher	Corall.
- Kratzen mit	Sulf.
- Raucher der	Caps.
- Räusperzwang mit	Hydrast., Sulf.
- Schleim mit zähem, gelbem	Hydrast.
- Schleim mit zähem, weißlichem	Olnd.
- Schluckbeschwerden mit	Heder.
- skrofuloser	Jod.
- Splittergefühl mit	Hep.
- Trinker der	Caps.
- trockener	Aesc., Bari-m., Gins.
- Verschleimung mit, beim Reden	Heder.
- Wundheit mit	Hydrast., Mang.
Rachen-Kehlkopf-Entzündung	Amm-c., Arum., Bry., Cepa., Guaj., Hep., Hyosc., Kali-j., Kali-s., Spong.

- kratzige	Aesc.
- trockene	Aesc.
Rachenmandeln	
- Belegen mit gelben	Arist.
- Entzündung der	Ail.
- Rötung der	Ail., Arist.
- Schwellung der	Arist.
- Wucherung der	Bari-c.
Rachenring	Ail.
- Entzündung des	Ail., Magn-c.
- lymphatischer	Magn-m.
Rachenschleimhaut	Aesc., Caust., Ham., Luff., Myric.
- Bläschen auf der	Croton.
- Blasen auf der	Croton.
- Blutung der	Ac-m.
- Trockenheit der	Flor., Rauw., Tereb.
Rachenschmerzen	
- brennende	Caps.
- Ohr, bis in das linke ausstrahlende	Lith.
- Ohren, bis in die gehende	Ambr., Phyt.
- stechende	Ambr., Caps.
Rachitis	Ac-ph., Calc-c., Calc-ph., Nat-m., Phos., Sulf.
- Augenleiden mit	Bari-m.
- Knochenverkrümmung mit	Sil.
- Nasenleiden mit	Bari-m.
- Ohrenleiden mit	Bari-m.
Rachsüchtige Menschen	Ac-nitr.
Radialisneuralgie	Mang.
Radiumverbrennungen	Rad.
Ranula	Thuj.
Ranzig	
- alles schmeckt	Psor.
Rasende Menschen	Tarant.
Rasierempfindlichkeit	Ac-ox.
Ratlose Menschen	Carc., Zinc.
Raucher	Cann-ind., Gels.

R

Raucherbein	Tab.
Rauchergastritis	Cocc-c., Ign.
Raucherherz	Ars., Conv.
Raucherkatarrh	Ac-sulf., Arg-nitr., Beryl., Bufo., Caps., Card., Colch., Tab.
Rauchertachykardie	Gels.
Räumen, in warmen	
- hält es nicht aus	Lil., Puls.
- Kopfschmerz, kongestiver in	Bufo.
Räuspern	Kali-c.
- Auswurf mit blutigem, geballtem	Abrot., Sel.
- lästiges	Abrot.
- nervöses	Abs., Ac-picr., Thea.
- schmerzhaftes	Jod.
- ständiges	Wye.
Räusperhusten	
- nervöser	Spong.
- quälender	Spong.
- strumabedingter	Spong.
Räusperzwang	Ac-fl., Ac-sulf., Alum., Anac., Aran-d., Calc-fl., Cob., Coff., Flor., Hyper., Kali-c., Lith., Lyc., Magn-c., Mang., Petr., Phell., Phyt., Rumx., Spong.
- Brechreiz bis zum	Ant-c.
- Eintritt beim, ins warme Zimmer	Nat-c.
- hindert am Sprechen	Abs., Ac-ph.
- nervöser	Ign.
- Zusammenschnürungsgefühl mit	Plat.
Rauschgiftsüchtige	Cann-ind., Cob.
- abgemagerte	Ac-sulf.
- heruntergekommene	Ac-sulf.
- ungeliebte	Ac-sulf.
- verwahrloste	Ac-sulf.
Rauschzustände	Agar., Anhal.
- Erregung mit	Mosch.
- Kopfschmerz mit	Mosch.
- Ohnmacht mit	Mosch.
- Schwindel mit	Mosch.

Raynaud-Krankheit	Ac-lac., Ail., Kres., Sec., Tab.
Reaktion, mangelnde	Lauroc., Psor., Sulf.
- fettsüchtigen bei	Caps.
- Krankheiten in schweren	Ambr.
- Schwäche aus nervöser	Ambr.
Reaktion, übermäßige	
- Einflüsse auf äußere	Asar.
Reaktionsmittel	Lues., Med., Sulf., Tub.
- Hautausschlägen bei unterdrückten	Cupr.
- Psora bei	Psor.
Rechnen	
- Fehler macht im	Lyc., Sumb.
- Schwäche im	Lues.
Rechtsinsuffizienz	Apoc., Tart-emet.
- chronische	Lauroc.
- Ödemneigung mit	Scil.
- Stauungen mit	Scil.
- Zyanose mit	Lauroc.
Rechtslateralität	Bapt., Card., Con., Crot., Equis., Ferr-ph., Jod., Rhod., Sang.
- Leberseite	Chelid.
Recken	
- muß sich dauernd	Guaj.
Reden	s. a. Worte
- Abneigung gegen das	Ac-ph., Zinc.
- beschleunigtes	Jod.
- dauernd muß	Cann-ind.
- gähnt beim	Nux-m.
- Schlaf im	Ac-sulf., Hyosc., Zinc.
- schläft ein, während des	Nux-m.
- unanständige führt	Hyosc., Stram.
Redselige Menschen	Aran-d., Hyosc., Lach., Lauroc., Stram.
- hält Reden	Arn., Cham., Lach.
- Mense während der	Bar-c., Lach., Stram.
- Schlaf im	Ambr., Cupr., Ign., Op.
- Schwitzen beim	Ars., Bell., Calad., Cocc., Hyos., Sel.
Reflexasthma	
- Nasenmuschelschwellung von der ausgehendes	Aral.
Reflexbeschwerden	
- Uterus vom ausgehende	Cauloph.

R

Reflexe	
- Erlöschen der	Thal.
- gesteigerte	Bufo., Kali-br., Lath., Mang., Nux-v.
- keine	Op.
Reflexkrämpfe	
- Wurmkindern bei neuropathischen	Cin.
Regel (während der)	
- Abwärtsdrängen	Agar., Agn., Bry., Croc., Glon., Ign., Kreos., Murx., Podo., Puls., Sulf., Visc.
- Akne	Kali-ars.
- akutes Mittel	Trill.
- Ameisenlaufen in den Gliedern	Sec.
- Angegriffenheit	Ferr-ph.
- Angst vor der	Acon.
- Aufregung bei Einsetzrn der	Nux-m.
- Augenbrennen	Nicc.
- Augenschmerzen	Hyper.
- Ausschläge juckende	Croton., Led.
- Auswurf blutiger	Zinc.
- Bauchkrämpfe	Cupr.
- Bauchschmerzen	Hyper., Crot.
- Berührungsschmerz	Plat.
- Beschwerden nervöse und seelische	Cimic., Spig.
- Beschwerden vielerlei	Hyper.
- Blasenhalsreizung	Senec.
- blutunghemmendes Mittel	Trill.
- Blutverlust starker	Led.
- Brennen mit	Merc-sol., Mez., Sulf., Tarant.
- Brustberührungsempfindlichkeit	Sang.
- Brustschmerzen	Ac-lac., Lac-c.
- Brustschwellung	Clem., Phyt.
- Depressionen	Ac-m.
- Drang, wehenartiger	Sabin.
- Dysurie	Cocc-c.
- Eierstockschmerzen	Abs., Thea.
- Eierstocksschmerzen, linksseitige	Thuj.
- Eintritt alle 14 Tage, 8 Tage dauernd	Trill.
- Eintritt bessert alle Beschwerden	Senec., Zinc.
- Eintritt, jeder 2. ist besonders stark	Thlaspi.
- Ekzem nässendes	Petr.
- epileptische Anfälle	Kali-c.
- Erschöpfung	Amm-c., Sec.
- fließt beim Gehen	Lil.

- fließt nur abends und nachts	Cocc-c., Magn-c.
- fließt nur in Ruhe	Magn-c.
- fließt nur am Tage	Caust.
- Frostgefühl	Magn-c., Puls.
- Gaumensegellähmung, postdiphterische mit Schluckbeschwerden	Lac-c.
- Gebärmutterkrämpfe	Art-v.
- Gebärmutterschmerzen	Abs., Cann-ind., Hyper.
- Gelenkbeschwerden	Ac-sal.
- Geruch geiler, übler	Stram.
- Geschwätzigkeit	Stram.
- Gliederschmerzen	Magn-c., Spong.
- Gliederzucken	Cin.
- Halsentzündung	Lac-c.
- häufig zu	Arum., Kali-c., Mang., Phyt., Vacc.
- Hautjucken	Kali-ars.
- heftige	Trill.
- Heimweh	Magn-c.
- Heiserkeit	Cauloph., Magn-c.
- Heißhunger	Spong.
- Herzklopfen	Ac-sal., Spong.
- Hitze	Ac-sal.
- Husten trockener	Zinc.
- hysterische Ohnmachtsanfälle	Valer.
- Klimakterium im, wiederkehrende	Magn-m.
- klumpig, geronnen	Bell., Calc., Calc-ph., Cham., Cycl., Ip., Lach., Murx., Plat., Puls., Rhs-t., Sabin.
- Koliken	Magn-ph., Nicc., Sec., Spong.
- Kollaps	Sec., Sel.
- Kopfkongestionen	Merc-sol., Spong.
- Kopfschmerzen	Crot., Hyper., Kali-c., Puls., Verat.
- Krampfschmerzen	Senec., Zinc.
- Kreuzschmerzen	Agar., Aloe., Dig., Bellis., Caust., Kali-nitr., Nicc., Nux-v., Olnd., Spong., Staph., Tub.
- Kummer löst M. aus	Ign.
- kurz zu	Ac-benz., Ac-hydroc., Ac-lac., Ac-picr., Ac-succ., Anhal., Arist., Bari-c., Berb., Cad., Caps., Carc., Clem., Collins., Dros., Dulc., Eupat-perf., Graph., Heder., Jugl-reg., Lith., Nat-m., Petr., Puls., Sil., Thuj.

R

- lang zu	Ac-form., Ac-m., Ac-nitr., Ac-ph., Acon., Aloe., Amm-c., Anhal., Arg-nitr., Arn., Ars., Asar., Aur., Bor., Brom., Bry., Calc-c., Canth., Carb-v., Card., Cham., Chin., Cimic., Cin., Cocc., Coff., Colch., Coloc., Cycl., Ferr., Ferr-ph., Helod., Hep., Hyper., Ign., Ipec., Jod., Jugl-reg., Kali-c., Kreos., Led., Lil., Lyc., Magn-c., Merc-sol., Mez., Nux-v., Petr., Phos., Plat., Rhs-t., Sabin., Sang., Sec., Sil., Spong., Sulf., Thuj., Tub., Ust., Verat.
- langanhaltende	Vinc.
- Lebenswärmemangel	Led.
- Leibauftreibung	Cocc.
- Leibschmerzen krampfartige	Cocc.
- Lendenschmerzen	Aloe.
- liegen muß	Coloc.
- Magenbeschwerden	Magn-c.
- Mattigkeit	Cocc.
- Melancholie	Caust.
- Migräne	s. Regelmigräne
- Müdigkeit	Cocc.
- Muskelzucken	Cin.
- Mutterbandschmerzen	Clem.
- Nasenbluten	Lach., Sulf., Verat.
- Nervosität	Agar.
- Nierenschmerzen	Kali-nitr., Tub.
- Ohnmacht	Ac-sal., Nux-m.
- Ohrensingen	Petr.
- prickelnde Empfindungen	Mez.
- profuse	Ham., Med., Tarant.
- pulsierende	Bell.
- Quetschungsgefühl	Bellis.
- Rückenmarksschmerzen	Hyper.
- Rückenschmerzen	Crot.
- Rückenschwäche	Kali-c.
- Scheidenjucken	Sulf., Tarant.
- Schläfenkopfschmerz, halbseitiger	Puls.
- Schlafsucht	Nux-m., Olnd.
- schlechter alles wird	Agar.
- Schmerz ist heftiger, je stärker die	Cimic.
- Schmerzen wehenartige	Arum., Dros.
- Schmerzen, von der Eierstocksgegend bis zu den Oberschenkeln ausstrahlende	Vib.

- schmerzhafte	s. Dysmenorrhö
- Schnupfen	Magn-c.
- Schreck vor der	Acon.
- schwach zu	Ac-acet., Ac-benz., Ac-form., Ac-hydroc., Ac-ox., Ac-picr., Ac-succ., Acon., Alum., Anhal., Arist., Bari-c., Berb., Cact., Cad., Calc-fl., Caps., Carc., Cob., Dros., Dulc., Eupat-perf., Gnaph., Heder., Hep., Lith., Lues., Mang., Nat-m., Nicc., Petr., Puls., Sep., Sil., Spig., Thuj., Vib.
- Schwäche große	Ac-sal., Cocc., Vinc.
- schwächende	Ac-hydroc., Chin., Kali-c., Olnd.
- Schwerhörigkeit	Kreos.
- Schwindel	Verat.
- Schwitzen	Ac-sal.
- seltene	Cimic., Nat-m.
- Senkungsgefühl	Staph.
- spärliche	Arum., Cimic., Con., Lach., Lil., Naja., Nat-m., Op., Valer.
- stark zu	Ac-fl., Ac-lac., Ac-m., Ac-nitr., Ac-ph., Ac-sulf., Agar., Agn., Aloe., Ambr., Amm-c., Anhal., Ant-c., Aran-d., Arg-nitr., Arn., Ars. Art-v., Aur., Bari-c., Bell., Bor., Bov., Brom., Bry., Bufo., Calc-c., Calc-ph., Camph., Canth., Carb-v., Card., Cauloph., Cham., Chin., Cimic. Cin., Clem., Cob., Cocc., Cocc-c., Coff., Colch., Collins., Coloc., Croc., Cycl. Dig., Ferr., Ferr-ph., Glon., Helod., Hyper., Ign., Ipec., Jod., Kali-c., Kali-nitr., Kali-ph., Kreos., Kres., Lac-c., Led., Lil., Lyc., Magn-c., Magn-m., Med., Merc-sol., Mez., Millef., Mosch., Murx., Nicc., Nux-m., Nux-v., Petr., Phos., Phyt., Plat., Rhod., Rhs-t., Sabin., Sang., Sec., Sel., Sep., Sil., Spong., Stann., Stram., Sulf., Thea., Thuj., Tub., Ust., Vacc., Verat., Vib., Visc., Zinc.
- Stechen	Murx.
- stinkende	Crot.
- Stirnkopfschmerz, halbseitiger	Puls.
- Stunden, einige nur dauernde	Vib.
- Übelkeit	Caps., Ipec., Nux-v., Olnd.

R

- übelriechende	Ac-hydroc., Bry., Cist., Kali-c., Kreos., Kres., Lac-c., Lil., Sang., Sec.
- unregelmäßige	Ac-nitr., Anhal., Bellis., Bufo., Caps., Carc., Cauloph., Naja., Nux-m., Olnd., Sil., Spig., Staph., Zinc.
- Unruhe große	Puls.
- unterbrochene	Cob., Kreos., Magn-s.
- verfrühte	Ac-benz., Ac-fl., Ac-form., Ac-hydroc., Ac-lac., Ac-m., Ac-nitr., Ac-ox., Ac-ph., Ac-succ., Ac-sulf., Agn., Aloe., Alum., Ambr., Amm-c., Ant-c., Aran-d., Arg-nitr., Arist., Arn., Ars., Asar., Bari-c., Bor., Bov., Brom., Bry., Bufo., Cact., Calc-c., Calc-fl., Calc-ph., Canth., Carb-v., Card., Cham., Chin., Cimic., Cin., Clem., Cocc., Cocc-c., Coff., Colch., Coloc., Con., Croc., Cycl., Dig., Ferr-ph., Helod., Hyper., Ign., Ipec., Jod., Jugl-reg., Kali-c., Kali-nitr., Kali-ph., Kreos., Lac-c., Lil., Lyc., Magn-c., Magn-m., Magn-ph., Magn-s., Mang., Med., Merc-sol., Mez., Millef., Nat-m., Nat-ph., Nicc., Nux-m., Nux-v., Petr., Phos., Phyt., Plat., Rhod., Rhs-t., Sabin., Sang., Sec., Sel., Senec., Sep., Sil., Spong., Stann., Stront., Sulf., Thuj., Tub., Verat., Vib., Visc., Zinc.
- verlängerte	Con., Glon., Millef.
- verspätete	Ac-picr., Ac-sulf., Acon., Alum., Arist., Aur., Bari-c., Berb., Cad., Calc-fl., Calc-ph., Caps., Cob., Cycl., Dros., Dulc., Eupat-perf., Ferr-ph., Flor., Graph., Heder., Hep., Lith., Lues., Nat-m., Nicc., Nux-m., Petr., Podo., Puls., Senec., Sep., Sil., Staph., Stront., Tell., Thuj., Valer.
- verstärkte	Flor., Senec.
- Verstopfung	Aur.
- Verwirrung	Stram.
- verzögerte	Pulx., Vib.
- Vollheitgefühl in der Gebärmutter	Aloe.
- wäßrige	Calc-fl., Ferr., Nat-ph.
- Wehen	Kreos., Vib.
- Woche, eine zu früh einsetzende	Aran-d.
- Wundsein	Merc-sol.

- zusammenkrümmen muß sich	Coloc.
Regelausbleiben	Arist., Bufo., Ferr., Graph., Guaj., Ign., Kali-c., Med., Merc-sol., Naja., Olnd., Plb., Podo., Sec., Sep., Staph., Tell.
- Angst durch	Ambr., Tab.
- Ärger durch	Tab.
- Brechreiz mit	Tab.
- Brustkongestionen mit	Glon.
- Brustkrämpfen mit	Cycl.
- Brustschwellung mit	Dulc.
- Depressionen mit	Cycl.
- Epilepsieanfällen mit	Hyosc.
- Erkältung bei	Calc-c.
- Fußbad durch kaltes	Lac-c.
- Füße durch kalte	Puls.
- Gesichtskongestionen mit	Glon.
- Hautausschlägen mit	Cupr.
- Heimweh bei	Helleb.
- Husten mit	Cupr., Senec.
- Kaltbaden durch	Acon., Ant-c.
- Kopfkongestionen mit	Glon.
- Krämpfen mit	Cupr., Hyosc.
- Kreuzschmerzen mit	Olnd.
- Liebe durch unglückliche	Helleb.
- Mädchen bei jungen	Calc-c., Podo.
- Manie mit	Hyosc.
- Nasenbluten mit	Dulc., Ferr-ph., Senec.
- Schläfrigkeit mit	Olnd.
- Schreck durch	Acon., Ambr., Tab.
- Schweißausbrüchen mit	Tab.
- Sorgen durch	Ambr.
- Übelkeit mit	Olnd., Tab.
- Venenstau durch	Sang.
- Wallungen mit	Tab.
Regelaussetzen	Arist., Cauloph., Cimic., Ham., Nat-m., Nicc., Nux-m., Op., Puls.
- Kopfschmerzen mit	Lith.
- Nasenbluten bei	Senec.
- Regel kommt in Klumpen wieder	Vib.
- zeitweise	Ferr.
Regelblut	
- blasses	Ac-acet., Alum., Graph.
- dickes	Carb-v., Cocc-c., Mandr.

- dunkles	Ac-fl., Ac-nitr., Agar., Amm-c., Aur., Brom., Calc-c., Calc-ph., Carb-v., Cau-loph., Cham., Chin., Cimic., Coff., Colch., Croc., Crot., Eupat-perf., Ham., Ign., Jugl-reg., Kali-nitr., Magn-m., Mandr., Med., Nux-m., Nux-v., Plb., Rhs-t., Sec., Sep., Stram., Sulf., Thea., Thlaspi., Valer.
- dunkelrotes	Sabin.
- dünnflüssiges	Nat-ph.
- fadenziehendes	Croc.
- Gerinnseln mit	Lil., Med., Thlaspi.
- gerinnt beim Sitzen und Fahren	Amm-c.
- geronnendes	Cimic.
- grünliches	Lac-c.
- heißes	Bell.
- helles	Acon., Calc-ph., Visc.
- hellrotes	Bell., Calc-ph., Ipec., Lac-c. Sabin., Sang., Trill.
- klebriges	Crot.
- klumpiges	Amm-c., Cham., Chin., Coff., Colch., Croc., Crot., Cycl., Eupat-perf., Lach., Magn-m., Mandr., Naja., Nux-m., Plat., Plb., Stram., Sulf., Thea., Valer., Zinc.
- pechschwarzes	Magn-c., Magn-m.
- scharfes	Kreos., Lac-c., Mang.
- schleimiges	Croc.
- schwarzes	Amm-c., Asar., Bellis., Cact., Cocc-c., Cycl., Lach., Lil., Magn-ph.
- stückeliges	Ign.
- wundmachendes	Amm-c.
- zähes	Croc.
- zersetztes	Lac-c.

Regelblutung

- Abgang von schwarzen Blutstropfen	Berb.
- Abortus vor dem	Cauloph.
- anfallsweise	Sabin.
- Angst mit	Sec.
- Bewegung bei leichtester	Croc., Trill.
- Druck mit, auf die Geschlechtsteile	Mang.
- Geburt vor der	Cauloph.
- gestaute	Ac-sal.
- gestockte	Bellis.
- Gliederkribbeln mit	Sec.

- gußweise	Ipec., Lac-c., Trill.
- Harndrang mit	Sabin.
- Hitze mit innerlicher	Sec.
- Klimakterium im	Ac-sulf., Magn-m., Plb., Visc.
- Klumpen mit schwarzen	Coff.
- Kreuzschmerzen mit	Sabin.
- Kummer nach	Ac-succ.
- langanhaltende	Cauloph., Coff., Sec.
- passive	Brom., Cauloph., Sec.
- profuse	Cann-ind., Cauloph., Coff.
- Regeln zwischen den	Lyc., Mang., Petr., Ust., Visc.
- Schenkelschmerzen mit	Sabin.
- schmerzhafte	Beryl., Sec.
- Schwäche mit	Cauloph.
- seltene	s. Oligomenorrhö
- spärliche	Beryl.
- starke	Alet., Sec.
- stoßweise	Acon.
- Stuhldrang mit	Sabin.
- Stuhlpressen nach jedem	Jod.
- übelriechende	Sec.
- unregelmäßige	Anhal.
- unzeitgemäße	Sabin.
- Zittern mit	Cauloph.
Regelende, nach dem	
- Abgespanntheit	Nat-m.
- Ausfluß profuser	Nicc., Thlaspi.
- Brüste hart gespannt und vergrößert	Cycl.
- Depressionen	Nat-m.
- Stirnkopfschmerzen mit Kongestionen	Jugl-reg.
- Überempfindlichkeit	Tarant.
Regelfluß	
- milchiger	Calc-c.
Regelförderndes Mittel	Asar.
Regelkrämpfe	Cauloph., Cham., Cocc., Coff., Cupr., Cycl., Ign., Magn-m., Cimic., Cin., Lach., Magn-m., Nux-m., Nux-v., Puls., Sel., Stram., Thea., Vib.
- anfallsweise	Diosc.
- Beinschmerzen mit	Diosc.
- Blutung vor der	Mosch.
- Blutungseintritt bessert	Zinc.

- Durchfall mit	Verat.
- intensive	Vib.
- Kreuzschmerzen mit	Diosc.
- Rückenschmerzen mit	Diosc.
- Schreien zum	Plat.
Regelmigräne	Arist., Cimic., Ign., Puls., Sep.
- heftige	Verat.
- Nacken vom, über den Kopf und Stirn zun rechten Auge ziehende	Sang.
- Schweregefühl mit	Verat.
- Sonne, mit der steigend und fallend	Sang.
- Vollheit mit	Verat.
Regelstörungen	Lac-c., Mang.
- Entwicklungsalter im	Abrot., Bufo., Cycl.
- Klimakterium im	Sep.
Regelunterdrückung	
- Augenbrennen bei	Nicc.
- Benommenheit bei	Millef.
- Blutandrang bei	Millef.
- Brustschmerzen bei	Con., Psor.
- Brustschwellung bei	Con., Dulc.
- Durchnässung nach	Rhs-t.
- Eierstocksbeschwerden mit	Rhod.
- Erkältung nach	Rhs-t.
- Heimweh durch	Helleb.
- Kopfschmerzen mit	Gels., Millef., Rhod.
- Liebe durch unglückliche	Helleb.
- Lungenbluten mit	Ferr-ph.
- Mädchen bei jungen	Podo.
- Nasenbluten mit	Bry., Dulc., Ferr-ph., Gels.
- Rückenschwäche mit	Nicc.
- Schwindel mit	Millef.
- Unterkühlung nach	Dulc.
- Unterleibsschmerzen mit	Agn.
Regelvorzeit in der	
- Abwärtsdrang	Thuj.
- Angina	Magn-c., Senec.
- Angst	Acon., Stann.
- Atemnotanfälle	Cupr.
- Ausfluß	Magn-m., Thlaspi.
- Bauchkrämpfe	Cupr.
- Bauchschmerzen	Arist., Hyper., Tab.

- Beckenschmerzen	Stann.
- Blasenentzündung	Senec.
- Bronchitis	Senec.
- Brustknoten	Phyt.
- Brustschmerzen	Arist., Calc-c., Calc-fl., Con., Cycl., Helon., Phyt.
- Brustschwellung	Arist., Calc-c., Con., Cycl., Helon., Phyt.
- Brustvergrößerung	Dulc.
- Depressionen	Arist., Stann., Vesp.
- Dysmenorrhö	Cauloph.
- erotisch	Verat.
- geil	Verat.
- Hautausschläge	Dulc.
- Hungergefühl	Crot.
- hysterische Anfälle	Cauloph., Magn-c.
- Konvulsionen	Cupr.
- Kopfschmerzen	Crot., Magn-c., Petr.
- Krämpfe	Lach., Magn-c., Mosch., Nux-m. Puls.
- Kreuzschmerzen	Ac-hydroc., Bari-c., Magn-m.
- Migräne	Verat.
- Nackenschmerzen	Ac-hydroc.
- Nasenbluten	Bry., Verat.
- nymphoman	Verat.
- Schlaf unruhiger	Arist.
- Schlaflosigkeit	Magn-c.
- Schwanger zu sein, glaubt	Verat.
- Schweiße	Thuj.
- Schwermut	Stann.
- Stauungskopfschmerz	Arist.
- unanständig	Verat.
- Unterleibsschwere	Puls.
- Vaginawundheit	Cob.
- Vaginismus	Cupr.
- Verstopfung	Vesp.
- Zahnschmerzen	Bari-c., Magn-c.
Regelzwischenschmerz	Ac-sal.
Regenbogensehen	Ac-ph.
Regenbogenhautentzündung	s. Iritis
Regenwetter	
- bessert alle Symptome	Nux-v.
- Depressionen bei	Cob.
Reisekrankheit	Beryl., Bor., Mandr., Ther.

R

Reißen	Acon., Brom., Canth., Erig., Hyper.
- Nerven entlang der, bei Grippe und Infektionen	Phyt.
- Rückgrad vom, bis in die Glieder	Ran-b.
Reiter-Krankheit	Ac-form
Reizbarkeit	Ac-nitr., Aloe., Ars., Aur., Calend., Carb-s., Carc., Coff., Cycl., Cupr., Helon., Hirud., Kali-c., Kali-ph., Kreos., Lyc., Mandr e rad., Myric., Nat-m., Nux-v., Ol-an., Petr., Phos., Phyt., Rad., Sep., Spart., Stel., Sulf., Vacc., Valer.
- Benommenheit mit	Aeth.
- Erwachen beim	Tub.
- gesteigerte	Merc-sol.
- nervöse	Med., Strych.
- psychische	Atrop-s.
- Schmerzen bei	Coloc.
Reizblase	Ac-lac., Ac-picr., Ac-succ., Ac-sulf., Arist., Bufo., Cepa., Cham., Cin., Coloc., Equis., Hydroc., Ign., Lup., Mandr., Mandr e rad., Nux-v., Petros., Senec., Sep., Stann., Staph., Tarax., Thuj.
- Abgang tropfenweiser	Sabal.
- Blasenkrämpfen mit heftigen	Cann-ind.
- Diabetikern bei	Kreos.
- Frauen bei	Eupat-perf., Eupat-pur.
- Füße durch kalte	Puls.
- Harn mit dunklem, übelriechendem	Calend.
- Harnabgang mit unwillkürlichem	Ferr.
- Harndrang mit häufigem, schmezhaftem	Sabal.
- Harnröhrenkrämpfen mit	Cann-ind.
- hysterische	Plat.
- Unterkühlung durch	Puls.
Reizleitungsstörungen	Bari-c., Gels.
- Prozessen bei septischen	Naja.
Reizleitungssystem	Dig., Iber., Naja.
Reizhusten	Ambr., Amm-c., Arist., Berb., Cad., Cham., Flor., Lauroc., Spong.
- alter Leute	Con., Stict.
- anfallsweise	Rumx.
- Angst mit	Brom., Carc.

- anhaltender	Rumx., Tab.
- Atemnot mit	Cocc., Tab.
- Auswurf mit schiefergrauem, gelbem	Heder.
- Auswurf mit schleimig-glasigem	Mandr.
- Bronchitis, bei chronischer	Stict.
- Einschlafen beim	Tub.
- Erbrechen bis zum	Sabad.
- Erkältung bei	Stict.
- Erstickungsanfällen mit	Arum., Brom., Tab.
- Freien im	Coff.
- Galleerbrechen mit	Eupat-perf.
- gastrischen Beschwerden mit	Nux-v.
- Hals bei rauhem	Ac-benz.
- hohler	Bry.
- Kalttrinken bessert	Brom.
- Kehlkopf vom ausgehender	Caust.
- Knie-Ellenbogen-Lage bessert	Eupat-perf.
- Kopfschmerzen mit	Eupat-perf.
- krampfhafter	Bry., Dros., Mandr.
- kratziger	Ac-benz.
- Lungenstichen mit schmerzhaften	Calc-ph.
- maschinengewehrartiger	Cocc-c.
- morgens	Stict.
- morgens um 3 Uhr	Magn-c.
- nachts	Cocc., Coff., Sep., Stict., Stront.
- nervöser	Phos.
- Niederlegen beim	Aral., Rauw., Sabad.
- Niesanfällen mit	Eupat-perf.
- quälender	Eucal., Rumx., Stict.
- rauher	Eupat.perf.
- Schleimauswurf mit gelbem, zähem	Magn-c.
- Schlucken beim	Brom.
- Schmerzen mit stechenden	Bry.
- Schmerzen mit, hinter dem Brustbein	Dros.
- schmerzhafter	Eupat-perf.
- Schwindsüchtigen der	Stict.
- Staubeinatmen beim	Brom.
- trockener	Ac-benz., Arum., Brom., Bry., Bufo., Calc-ph., Coff., Jod., Lob., Mandr., Naja., Sep., Stict., Tab., Tub.
- Zimmer im warmen	Brom.

Reizmagen

- hypersekretorischer	Poten.

Rekonvaleszenz	Arn., Chin-ars., Ferr., Ferr-ph., Gins., Meph., Nat-m., Op., Sil.
- Blutbildungsmittel nach Blutverlusten	Chin.
- Geburt nach der	Cad.
- Grippe nach	Calc-ph.
- Infektionskrankheiten nach	Calc-ph., Chin.
- Kräftigunsmittel	Chin.
- langsame	Sulf.
- Nachtschweißen mit	Ac-ph.
- schleppende	Calc-ph.
- Stillen nach dem	Cad.
Rekonvaleszenzmittel	Kali-c., Psor.
Rektale Symptome	
- herrschen vor	Rat.
Rektum	Podo.
- Blutungen aus dem, hämorrhoidale und parenchymatöse	Calc-stib., Canth.
- Druck im	Cycl.
- Krämpfe im	Cauloph.
- Krebs im	Kreos.
- Pflockgefühl im	Stann.
- Schlaffheit des	Lues.
- Schleim im	Sel.
- Schmerzen im, kolikartige	Canth.
- Schwäche des	Verat.
- Stuhl voller	Lil., Sel.
- Tenesmen im	Stann.
- Trockenheit im	Hyper.
- Untätigkeit des	Verat.
- Vorfall des	Ac-fl.
- Ziehen vom bis in das Genital	Rhod.
- Zusammenziehen im	Berb., Rat., Vib.
Religiöse	
- Manie	Aur.
- Verzweiflung	Kali-br.
- Zwangsvorstellung, betet ständig	Stram.
Resorptionsmittel	Arn.
- Blutgerinnseln nach Venenentzündungen	Calc-ars.
- Exsudaten von	Kali-m., Sulf.
- Infiltrationen von	Sulf.
- Lungenentzündungen bei	Ars-j., Kali-m.

- Rippenfellentzündungen bei	Ars-j., Kali-m.
Respirationsorgane	s. Atmungsorgane
Retentio	Bell.
Retentionszysten	Thuj.
Retikulozytenanstieg	Cob.
Retroaurikularneuralgie	Caps.
Retronasalkatarrh	Arum., Teucr-mar.
- Brechreiz mit	Cocc.
- Erstickungsanfällen mit	Cocc.
- Räusperanfällen mit	Cocc.
- Schleim mit weißem, durchsichtigem	Nat-c.
Retronasalraum	
- Schleim im	Cauloph., Med.
- Trockenheit des	Wye.
Retroperistaltik	Strych.
Retrotonsillarabszesse	Sil.
Rezidivneigung	Ac-nitr.
Rhagaden	Aran-d., Bari-c., Caust., Graph., Hydrast., Kreos., Kres., Lyc., Nat-m., Petr., Thal., Thuj.
- After am	Agn., All-c., Ars., Calc-ph., Caus., Cham., Cond., Fla-ac., Graph., Hydr., Ogn., Lach., Merc., Nat-m., Nit-ac., Nuv-v., Petr., Phos., Rat., Sep., Sil., Sulf.,.
- Augen an den	Caust.
- Haut-Schleimhautübergängen an den	Ant-c.
- Lippen an den	Caust.
- Mund am	Ant-c.
- Nase an der	Caust.
- Zehen an den	Lil.
Rheuma der kleinen Gelenke	
- Frauen bei, mit Unterleibsleiden	Cauloph.
Rheumamittel	Kalm., Petr., Rhs-t.
Rheumatische Diathese	Ac-nitr., Ac-sulf., Calc-ph., Thuj., Urt.
Rheumatische Konstituion	Aran-d., Dulc., Phyt., Rhs-t.
- anämische	Cycl.
- nervöse	Cham.
Rheumatisch-gichtische Diathese	Aesc., Ant-c., Ant-t., Coloc., Kali-bi.

Rheumatismus	Abrot., Ac-benz., Amm-c., Berb., Bry., Cann-ind., Cardios., Caust., Clem., Colch., Dulc., Eucal., Form., Guaj., Heder., Irid., Lac-c., Lyc., Magn-c., Merc.sol., Nux-v., Par., Petr., Phyt., Podo., Rad., Rhs-t., Sabad., Sabin., Sil., Staph., Tub., Valer., Visc.
- Abgeschlagenheit mit großer	Sars.
- Aufsetzen bessert	Kali-ph.
- Bewegung bessert	Kali-ph.
- chronischer	Calc-c., Carc., Kali-j., Lith. Med., Sulf.
- Durchfall mit	Stront.
- Durchfall wechselt mit	Kali-bi.
- Fingern in den	Ant-c., Glon.
- Fingergelenken in den	s. dort
- Füße durch kalte	Calc-c.
- Füßen in den	Kali-j.
- gastrische Beschwerden wechseln mit	Kali-bi.
- Gelenken in den	s. Gelenkrheumatismus
- Gelenken in den, herdbedingt bei Sinusitis	Luff.
- Gelenken in den kleinen	Lith.
- Gonorrhö nach	Thuj.
- Händen in den	Glon.
- Handgelenken in den	Calc-ph.
- Handwurzelknochen in den, rechtsseitig	Viol-o.
- Herz auf das überspringender	Colch., Magnol., Spig.
- Kachexika alkalina mit	Nat-c.
- Katarrhe wechseln mit	Dulc.
- Klimakterium im	Cimic.
- Knien in den	Glon.
- Körper im ganzen	Kali-nitr., Lith.
- Kreuz im	Led.
- linksseitiger	Ac-ox., Lach.
- Mittelhandknochen in den, rechtsseitig	Viol-o.
- Muskeln in den	s. Muskelreheumatismus
- Muskeln in den, herdbedingt bei Sinusitis	Luff.
- Nacken im	Kali-j.
- Nerven der	Kalm.
- nervöser	Verat.
- Nervosität wechselt mit	Cimic.
- Oberschenkeln in den	Glon.
- periodisch auftretender	Marum.

- rezidivierender Lith.
- Rücken im Kali-j.
- Ruhe verschlimmert Kali-ph.
- Schultern in den Ferr., Led., Lith., Prim., Viol-o.
- Schulter in der rechten Phyt., Sang., Stict.
- Sehnen in den Kalm.
- Serosa auf die überspringender Colch.
- Steißbein im Led.
- wandernder Clem., Puls.
- Wetter durch feuchtes Calc-c.
- wetterbedingter Rhod.

Rheumatoide Schmerzen Dulc., Lach., Psor., Ran-b., Stront., Thuj.
- Armen in den Brom., Chelid., Collins., Magn-m.
- ausstrahlende Berb.
- Beinen in den Collins., Magn-m., Rumx., Visc.
- Beinen, mit Schwere in den Apoc.
- Berührungsempfindlichkeit mit Hep.
- Bettwärme in der Led.
- Bewegung bei jeder Rumx.
- Bewegung verschlimmert Ferr-ph.
- Bindegewebe am Rhod.
- brennende Led.
- Fersen in den Chelid.
- Fingern in den Brom.
- Gelenken in allen Brom., Dros., Erig., Eucal., Ferr., Guaj., Hep., Jod., Kalm., Nicc., Spig., Staph., Verat-v.
- Gliedern in den Dros., Hyosc., Ign., Plat.
- Grippe nach Chin.
- Händen in den Brom., Chelid.
- Hüften in den Chelid., Magn-m., Rumx.
- Kälteempfindlichkeit mit Hep.
- Knochengewebe am Rhod.
- Körperteilen in allen Stel.
- langsam beginnende und plötzlich aufhörende Ac-sulf.
- Muskeln in allen Cact., Chin., Erig., Eucal., Ferr., Guaj., Hep., Kalm., Nicc., Petr., Spig., Staph., Verat-v.
- Muskelgewebe am Rhod.
- nachts Chelid., Ferr-ph.
- Nacken im Verat-v.
- Nerven an den Kalm.
- Operation nach Chin.

R

- reißende	Kalm., Led.
- Rücken im	Magn-m.
- Sakroiliakalgelenken in den	Rumx.
- scharfe	Stel.
- schießende	Kalm., Stel.
- Schläge, wie elektrische	Verat-v.
- Schultern in den	Chelid., Verat-v.
- Schultern von den, bis zum Ellenbogen strahlende	Rumx.
- Schultergürtel im	Ferr.
- Schwäche mit	Spig.
- Schweiß mit	Apoc.
- Schwindel mit	Apoc.
- Sehnenscheiden in allen	Jod.
- stechende	Led.
- Steifigkeit mit	Spig.
- Treppenseigen beim	Rumx.
- Überanstrengung bei	Rumx.
- unten von nach oben ziehende	Kalm.
- Unterkühlung nach	Rumx.
- wandernde	Collins., Ferr-ph., Ign., Kali-s., Kalm., Puls.
- Wetter bei naßkaltem	Nat-m.,
- Zehen in den	Graph.
Rhinitis	s. Schnupfen
Rhinitis atrophicans	Arum., Calc-fl., Carc., Kali-bi., Luff., Petr., Teucr-mar., Thuj.
Rhinopharyngitis	Ac-fl., Ant-c., Apis., Arum.
Rhinopharyngobronchitis	Ant-c.
Riesenappetit	
- wenn es ihr schlecht geht	Arist.
Ring, Schwarzfärben des	Cob.
Ringe sehen	Anhal.
Rippen	
- prellung	Bellis.
- Schmerzen der unteren in Rechtslage	Wye.
- stiche, heftige	Coloc.
Rippenbogen	
- Druck zwischen Hüftbein und	Lith.

- Schmerzen heftige, zwischen Hüftbein und	Lith.
- Schmerzen unter dem, brennende	Apis.
- Stiche am, plötzliche von innen nach außen gehende	Valer.
- Wundheitsgefühl unter dem	Apis.
Rippenfell	s. Pleura
Rippengelenke	
- schmerzhafte	Guaj.
Risikoschwangerschaft	Carc.
Risswunden	
- schlecht heilende	Calend.
Röhrenknochen, lange	Stront.
- Berührungsempfindlichkeit der	Ac-succ.
- Druckempfindlichkeit der	Ac-succ.
- Müdigkeit in den	Ac-sal.
- Quetschungsgefühl in den	Kres.
- Schmerzen entlang der, tiefsitzende	Aran-d.
- Scmerzen in den	Thal., Tub.
- Schwere in den	Ac-sal.
- Zerschlagenheit der	Ac-sal., Kres.
Röntgen	
- kater	Rad.
- schäden	Abrot., Ac-fl., Arum.
- verbrennungen	Rad.
Röte	
- Nase von der ausgehende	Ac-ox.
Rotsehen	
- nachts	Cedr.
Rücken	
- Abmagerung des	Nat-m.
- Berührungsempfindlichkeit des	Nat-m.
- Brennen im	Apis., Alum., Glon.
- Drücken im	Apis.
- Eiseskälte im	Cast.
- Hitze am	Apis., Glon.
- Kälteempfinden im	Quas., Stych.
- Kraftlosigkeit im	Stann.
- kramphaft nach hinten gebeugter	Op.

R

- Kribbeln im, nach langem Sitzen und Stehen	Cepa.
- Lähmigkeit im	Bapt., Stann.
- Müdigkeit im	Hep.
- Reißen im	Berb., Mang., Nux-v., Ran-b.
- Schneiden entlang des	Glon.
- Schwäche im	Ac-ph.
- Schweiße auf dem	Card.
- sensibler	Tell.
- Spannen im	Apis., Nicc.
- Stechen im	Hep.
- Steifigkeit des	Ac-form., Ac-ox., Ars., Bapt., Brom., Carb-v., Cimic., Cocc., Dulc., Form., Led., Lyc., Nat-m., Nux-v., Sec., Sil., Stront., Sulf.
- Stiche im	Ac-ox., Alum., Caps., Plb.
- Taubheitsgefühl im	Arg-nitr., Petr.
- Überempfindlichkeit des	Kali-c.
- Verhärtung des	Ac-lac.
- Verkrümmung des, bei Schülern und Studenten	Calc-ph., Tub.
- Verspannung des	Ac-lac., Cupr., Nux-v., Rhs-t.
- zerbrochen wie	Plat.
- zerschlagen wie	Hep., Plat., Psor., Sil.
- Ziehen im	Hep., Stram.
- Ziehen vom bis in die Glieder	Ran-b.
Rückenlage	
- Liegen in der ist unmöglich	Spong.
Rückenmark(s)	Cann-ind., Con., Lath., Par., Strych., Tell.
- Degeneration, aufsteigende	Con.
- Entzündung des, mit Krämpfen	Ac-picr.
- reizung	Ac-ox., Ac-picr., Agar., Cimic., Cob., Kali-c., Nux-v., Phys., Sabad., Sec., Strych., Tab., Tarant., Tell., Valer., Zinc.
Rückenmarksleiden	Alum., Arg-nitr., Med., Plb.
- Degeneration mit Lähmung	Ac-picr.
- Gangstörungen bei	Jod.
- Krämpfen mit	Ran-b.
- Kribbeln mit, im Rücken bis zu den Fingern und Zehen	Sec.
- Lähmungen mit	Ran-b.
- Lähmung mit einseitiger	Agar.

Rückenmarksparesen	Agar., Dulc., Rhs-t.
- alter Leute	Iris.
Rückenmuskulatur	
- Lähmung der	Cocc., Cupr.
- Schmerzen der	Sang.
- Schwäche der	Cupr., Olnd.
- Steifigkeit der	Cocc., Ign., Sang., Visc.
Rückennerven	
- Überreizung der	Cimic.
Rückenschmerzen	Abrot., Ac-acet., Ac-ox., Ac-picr., Bufo., Cad., Calad., Caps., Card., Cocc., Kali-c., Kali-ph., Lach., Lil., Magn-c., Magn-ph., Meph., Petr., Pulx., Puls., Rhs-t., Senec., Sep., Vacc.
- Ameisenlaufen mit	Ac-ph.
- Anstrengung bei	Brom.
- Anstrengung, wie nach großer	Nux-m.
- Ärger nach	Bry.
- Aufregung nach	Bry.
- Aufstehen beim	Lyc.
- Auftreten beim	Bellis.
- Bewegung bei	Bellis., Brom.
- blitzartige	Canth.
- brennende	Bell., Canth., Med., Phos.
- drückende	Ambr.
- Durchnässung bei	Calc-ph.
- Einschlafen mit	Ac-ph.
- Fieber bei	Verat.
- Frost bei	Podo.
- Gallensteinen von	Berb.
- Gang mit schwankendem	Rhod.
- Gehen beim	Bor.
- gequetscht wie	Verat.
- Glieder bis in die ausstrahlende	Bellis.
- Halswirbel vom 7. bis zum 5. Brustwirbel	Tell.
- Haltungsschwäche mit	Helleb.
- Harnabgang bessert	Mandr.
- Harnentleerung nach	Ant-c., Cimic.
- heftige	Merc-sol., Phos., Trill., Vario.
- herabdrängende der Frauen	Cimic.
- hin unf herziehende	Cimic.
- Hüftnerv entlang des	Lac-c.

R

RÜCKENSCHMERZEN

- Husten vom	Dros.
- klopfende	Bell.
- Koitus beim	Sabal.
- Kopf beim Vorwärtsbeugen des	Beryl.
- Krankheitsgefühl mit	Cepa.
- Kreuzbein am	Aesc.
- Kribbeln mit	Ac-ph.
- lähmige	Sel.
- Lesen beim	Nar-c.
- Liegen beim	Bor., Kreos., Nicc.
- morgens beim Aufstehen	Dros., Sel.
- Mittagessen nach dem	Con.
- Müdigkeit mit großer	Nicc., Onos.
- nachts	Ferr-ph., Kreos.
- Nasenschneuzen beim	Kali-bi.
- neuralgische	Diosc., Kalm.
- Niederlegen beim	Beryl.
- Nierensteinen von	Berb.
- Niesen beim	Amm-m., Arn., Mag-c.
- reißende	Ambr., Bor.
- rheumatisch-gichtische	Tart-emet.
- Rücken entlang des	Eupat-perf., Merc-sol.
- Rückenlage bei	Spig.
- Schamgegend gegen die ausstrahlende	Sabin.
- schießende	Phyt.
- Schläge wie elektrische	Phyt.
- Schülern bei	Tub.
- Schwäche mit	Onos.
- Schwächegefühl mit, in den Beinen	Nux-m.
- Sitzen beim	Beryl., Sil.
- Spermatorrhö nach	Sel.
- starke	Vib.
- Steifigkeit mit	Helleb.
- Studenten bei	Tub.
- Stuhlgang bei	Verat.
- Taillengegend in der	Zinc.
- Taubheitsgefühl mit	Spig.
- unten nach ausstrahlende	Wye.
- Unterbauch bis zum ziehende	Vib.
- Wirbelsäule entlang der	Stront.
- Wirbelsäule, mit Ermüdungsschmerz in der	Cob.
- Zerschlagenheit mit	Ac-ph., Cepa.
- ziehende	Ambr., Bell., Bor., Canth.

Rückenschwäche	Ac-nitr., Ac-succ., Ac-sulf., Alum., Arum., Aur., Bapt., Cann-ind., Cocc., Gins., Graph., Med., Sep., Sil., Stann., Sulf.
- Ameisenlaufen mit	Ac-picr.
- Ärger nach	Staph.
- Bewegung bei	Lues.
- Exzessen nach	Staph.
- Frauen bei anämischen und asthenischen	Nat-m.
- Kleinkindern bei	Carc.
- Kreuzschwäche mit	Ac-picr.
- Kribbeln mit	Ac-picr.
- Mädchen bei anämischen und asthenischen	Nat-m.
- morgens nach dem Aufstehen	Staph.
- nachts	Lues.
- nervöse	Ac-ph.
- Nierenkoliken bei	Ac-ox.
- Schulkindern bei	Carc., Tub.
- ständige	Helon.
- Studenten bei	Tub.
- Taubheitsgefühl mit	Ac-picr.
Rücksichtslose Menschen	Sulf.
Rückwärtsbeugen	
- Husten beim trockener, schmerzhafter	Beryl.
- Krachen beim, in Hals-, Brust und Lendenwirbeln	Sulf.
- muß sich, Zwang zu	Stram.
Rückwärtsfallen	
- Neigung zum	Bry., Visc.
Ruhelosigkeit	Ars., Cad., Cham., Dulc., Kali-br., Phos., Phyt., Pyrog., Rhs-t.
- Abendessen nach dem	Magn-m.
- Bewegung, ist immer in	Agar.
- Essen beim	Calc-ph.
- Gehen beim	Calc-ph.
- große	Lac-c.
- Körper des	Cypr.
- Meer am	Magn-m.
- Mittagessen nach dem	Magn-m.
- nachts, bei unbefriedigtem Geschlechtstrieb	Staph.

- Schlaf im	Apis.
- Schmerzen bei	Coloc.
- Sitzen kann nicht	Calc-ph.
- Wundschmerzen wegen brennender	Calend.
Ruhr	Ac-hydroc., Ac-m., Acon., Agar., Apis., Ars., Bapt., Bry., Canth., Caps., Colch., Crot., Diosc., Ipec., Merc-sol., Rhs-t., Sec., Verat.
- Blutabgang mit	Aloe.
- Tenesmus mit	Aloe.
Rührseligkeit	Caust.
- Geschichten bei traurigen	Cic.

S

Säfteverlust	Ac-ph., Chin., Lyc.
Saftlosigkeit	Calc-fl.
Samen	
- dünner	Sel.
- geruchsloser	Sel.
Samenbläschen	
- Entzündung der	Sep.
- von den, Brennen und Ziehen bis zur Eichel	Mang.
Samenerguß	Ac-ox., Ars., Cann-sat., Caust., Cic., Graph., Magn-c., Naja.
- Anblick beim, schöner Frauen	Con.
- außergewöhnlicher	Ther.
- Geschlechtsteilen bei erschlafften	Abs.
- häufiger	Ac-ph.
- Mittagsruhe während der	Ther.
- schmerzhafter	Nat-m.
- schwächender	Ac-ph., Alum., Chin., Ipec., Olnd.
- Stuhlgang während des	Gels., Viol-t.
- Übelkeit mit	Ipec.
- unwillkürlicher	Ac-hydroc., Ac-ph., Alum., Calad., Vib.
Samenfluß	Dig., Diosc., Hydrast., Staph.
- Erektion ohne	Gels.
Samenleiterschmerzen	Apis., Cin., Coff.
- "Bräutigamsschmerz"	Ac-ox., Clem.
Samenstrang	
- Brennen im	Agn., Mang., Rhod.
- Druck im	Agn., Cimic., Nicc.
- Entzündung des	Plb., Sep.
- Knaben bei	Abrot., Ars., Aur., Calc., Calc-s., Graph., Kali-chl., Puls., Rod., Sil., Sulf.
- Pressen entlang des	Anhal.
- Quetschungsgefühl im	Spong.
- Schmerzen entlang des	Anhal., Dulc., Mang., Nicc.
- Schmerzen reißende, im linken	Colch., Lac-c.
- Schwellung des	Berb., Calc., Chin., Clem., Kali-j., Naja., Phos., Puls., Sars., Spong.
- Stechen in dem	Cimic., Rhod., Spong.
- verhärtung	Lues.
- Ziehen im	Bellis., Mang., Psor.
- Ziehen im nach Koitus	Cepa.

Samenstrangneuralgie	Ac-ox., Ac-succ., Acon., Agn., Amm-c., Arg-nitr., Arn., Bell., Berb., Bor., Bry., Bufo., Cact., Cann., Card., Chin., Cimic., Eupat-perf., Ham., Hyper., Lues., Med., Phos., Phyt., Sabal., Sel., Spong., Staph., Teucr-mar., Tub., Zinc.
- Durchfall bei	Podo.
- Kälte nach	Arist.
- Unterkühlung nach	Arist.
- ziehende	Kali-c.
Sarkoid	Arum.
Sarkom	Ac-fl., Carc., Thal.
Satt wird nicht	Lyc.
- trotz Vielessen	Cad., Lac-c.
Sättigungsgefühl	
- unerträgliches	Mang.
Sauer alles riecht	
- Kind das ganze	Rheum.
- Schweiß	Rheum.
- Stuhl	Rheum.
- Zimmer das ganze	Rheum.
Sauerkrautgenuß	
- Tenesmen nach	Arist.
Sauerstoffmangel-Krankheiten	Lauroc.
Säufer	
- epilepsie	Ran-b.
- gastritis	Ac-sulf., Aur., Kali-bi., Led.
- katarrhe	Ac-sulf.
- krankheiten langwierige	Kali-j.
- wahn	Hyosc., Kali-ph.
Säufermittel	Ac-sulf.
Säuglinge	
- Durchfall der	Calc-ph.
- Ekzeme der	Lyc., Psor.
- Gasbeschwerden der	Calc-ph.
- gereizte	Cham., Rheum.
- launenhafte	Cham.
- nervöse	Cham.
- Pyloruskrampf der	Aeth.

- Schnupfen der	Cham., Samb.
- Windabgang mit viel	Calc-ph.
Säuglingsmittel	Cham.
Säurebildung	
- Darm im	Calc-c.
- Magen im	Calc-c.
Schädelbruch	
- Lähmung mit folgender	Op.
Schädeldecke	
- Schmerzen an der nachts	Lues.
Schädelknochen	
- Schmerzen an den	Merc-sol., Mez.
- Überempfindlichkeit der	Lues.
Schädelnekrose	Abrot.
Scham, weibliche	s. Vulva
Schamgegend	
- Jucken in der	Lyc.
- Kneifen in der	Psor.
Schamhaare	
- männl.: Jucken an den	Eupat-perf.
- weibl.: Jucken an den	Agar.
Schamlippen	
- Bläschen auf den	Staph.
- Brennen der	Thuj.
- Entzündung der	Stront.
- Hitze an den	Eupat-perf.
- Jucken der	Aur., Eupat-perf., Thuj.
- Knotenbildung an den	Lues.
- ödematöse Durchtränkung der	Apis.
- Rötung der	Aur.
- Schwellung der	Aur., Kreos., Thuj.
- Stechen in den	Phos.
- Varizen an den	Zinc.
- Verhärtung der	Lues.
- Wundheit der	Thuj.
Schamlosigkeit	Stram.
- Pubertät in der	Bufo.
Scharfsinnige Menschen	Lyc.

Scharlach	Amm-c., Apis., Bapt., Bell., Bry., Canth., Crot.
Scharlachnephritis	s. Nierenentzündung
Schaum vor dem Mund	Abs., Ac-hydroc., Cic., Cupr-acet., Olnd.
- blutiger	Oena.
Scheibenwischer	
- sieht wie durch einen	Anhal.
Scheide	s. Vagina.
Scheinröte	Ferr-ph.
Scheitel	
- Blutwallungen auf dem, bei Kopfschmerzen	Hyper.
- Brennen auf dem	Sulf.
- Druck auf dem	Phell.
- Hitze auf dem	Podo., Sulf., Tarax.
- Kältegefühl auf dem	Verat.
- Pulsieren auf dem	Podo.
Scheitelkopfschmerz	Hyper.
- drückender	Ran-b., Sulf., Visc.
- dumpfer	Spong., Stict., Visc.
- Eingenommenheit mit	Sulf.
- hämmernder	Visc.
- Hitze mit	Sulf.
- Hohlheitsgefühl mit	Visc.
- klopfender	Visc.
- kongestiver	Sulf., Visc.
- Nagel wie von einem eingetriebenen	Nicc.
- plötzlich kommen- und gehender	Sabal.
- prickelnder	Sulf.
- pulsierender	Spong., Sulf., Visc.
- reißender	Sulf.
- schießender	Sabal.
- Schwitzen mit	Sulf.
- stechender	Spong., Stict., Sulf.
- Wallungen mit	Sulf.
- wandernder	Sabal.
- zerspringender	Spong.
- ziehender	Sulf.
Schenkelkrämpfe	Cupr.

Scheuermann-Krankheit	Ac-fl., Ac-form., Aur., Calc-c., Calc-fl., Calc-ph., Sil.
Schief alles erscheint	Stram.
Schiefhals	s. Tortikollis
Schielen	Agar., Alum., Cin., Con., Cycl. Helleb., Lues., Spig., Stram., Tab.
- Erkältung nach	Caust.
Schienbein	
- Berührungsempfindlichkeit des	Guaj.
- Quetschungsgefühl im	Kres.
- Zerschlagenheitsgefühl im	Kres.
Schienbeinkante	
- Druckschmerz an der	Thal.
- Reizung der	Thal.
Schienbeinmuskel	
- Lähmung des, schlaffe	Kres.
Schienbeinschmerzen	Abrot., Mang., Psor.
- bohrende	Brom., Clem.
- dumpfe	Anac.
- grabende	Clem.
- heftige	Lues.
- krampfartige	Anac.
- lanziernede	Lues.
- nächtliche	Lues.
- tiefe	Anac.
Schilddrüse	Ars., Calc-c., Calc-j., Chin-ars., Flor., Fuc., Heder., Jod., Kali-j., Lach., Lues., Lycop., Magn-c., Nat-m., Spong.
- Atrophie der	Jod.
- Druckbeschwerden an der	Anhal., Flor.
- Empfindlichkeit der	Ham.
- Klopfen in der	Anahl., Spong.
- Pulsieren in der	Ham.
- Schmerzen an der	Ail.
- Schwellung der	Ail., Anhal., Clem., Ham., Magn-c., Spong.
- Spannung an der	Magn-c.
- Stechen in der	Spong.
- Störungen der	Magn-c.

S

- Unterfunktion der, mit schweren toxischen Krankheitsbildern	Ac-fl., Anhal., Brom., Calc-fl., Con., Crot., Heder., Jab., Jod., Sec.
- Vergrößerung der	Jod.
- Verhärtung der	Brom., Jod.
- Verspannung der	Agar.
- Zusammenschnüren der	Nicc.
Schildknorpel	
- Kitzel hinter dem	Cad.
Schizoide Symptome	Hyosc.
Schizophrenieartige Zustände	
- Symptomem mit katatonen	Sec.
- Symptomen mit paranoiden	Sec.
Schläfen	
- Druck in den	Podo.
- groß wie zu, zum Zerplatzen	Glon.
- Kongestionen zu den	Hyper.
- Pulsieren in den, bei Schwindel	Croc.
Schläfenarterien	
- Klopfen in den mit Übelkeit	Sang.
- Pulsieren der	Podo.
Schläfenkopfschmerz	Euph.
- Anstrengung nach geistiger	Nat-m.
- Auge über dem linken	Lil.
- Augenempfindlichkeit mit großer	Nat-m.
- Augenflimmern mit	Cycl.
- Benommenheit mit	Cycl., Lachn., Sabad.
- berstende	Graph.
- Blutandrang mit	Card., Flor.
- bohrende	Clem., Spig., Thuj.
- Brechreiz mit	Flor.
- Bücken beim	Puls.
- Denkunfähigkeit mit	Sabad.
- Doppeltsehen mit	Cycl.
- Druck bessert	Hydrast.
- drückender	Agn., Clem., Graph., Spig., Sulf., Visc.
- dumpfer	Cann-ind., Spong., Stict., Visc.
- Erwachen beim	Cob.
- Essen beim	Puls.
- Essen bessert	Lith.
- Farbensehen mit	Cycl.
- Gewitter vor	Rhod.

- halbseitiger	Nat-m., Puls., Spig.
- hämmernder	Cob., Ham., Visc.
- Hitze mit	Card., Flor.
- Hohlheitsgefühl mit	Visc.
- klopfender	Cann-ind., Cycl., Visc.
- kongestiver	Aran-ix., Lil., Rauw., Visc.
- langsam zu- und abnehmender	Plat.
- linksseitiger	Clem., Flor., Spig., Spong.
- morgens im Bett	Rhod.
- nachts	Med.
- Nebelsehen mit	Cycl.
- nervöser	Spig.
- plötzlich kommen- und gehender	Sabal.
- prickelnder	Sulf.
- pulsierender	Cycl., Spong., Sulf., Visc.
- Regel bei der	Puls.
- reißender	Agn., Graph., Sulf., Thuj.
- scharfer	Hydrast.
- schießender	Sabal.
- schlagender	Cann-ind.
- schneidender	Hydrast.
- Schwere mit beim Gehen	Clem.
- Schwindel mit	Cycl., Lachn., Sabal.
- sinnesberaubender	Rhod.
- spannender	Clem.
- stechender	Cob., Graph., Spig., Spong., Stict., Sulf., Verb.
- stoßender	Cann-ind.
- Übelkeit mit	Flor.
- wandernder	Puls., Sabad.
- Weintrinken beim	Rhod.
- Wetter vor trübem, regnerischem	Rhod.
- zersprengender	Puls., Spong.
- ziehender	Cann-ind., Sulf.
- zusammenpressender	Plat.
- zusammenziehender	Agn.
Schläfenvenen	
- vorspringende	Sang.
Schläfrigkeit	Ac-form., Ac-hydroc., Ac-ph., Acon., Ambr., Apoc., Carc., Chin., Echin., Helleb., Helod., Hirud., Kali-j., Kalm., Mandr e rad., Nat-m., Phyt., Plb., Scroph-n., Stel., Valer.

S

- Abend am frühen	Mang., Stram.
- Abendessen nach dem	Led.
- betäubt wie	Gels., Spong.
- deliröse	Bapt.
- Einschlafen kann aber nicht	Cann-ind., Cupr., Kreos., Stram.
- Essen nach dem	Ac-ph., Agn., Ant-c., Rhs-t.
- Herzklopfen mit	Hyper.
- Hirndruck von	Apis.
- Mittagessen nach dem	Cad., Led.
- morgens	Aloe.
- nachts	Nux-m.
- ständige	Hyper.
- tagsüber	Ac-ph., Ac-picr., Ac-sal., Agar., Agn., Anhal., Ant-c., Arn., Arum., Bellis., Berb., Bor., Brom., Bry., Caps., Caust., Cham., Cob., Colch., Conv., Crot., Cycl., Gels., Glon., Kres., Magn-c., Med., Merc-sol., Nat-c., Nux-m., Nicc., Petr., Rhod., Sec., Sil., Stann., Tarant., Zinc.
- Unruhe mit	Bapt.
Schläft	
- Augen mit halboffenen, vor sich hin murmelnd	Ipec.
- Rücken auf dem, mit den Händen über dem Kopf	Carc.
- spät ein	Stront., Visc.
- sich in die Verschlimmerung hinein	Lach.
- Tag den ganzen, ohne ausgeschlafen zu sein	Ther.
Schläft ein	
- Essen beim	Helleb.
- Gehen im	Ferr-ph.
- Lernen beim	Ferr-ph.
- Reden beim	Amm-c., Helleb.
- Sitzen im	Ac-m., Amm-c., Ferr-ph.
- Trinken beim	Helleb.
Schlaf	
- Alpträumen mit	Acon., s.a. Alpträume
- ängstlicher	Lith., Nux-v.
- Aufdecken im	Zinc.
- Auffahren aus dem	s. Auffahren/Aufschrecken
- Aufwachen mit häufigem	Olnd.
- Benommenheit mit starker	Led.

- betäubender	Hyosc., Op.
- erfrischt nicht	Magn-c.
- erholt sich schnell nach kurzem	Ac-fl., Ac-ph.
- Gähnen mit viel im	Ign.
- gestörter	Aran-ix.
- Gliederzucken im	Cann-ind., Ipec.
- Herzklopfen im	Cact., Jod.
- Hitze mit	Naja.
- hustet im	Aral., Cham.
- Jammern im	Ambr., Podo.
- klagt im	Cham.
- Kopfschmerzen mit	Naja.
- leichter	Canth., Ign.
- Luftschnappen im	Lach.
- Mangel an	Cocc.
- Muskelzucken im	Cupr.
- nervöser	Card.
- oberflächlicher	Ac-lac., Ant-c., Ign., Sel., Spig.
- plötzlich hellwach im	Sulf.
- Reden im	Bari-c., Cham., Podo., Zinc.
- Reißen im	Cupr.
- rollt den Kopf im	Bell., Pod.
- Rucken im	Zinc.
- ruheloser	Abs., Agn., Coloc., Jod., Lyc., Tarant.
- schlechter	Cimic., Ferr-ph., Lues., Ran-b., Rhs-t., Visc.
- Schnarchen mit	s. dort.
- schreckhafter	Agn., Bry., Nux-v.
- schreit im	Cham., Cin., Hyosc.
- Seufzen mit viel	Ambr., Ign.
- Singen im	Bell., Croc., Phos-ac.
- Sprechen im	Cin., Hell.
- tiefer	Led., Naja., Rhod.
- Tabakmißbrauch schlechter nach	Gels.
- Teemißbrauch schechter nach	Nux.v.
- Träumen mit ängstlichen	Mandr., Rhs-t.
- Träumen mit schrecklichen	Petr., Ptel.
- Träumen mit unangenehmen	Cepa., Ferr-ph., Visc.
- traumreicher	Sec.
- Umhergehen dabei	Art-v., Bry., Kali-br., Sil.
- unbehaglicher	Dulc.
- unergiebiger	Ac-lac.
- unerquicklicher	Ac-sulf., Agar., Amm-c., Ant-c., Aur., Bellis., Brom., Cepa., Colch., Naja.

S

- unruhiger	Abs., Abrot., Ac-lac., Ac-sulf., Acon., Agar., Alum., Amm-c., Arist., Aur., Bor., Bry., Bufo., Card., Cauloph., Cham., Cimic., Coloc., Con., Croc., Cupr., Dulc., Glon., Helod., Jod., Lil., Lith., Lues., Magn-m., Mandr., Naja., Nux-v., Olnd., Petr., Podo., Ptel., Rhs-t., Sang., Sec., Sil., Spig.
- unterbrochener	Alum., Bellis., Con., Petr.
- vormitternächtlicher, tiefer	Rhod.
- weint im	Cham.
- wimmert im	Zinc.
- wirft sich im Bett herum	Alum., Coloc.
- Würgen im	Naja.
- Zähneknirschen im	s. Zähneknirschen
- Zuckungen im	Bell., Colch., Cupr., Ferr-ph., Zinc.
Schlafbedürfnis	Ac-picr.
- auffallend geringes	Cob.
- tagsüber	Lyc.
Schlafen	
- fürchtet sich vor dem	Bapt.
- könnte den ganzen Tag	Sep.
- Mitternacht nach, kann nicht mehr	Jod., Mez.
- Neigung zum	Mez.
- Platz findet keinen zum	Ac-benz.
- spät geht erst	Cycl., Spig., Stann.
- unfähig zu	Quas.
Schlaffe Personen	Ant-c., Nicc.
- Kraftlosigkeit mit	Amm-m.
- Reaktionsfähigkeit mit mangelnder	Amm-c.
Schlaflosigkeit	Ac-lac., Acon., Anhal., Arum., Aven., Cact., Calc-c., Carc., Cauloph., Cholest., Clem., Colch., Conv., Crat., Croc., Ferr., Ferr-ph., Gels., Gins., Hyosc., Ign., Kali-br., Lup., Lycop., Magn-m., Olnd., Op., Pass., Scil., Sep., Sil., Syph., Tarant., Thea.
- abends	Puls.
- Alten der	Bari-c.
- Ängstlichkeit wegen	Cocc., Nux-v.
- Arteriosklerose bei	Bari-c.
- Atemnot mit	Eupat-perf., Ran-b.

- Aufschrecken mit, nach Träumen	Dig.
- Blutandrang mit	Merc-sol., Ran-b.
- chronische	Kali-c.
- depressive bei Frauen	Cimic.
- Erregung wegen	Tab., Tub.
- Erschöpfung aus	Abrot., Ac-acet., Ambr.
- Frostigkeit wegen	Aran-d., Ran-b.
- Gedankenzustroms wegen	Cocc., Coff., Yohim.
- Gliederschmerzen wegen	Eupat-perf.
- hellwachen Zuständen mit	Rauw.
- Herzklopfen mit	Ac-ox.
- Hitze wegen	Ac-sal., Bell., Med., Merc-sol., Ran-b.
- Hunger wegen	Abies., Phos.
- Ischiasschmerzen wegen	Tell.
- Juckreiz wegen starkem	Psor.
- Knochenschmerzen wegen	Daph., Eupat.perf.
- Kopfschmerzen wegen	Ac-picr., Eupat-perf.
- Kreuzschmerzen wegen	Ac-picr.
- Kummer vor	Ac-succ.
- Lebhaftigkeit wegen	Nux-v.
- morgens um 1 Uhr	Ran-s.
- morgens zwischen 1 und 3 Uhr hellwach	Tub.
- morgens ab 3 Uhr	Magn-c., Nux-v.
- Muskelschmerzen wegen	Daph.
- nachts	Ac-ox., Arn., Arum., Kali-c., Lach., Med., Phos., Sang., Sec., Sep., Ther., Zinc.
- Nervenüberreizung nach	Ambr.
- nervöse	Ac-ph., Cham., Cypr., Kali-ph., Marum., Mosch.
- Pulsklopfen wegen	Bell.
- Rückenschmerzen wegen	Ac-ox., Ac-picr.
- Schlafmittel, trotz stärkster	Thal.
- Schläfrigkeit trotz	Bell., Eucal.
- Schwäche aus	Meph.
- Schweißausbrüchen wegen	Ac-sal., Med., Merc-sol.
- Sorgen wegen	Ac-succ.
- Übermüdung bei	Arn., Cocc.
- Unruhe durch	Psor., Ther., Valer.
- Unruhe, durch große in den Beinen	Zinc.
- Wallungen wegen	Ran-b.
- Wirbelsäulenempfindlichkeit wegen	Tell.
- Wundschmerzen wegen	Calend.

S

Schlafmittel	
- Frauen für, mit Familienproblemen	Ambr.
- Kinder für nervöse	Cypr.
- Männer für, mit Geschäftssorgen	Ambr.
- Schulkinder für, mit Prüfungssorgen	Ambr.
Schlafsucht	Ant-t., Hyosc., Lil., Op., Rhs-t., Sec., Tereb.
- Erschöpfung aus	Dig.
- morgens	Puls.
- tagsüber	Puls., Sep., Staph., Tab.
Schlafstörungen	Agn., Bor., Dros.
- kardiale	Lauroc.
- sexuelle	Staph.
- Stillen nach dem	Teucr-mar.
Schlafwandeln	Bry., Nat-m., Phos., Sil.
Schlagverletzungen	Ham., Led.
Schlangen	
- Illusionen von	Lac-c.
Schlanke Personen	Ars.
Schlappheit	Vacc.
- geistige	Cad.
- körperliche	Cad.
Schlatter-Krankheit	Calc-fl.
Schlecht gelaunte Personen	Cact.
Schleiersehen	Ac-nitr., Aran-d., Lac-c., Stram.
- Harnlassen bessert	Gels.
Schleim	
- Abhusten erschwertes von zähem	Mang., Stann.
- Abhusten kann nicht	Ac-acet.
- blutstreifiger	Bor.
- Bronchien in den	Ant-s., Lyc.
- Brust auf der	Lach.
- dicker	Ac-ox., Caps., Cocc-c., Cycl., Kali-m., Med.
- faserhaltiger	Kali-m.
- festsitzender	Stann.
- gelber	Cepa., Med.
- glasiger	Mandr., Visc.

- Hals im	s. Hals
- husten muß dauernd	Cocc-c.
- Kehlkopf im	s. Kehlkopf
- klebriger	Kali-bi., Ran-b., Tab.
- Luftröhre in der	Samb.
- Lunge in der	Ipec.
- Mund aus dem fließender	Rhs-t.
- Nase aus der fließender	Rhs-t.
- Nasenmuschel in der unteren	Canth.
- Nasenrachenraum im	Sang-nitr.
- Rachen im	s. Rachen
- Rachen in den fließender	Cinnb.
- räuspern muß sich dauernd	Cocc-c.
- retronasaler	Caulph., Med.
- Schluckzwang mit	Caulph., Caust.
- schwerlöslicher	Aur., Bufo., Canth., Dros., Petr., Stann., Staph., Tab.
- Stockschnupfen bei	Caps.
- strähniger	Cinnb.
- tiefsitzender	Petr.
- übelriechender	Ac-nitr.
- viel	Ac-m., Ant-s., Mang., Stann.
- wäßriger	Rhs-t.
- weiß-grauer	Kali-m.
- wundmachender	Ac-nitr.
- zäher	Ac-acet., Alum., Ant-c., Ant-s., Bor., Bufo., Canth., Cinnb., Cocc-c., Dros., Mandr., Petr., Samb., Staph.
- Zähnen an den klebender	Cimic., Kal-bi.

Schleimabwurf

- dicker	Sulf.
- erschwerter	Ac-fl., Ant-c., Magn-m.
- morgens	Phell.
- reichlicher	Alum.
- ständiger	Wye.
- übelriechender	Sulf.
- viel	Phell.

Schleimbeutel(n)

- Bursitis praepatillaris	Kali-m.
- Entzündung der	Ac-fl., Apis., Arn., Kali-m.
- Wasseransammlung in den	Jod.
- zysten	Hep.

Schleimhäute(n)	Ail., Apis., Arg-nitr., Bell., Brom., Bry., Calc-c., Calc-ph., Camph., Canth., Caps., Carb-v., Fagop., Hep., Hydrast., Ichth., Ipec., Kali-br., Merc-sol., Petr., Phos., Puls., Sabad., Sulf., Thuj., Vib., Vinc.
- Bläschen an den	Mez.
- blasse	Ferr.
- Blaufärbung der	Lach.
- Blutungsneigung der	Ac-m.
- Brennen der	Aesc., Aloe., Arum., Bell., Brom., Caps., Carb-an., Car-v., Caust., Euph., Kreos., Lach., Nat-m., Phos., Sabad., Sang., Sulf., Tereb.
- Erkältlichkeit der	Merc-sol., Puls.
- Exsudation der, fibrinöse	Kali-m.
- Exsudation der, plastische	Spong.
- Gelbfärbung der	Myric.
- gerötete	Merc-sol.
- Geschwüre an den	Carb-an., Hydrast.
- Geschwüre an den, mit pseudomembranösen Schleimhautnekrosen	Ac-m.
- hyperämische	Jod.
- hypertrophische	Calc-ph., Psor., Sulf-j., Thuj.
- Jucken der	Kreos.
- Kälteempfindlichkeit der	Phos.
- ödematöse Durchtränkung der	Med.
- Pigmentation an den, verstärkte	Kres.
- Rachen des	s. Rachenschleimhaut
- Reizung der	Caust., Kali-c., Sabad.
- roh wie	Caust.
- sämtliche	Arg-nitr., Puls., Thal.
- Schmerzen der	Stict.
- Schwellung der	Merc-sol.
- Stechen in den	Arum., Bry., Kali-c., Lach.
- Trockenheit der	Aesc., Aloe., Alum., Amm-c., Aran-ix., Ars., Atrop-s., Bari-c., Bell., Bry., Caps., Caust., Kali-c., Lyc., Mez., Nat-m., Nux-m., Phos., Sabad., Sang., Sin-n., Stict., Tereb., Uran.
- Unempfindlichkeit der	Carb-s.
- Venen mit geschlängelten	Ham.
- Veränderungen an den, schwere destruktive	Kali-bi.

- Verdauungswege der	Iris.
- Verhärtung der	Alum.
- Wucherungen der, in den Kieferhöhlen	Ac-form.
- wund wie	Caust., Mez.
Schleimhautabsonderungen	
- ätzende	Jod., Nat-m.
- blutige	Lach.
- dickflüssige	Hydrast., Kali-s.
- fadenziehende	Hydrast.
- gelbliche	Hydrast., Kali-bi., Kali-s.
- geringe	Aesc.
- grüne	Kali-bi
- Membranen mit	Kali-bi.
- profuse	Amm-m.
- rahmige	Kali-s.
- salzige	Jod.
- scharfe	Jod., Kreos., Nat-m.
- schwerlösliche	Lach.
- strähnige	Kali-bi.
- transparente	Amm-m.
- verstärkte	Amm-m.
- wundmachende	Kreos.
- zähe	Amm-m., Kali-bi., Lach.
Schleimhautblutungen	Ac-sal., Ac-sulf., Kali-nitr., Sec., Tereb., Thuj.
- diffuse	Phos.
Schleimhautentzündung	Apis., Crot., Form., Merc-sol.
- Absonderungen mit schmierigen	Kali-br.
- chronische	Alum., Med.
- katarrhalische	Canth.
- Magen-Darm-Kanal des	Merc-sol.
- Mundhöhle der	Merc-sol.
- schleichende	Kali-bi.
- Sekreten mit foetiden	Ac-nitr.
- starke	Canth.
Schleimhautgeschwüre	Ac-sulf.
- blau-schwarze	Crot.
- blutende	Crot.
- kreisrunde	Kali-bi.
- Schleimhautnekrosen mit pseudomembranösen	Ac-m.
- stinkende	Crot.

S

Schleimhautkatarrhe	Calc-c., Psor., Tub.
- anämischen bei	Mang.
- chronische	Mang., Petr.
- Erkältung nach	Hep.
- hämorrhagische	Rauw.
- Hypertoniker der	Rauw.
- Luftwege der oberen	Mang.
- Sekreten mit	Guaj., Hydrast.
- Splitterschmerz mit	Arg-nitr.
- Stechen mit	Hep.
- Trockenheitsgefühl mit	Bari-c.
Schleimhautkrankheiten	
- Absonderungen mit blutigen	Tereb.
- allergische	Ac-form., Ac-sulf.
- chronische	Beryl., Caust.
- Geschwürsbildung mit	Ac-m., Equis.
- Ödemneigung mit	Tereb.
- rheumatische	Ac-form.
- zehrende	Caust.
Schleimhautmittel	Arum., Aur., Brom., Canth., Caust., Colch., Hep., Petr.
- Genitalorgane der	Kreos.
- Kinder der	Vinc.
- langsam wirkendes	Sil.
- Magen-Darm-Bereich im	Bor., Kreos.
- tief wirkendes	Sil.
Schleimhautpolypen	Sulf-j.
Schleimhautsystem	Puls.
Schleimrasseln	Chin.
- Angst mit	Hyosc.
- Atemnot mit	Ant-t., Hyosc.
- Auswurf ohne viel	Verat.
- Beklemmung mit	Hyosc.
- Brust auf der	Ant-t.
- Kehle in der	Jod.
- Luftröhre in der	Tart-emet.
- Rachen im	Cin., Ipec.
- Räuspern mit schmerzhaftem	Jod.
- Schleim von schwer löslichem	Tart-emt.
Schlingt alles hinunter	Arg-nitr.
- hastig und gierig	Coff.

Schließmuskel	s. Sphinkter
Schluckanfälle	Op.
- hysterische	Nux-m.
- nervöse	Nux-m.
Schluckauf	Bari-c., Berb., Cic., Cin., Coff., Crot., Cupr., Euph., Gins., Ign., Kali-br., Lob., Magn-ph., Mandr., Sec., Stroph., Tab., Teucr-mar.
- Apfelgenuß nach	Bov.
- Bananengenuß nach	Bov.
- Essen nach dem	Cycl., Ran-b.
- Essen nach fettem	Dros.
- hartnäckiger	Bov.
- krampfhafter	Ran-b.
- Pflaumengenuß nach	Bov.
- Schluckbeschwerden mit	Hyosc.
- Schwangerschaft in der	Cycl.
- Sodbrennen mit	Ac-sulf.
- Speiseröhrenkrampf mit	Verat-v.
- Zwerchfellkrämpfen mit	Verat.
Schluckbeschwerden	Alum., Ambr., Aran-d., Bapt., Bell., Bellis., Both., Carb-v., Cimic., Cocc., Crot., Eupat-perf., Kali-br., Lach., Magn-c., Merc-sol., Mez., Naja., Nux-m., Sang., Stront., Tarant., Vinc.
- Flüssigkeiten bei	Canth.
- Kehlkopfkrebs bei	Kres.
- Ohrenstechen mit	Gels.
- Rachen vom ausgehende	Gels.
- Splitter wie von einem	Hep.
Schlucken	
- faul zu, zum	Ac-picr.
- Gefühl beim, trockenes, brennendes	Sang.
- kann nicht	Ac-hydroc., Con., Phyt.
- Rauheit mit im Hals	Clem.
- Stiche mit im Hals	Clem., Sulf., Thuj.
Schluck-Krämpfe	Dulc., Ign., Sabad.
- Feuer, beim Anblick von	Stram.
- Trinken beim	Stram.
- Wasser, beim Anblick von	Stram.

Schluckmuskel	
- Krämpfe des	Cic.
- Lähmung des	Gels.
Schluckschmerzen	Ac-picr., Alum., Ars., Brom., Gels., Merc-sol., Millef., Psor., Sep., Sil., Stict.
- Bissen, jeder bleibt stecken	Abrot.
- Ohren, bis in die ausstrahlende	Phyt., Podo.
- Speisen bei festen	Tub.,
Schluckzwang	Ac-lac., Alum., Cact., Flor., Kali-c., Merc-sol.
- dauernder	Myric.
- Einatmen beim, von kalter Luft	Coff.
- Essen bessert	Beryl
- kaltes Wasser bessert	Beryl.
- warmes Wasser verschlechtert	Beryl.
Schmerzempfindlichkeit	Kalm., Nux-v.
- überaus große	Cham., Plat.
- Verminderung der	Kali-br.
Schmerzen	
- aller Art	Phyt.
- allmählich zu- und abnehmende	Plat., Syph.
- Ameisenlaufen mit	Rhod.
- anfallsartige	Ac-ox., Magn-c., Magn-m.
- Anstrengungen nach	Arn., Phos.
- Arm, gegen den linken schießende	Kalm.
- Armen in den	s. Armschmerzen
- Atemnot mit	Dirc.
- Augäpfeln in den	s. Augäpfel
- Auge über dem linken	Senec., Spig.
- Auge, von einem zum anderen ziehende	Cinnb.
- Augen in den	s. Augenschmerzen
- Augen über den	Glon., Lith., Naja.
- Bauch im	s. Bauchschmerzen
- Becken im	s. Beckenschmerzen
- Beinen in den	s. Beinschmerzen
- Beinen von den, bis zu den Zehen	Rhod.
- berstende	Beryl., Ipèc.
- Blase in der	s. Blasenschmerzen
- blitzartige	Alum., Arg-nitr., Bell., Carb-s., Magn-c., Plb.
- bohrende	Aran-d., Mang., Mez., Thal.

- brennende	Abrot., Ac-carb., Ac-ox., Acon., Ars., Calend., Canth., Caps., Lith., Mang., Thal., Thuj.
- Brust in der linken, mit Ausstrahlung zum Rücken	Croton.
- Brust von der linken, auf der Innenseite des Armes bis in die Finger ziehende	Aster.
- Brustbein unter dem, bis zur Wirbelsäule ausstrahlende	Stict.
- Brustwirbelsäule an der	Arg.
- Darandenken bessert	Camph.
- Daumenballen vom, bis in die Fingerspitzen	Lith.
- Depressionen bei	Dirc.
- diffuse	Amm-m.
- Druck bessert	Diosc.
- drückende	Cinnb., Helleb., Verb.
- dumpfe	Apoc., Eupat-perf.
- durchschießende	Magn-c., Rhod.
- einschießende	Acon., Alum., Arg-nitr., Coloc., Spig.
- Fahren beim	Abrot.
- Fingerspitzen bis in die schießende	Amm-m.
- fliegende	Cauloph.
- flüchtige	Puls.
- Gebärmuttergegend in der	Cepa.
- gekreuzte: rechte Schulter und linker Eierstock und umgekehrt	Murx.
- geprügelt wie	Arn., Phyt.
- gequetscht wie	Arn.
- Gürtelgefühl mit	Alum.
- Harndrang mit ständigem	Equis.
- Harnabgang bessert	Lith.
- Harnleiter längs des ausstrahlende	Berb.
- hartnäckige	Psor.
- heftigste	Ac-ox., Coloc., Hyper., Latrod., Lith., Magn-c., Mez.
- herabdrängende	Abrot.
- Herz über dem	Zinc.
- Herzklopfen mit	Dirc.
- Hinten (Rücken) von nach vorne ziehende	Ol-an.
- Hinsetzen beim	Ipec.
- Hitze mit	Ac-sal., Thal.
- Ileum von Ileum schießende	Lil.

S

- juckende	Lith.
- Kälte bei der geringsten	Phos.
- Kältegefühl mit, auf der Haut	Kalm.
- Klammgefühl mit	Alum.
- klopfende	Lith.
- kolikartige	Magn-c.
- kommem und gehen schnell	Ac-nitr.
- Kopf vom bis Fuß	Helod.
- Kopf vom, zur Nase hin	Guaj.
- Kopfnerv am	Coloc.
- Körperteilen an verschiedenen	Calad.
- Körperteile, in die entferntesten schießende	Kali-bi.
- krampfartige	Acon., Cact., Cad., Diosc., Gels., Plat., Thuj.
- Krämpfen mit	Carb-s.
- kreuzweise auftretende: rechter Arm - linkes Bein	Agar.
- Krümmen zum	Cimic.
- kurzandauernde	Mang.
- lähmende	Arg-nitr.
- Lähmigkeitsgefühl mit	Plat.
- Lähmung mit aufsteigender	Led.
- lanzierende	Plb.
- Lendenwirbel am letzten und am 1. Brustwirbel	Zinc.
- links von, nach rechts ziehende	Beryl., Lac-c.
- Linkslage in	Magn-c.
- linksseitige	Cean., Spig.
- Lumbosakralgegend in der	Colch., Tub.
- Mac-Burney-Punkt am	Zing.
- Mädchen bei jungen	Abs.
- Nabel um den herum	Cin.
- Nabel und Schwertfortsatz zwischen	Quas.
- Nachmittags von 16 - 20 Uhr	Lyc.
- nachts	Cauloph., Magn-ph., Mang.
- nagende	Mang.
- Nasenrücken am	Agn.
- Nasenwurzel über der	Cinnb.
- Nerven längs der aufwärts ziehende	Hyper.
- nervöse	Diosc.
- neuralgische	Ac-ox., Amm-m., Aran-d., Cauloph.
- Niere von der rechten nach unten ziehende	Cedr., Cham., Coloc., Gels., Magn-c., Sars.

- Niere von der rechten zur Hüfte ziehende	Tereb.
- oben von nach unten ziehende	Ac-benz., Lyc.
- Ohr von einem, durch den Kopf zum anderem hindurchziehende	Plant.
- Ohren bis in die ausstrahlende	Mang.
- Parästhesien mit	Aran-d.
- Pelzigkeitsgefühl mit	Kalm.
- periodische	Bell., Cedr., Coloc., Spig., Urt.
- plötzlich kommen- und gehende	Bell.
- prickelnde	Ac-carb., Helleb.
- prickelnde bei Kälte	Colch.
- pulsierende	Ac-sal., Beryl.
- rechts von nach links ziehende	Ac-benz., Lyc.
- rechtsseitige	Sang.
- Regeleintritt bei, verstärken sich die	Tub.
- reißende	Cham., Helleb., Kalm., Mang., Mez., Phos., Rhod., Thal.
- rheumatische	Amm-m., Arg., Chelid., Diosc., Psor., Urt.
- Richtungen nach allen ausstrahlende	Diosc.
- Rippen der unteren, rechtsseitig	Wye.
- Rippen unter den, linksseitig	Nat-s.
- Rippenbogen und Hüftbein zwischen	Lith.
- Rücken in den ausstrahlende	Croton.
- Rücken vom, bis ins Herz durchschießende	Rhod.
- Rückwärtsbeugen bessert	Diosc.
- ruckweise auftretende	Zinc.
- schabende	Ac-ph.
- Schambein vom, zum Kreuz ausstrahlende	Sabin.
- scharfe	Bry., Cimic., Lil., Senec., Urt.
- schießende	Gels., Hyper., Lil., Prun.
- Schulter und Kreuz zwischen	Thuj.
- Schulter bis in die rechte ausstrahlende	Magn-c.
- Schulter unter der rechten	Podo.
- Schulterblatt, zwischen dem inneren rechten und der Wirbelsäule	Ran-b.
- Schütteln mit, in Händen und Beinen	Helod.
- Schwäche mit	Cocc., Rhod.
- Schweißausbrüchen mit	Ac-sal.
- schwere	Cact.
- Schwere mit	Rhod.

- Sonne, mit der steigende und fallende	Sang.
- spannende	Glon., Mang., Phos.
- springende	Cauloph.
- starke	Helleb., Naja.
- stechende	Abrot., Acon., Apis., Bry., Calad., Equis., Gels., Kali-c., Kalm., Lith., Mang., Mez., Prun., Psor., Spig., Verb.
- Stelle oft die wechselnde	Diosc., Magn-ph., Mang.
- Stellen an kleinen auftretende	Ac-ox., Kali-bi.
- Stellen von kleinen ausgehende	Ign., Lith.
- stichartige	Ac-lac.
- Stillenden bei	Abs.
- Stirnbein vom rechten zum Hinterkopf ausstrahlende	Prun.
- stoßweise auftretende	Zinc.
- Stunde immer zur gleichen auftretende	Cedr., Verb.
- Taubheitsgefühl mit	Acon., Aran-d., Cham., Kalm., Plat.
- Traumen nach	Hyper.
- Trigeminusbereich im ganzen	Verb.
- überall	Bapt., Dirc., Phyt., Ran-b.
- unerträgliche	Helod.
- ungeheure	Eupat-perf.
- Unruhe mit großer	Prun.
- unten von nach oben ziehende	Led., Ol-an., Sep.
- Unterarm vom, bis in die Finger	Rhod.
- Verbandwechsel bei	Abrot.
- verrenkt wie	Arn.
- vorne von, nach hinten ziehende	Phyt.
- wandernde	Ac-sal., Cauloph., Chelid., Kalm., Prun., Psor., Puls., Rhod., Thuj.
- wechselhafte	Puls.
- wehenartige	Abrot.
- Wehtun, unsägliches überall	Bry.
- wellenförmige	Magn-ph.
- zerschlagen wie	Bapt.
- ziehende	Acon., Bry., Cham., Colch., Croton., Mang., Phos., Rhod., Tereb., Thal.
- Zittern mit	Helod.
- Zucken mit	Helod.
- zuckende	Plat., Spig.
- zusammenschnürende	Plat.
Schmerzmittel	Cact., Magn-ph.
- tiefgreifendes	Mang.

Schmerzunempfindlichkeit	Ac-hydroc., Olnd., Op.
- Körper am ganzen	Mandr e rad.
Schleudert	
- Arme und Beine von sich	Cin.
Schnarchen	Bari-c., Dulc., Led., Naja., Olnd., Op., Stram.
Schnell- und Vielesser	
- Magenbeschwerden der	Ant-c.
Schnittverletzungen	Led., Staph.
- ad externum bei	Trill.
Schnupfen	Ac-benz., Ac-form., Ac-picr., Acon., Aesc., All-s., Apis., Bell., Bellis., Berb., Bry., Cad., Calc-c., Camph., Card., Cepa., Cocc., Colch., Corall., Croton., Dig., Eucal., Helleb. Phyt., Sin-n., Spong., Stram., Tell., Ther.
- absteigender	Stict.
- akuter	Jod., Kali-j., Nux-v., Puls., Rauw., Samb., Sang., Teucr-mar.
- allergischer	Ac-succ., Ac-sulf., Luff.
- Anfangsmittel	Cham.
- atrophikans	Thuj.
- Bindehautkatarrh mit	Erig.
- blutiger	Bor., Rauw.
- blutstreifiger	Clem.
- Borkenbildung mit	Bor., Psor.
- brennender	Lues., Sulf.
- chronischer	Alum., Amm-c., Carc., Cinnb., Euphr., Graph., Jod., Kali-bi., Kali-c., Kali-j., Magn-c., Marum., Merc-sol., Nat-m., Phos., Pich., Puls., Samb., Sang., Sulf., Tarant. Teucr-mar., Teucr-sc., Tub.
- dick-schleimiger	Sel.
- einseitiger	Stann.
- eitriger	Arg-nitr., Bor., Hep. Hydrast., Luff., Magn-m., Vacc., Visc.
- endet mit Bronchitis	Stict.
- feuchter	Luff.
- Fließschnupfen	s. dort
- fließt im Freien und hört im Hause auf	Kali-nitr.
- gelblicher	Lues., Tarant.
- Geruchsmangel mit	Nat-m.

S

- Geschmacksmangel mit	Nat-m.
- grünlicher	Cimic., Lues.
- heftiger	Clem., Staph.
- Herbst im	Dulc.
- Husten mit	Euphr.
- hypertrophikans	Thuj.
- Jucken mit	Ac-m., Lues., Sel.
- Kälteempfindlichkeit mit	Cimic.
- Kiefernhöhlenschmerzen mit	Kali-j.
- Kopfschmerzen mit	Cimic., Lach., Nat-ars.
- Kratzen mit, im Hals	Aran-d.
- Menschen bei korpulenten	Sang.
- morgens	Stann.
- morgens mit Niesanfällen	Mandr.
- Mundwinkelrhagaden mit	Gnaph.
- nachts verstopft, fließt am Tage	Nux-v.
- Nase mit wunder	Kali-nitr.
- Nasenbluten mit heftigem	Arn., Carc., Caust., Chin., Lach., Nat-m.
- Nasenbohren bei	Sel.
- Nasenbrennen mit	Sang.
- Nasenkitzel mit	Brom.
- Nasenlöchern mit wunden	Merc-sol.
- Nasenmuschelschwellung mit	Marum.
- Nasenrhagaden mit	Gnaph.
- Nasenschmerzen mit	Dulc.
- Nasenschwellung mit	Bari-c.
- Nasentrockenheit mit	Sang.
- Nasenverstopfung mit	Brom., Caust., Cham., Gnaph., Lac-c., Magn-m., Sang.
- Nasenverstopfung, rechts und links wechselnde	Agar., Stann.
- Nasenwurzel, mit Druck über der	Bapt.
- nervöser	Sel.
- Niesen mit häufigem	Ac-m., Carc., Caust., Chin., Clem., Erig., Euph., Ipec., Marum., Merc-sol., Rumx., Staph.
- Oberlippenschwellung mit	Bari-c.
- profuser	Kali-j., Sang.
- rahmiger	Cycl.
- Reden beim, im warmen Zimmer	Heder.
- reifer	Hep., Puls.
- rezidivierender	Teucr-mar.
- rezidivierender, bei Kindern	Samb.
- Schleimabgang mit zähem, weißem	Olnd.

- Schleimangang mit, aus dem hinteren Nasenrachenraum	Spig.
- Schleimabsonderungen mit starken	Senec.
- schleimiger	Ac-m., Arg-nitr., Cimic., Croc., Magn-m., Mez., Sep.
- Schneuzen mit ständigem, ohne daß Sekret kommt	Stict.
- Sekret fließt nach hinten, in den hinteren Nasenrachenraum	Spig.
- Sekret mit reichlichem	Euphr.
- Sekret mit reizendem	Kal-j., Sang.
- Sekret mit scharfem	Merc-sol.
- Sekret mit schleimig-eitrigem	Arg-nitr.
- Skret mit übelriechendem	Alum., Hep., Tarant.
- Sekrte mit zähem	Alum.
- skrofulöser	Jod.
- Stirnhöhlenschmerzen mit	Kali-j.
- Stockschnupfen	s. dort.
- subakuter	Cinnb.
- Taubheit mit, in der Nase	Dulc.
- Tränen mit viel	Chin., Staph.
- trockener	Bari-c., Caust., Graph., Kreos., Psor., Sep., Stann., Stict.
- trockener vorn	Spig.
- vasomotorischer	Ac-sal., Cycl., Luff., Sabad.
- wäßriger	Agar., Aran-d., Aran-ix., Chin., Cimic., Cycl., Ipec., Lac-c., Mez., Rumx., Sang., Sel., Sep., Stict., Verat., Visc, Zinc.
- wundmachender	Ac-m., Arum., Sulf.
- Zahnungen bei	s. Zahnung
Schock	Camph., Tab.
- geistiger	Ac-ph.
Schorfe(n)	Podo.
- Bildung von	Kres.
- Kreide wie	Calc-c.
- unheilsame, am Handrücken	Ac-m.
Schrammen	
- entzündete	Lac-c.
Schreck	Acon., Verat.
- Durchfälle nach	Coloc.
- Folgen nach, langandauernde	Petr.
- Heißhunger nach	Coloc.

- Krämpfe bei	Agar., Cin., Lyc., Op., Sil.
- krank macht	Ign.
- Zittern nach	Zinc.
Schreckhafte Menschen	Calend., Cin., Kali-c., Kali-nitr., Mosch., Phos., Sabad., Sil., Stram., Ther.
Schreiben	
- Augenschmerzen beim	Med.
- Fehler macht beim	Lyc., Samb.
- kann nicht	Ant-c., Clem.
- Kopfschmerzen beim	Clem., Med., Stann.
- Knochenschmerzen beim	Clem.
- Krämpfe beim	Ac-picr., Ac-sulf., Arn., Carb-v., Caust., Cimic., Cupr., Gels., Hyper., Magn-ph., Mandr., Ran-b.
- Muskelzucken beim	Ac-lac.
- Schriftstörungen beim	Merc-sol.
- Schwäche beim	Stann.
- Schwächekopfschmerz beim	Ac-ph.
- Schwindel beim	Med., Stann.
Schritte hört im Gang	Nat-ph.
Schrumpfniere	Ac-form., Glon., Kali-nitr., Kali-ph., Merc-sol., Pich., Plb.
Schrunden	Aran-d., Bari-c., Graph., Lyc. Psor., Rhs-t.
- Armbeugen in den	Kali-ars.
- Fingern an den	Ant-c., Sars.
- Kniebeugen in den	Kali-ars.
- Körperöffnungen an den	Ac-nitr.
- Lippen an den	Ant-c.
- Nase an der	Ant-c.
- tiefe	Sars.
- Zehen an den	Sars.
Schüchternheit	Ac-succ., Bari-c., Puls., Sabad.
Schuldgefühle	Ac-ph.
Schule	
- Kinder sind in der nervös, gereizt, neuropathisch	Magn-ph.
- Kopfschmerzen in der	Ac-ph., Calc-ph., Magn-ph., Phos., Tub.
- Kopfschmerzen um 10 Uhr in der	Nat-m.
- Langsamkeit in der	Phos.

- nach der, Kinder kommen müde nach Hause — Crat.
- Schwierigkeiten in der — Carc., Helleb., Lues.
- Schwindel in der — Ac-ph.
- Sport nach dem, Kinder kommen müde nach Hause — Crat.
- Störungen in der, nervöse — Kali-br.
- Versagen in der — Lues.

Schulter(n)
- Brennen zwischen den — Glon.
- Flecke rote, an der rechten — Tab.
- Gicht in den — Led.
- Kälte in den — Hep.
- Kribbeln in den, nach langem Sitzen oder Stehen — Cepa.
- Prickeln in den — Hep.
- Reißen in den — Led.
- Rheuma in den — s. Rheumatismus
- Schmerzen zwischen den — Eupat-perf., Ther.
- Steifigkeit in den — Ac-ox., Rad.
- Stiche in den — Ac-ox., Phos.
- Taubheit in den — Hep.
- verrenkt wie — Ign.
- verrenkt wie, in der rechten — Magn-c.
- Verspannung in den — Rhus-t.
- verstaucht wie — Ign.
- Ziehen in den — Led.
- Zucken in den — Spong.

Schulter-Arm-Schmerzen — Cact., Lil.
- nachts — Sang.
- neuralgische — Ac-ph.
- rechtsseitge — Sang.

Schulter-Arm-Syndrom — Aran-d., Kalm., Visc.
- rechtsseitiges — Flor.

Schulter-Ellenbogen- Schmerzen — Ther.

Schulterblatt
- Schmerzen am rechten — Card.
- Stechen am Innenrand des rechten — Ran-b.
- Zuckungen unter dem rechten — Card.

Schulterblätter
- Brennen zwischen den — Glon., Lachn., Lyc., Phos.

S

SCHULTERBLÄTTER

- Druck zwischen den	Naja.
- Eiseskälte zwischen den	Amm-m., Bolet.
- Hitze zwischen den	Glon.
- Kältegefühl zwischen den	Lachn., Petr., Sep.
- Kolikschmerzen zwischen den	Amm-c.
- Müdigkeit zwischen den	Hep.
- Reißen in den	Nicc.
- Reißen über den	Berb.
- Reißen zwischen den	Anac., Berb., Chin., Nux-v., Psor.
- Schmerzen in den, rheumatisch-neuralgische	Kalm.
- Schmerzen zwischen den	Chin., Dros., Naja., Podo., Tell., Ther.
- Schmerzen zwischen den, durchschießende von der rechten Niere bis in den Oberschenkel	Ipec.
- Schneiden zwischen den	Glon.
- Stechen zwischen den	Hep., Petr., Psor., Teucr-sc.
- Steifigkeit zwischen den	Led., Nux-v.
- Verspannung zwischen den	Nux-v.
- Zerschlagenheit zwischen den	Hep.
- Ziehen zwischen den	Hep.
Schulterblattwinkel	
- Schmerzen am linken, in den linken Arm ausstrahlende	Cimic.
- Schmerzen am unteren rechten	Chelid.
- Schmerzen unter dem rechten	Jugl-cin.
Schultergelenke(en)	Kreos., Mez.
- Quetschungsschmerz im	Amm-c.
- Reißen im linken	Ambr.
- Schmerzen im linken	Ferr-ph.
- Schmerzen in den	Berb., Cad., Urt.
- Stechen im linken	Ambr.
- Steifigkeit in den	Abs.
- Ziehen im linken	Ambr.
- Zucken im linken	Ambr.
Schultermuskeln	
- Schmerzen in den	Mez.
- Steifheit der	Mez.
- Verkrampfung der	Podo.
- Versteifung der, krampfhafte	Ant-c.
Schulterschmerzen	Cad., Calad., Canth., Caps., Hyper., Mandr., Med., Rhs-t.

- Berührung bei	Bor.
- Bewegung bei	Ran-b.
- Druck bei	Bor.
- Erkältung von	Valer.
- nachts	Lues.
- reißende	Acon., Bor., Lyc., Magn-m., Stann.
- rheumatische	Ol-an., Visc.
- rheumatisch-gichtische	Graph., Guaj.
- rheumatische, rechtsseitig	Sang.
- Rücken, wenn er mit dem zum Fenster sitzt	Aran-d.
- spondylogene	Kalm.
- Verheben durch	Valer.
- ziehende	Acon., Bor., Stann.
Schuppen	Ac-benz., Alum., Magn-m. Staph.
- seborrhoische	Ac-ph.
Schuppenflechte	s. Psoriasis
Schüttelfrost	Ac-sal., Agar., Cob., Croc., Echin., Pyrog., Stram., Tereb.
- Elendigkeit mit großer	Ther.
- Fieber mit trockenem	Acon.
- Kopf mit heißem und kalten Händen	Rhs-t.
- Krampfanfällen mit	Ther.
- Schaum vor dem Mund bei	Ther.
- Schweißen mit, ohne Erleichterung	Bell.
Schüttelkrampf	s. Konvulsionen
Schüttellähmung	Helod., Merc-sol.
Schwäche	Ac-benz., Ac-form., Ac-succ., Ac-sulf., Agar., Alum., Apoc., Aran-d., Ars-j., Berb., Beryl., Bor., Bry., Bufo., Cad., Calc-c., Calc-fl., Calc-ph., Cann-ind., Caps., Carc., Cauloph., Cham., Cimic., Cob., Croc., Dulc., Eucal., Ferr-ph., Jab., Jod., Kali-br., Kali-c., Kali-ph., Kreos., Magn-c., Mang., Merc-sol., Mez., Naja., Phyt., Plb., Podo., Ran-b., Sil., Solid., Spong., Stront., Syz., Tab., Thal., Thea., Ther., Tub., Uran., Vacc., Valer., Vip., Visc.
- Abendessen nach dem	Magn-m.

S

- allgemeine	Ars., Bari-c., Chin., Cycl., Gels., Kali-m., Lyc., Onos., Sulf., Zinc.
- aller Art	Gins.
- anfallsartige	Amm-c., Dig., Sec., Verat.
- Anstrengung, bei geringster geistiger und körperlicher	Cad., Stann.
- Aussehen bei blühendem	Ferr.
- äußerste	Ac-hydroc.
- Blutandrang mit, zum Kopf und Nacken	Tell.
- Blutverlusten nach	Arn.
- Geburten nach	Helon.
- geistige	Ac-ph., Agn., Gins., Tarax.
- große	Ac-ph., Chin., Colch., Croton., Diosc., Ferr., Nat-m.
- Herzkollaps mit	Verat.
- Hitzewallungen mit, im Gesicht	Hydrast.
- hochgradige	Ac-picr., Ail., Naja.
- hysterische	Arum.
- Infekt nach grippalem	Cad.
- Kollaps mit drohendem	Ant-ars.
- Kopf kann den nicht hochhalten vor	Abrot.
- Krankheiten nach akuten	Psor.
- Krankheiten nach schweren	Arn.
- Kreislaufkollaps mit	Helod.
- lähmungsartige	Lach., Stann.
- Magen vom ausgehende	Tell.
- Meer am	Magn-m.
- Nachtschweiße durch	Med.
- Nervenkollaps mit	Verat.
- nervöse	Ac-m., Helon.
- Ohnmacht bis zur	Lob.
- Oxidation mit mangelnder	Carb-v.
- rasch zunehmende	Ant-ars.
- reizbare	Ambr., Ars., Helon., Plat., Sel., Staph.
- schleichende	Ac-nitr.
- Schweißen mit	Chin.
- Schwindel mit	Con.
- Sitzen im	Beryl.
- Sommerhitze bei, allgemeine	Nat-c.
- Venosität mit	Carb-v.
- zittrige	Ant-c., Bor., Cocc., Con., Crot., Hep., Lach., Phos.,
- zunehmende	Bapt., Hydrast., Rhs-t.
- Zunge mit trockener	Rhs-t.

Schwächekopfschmerz	
- Blutandrang mit	Ac-ph.
- Anstrengung bei	Ac-ph.
- Geräuschen bei	Ac-ph.
- Haarausfall bei	Ac-ph.
- Lesen beim	Ac-ph.
- Schreiben beim	Ac-ph.
- Schwindel mit	Ac-ph.
- Streit bei	Ac-ph.
Schwächlich	
- Kindesalter im	Sil.
- morgens beim Erwachen	Dulc.
Schwache Menschen	Alum., Ambr., Carb-an., Gins., Heder., Hyper.
Schwachsichtigkeit	Cimic., Cin., Cob., Con., Lil., Phos., Ruta., Sabad., Seneg.
- Blutfülle von	Glon.
- Geschlechtsverkehr nach dem	Kali-c.
- Trinkern bei	Chin.
Schwachsinnigkeit	Bufo.
Schwangerschaft	
- Abort habitueller, mit Tendenz zu im 3. Monat	Sabin.
- Bauchdeckenkrämpfe in der	Bellis.
- Bauchdeckenschmerzen in der	Bellis.
- Blasenentzündung in der	Arist.
- Blutandrang in der	Bellis.
- Brustschwellung in der	Millef.
- Depressionen in der	Coff.
- Durchfälle während der	Caps., Rheum.
- fieberhafte Zustände in der, während der letzten Monate	Colch.
- Füße steif in der, können nicht geschlossen werden	Cauloph.
- Geburtserleichterung zur	Cimic.
- Hämorrhoiden in der	Podo.
- Hände steif in der, können nicht geschlossen werden	Cauloph.
- Harnlassen in der, häufiges nachts	Podo.
- Heiserkeit in der, reflektorische	Cauloph.
- Hirnhautreizung in der	Rheum.
- Hitze in der	Bellis.

S

- Jucken überall in der	Dol.
- Kurzatmigkeit in der	Viol-o.
- Melancholie in der	Arist.
- Nasenbluten in der	Cauloph.
- Nierenentzündung in der	Helon.
- Obstipation in der	Collins., Podo., Sabin.
- Psychosen in der	Cimic.
- Rheuma während der, in den kleinen Gelenken	Cauloph.
- Schwitzen in der	Bellis.
- Sodbrennen in der	Caps., Sabin.
- Venenentzündung in der, mit Krampfaderschmerzen	Millef.
- Wallungen in der	Bellis.
Schwangerschaftserbrechen	Cocc., Colch., Con., Cupr., Ferr., Ferr-ph., Glon., Ip., Iris., Jab., Jatr., Jod., Kreos., Lac-c., Lac-ac., Lob., Lyc., Mag-m., Nat-m., Nux-m., Nux-v., Psor., Sep., Tab., Verat., Verat-v.
- Ohnmachtsanfällen mit	Ac-acet.
- Säurebeschwerden mit	Iris.
- Schweißausbrüchen mit	Ac-acet.
- Speichelfluß mit	Kreos.
- Übelkeit mit, vor und nach dem Essen	Anac.
Schwanken	Acon., Caps., Nux-v., Stram.
- betrunken wie	Ac-fl.
- Dunkeln im	Arg-nitr.
- Gehen beim, im Freien	Canth.
Schwarzsehen	Caps., Kalm.
Schwatzhaftigkeit	Stram., Verat.
Schwarzwerden vor den Augen	Cin., Glon., Phos., Puls.
- Ärger bei	Cham.
- Aufrichten beim	Anac., Cham., Cin.
- Aufstehen beim	Cham.
- Blutandrang bei	Thea.
- Bücken beim	Anac.
- Denken beim	Cham.
- Essen nach dem	Cham.
- Hungern beim	Arist.
- morgens beim Erwachen	Dulc.
- Schwäche bei	Thea.
- Schwindel bei	Lil., Thea.

Schweiß(e)	Ac-ox., Arn., Bellis., Card., Chin., Echin., Jod., Lach., Lycop., Podo., Samb., Sep., Spong., Stram., Stront., Sulf., Thea.
- anhaltende	Aur., Merc-sol.
- Ausbleiben der	Nux-m.
- bessern alle Symptome	Camph.
- Bettwärme in der	Sulf.
- Bewegung bei	Bell., Psor.
- Blutandrang mit	Aur., Canth.
- Blutdrucksteigerung mit	Aur.
- blutige	Crot.
- brennende	Acon., Canth., Sang.
- Durst mit	Ant-c.
- Durst ohne	Ac-m.
- eiskalte	Ars., Cupr.
- erleichtern nicht	Acon., Bell., Hep., Merc-sol., Stram.
- erschöpfende	Ac-acet., Agar., Amm-c., Tab.
- Erschütterung bei jeder	Bell.
- Fischgeruch mit	Ol-an.
- Frieren mit	Agn., Amm-c., Anac., Heder.
- Frostigkeit mit	Agn., Amm-c., Anac.
- Füßen an den	s. Fußschweiß
- Händen mit eiskalten	Croc.
- Hautfalten in den	Graph.
- Hauttrockenheit wechselt mit	Nat-c.
- heftige	Dulc., Sep.
- heiße	Acon., Aur., Bell., Cham., Stram., Verat.
- Herzschmerzen mit	Aur.
- Hitze mit	Ac-sulf., Ant-c., Canth., Coff., Sulf., Valer.
- kalte	Ac-acet., Ac-benz., Ac-lac., Ac-nitr., Ac-picr., Agar., Agn., Amm-c., Anac., Camph., Carb-v., Colch., Crot., Elaps., Latrod., Lob., Mandr e rad., Mez., Phyt., Sil., Tab., Tarant., Tart-emet., Ther., Verat., Vip.
- klebrige	Ac-picr., Agar., Agn., Anac., Ant-t., Cann-ind., Colch., Lach., Mosch., Rauw., Tab.
- Knoblauchgeruch mit	Art-v.
- Kollapszuständen mit	Mandr e rad.
- Kopf am	s. Kopfschweiß
- leicht auftretende	Merc-sol.
- libidinöse	Croc.

S

- mangelnde	Alum., Carc.
- morgens	Ant-c., Bry., Magn-c., Rhs-t., Thuj.
- nachts	Ac-m., Agn., Ant-c., Bry., Cham., Hep., Merc-sol.
- nervöse	Ac-picr.
- partielle	Calc-c.
- profuse	Art-v., Aur., Cann-ind., Chin., Hep.
- reichliche	Ac-lac., Urt.
- Röte mit	Ac-sulf., Bell., Coff., Crot., Sang., Sulf., Valer.
- saure	Ac-lac., Bry., Colch., Lyc., Magn-c., Rhs-t., Sil.
- Schauern mit	Helleb.
- Schwäche aus	Ac-sulf., Nat-m., Vip.
- schwächende	Ac-m., Ac-picr., Cast., Samb., Stann.
- starke	Ac-acet., Ac-sulf., Guaj., Hydroc., Nat-c., Sep., Thuj.
- Todesangst mit	Ars.
- Trockenheit wechselt mit	Ign.
- übelriechende	Ac-hydrof., Ac-nitr., Diosc., Graph., Guaj., Lyc., Petr., Samb., Sep., Sil., Sulf., Tell.
- unaufhörliche	Amm-c.
- Unruhe mit	Ars.
- Wallungen mit	Ac-sulf., Acon., Aur., Canth.
- warme	Carb-v., Coff., Urt.
- Zornausbrüchen mit	Canth.
- Zwiebelgeruch mit	Lyc.
Schweißausbrüche	Abrot., Abs., Ac-hydroc., Ac-sulf., Apis., Apom., Aran-ix., Ars., Cob., Jab., Lauroc., Lycop., Phyt., Sang., Stram.
- anfallsartige	Ipec.
- Anlass beim geringsten	Agar.
- Anstrengung bei	Arg-nitr., Con.
- Aufregung bei	Arg-nitr.
- Augenschließen beim	Con.
- Brennen mit	Ac-benz.
- Durst mit	Ac-benz.
- Erbrechen mit	Ipec.
- Essen beim	Con.
- fettige	Merc-sol.
- Fieber mit	Ac-benz.
- Frost mit	Ac-acet., Ign.
- Füßen mit kalten	Anhal., Eupat-perf.

- Gähnen mit	Thea.
- gelb färbende	Merc-sol.
- Gesichtsröte mit	Ipec.
- Gesichtsschmerzen bei	Ac-lac.
- Händen mit kalten	Anhal.
- heftige	Phos.
- heiße	Ipec.
- heiße und kalte abwechselnd	Cimic.
- Hitze mit	Ac-acet., Ac-benz., Ac-sal., Ign., Phos.
- kalte	Anhal., Helleb., Naja., Sec., Tab., Thea., Vip.
- klebrige	Coloc., Naja., Tab.
- Kollaps mit	Naja.
- nachts	Alum., Card., Merc-sol., Phos.
- nervöse	Arg-nitr., Ign.
- reichliche	Ac-benz.
- saure	Coloc.
- Schlaf im	Con., Dulc.
- Schüttelfrost mit	Ac-sal.
- Schwäche mit	Thea.
- schwächende	Merc-sol., Sec.
- ständige	Con., Psor.
- starke	Spir-ulm.
- Totenblässe mit	Tab.
- Totenelendigkeit mit	Naja.
- Übelkeit mit	Ipec.
- übelriechende	Cimic., Merc-sol., Pyrog.
- Uringeruch mit	Coloc.
- warme	Card.
- Weingenuß nach	Glon.
Schweißdrüsen	Jab., Samb., Spir-ulm.
- abszess	Calend.
Schweißtreibende Mittel	Samb., Spir-ulm.
Schwellung	Canth.
- Augen unter den	Apis.
- dunkelrote	Samb.
- Konsistenz mit teigiger	Clac-fl.
- Nase von der ausgehende	Ac-ox.
- Regeleintritt bessert die	Arist.
- rot wechselt mit blaß	Colch.
- Verfärbung mit bläulicher bis purpurroter um die Bißstelle	Naja.

S

Schweratmigkeit	Helleb.
Schwere(gefühl)	Aloe., Ars., Clem., Cob., Magn-m., Puls., Ran-b., Sec., Tarant.
- abends	Lith.
- Augen über den	Lith.
- betäubt wie	Plb.
- Extremitäten, in den befallenen	Marum.
- Herzklopfen mit heftigem	Stann.
- Herzspitzenschmerz mit	Stann.
- Kopfschmerzen bei	Plb.
- Kopfschmerzen nach anhaltenden	Agn.
- Leib im	Aloe.
- morgens	Stront.
- Nachtwachen nach	Chin.
- Regeleintritt bessert	Cycl.
- Sonne, mit der steigend und fallend	Stront.
- Vorderkopf im	Lith.
Schwerfälligkeit	Clem.
Schwerhörigkeit	Ac-sal., Agn., Apis., Arn., Ars., Arum., Aur., Bari-c., Cact., Calc-c., Calc-ph., Carc., Cepa., Cocc., Con., Cupr., Euph., Ferr-ph., Hyosc., Ign., Jod., Kreos., Lues., Magn-c., Magn-m., Merc-sol., Mez., Nat-m., Petr., Phos., Psor., Sabad., Sec., Sil., Spong., Stram., Sulf., Teucr-mar., Vario., Viol-o.
- besser bei Geräuschen	Graph.
- besser im fahrenden Wagen	Graph.
- links	Anac., Arg-n., Bor., Bry., Chel., Mag-m.
- Mandelentzündung bei	Staph.
- Nebengeräuschen bei lauten	Amm-c.
- plötzlich einsetzende	Plb.
- rechts	Arn., Calc., Cocc., Ham., Kali-s., Merc-s.
- Scharlach nach	Hep.
- Schnupfen bei	Staph.
- Stimme gegenüber der menschlichen	Rhs-t.
Schwermütigkeit	Aur.
Schwertfortsatz	
- Stechen unter dem, atemversetzendes	Stront.
Schwielen	Ant-c., Dulc., Graph., Ran-b., Rhs-t., Sep., Sil., Sulf., Thuj.
- Hornhautverdickung	Ant-c., Thal.

Schwindel	Ac-acet., Ac-form., Ac-hydroc., Ac-ox., Ac-picr., Ac-succ., Acon., Agar., Ambr., Arn., Bapt., Berb., Beryl., Calc-c., Calc-ph., Caps., Carb-v., Carb-s., Carc., Card., Cauloph., Caust., Cham., Chin-s., Cic., Crat., Crot., Croton., Dig., Eucal., Ferr-ph., Gels., Helleb., Kali-j., Kreos., Led., Lycop., Magn-c., Mang., Nux-v., Olnd., Phos., Phyt., Rauw., Senec., Spart., Stram., Stront., Tarant., Thal., Visc.
- Abwärtssehen beim	Ferr., Puls.
- Alkoholgenuß nach	Agn.
- Alten der	Bari-c., Rhs-t.
- anämischer	Chin.
- anfallsweise	Ign., Led., Oena., Sil., Tab.
- Angst mit	Cact.
- Anstrengung bei	Ac-ph., Aur.
- Aufregung bei	Cocc.
- Aufrichten beim	s. Aufrichten
- Aufsehen beim	Cin., Puls., Rhs-t.
- Aufstehen beim	Cin., Jod., Ruta., Sabad.
- Aufwärtssehen beim	Petr., Plb., Puls., Thuj.
- Augenflimmern mit	Ac-sal.
- Augenschließen beim	Clem., Lach., Ther., Thuj.
- Augenverdrehen mit	Hep.
- Autofahren bessert	Kali-nitr.
- Benommenheit mit	Amm-c., Bellis., Eupat-perf., Hyosc., Kalm.
- berauscht wie	Op.
- Bergsteigen beim	Bor.
- betäubt wie	Kali-nitr.
- betrunken wie	Ac-sulf., Alum., Ant-c., Bapt., Hyosc., Led., Lyc., Meph., Nux-m.
- Bewegung bei	Bell., Cocc., Ferr., Glon., Ther.
- Biergenuß bessert	Thea.
- Blutandrang mit	Cact., Lach., Sil.
- Blutverlust nach	Chin.
- Brechreiz mit	Ac-sulf.
- Bücken beim	Ac-nitr., Alum., Aran-d., Aur., Kali-nitr., Puls., Rhs-t., Sil., Thuj.
- Drehen beim	Con., Puls., Sil.
- Dunkeln im	Arg-nitr.
- Durst mit	Eupat-perf.
- Eingenommenheit mit	Arist., Kali-nitr., Psor.

S

- Elendigkeitsgefühl mit	Tab.
- Entwicklungszeit in der	Ac-ph.
- Erbrechen mit	Alet., Cocc., Ther.
- Erkältung bei	Arist.
- Erschöpfung mit	Arist.
- Erschütterung bei	Bell., Glon.
- Erwachen beim	Dulc., Graph.
- Essen nach dem	Grat.
- Exopthalmus mit	Ac-lac.
- Fahren beim	Bor., Cocc., Hep.
- Fixieren beim, eines Gegenstandes	Con.
- Fliegen beim	Bor.
- Fluss, wenn er von einer Brücke in den sieht	Brom.
- Freien im	Cycl., Dros.
- Gefühl von	Chin., Hapl., Phell.
- Gehen beim	Ac-ph., Alum., Colch., Dros., Sep., Zinc.
- Gehirn, als bewege sich das	Ars.
- Gesichtshitze mit	Hydrast.
- Harnflut mit	Ac-sal.
- Harnflut nach	Aran-d.
- häufiger	Thuj.
- Hirnanämie bei	Bari-m., Con.
- Hitze mit	Ac-sal., Hydrast., Kres., Psor.
- Hypotonie bei	Arist.
- Kältegefühl mit	Tab.
- Knien mit Schwäche in den	Coloc.
- Kollaps mit	Arist.
- Kopf mit heißem	Aran-d.
- Kopfbewegen beim	Kali-nitr.
- Kopfdrehen beim	Coloc.
- Kopfheben beim	Cocc.
- Kopfschmerzen mit	Bellis., Croc., Ran-b., Sec.
- Kreis, alles dreht sich im	Bari-c., Con., Cycl.
- Lagewechsel bei	Ac-nitr., Con.
- Licht durch farbiges	Art-v.
- Liegen im	Ran-b.
- Liftfahren beim	Bor.
- links zu fallen, mit Neigung zu	Ac-sal., Dros., Flor.
- morgens	Alum., Dulc., Graph., Psor., Ruta., Sil., Sulf.
- morgens um 3 Uhr	Ther.
- Müdigkeit mit	Cupr.
- Nachtarbeit nach	Agn., Chin.

- Niederlegen beim	Con., Gins., Jod., Sang.
- Niederlegen bessert	Cin.
- Ohnmacht mit	Ac-hydroc., Ac-succ.
- Ohrensausen mit	Ac-sal., Ac-sulf., Cact.
- otogener	Chin.
- Pulsieren mit, am ganzen Körper	Puls.
- Rückenlage bei	Ac-m.
- rückwärts zu fallen, mit Neigung zu	Brom., Bry.
- Säfteverlust nach	Chin.
- Schnellgehen beim	Brom.
- Schrei mit einem, fällt bewußtlos zusammen	Hyosc.
- Schreiben beim	Sep.
- Schule in der	Ac-ph.
- Schwäche mit	Ac-sal., Con., Tab., Thea.
- Schwarzsehen mit	Anac., Cin., Lil., Thea.
- Schweißausbrüchen mit	Ammi., Kres., Petr.
- Schweißen mit kalten	Tab.
- Schwitzen mit	Ac-sal.
- Sehstörungen mit	Puls.
- Seite zur fallen, Gefühl als würde er	Ac-benz.
- Seitenlage bei	Ac-m.
- Seitwärtssehen beim	Thuj.
- Setzen beim	Jod.
- sexualen Ausschweifungen nach	Agn.
- Sitzen beim	Colch., Psor., Puls., Ruta.
- Sonne bei	Glon.
- Sprechen beim	Sil.
- Stehen beim	Ac-ph.
- Stockschnupfen bei	Arist.
- Straße auf der	Ruta.
- Straßen in engen	Arg-nitr.
- Studieren nach	Agn.
- Taumeln mit	Ferr., Hyosc.
- Temperaturwechsel bei	Ran-b.
- Theater im	Cact.
- Träumen, nach erotischen	Agn.
- Treppensteigen beim	Aloe.
- Trübsichtigkeit mit	Phell.
- Übelkeit mit	Ac-sal., Ac-sulf., Cob., Con., Sil., Spong., Tab., Ther.
- Überarbeitung nach	Agn.
- Umdrehen beim	Coloc., Con., Ipec., Kali-c., Rhs-t.
- Umhergehen beim	Sel.

S

- Umsehen beim	Con.
- Verkühlung bei	Arist.
- Völle mit	Psor.
- Vorbeugen beim	Cob., Med.
- vorübergehender	Lach.
- Wachstumszeit in der	Ac-ph.
- Wallungen mit	Ac-sal., Kres., Merc-sol.
- Wanken mit	Coloc.
- Waschungen kalte bessern	Aur.
- Weingenuß nach	Cact., Glon.
- Wutausbrüchen bei	Cact.
- Zimmer, wenn er aus dem geht	Ran-b.
Schwindsucht	Ac-nitr., Bor., Calc-hyp., Carb-an., Carb-v., Con., Dros., Elaps., Guaj., Hep., Phos., Rumx., Ther.
- Anlage zur	Ferr., Hydrast.
- beginnende	Calc-c., Form., Puls.
- Blutungen, mit Neigung zu	Calc-c.
- Blutspucken mit	Chin.
- Fieber mit hektischem	Stann.
- Folgezustände	Kreos.
- galoppierende	Sang.
- husten	Napht.
- Schweißen mit	Jab.
Schwören	Anac.
Seborrhö	Abs., Ac-lac., Aran., Bor., Brom., Bufo., Caps., Graph., Kali-br., Kali-c., Mandr., Med., Nux-v., Plb., Raph., Sel., Thuj.
- Jucken mit, besondern im Bett	Ac-picr.
- Kopfhaut an der	Ust.
Sedativum	Cact.
- zerebrales	Crat.
Seekrankheit	Ammi., Apom., Asar., Beryl., Cer-ox., Cob., Cocc., Ipec., Kreos., Lob., Petr., Tab., Tart-emet.
- Schwindel mit	Ther.
Seelisch	
- geht es ihr gut, dann körperlich schlecht und umgekehrt	Plat.
- schwach ist	Gins.
- überreizt ist	Plat.

Seelenheil	
- verzweifelt an ihrem	Lil., Verat.
Sehen	
- gesteigertes	Coff.
- Täuschungen beim	Glon., Hyosc., Lauroc.
- verschwommenes	Chin., Lac-c.
- verwischtes	Thuj.
Sehkraft	
- Abnehmen der	Cycl., Lac-c.
- Einschränkung der	Ac-sal., Helleb.
- erhöhte	Coff.
- überaus scharfe	Colch.
- verminderte	Lil., Sang., Staph.
- verminderte durch Gefäßspasmen	Magn-c.
Sehnerv	
- atrophie	Lues., Thal.
- degeneration	Phos.
- entzündung	Gels., Napht., Phos.
- lähmung	Con., Tab.
- schädigung	Plb.
Sehschwäche	Ac-ox., Ac-ph., Ac-picr., Ac-succ., Ac-sulf., Alum., Cad., Cann-ind., Carc., Cycl., Dig., Euphr., Kalm., Meph., Mez., Puls., Rad., Stront., Tab.
- Anstrengung nach	Nicc.
- Diphterie nach	Lach.
- Fixieren beim, kleiner Gegenstände	Dros.
- Lesen beim	Phos.
- periodisch wiederkehrende	Cact.
- Raucher der	Nux-v.
- Schulkindern bei	Calc-ph.
- Studierenden bei	Calc-ph.
- Überanstrengung nach	Ruta.
Sehstörungen	Ac-picr., Ac-sal., Ac-sulf., Ambr., Aur., Croc., Euphr., Gels., Grat., Jab., Jod., Mandr., Med., Mez., Nux-v., Par., Petr., Phos., Stram., Tab., Ther., Valer., Verat.
- Blindheit bis zur	Ac-hydroc.
- Blutandrang durch	Lil.
- Gefäßspasmen durch	Magn-c.
- Lesen beim	Stann.
- Netzhautblutungen nach	Both.

S

- Rauchern bei	Cann-ind.
- Schreiben beim	Stann.
Sehnen	Ruta.
- entzündungen	Guaj., Merc-sol.
- gewebe	Calc-fl.
- hüpfen	Bell., Con., Cupr.
- kontrakturen schmerzhafte	Lues.
- kurz, wie zu	Caust., Nat-ph.
- rheumatismus	Bry.
- schmerzen	Helod., Sulf.
- verhärtung	Calc-fl.
- Verkürzungsgefühl der	Guaj.
Sehnenansatzstellen	
- Berührungsempfindlichkeit der	Magn-m.
- Knacken an den	Rhs-t.
- Reißen an den	Rhs-t.
- Spannen an den	Rhs-t.
- Stechen an den	Rhs-t.
- Wundheitsgefühl an den	Magn-m.
- Ziehen an den	Rhs-t.
Sehnenscheiden	
- entzündung	Ac-benz., Ac-fl., Ac-form., Bry., Colch., Guaj., Heder., Jod., Kali-j., Med., Merc-sol., Phyt., Rhs-t., Thuj.
- Gicht der, mit Deformationen	Ac-acet.
- Rheuma der	Ac-benz.
- Schmerzen der, rheumatische	Jod.
- Schmerzen der, rheumatisch-neuralgische	Merc-sol.
- Schmerzen der, tuberkulöse	Jod.
Seitenstechen	Ac-form., Ac-hydroc., Card., Coloc., Grind., Kali-c., Ran-b., Ruta., Vinc., Zinc.
- Jugendlichen bei	Calc-ph.
- Kleinkindern bei	Calc-ph.
- rheumatisches	Eucal.
Sekrete	
- ätzende	Ac-hydrof., Ars., Carb-v., Sil.
- blutige	Abrot., Bry., Carb-v., Croton., Lach.
- brennende	Caps., Sulf.
- Bronchien aus den	Kali-bi., Mandr.
- dicke	Alum., Bapt., Euphr., Hydrast., Merc-sol., Puls.

- dick-eitrige	Hep.
- dünnflüssige	Abrot., Merc-sol., Sil.
- eintrocknende, rasch	Stict.
- eitrige	Euphr., Kali-bi., Med., Merc-sol., Puls.
- entzündliche	Merc-sol., Ran-s.
- fadenziehende	Croton., Kali-br.
- fettige	Mandr.
- gelbe	Hydrast., Puls.
- Geschwüren aus	Kreos.
- glasige	Mandr.
- grünliche	Carb-v., Kali-bi., Thuj.
- kadaverös riechende	Ars.
- Kehlkopf aus dem	Kali-bi., Mandr.
- klare	Kali-bi.
- klebrige	Kali-bi.
- Luftröhre aus der	Kali-bi.
- Lunge aus der	Kali-bi.
- milde	Merc-sol., Puls.
- Mund aus dem	Kali-bi., Ran-b.
- Rachen aus dem	Mandr.
- Regel bei der	Croton.
- reizende	Ran-s.
- scharfe	Ac-m., Ars., Caps., Carb-v., Merc-sol., Sang., Sulf., Thuj.
- Scheide aus der	Mandr.
- Schimmelgeruch mit	Psor.
- Schleimhäute der	Amm-m.
- schleimige	Alum., Bapt., Euphr., Med.
- schleimig-eitrige	Hydrast.
- schmierige	Kali-br.
- schwerlösliche	Bry., Kali-bi., Lach.
- starke	Guaj.
- stinkende	Ac-m., Ac-nitr., Ars., Carb-an., Psor., Sil.
- strähnige	Kali-bi.
- übelriechende	Guaj., Hep., Kreos., Lyc., Med., Nicc., Pyrog.
- wäßrige	Ars., Ran-b.
- weißliche	Kali-bi.
- wundmachende	Ars.
- zähe	Alum., Bry., Carb-v., Euphr., Hydrast., Kali-bi., Kali-br., Lach., Sang., Thuj.
- Zähnen aus den	Nicc.
Selbstbewußte Menschen	Phos.

Selbstmord
- belastung — Carc.
- gedanken — Alum., Aur., Merc-sol., Naja.
- neigung — Aur., Kali-br., Lues., Psor., Thea.

Selbstsüchtige Menschen — Agar., Asaf., Crot-t., Ign., Med., Mosch., Puls., Pyrus., Sulf., Val.

Selbstvertrauen
- Mangel an — Anac., Bar-c., Bry., Chin., aKali-c., Lac-c., Lyc., Puls., Sil.,

Senium — Aur-j., Bari-c.
- Beschwerden alle, im — Op.
- Personen kalte, frostige mit schlaffem Hauttugor und verminderter Reaktionslage — Alum.
- vorzeitiges — Bufo.

Senkungsschmerzen
- Frauen bei — Bellis.

Sensibel — Lyc., Phos.
- Eindrücke auf äußere — Hep., Sil.
- fährt leicht auf — Magn-c.
- Leiden auf, von Drittpersonen — Tarant.

Sensibilität
- Ausfall der — Plb.
- defekte — Kali-br.
- fehlende — Caps.
- Störungen der — Ac-acet., Cauloph., Sec., Visc.

Sentimentale Menschen
- Poet, besonders bei Mondschein — Ant-c.

Sepsis — Amm-c., Ars., Bapt., Cad., Chin., Kali-m., Naja., Tarant.
- aller Art — Ars., Elaps., Lach.
- Eiterungsneigung mit — Crot.
- Fieber mit — Ars., Crot., Echin., Pyrog.
- Kälte mit — Ars.
- Neigung zu — Crot., Vip.
- schleichende, mit Kachexie — Nat-m.
- Schüttelfrost mit — Pyrog.
- Schwarz-blau-färbung mit — Tarant-c.

Septumsnekrose — Lues.

Seröse Häute (Serosa) — Ars-j., Bry., Canth.
- Entzündung der — Form., Guaj., Rhs-t.

- Ergüsse an den (Resorptionsmittel)	Jod.
- Exsudate der, fibrinöse	Kali-m.
- Magen-Darm-Kanal des	Asclep.
- Pleura der	Acsclep.
- Stiche an den, scharfe	Kali-c.
Seufzen	Apis., Cycl., Ign., Plat.
- häufiges	Ther.
- Schlaf im	Carb-v.
- tagsüber	Ac-ox., Ac-ph., Brom., Calc-ph.
Seufzeratmung	Bor., Nux-m.
Sexualneurotiker	Anac.
- Angeber	Sulf.
- hypochondrischer	Sel.
- impotenter	Sel.
Sexualneurosen	Bufo.
Sexualorgane	Gins.
- Männliche	Sabal.
- nervöse Übererregbarkeit der, mit starken Krampfbeschwerden	Diosc.
- weibliche	Sabal.
Sexualsphäre	Bufo., Canth., Tarant.
Sexuell(e)	
- Ablehnung	Arist., Cauloph., Cham., Lach., Nat-m., Puls.
- anregendes Mittel für alte Männer	Con., Yohim.
- Atonie älterer Leute	Sel.
- Bedürfnis vermindertes	Bell., Jod.
- Bereitschaft erloschene, bei Frauen	Onos.
- Erregung	s. sexuelle Erregung
- Ersatzhandlungen	Anhal.
- Erschöpfung	Abrot., Ac-acet., Ac-benz., Ac-hydroc., Ac-m., Acon., Agar., Arn., Ars., Bapt., Cob., Tab.
- Erwartungsangst	Ambr.
- Exzesse	Ac-picr.
- Funktionsstörungen	Ac-ph., Plat.
- Gedanken	Cann-sat.
- Hemmungslosigkeit	Cann.
- Hypochondrie	Staph.
- Kraftlosigkeit	Acon.
- Lüste	Plat.

S

- Macht ausübend	Aur.
- Mattig-und Müdigkeit	Ac-hydroc., Ac-lac., Ac-m., Cact., Cad., Eupat-perf., Gels., Nicc., Podo.
- Melancholie	Agn.
- Phantastereien	Ign.
- Protzigkeit	Nux-v.
- Reizzustände	Ac-succ., Cic., Kali-br., Gels., Naja., Nux-v., Sep., Stront.
- Schlafstörungen	Staph.
- Schwäche	Ac-acet., Ac-benz., Ac-m., Ac-ox., Ac-ph., Ac-picr., Agar., Agn., Arn., Calc-c., Cob., Cupr., Diosc., Ferr-picr., Gels., Hydrast., Hyper., Kali-ph., Naja., Nux-v., Phos., Sel., Sep., Stront., Tab., Tub.
- Träume	Bor.
- Trieb	s. Geschlechtstrieb
- Triebhaftigkeit	Phos.
- Überempfindlichkeit	Hydroph.
- Übererregbarkeit	Stram., Tarant.
- Überreizung	Phos., Plat.
- unaufgelegt	Ac-lac.
- unerfahren	Abs.
- Verdrießlichkeit	Coloc.
- Verwahrlosung (weibl)	Anhal.
- Vorstellungen, lebhafte	Ant-c., Staph., Thea., Valer.
Sexuelle Erregung	Agar., Ambr., Coff., Diosc., Lues., Petr., Sep., Stict., Verat.
- Angst mit	Glon., Plat.
- Anlass beim geringsten	Nux-v.
- Ausfluß mit	Cedr.
- außerordentliche	Cann-ind.
- Busenberührung bei	Lac-c.
- Busenschmerzen mit	Lil.
- Busenschwellung mit	Cedr.
- Erschöpfung mit	Hyosc., Sel.
- Frauen bei, mit Kinderabneigung	Raph.
- Gedanken, mit wollüstigen	Valer.
- Gehen beim	Cann-ind.
- geschwächte	Colch.
- gesteigerte	Ferr-ph.
- heftige	Canth., Hyosc.
- Herzklopfen mit	Ac-ph., Glon.
- Hodenschmerzen mit	Tarant., Tub.

- impotent zuerst, später dann	Ac-ox., Brom., Hyosc., Op. Thal.
- Kinder der	Bari-c.
- Kongetionen mit	Glon.
- laszive	Mang.
- leidenschaftliche, die Hand ist dauernd am Genital	Stram.
- nachts	Nat-m.
- nervöse	Valer.
- Onanie mit	Croc.
- Priapismus mit	Canth., Tarant.
- Reiten beim	Cann-ind.
- Reizbarkeit mit großer	Lil.
- Ruhe kann nur finden, auf dem Bauch liegend	Cin.
- Samenerguß mit	Croc., Lil.
- schwach erst, später dann	Ac-ox., Brom., Tab.
- Schwäche nach	Ac-ph., Sel.
- Sitzen im	Lac-c.
- starke	Bufo., Caust., Dros., Mez., Tub.
- Stillsitzen beim	Cann-ind.
- Verhaltensweise mit obszöner	Tarant.
- Verhaltensweise mit unmanierlicher, nymphomaner, aggressiver	Hyosc.
- Verlust der	Med., Merc-sol.
- Vulva, bei Druck auf die	Lac-c.
- wollüstige	Canth., Plat.

Sexuelles Verlangen

- Abneigung wechselt mit	Cimic.
- dauerndes	Onos.
- Enhaltsamkeit nach langer	Apis.
- Erektion ohne	Coff., Tab.
- Erlöschen des, frühzeitiges	Lyc.
- Erregung mit	Tab.
- geringes	Graph.
- Hoden bei kleinem	Aloe.
- krankhaftes	Canth.
- lebhaftes	Alum.
- Lustlosigkeit wechselt mit	Ign.
- müde meist zu, es zu tun	Ac-form., Beryl., Card., Cepa. Kres.
- Neigung ohne besondere zum anderen Geschlecht	Arist.
- Penis bei kleinem	Aloe., Crot.
- Phantasien, mit lüsternen	Graph.
- Samenabgang ohne	Coff.

S

- Schwäche mit	Ign., Tab.
- starkes	Ac-form., Beryl., Card., Chin., Ign., Ipec., Kres., Mez.
- überreiztes	Lyc.
- vermehrtes	Aran-d., Ars., Bry., Cepa., Crot., Heder., Lach., Magn-c.
- vermindertes	Aran-d., Bari-c., Bellis.
- Vermögen ohne	Calc-c.
Sex(us)	
- alles dreht sich um	Staph.
- bellt beim (weibl)	Hyosc.
- feige zum	Caps.
- gereizt beim	Cimic.
- gestikuliert mit geilem Geschwätz beim	Hyosc.
- Gleichgültigkeit gegenüber dem	Cad.
- lacht beim (weibl)	Hyosc.
- laszív beim (weibl)	Hyosc.
- lebhaft beim	Agar.
- lustlos beim	Cad.
- Männer, die immer daran denken	Calad.
- müde zu, zum	Caps.
- nervös beim	Cimic.
- nymphomanische Verhaltensweise beim	Hyosc.
- plump beim	Caps.
- Schmerzen beim	Eupat-perf.
- schreit beim (weibl)	Hyosc.
- schwach alles ist zu	Calc-ph.
- übertriebener	Agar., Aur.
- unterdrückter	Berb.
- vermehrter	Acon.
Singende Menschen	Agar., Stram.
Sinne	
- Schwäche aller	Anac.
- Schwinden der	Lach.
- Überempfindlichkeit aller	Hydroph., Sang.
- Überreizung der	Valer.
Sinnesempfindungen	
- Hyperästhesie aller	Ign.
- verschlimmern alle Syptome	Strych.
Sinnesorgane	Aur.
- aufs höchste gespannt	Bell.
- Mittel zur Schärfung der	Helleb.

- Überempfindlichkeit der	Bell., Coff., Op., Phos.
- Überreizung der	Acon., Coff.
Sinnestäuschung	Mandr., Mandr e rad.
- Fallneigung mit	Berb.
Sinnierende Menschen	Guaj.
Sinusitis	s. Nasennebenhöhlen-Entzündung
Sitzbein	
- Kältegefühl am	Hep.
- Prickeln am	Hep.
- Schmerzen am	Cham.
- Taubheit am	Hep.
Sitzen	
- einseitig kann nur, um den Druck auf die WS zu vermeiden	Ther.
- ruhig kann nicht	Heder., Phos.
- will immer	Stann.
Skelettmuskel	Kali-br.
Skleren	
- blaue	Carc.
- Entzündung der	Med., Thuj.
- gelbe	Card., Crot., Tarax.
Sklerose	Ant-c., Bari-c., Carc., Lues., Nat-m., Stront.
- allgemeine	Calc-c., Calc-fl., Plb., Visc.
- Rückenmarkstränge der	Plb.
- zerebrale	Plb., Sec.
Skoliose	Tub.
Skorbut	Ac-hydroc., Ac-m., Ac-sulf., Amm-c., Kali-c., Kali-ph., Kreos., Lach., Nat-m., Tereb.
Skrofulose (Lymphdrüsenschwellungen)	Am-br., Alum., Bari-c., Calc., Calc-hyp., Calc-ph., Carb-v., Caust., Clem., Euphr., Fuc., Graph., Hep., Kali-bi., Kali-j., Lap-a., Magn-m., Puls., Psor., Sil., Sulf., Sulf-j., Thuj.
- Abmagerung mit	Nat-m.
- Augen der	Jod.
- erethische	Ferr., Merc-sol., Nat-m.
- floride	Brom.

S

- Lymphdrüsen der	Jod.
- torpide	Calc-c.
Skrofulose Diathese	Phos.
Smegma (Vorhautabsonderungen)	
- vermehrtes	Caust.
Sodbrennen	Ac-acet., Ac-fl., Ac-form., Ac-hydroc., Ac-lac., Ac-m., Ac-sal., Ac-sulf., All-s., Alum., Amm-c., Anac., Ant-c., Ars., Asa., Berb., Calc-c., Calc-fl., Carb-an., Caust., Cepa., Con., Croc., Dulc., Ferr., Flor., Helod., Hep., Hydrast., Kali-c., Lyc., Magn-c., Nat-m., Podo., Psor., Rauw., Rob., Sabad., Sec., Staph., Sulf., Tab., Tell., Tereb., Visc.
- Abendessen nach dem	Magn-m.
- abends um 18 Uhr	Aesc.
- Alkoholgenuß nach	Nux-v.
- anfallsweise	Valer.
- Apfelessen bessert	Guaj.
- Aufstoßen mit von heißem, saurem Magensaft	Fagop.
- Essen nach dem	Agn., Caps., Nux-v., Sil.
- fetten Speisen nach	Magn-m., Puls.
- Heißhungeranfällen nach	Nux-v.
- Kaffeegenuß nach	Nux-v.
- Magen vom aufsteigendes	Mang.
- Milchgenuß nach	Magn-m.
- Mittagessen nach dem	Magn-m.
- nachts	Ac-ox.
- Rheumatikern bei	Aesc.
- sauren Speisen nach	Puls.
- Schweinefleischgenuß nach	Puls.
- Süßigkeiten nach	Sulf., Zinc.
- viel	Iris.
- Zigarettengenuß nach	Magn-m., Nux-v.
Sommerhitze	
- Benommenheit bei	Calc-fl.
- Schädeldruck bei	Calc-fl.
Sommersprossen	Ac-m., Bad., Graph., Sep.
Somnolenz	Plb.
Sonnenallergie	Calc-fl., Hyper., Lach.

Sonnenbestrahlung	Bell.
- Blutwallungen mit Hitze bei	Glon.
- Gesichtshitze bei	Lach.
- Kopfschmerzen bei	Mandr., Nat-c.
- Migräne bei, über dem linken Auge	Sel.
- Ohnmacht bei	Glon.
- Übelkeit bei	Glon.
- vertägt nicht	Ant-c., Nat-c., Nat-m., Psor.
- Würgen bei	Glon.
Sonnenbrand	Ac.fl., Bell., Canth.
Sonnengeflecht	
- Druck im bei Blähungen	Arg-nitr.
- neuralgien	Ac-succ., Anahl., Nux-m.
Sonnenstich	Ac-hydroc., Acon., Agar., Apis., Bell., Glon., Hyper., Lach., Verat-v.
- Beschwerden nach	Nat-c., Op.
Soor	Ac-m., Ac-sulf., Amm-c., Kali-m.
- pneumonie	Bor.
- stomatitis	Bor.
Sorgen voller	Graph.
Spaltungsphänomene	Sec.
Spannen	
- Auge über dem rechten	Croton.
- Herzgegend in der, mit typisch stenokardischem Symptomenkomplex	Cact.
- Regeleintritt bessert	Arist.
- Stellen von kleinen ausgenhendes	Ign.
- ziehendes, als wären die Muskeln zu kurz	Amm-c.
Spannungslosigkeit	
- geistige	Calc-fl.
- körperliche	Stann.
- seelische	Calc-fl.
Spasmen	s. Krämpfe
Spasmophile Diathese	Sec.
Spasmophilie	Calc-c., Calc-ph., Cin.

S

Spät alles kommt zu	
- Denken	Calc-c.
- Gehen	Calc-c.
- Handeln	Calc-c.
- Sitzen	Calc-c.
- Sprechen	Calc-c.
- Stehen	Calc-c.
- Zahnen	Calc-c.
Speichel	
- blutiger	Clem., Sec.
- dicker	Lachn., Nat-s.
- hängt bis zum Boden	Ac-picr.
- klebriger	Ac-ph.
- reichlicher	Ran-b.
- reizender	Arum.
- salziger	Sep.
- scharfer	Arum.
- schaumiger	Ac-picr.
- schluckt dauernd	Kreos.
- strähniger	Ac-picr.
- weißer	Nat-s., Ran-b.
- zäher	Dulc., Lachn., Nat-s.
Speicheldrüse	Jab.
- Schwellung der	Vip.
- Verhärtung der	Brom.
Speichelfluß	Ac-acet., Ac-hydroc., Ac-m., Ac-nitr., Acon., Agar., Aloe., Anhal., Ant-t., Apom., Aur., Bapt., Bari-c., Bism., Cad., Calend., Caps., Chin., Cin., Cob., Colch., Con., Crot., Cupr., Dig., Dulc., Euph., Helleb., Hep., Ign., Ipec., Iris., Jab., Kali-br., Lob., Lues., Magn-ph., Mang., Merc-sol., Mez., Nat-m., Nicc., Op., Phell., Phyt., Plant., Plb., Podo., Rheum., Sang., Sars., Sec., Stram., Tab., Tarax., Verat.
- Geschmack mit bitterem	Ptel.
- reichlicher	Cycl.
- saurer	Kali-m.
- starker	Hydroph., Kres.
- übelriechender	Jod., Lach.
- vermehrter	Ac-lac.

Speiseaufschwulken	Phos.
Speisengeruch- und Anblick	
- Ekel bei	Cocc., Kreos.
- empfindlich gegen	Cocc.
- Erbrechen bei	Colch., Kreos., Sep., Stann.
- Übelkeit bei	Cocc., Sep., Stann.
Speiseröhre	s. Ösophagus
Speisevergiftung	
- Brechdurchfall mit	Verat.
Sphinkter	s.a. After- und Blasenschließmuskel
- Lähmung der	Lauroc., Nux-m.
- Verschluß der, kramphafter	Cann-sat.
Spiegelzunge	Phos.
Spinnenwebengefühl	Alum., Bari-c., Brom.
- Gesicht im	Bor.
Splitterschmerz	Alum.
- Beschwerden bei allen	Arg-nitr.
- Entzündungen bei	Arg-nitr.
- Geschwüren bei	Arg-nitr.
Spondylarthritis	Thal.
Spondylarthrose	Aur., Lachn., Stann., Stront., Tell., Ther.
Spondylopathie	Magn-m.
Spondylose	Calc-fl., Pich.
Spontanhypoglykämie	Calc-fl.
Sportherz	Brom.
Sprache	
- Ausfallen der	Both., Con., Olnd.
- erschwerte durch Lähmung	Stann.
- Störungen der	Cann-sat., Dulc., Kali-br.
Sprechen	
- albernes	Hyos., Lach., Stram.
- behindertes	Euphr.
- Benommenheit beim	Mez.
- betrunken wie	Gels., Hyos., Nux-v.
- einsilbiges	Nux-v., Ph-ac., Sulf-ac., Thuj.
- Erbrechen beim	Ther.
- Erröten beim	Ambr.
- erschwertes, durch Zungenlähmigkeit	Caust., Glon., Kali-m., Thuj.
- Gesichtsmuskelzucken beim	Tell.

- greift sehr an	Ambr.
- hastiges	Cann-sat., Cepa.
- Heiserkeit beim	Coff.
- Husten beim, trockener	Lac-c.
- inkoherentes	Cann-sat.
- Kehlkopfkitzel beim	Lac-c.
- Kinder lernen spät das	Sil.
- Kopfschmerzen beim	Coff., Mez., Nat-m.
- langsam	Aeth, Argn., Hell., Kali-br., Lach., Op., Ph-ac., Plb., Sec., Sep., Thuj.
- laut	Bell., Hyos.
- Nase durch die	Staph.
- Rauheit beim, im Rachen	Coff.
- schlechtes	Dulc.
- schluckt beim	Staph.
- Schmerzen beim	Magn-ph.
- schweres	Con.
- Stiche beim	Bry.
- Übelkeit beim	Ther.
- überempfindlich gegen lautes	Tab.
- Unsicherheit beim	Ambr.
- verwaschenes	Gels., Thea.
Spreizhand	Sec.
"**Springingkerl**" (Zappelphillipp)	Calc-ph.
Sprunggelenke	Bellis.
- Anschwellung der	Agn.
- Schwäche der	Aloe., Anac., Calc-ph.
- tuberkulinische	Tub.
- Verrenkung der	Ruta.
Sprunghafte Menschen	Jod.
Stammhirn	Mang.
- Reizung am	Petr.
Star grauer	s. Katarakt
Star grüner	s. Glaukom
Starr vor sich himblickend	Ac-m., Stram.
Starre Menschen	Guaj.
Starre	
- tetanische	Op., Phyt.
Status apoplektikus	Bell.
Status hämorrhoidarius	Aloe.

Stauungen	
- Neigung zu	Hirud., Kali-c.
- Kreislauf im kleinen	Ant-ars.
Stauungskatarrhe	Dig., Ferr., Helleb.
- Lunge auf der	Cact.
Stauungskopfschmerz	
- Bücken beim	Arist.
- Regel vor der	Arist.
- zersprengender	Puls.
Stauungsorgane	
- Kolikneigung mit	Prun.
- Meteorismus mit	Prun.
Stehen	
- Beinschmerzen, nach langem	Puls.
- Blutandrang beim	Sulf.
- Hitzewallungen beim	Sulf.
- Kopfschmerzen beim	Sulf., Tarax.
- Kreuzschmezen beim	Coff.
- Kribbeln, nach langem in Schulter, Rücken und Kreuz	Cepa.
- Lendenschmerzen beim	Aloe.
- Nierenschmerzen, bei langem	Calc-ph.
- ruhig kann nicht	Phos.
- Schmerzen nach langem, zwischen Schulter und Kreuz	Thuj.
- Schwäche beim	Coff.
- Schwindel beim	Ac-ph., Podo.
- Unsicherheit beim	Anhal.
- Weichteilschmerzen beim	Aloe.
Steifhals	s. Tortikollis.
Steinbildung	Calc-c.
Steinhauerlunge	Sil.
Steinleiden	Bor., Petros.
Steißbein	
- Brennen am	Apis.
- Druck am	Aloe., Apis.
- Hitze am, prickelnde	Apis.
- Reißen am, nach allen Seiten ausstrahlendes	Berb.
- Spannen am	Apis.

S

- zwischen After und, wunde, feuchte, schmerzende Stelle	Led.
Steißbeinschmerzen	Aloe., Carb-v., Cast-eq., Colch., Hyper., Kali-c., Lob., Merc-sol.
- abgeschlagen wie	Ac-m.
- brennende	Canth.
- drückende	Ac-m., Amm-c.
- einschießende	Canth.
- Gehen bessert	Amm-c.
- Kältegefühl mit in Ruhe	Amm-c.
- Urinieren beim	Graph.
- ziehende	Ac-m., Amm-c., Canth.
Sterbegedanken	Acon., Ars.
Sterbemittel	Carb-v.
Sterben glaubt zu müssen	Acon., Ars.
Sterbenselendigkeit	Verat.
- ohnmachtsartige	Carb-v.
Sterbenskalt	Plb.
Sterilität	Agn., Arist., Bor., Damin., Med., Puls.
- in Folge von Gebärmutteranschoppung- und Verlagerung	Helon.
Sternokleidomastoideus M.	
- Schmerzen am	Arg-nitr.
- Spannung am, beim Kopfnicken	Arg-nitr.
Sternum	
- Pulsationen von der rechten Seite des, zum Bauch	Stict.
- Wundheitsgefühl unter dem	Aral.
Stiche	
- Rumpf am ganzen	Ac-sulf.
- Seite auf der linken	Tarax.
Stichverletzungen	Hyper., Led.
- blutende	Staph.
Stickhusten	
- Angst mit	Crot.
- Beklemmung mit	Crot.
- trockener	Puls.

Still-Krankheit	Ac-ph., Tub.
Stillen	
- Beschwerden beim	Puls.
- Brustknoten beim	Phyt.
- Brustschwellung beim, schmerzhafte	Phyt.
- Erschöpfung nach dem	Ac-picr.
- Schmerzen beim	Abs., Phyt.
Stillende(n)	
- Durchfälle bei den, erschöpfende	Rheum.
- Hirnhautreizung bei den	Rheum.
Stimme	
- heisere	Aloe., Anac., Chin., Colch., Dros., Lac-c., Mandr., Merc-sol., Mez., Nicc., Phell., Stram., Tab., Verat.
- Husten mit, beim Sprechen	Anac.
- klingt fremd, die eigene	Tereb.
- krächzende	Aloe., Stram.
- leise	Mang., Nicc.
- rauhe	Chin., Lac-c., Mez., Par., Phell.
- rauhe, mit reichlichem gelbem Auswurf	Par.
- schwache	Agn., Crot., Cycl., Hep., Mang., Tab., Verat.
- tiefe	Anac., Chin., Colch., Dros.
- tonlose	Stram.
- überschnappende	Arum.
- Verlust der	Ac-acet., Ac-ox., Ac-succ., Ac-sulf., Ant-c., Arum., Caust., Coca., Lues., Plb.
- versagende	Mez.
- versoffene	Ac-sulf.
Stimmband	
- geschwüre	Lues.
- lähmung	Amm-c., Caust., Plb.
- muskel	Caust.
- schwäche	Abrot., Ac-acet., Ac-ox., Ac-ph., Alum., Calc-fl., Magn-ph., Mang., Ruta., Sel., Stann.
- schwellung	Tub.
Stimmenhören	Med.
Stimmlage	
- kontrollieren kann nicht	Cann-ind.
Stimmritzenkrampf	s. Glottiskrampf

S

Stimmung	s. Modalitäten
Stimmungsmittel	
- für feinnervige, streitsüchtige Hysteriker	Ign.
Stinknase	Arg-nitr., Arum., Aur., Aur-j., Crot., Elaps., Hydrast., Jod., Kali-bi., Kali-j., Kreos., Lues., Luff., Petr., Psor., Sil., Teucr-mar., Thuj.
Stirn	
- Blutblasen an der	Led.
- Druck in der	Podo., Stict., Zinc.
- Prickeln in der	Lil.
- Schwere in der	Zinc.
- Stiche auf der	Chin., Clem., Naja.
- brennende	Vacc.
- Taubheitsgefühl an der	Anhal.
- Zusammenziehen der	Cycl.
Stirnbein	
- Schmerzen im	Phyt.
- Schmerzen im rechten, bis zum Hinterkopf ausstrahlende	Prun.
Stirnhöcker	
- Schmerzen im linken	Spig.
Stirnhöhle(n)	
- katarrh	Ant-c., Cinnb., Gels., Heder., Puls., Sang., Zinc.
- schmerzen	Bry., Kali-j.
Stirn- und Nebenhöhlenkatarrh	Cepa.
Stirnkopfschmerz	Aran-ix., Caust., Eucal., Euph., Heder., Luff., Pulx., Quas.
- anämischer	Cin., Spig.
- Anstrengung nach	Petr.
- Anstrengung nach geistiger	Nat-m., Nux-v.
- Ärger nach	Petr.
- Aufstehen beim	Ther.
- Auge über dem linken	Lil.
- Augen über den	Chion.
- Augenbewegung bei	Bell., Dros.
- Augenempfindlichkeit mit großer	Nat-m.
- Augenflimmern mit	Cycl.
- Augenschließen beim	Ther.

- Augenschmerz wechselt alle paar Minuten mit	Valer.
- Benommenheit mit	Cycl., Lachn., Sabad.
- berstender	Acon., Bell., Graph., Vacc.
- betäubender	Ant-c., Cin., Nux-v., Staph.
- Bewegung bei	Bell., Colch.
- bleierndér	Carb-v.
- Blutandrang mit	Card., Flor.
- bohender	Clem., Colch., Coloc., Dulc., Thuj.
- Brechreiz mit	Flor., Nux-v.
- brennender	Coloc., Dulc.
- Bücken beim	Bell., Coloc., Dros., Nux-v., Puls., Ther.
- Bücken bessert	Cin.
- Denkunfähigkeit mit	Sabad.
- Doppeltsehen mit	Cycl.
- drückender	Agar., Agn., Aloe., Ars., Brom., Carb-v., Clem., Cocc., Colch.,Coloc.,Dros., Gaph., Guaj., Ran-b., Spig., Sulf., Valer., Visc.
- dumpfer	Agar., Ant-c., Cann-ind., Cepa., Cion., Dulc., Hydrast., Nux-v., Petr., Visc.
- einseitiger	Nat-m., Phyt., Puls.
- elektrischer Schlag, wie von einem	Cepa.
- Erbrechen mit	Ipec., Ther.
- Erkältung bei	Nux-v.
- Essen beim	Puls.
- Farbensehen mit	Cycl.
- Gelagen nach nächtlichen	Calned., Nux-v.
- Geräusch beim geringsten	Colch., Ther.
- Gewitter vor dem	Rhod.
- hämmernder	Nat-m., Visc.
- heftiger	Bell., Coloc., Glon.
- hin- und herziehender	Abrot.
- Hinterhauptkopfschmerz mit	Calend.
- Hitze mit	Card., Flor.
- Hohlheitsgefühl mit	Visc.
- Husten beim	Nux-v.
- Kaltabreibungen bessern	Ars.
- klopfender	Ars., Bell., Cann-ind., Cycl., Glon., Ipec., Ther., Visc.
- kongestiver	Acon., Aloe., Jugl-reg., Lil., Nux-v., Rauw., Visc.
- Kopfstützen bessert	Dros.
- Krämpfen mit plötzlichen	Valer.

S

- langsam zu- und abnehmende	Plat.
- Lärm bei	Ars.
- Lesen beim	Cin.
- Licht bei	Ars.
- linksseitiger	Cimic., Flor.
- morgens	Nux-v., Petr., Rhod.
- Nachdenken beim	Cin.
- nachts	Card.
- nagender	Dulc.
- Nasenwurzel über der	Chion.
- Nebelsehen mit	Cycl.
- nervöser	Spig.
- neuralgischer	Spig.
- Niederlegen beim	Bell.
- plötzlich kommen- und gehender	Ag-nitr., Sabal.
- pochender	Glon., Lac-defl.
- prickelnder	Sulf.
- pulsierender	Bell., Cycl., Glon., Lac-defl., Petr., Sulf., Visc.
- rasender	Arg-nitr., Ars.
- rechtsseitiger	Arg-nitr.
- Regel bei der	Puls.
- reißende	Acon., Agar., Agn., Colch., Coloc., Graph., Guaj., Sulf., Thuj.
- ruckweise auftretender	Valer.
- Schädel vom, bis zum Okziput strahlender	Lac-defl.
- schießender	Sabal.
- Schläfen in den	Chion.
- schlagender	Cann-ind.
- schraubstockartiger	Cocc.
- Schwäche mit	Ant-c.
- Schwere mit	Jugl-reg., Petr.
- Schwere mit beim Gehen	Clem.
- schwerer	Hydrast.
- Schwindel mit	Ant-c., Bell., Cycl., Lachn., Sabad., Valer.
- Sekretion bessert	Lach.
- sinnesberaubender	Rhod.
- spannender	Aloe., Clem., Dros.
- stechender	Acon., Dros., Graph., Guaj., Spig., Sulf., Valer., Verb.
- Stirnhöcker am linken	Spig.
- stoßender	Cann-ind.
- tobender	Bell.

- Übelkeit mit	Flor., Ipec., Nux-v., Ther.
- Verwirung mit	Jugl-reg.
- wandernder	Puls., Sabal.
- Wärme bei	Ars.
- Weintrinken beim	Rhod.
- Wetter vor trübem, regnerischem	Rhod.
- zersprengender	Puls.
- ziehender	Acon., Agar., Ars., Cann-ind., Dros., Sulf.
- zusammenpressender	Plat.
- zusammenziehender	Agn.
Stirnschweiß	Aran-d., Arg-nitr., Arum., Card.
- Angst mit	Verat.
- Durchfall mit	Verat.
- Frieren mit	Verat.
- Hinfälligkeit mit	Verat.
- kalter	Ac-succ., Dig., Helleb., Hyosc., Lach., Tab., Verat.
- klebriger	Mandr.
- Kollaps mit	Hyosc.
- nervöser	Ac-succ.
- Ohnmacht mit	Verat.
- Schwäche mit	Hyosc.
- Unruhe mit	Verat.
- zäher	Mandr.
Stirnrunzeln	Helleb.
- senrechte Runzeln an der Nasenwurzel	Lyc.
Stockschnupfen	Ac-sulf., Amm-c., Amm-m., Ant-c., Aur., Calc-c., Cann-ind., Cauloph., Clem., Cupr., Dulc., Graph., Kali-j., Lac-c., Lach., Lauroc., Lues., Magn-c., Mandr., Mang., Med., Mez., Nat-m., Phell., Phos., Sang.
- Absonderungen mit wenig wäßrigen	Sep.
- anfallsartiger	Thuj.
- Atemnot mit	Thea.
- Bett im warmen	Nux-v.
- Biergenuß nach	Ac-fl.
- chronischer	Sil.
- Fließschnupfen wechselt mit	Fagop.
- Husten mit	Nicc.
- Kälte bei	Spong.
- Kälte in der, durchgängig	Kali-c.
- Kopfschmerzen mit	Bufo.

S

- Luft in frischer	Teucr-mar.
- morgens	Thea.
- nachts	Nux-v.
- Nasenbluten mit	Bufo., Vinc.
- Neigung zum	Luff.
- Niesanfällen mit	Bufo., Nicc., Spong.
- Raum im	Calc-ph., Thuj.
- Räumen in warmen	Jod., Nux-v.
- Schleim mit dickem, gelbem	Caps., Puls.
- Schleim mit dickem, grünem, eitrigem	Thuj.
- Schleim mit wundmachendem, übelriechendem	Ac-nitr.
- Schwindel mit	Arist.
- Stirnhöhlenkatarrh bei	Zinc.
- Trockenheit mit	Ac-m., Card., Psor., Sep.
- Weingenuß nach	Ac-fl.,
- Wundheit mit	Ac-m., Card.
Stoffwechsel	
- beschleunigt den	Jod.
- Steigerung des	Thyr.
- Umstimmung des inneren	Sil.
Stoffwechselmittel	Sulf.
Stoffwechselstörungen	Ac-acet., Ant-c., Datisc., Psor.
- harnsaurer Diathese bei	Ac-benz.
- Leber von der ausgehende	Chin., Nat-s.
- rheumatisch-gichtische	Ant-c.
Stöhnen	Arum., Cin., Guaj., Nux-m., Plat.
- Schlaf im	Carb-v.
Stolpern	Ac-picr., Agar., Caust., Ipec., Lachn.
- Beinschwäche wegen	Ruta.
Stolze Menschen	Plat.
Stoßverletzungen	Ham., Hyper., Ruta.
Stottern	Agar., Bov., Bufo., Cann-sat., Cocc., Euphr., Stram.
- nervöses	Ac-succ.
Strahlenschäden	Ac-fl., Rad.
Straßen	
- Schwindel in engen	Arg-nitr.

Streck-	
- anfälle reflektorische	Cin.
- krämpfe	Cin., Lyc., Sec.
Strecken	Cycl., Guaj., Ign., Lyc.
- Bedürfnis sich ständig zu	Caust., Cob., Graph.
- Neigung sich zu	Quas.
- Schlaf im	Ac-sulf., Carb-v., Led.
- tagsüber	Ac-ox., Brom.
Streitsüchtige Menschen	Anac., Hirud., Seneg.
Streitsüchtigenmittel	Nux-v.
Streptokokkeninfektion	Amm-c.
Stress	
- Manager der	Arg-nitr.
Struma	Ac-fl., Ac-nitr., Calc-c., Carb-v., Caust., Clem., Fuc., Heder., Spong., Thyr.
- bildung	Jod.
- euthyreotische bei Jugendlichen	Flor.
- fibrosa	Calc-c., Calc-j., Hep., Lap-a.
- gutartige	Kali-j.
- harte	Brom., Lap-a.
- herz	Phos., Spong.
- husten	Spong.
- nodosum	Aur., Calc-fl., Flor., Lues.
- parenchymatosa	Clac-j., Hep.
- vaskulosum	Ham.
Strumamittel	Spong.
Stubenhocker	Ars.
Stuhl	
- aashaft riechender	Pyrog.
- aschgrauer	Dig.
- atonischer	Alum.
- aussetzender	Kreos.
- bleistiftartiger	Cimic., Phos., Plb., Zinc.
- blutiger	Abrot., Ac-acet., Ac-fl., Acon., Agn., Amm-c., Ant-c., Arn., Ars., Canth., Carb-v., Chin., Coloc., Croc., Helleb., Ipec., Kres., Led., Pyrog., Sabin.
- Blutklumpen mit	Mandr.
- brauner	Cob., Cycl., Mez., Rheum.
- breiiger	Arn., Cob., Olnd., Podo., Valer.

- brennender	Berb., Carb-v., Led.
- bröckeliger	Nat-m., Sel., Sil.
- durchfällig am Schluß	Calc-c.
- durchfälliger	Aur.
- Durchfallneigung mit	Ac-nitr.
- dunkler	Graph., Magn-m., Olnd., Wye.
- dünner	Agn., Berb., Cad., Coloc., Lyc.
- eitriger	Ars.
- entfärbter	Aur-m., Calc-c., Lept., Myric., Podo., Stel.
- faulstinkender	Ac-benz.
- festklebender	Cimic., Plat.
- fettiger	Mez.
- gallertartiger	Coloc., Helleb.
- gegorener	Ipec., Mez.
- gelber	Agn., Chelid., Cob., Coloc., Lyc., Mang., Nicc.
- glänzender	Cimic.
- grauer	Chelid., Lept.
- grau-weißlicher	Ac-benz.
- großkalibriger	Card., Kali-c., Lac-c., Lac-defl., Lyc., Sep., Sulf.
- grüner	Acon., Agn., Ipec., Naja., Valer.
- hart den einen Tag, den anderen weich	Cocc.
- harter	Ac-nitr., Agar., Alum., Aur., Bari-c., Brom., Bry., Calc-c., Carb-v., Card., Cin., Cycl., Graph., Guaj., Hydrast., Hyper., Jod., Kali-c., Kreos., Lac-defl., Lyc., Magn-c., Magn-m., Mandr., Olnd., Op., Petr., Plat., Plb., Sel., Sep., Sil., Spong., Stann., Sulf., Thuj., Vib., Visc., Zinc.
- heißer	Crot.
- hell-gelber	Ac-fl.
- heller	Aran-ix., Flor., Hydrast., Luff.
- ikterischer	Magn-s.
- juckender	Berb.
- Kitt wie	Chelid.
- klumpiger	Petr.
- knolliger	Ac-nitr., Aur., Calc-fl., Graph., Hydrast., Lyc., Magn-m., Mandr e rad., Op., Plb., Sep., Sulf., Thuj., Visc.
- körniger	Mang.
- krümeliger	Guaj.
- kugeliger	Alum., Bari-c., Hyper., Mandr.

- lehmartiger	Cimic., Plat., Podo.
- lockerer	Clem., Helleb., Wye.
- orangenfleischartiger	Nat-c.
- pastöser	Dig.
- pechschwarzer	Cupr., Ipec., Lept.
- reiswasserartiger	Camph.
- sauerriechender	Calc-c., Magn-c., Mez., Rheum., Rob.
- schafskotartiger	Berb., Bor., Brom., Calc-fl., Lac-c., Magn-m.
- schaumiger	Ipec., Rheum.
- schleimiger	Ac-acet., Ac-fl., Agn., Amm-c., Ant-c., Arn., Bor., Canth., Carb-v., Croc., Cycl., Graph., Helleb., Hydrast., Led., Nat-c., Nicc., Pyrog., Rheum. Sabin., Sel., Spig., Thuj.
- Schleimklumpen mit	Hydrast.
- schwächender	Ac-acet., Carb-v.
- schwarzer	Aur-m., Cin., Crot.
- Stauungen mit	Collins.
- Tenesmen nach	Cupr., Lac-c., Merc-sol., Nicc., Spong., Verat.
- tonfarbener	Chion., Iber., Naja.
- träger	Alum., Bufo., Hep., Nat-m., Rheum.
- trockener	Alum., Bry., Calc-c., Calc-fl., Card., Collins., Hep., Kali-c., Kreos., Magn-c., Nat-m., Op., Plb., Sel., Sil., Stann., Sulf., Thuj., Vib., Visc.
- übelriechender	Abrot., Arum., Crot., Lept., Phos., Ran-b.
- unverdauter	Chion., Ferr., Mez., Olnd.
- verstopft zuerst, dann weich und durchfällig	Amm-c.
- wäßriger	Abrot., Ars., Elat., Helleb., Ipec., Podo., Ran-b.
- weicher	Alum., Arn., Aur., Berb., Carb-v., Cauloph., Chin., Helod., Iber., Lac-c., Mez., Ran-b., Ther.
- weißer	Acon., Carb-v., Cauloph., Dig., Lept., Lyc.
- wundmachender	Carb-v., Led.
- zäh	Amm-m., Canth., Caps., Cuat., Sulf.
- zerhackt wie	Acon.
- ziegenkotartiger	Alum., Chelid., Magn-c., Plb., Sep., Stront.

Stuhlabgang

- Abgangsschwierigkeit trotz Bedürfnis	Hep., Hyper., Iris., Jod.
- After, als würde der offenstehen beim	Apis.
- Afterbrennen mit	Kali-c.
- Bauchschneiden mit	Agn.
- Blähungsabgang mit reichlichem	Agar., Agn., Arum., Nicc., Spig.
- Blähsucht mit	Collins., Phos.
- Brennen mit	Con.
- Darmgrimmen mit heftigem	Croc., Rheum.
- erfolgloser	Cact., Mandr., Olnd.
- Erschöpfung mit	Abrot., Ac-acet., Chin., Phos.
- erschwerter	Alum., Anac., Helod., Lac-c., Mang., Nicc., Nux-v., Olnd., Plat., Quas., Sel., Stann., Stront.
- erschwerter, auch bei weichem Stuhl	Nicc., Nux-v.
- Essen nach dem	Ac-fl.
- explosiver	Gamb., Olnd.
- Gefühl mit, nie fertig zu werden	Sulf.
- gußweise herausschießender	Croton.
- Hämorrhoidenbrennen mit	Kali-c.
- hartnäckiger	Hydrast.
- häufiger	Ambr., Clem., Cob., Iber., Ran-b.
- Kollern mit	Spong.
- Leibschmerzen mit, vor dem	Dulc.
- Mastdarmschneiden mit	Sabin.
- Mengen kleiner täglich, von weichem Stuhl mit Ohnmachtsanfällen	Ther.
- nachts ist nur möglich	Wye.
- plötzlich einsetzender	Olnd.
- Poltern mit	Spong.
- profuser	Ac-acet., Arum., Lept.
- reichlicher	Berb., Croton., Elat., Graph.
- schmerzhafter	Amm-c., Anhal., Ars., Bari-c., Chin., Cob., Hyper., Kali-c., Mang., Nicc., Plat., Sil., Stront., Valer.
- schmerzloser	Camph., Phos.
- Schwäche nach	Con., Diosc., Hydrast., Kali-c.
- seltener	Mang.
- Stechen mit	Con.
- Stehen, geht nur im	Caust.
- Stuhl gleitet teilweise wieder zurück beim	Sil.
- Trinken nach dem	Ac-fl.

- unfreiwilliger	Ac-hydroc., Ac-m., Aloe., Alum., Arn., Bapt., Bell., Carb-v., Colch., Con., Helleb., Hyosc., Mandr., Nat-m., Olnd., Op., Pyrog., Rhs-t., Sec., Stram., Tab., Tarant., Thal., Vip.
- unvollkommender	Cob., Petr., Spong.
Stuhldrang	Abrot., Bari-c., Coff., Colch., Glon., Mosch., Rheum., Tab.
- bearing down	Lil.
- Durchfällen mit wäßrigen	Petr.
- erfolgloser	Abs., Alum., Ambr., Anac., Caust., Con., Ign., Kali-c., Nux-v., Plat., Sec., Sep., Sil., Tereb., Ther., Visc.
- Erwachen beim	Petr.
- Harnabgang mit	Aloe.
- häufiger	Abs., Anhal., Bellis., Cad., Plat.
- heftiger	Petr.
- krampfhafter	Cob., Ign., Mandr., Sec.
- morgens	Lil.
- nachts	Aloe.
- nervöser	Ambr.
- schmerzhafter	Kali-c.
- ständiger	Lil.
- starker	Rhod.
- tagelang keinen	Graph.
- unwiederstehlicher, ohne Abgang	Psor.
- vergeblicher, mit krümmenden Schmerzen	Alum.
- vermehrter	Valer.
Stuhlverhalten	
- nervöses	Ac-succ.
- Operation nach	Staph.
Stumpfbeschwerden	Symph.
Stumpfsinnig	Calc-c., Caps., Carb-v., Guaj., Helleb., Hyosc., Nux-m., Verat., Zinc.
- morgens beim Erwachen	Dulc.
- tagsüber	Sec.
Sturm	Acon.
- Empfindlcihkeit gegen, im Sommer	Rhod.
- Verschlimmerung durch	Spig.
Stützsystem	Sulf.

S

Subikterus	Berb., Cean., Chelid., Led.
Subinvolution post partum	Helon., Lil.
Submandibularisdrüsen	
- Schmerzen in den	Agar., Puls.
- Schwellung der	Clem., Jab.
Subokzipitalneuralgien	Caps.
- Nackensteifheit mit	Coloc.
Suchtgiftige	Hyosc.
Suchtmittel	Cann-ind.
Sudeck-Krankheit	Arn., Calc-c., Calc-fl., Calc-ph., Sil., Stront.
- Atrophie mit	Phos.
Sugillation	Ham., Led.
Suppenkasper	Ac-ph., Calc-ph.
Supraorbitalschmerzen	Berb., Iris., Seneg., Spig., Thea., Viol-o.
- Alkoholgenuß nach	Sel.
- Anstrengung nach	Sel.
- Kaffeegenuß nach	Sel.
- rechtsseitige	Card.
- Teegenuß nach	Sel.
Süß alles schmeckt	Ac-hydroc., Ac-m.
Süßigkeiten	
- Halsempfindlichkeit nach	Sang., Spong.
- Kopfschmerzen nach	Ant-c.
- Schlucken erschwert durch	Lach.
- Sodbrennen nach	Sulf., Zinc.
- Übelkeit nach	Sulf.
- Völle nach	Sulf.
- Zahnschmerzen nach	Am-c., Nat-c., Phos., Sep.
Sykose	Ac-nitr., Med.
Sykosemittel	Nat-s., Thuj.
Sympathikus	Cedr., Lycop.
Symphyse	
- Pflockgefühl an der	Aloe.
Symptome	s. Beschwerden
Synkopen	
- vasovasale	Tab.
Synovialmembran	Bry., Spir-ulm.

Syphilitische Gruppe	Sars.
Syphilitische Konstitution	Aur., Aur-m.
Syringomyelie	Sec.
Zirrhöse Prozesse (Organ-Verhärtungen)	Clem.

T

Tabak	
- Empfindlichkeit gegen	Aran-d.
- Kopfschmerzen durch	Mandr.
- verschlimmert	Ac-lac.
Tabes	Ac-picr., Arg-nitr., Calc-ph., Cupr., Helod., Verat.
- dorsales	Sec.
- mesaraica	Phos., Tub.
Tabische Krisen	Arg-nitr.
Tachykardie	Ac-sal., Chin-ars., Coff., Heder., Jab., Jod., Lach., Lil., Meph., Mez., Naja., Spart., Tab., Thal., Vip., Zinc.
- anfallsartige	Acon., Chin., Nat-m.
- Fieber mit	Acon.
- Hyperthyreose bei	Adon.
- nervöse	Lycop.
- Puls mit hartem	Acon.
Tachykardieanfälle	Ac-fl.
- Kollaps mit	Ther.
- Schlaf im	Acon.
- Stenokardie mit	Ther.
Tagesschläfrigkeit	Ac-ph., Agn., Ant-c., Conv., Kali-ph., Lup., Magn-m., Nux-m., Sel., Zinc.
Taktlose Menschen	Phyt.
Tanzt, lacht, singt	Agar., Cann-ind.
Tarsalknochen	
- Berührungsempfindlichkeit der	Guaj.
Tastsinn	
- gesteigerter	Coff.
- Verlust der	Mandr.
Tätigkeit	
- emsige	Tarant.
Tatenlosigkeit	Anhal.
Taubheitsgefühl	Anac., Berb., Carb-s., Cocc., Con., Graph., Hyos., Kali-c., Lyc., Olnd., Op., Phos., Plb., Sec., Stram.
- auf der einen Seite, Brennschmerz auf der anderen Seite	Ac-carb.
- halbseitiges	Mez.

- Knochen bis in die	Abrot.
- linksseitig	Caust.
- Nerven längs der, von unten nach oben	Con.
- Oberschenkel vom, bis in die Zehen	Gnaph.
- Stellen an schmerzenden	Ac-carb.
- Teile der	Cham., Ign.
Taumeln	Ac-picr., Agar., Arg-nitr., Cic., Hyosc., Puls., Vip.
- Augen bei geschlossenen	Stram.
- betrunken wie	Ac-fl., Bell., Stront.
- Dunkeln im	Stram.
- Gehen beim	Canth., Visc.
- Hitze mit	Kres.
- Hinlegen beim	Visc.
- morgens	Nicc.
- niederlegen muß sich	Abrot.
- Rausch wie im	Kreos., Nux-m.
- Schwächegefühl mit	Tab.
- Schweißausbrüchen mit	Kres.
- Unsicherheit beim	Kres.
- Wallungen mit	Kres.
Täuschung, maniakalische	
- über Raum, Umweltwirklichheit und Zeit	Cann-ind.
Teilnahmslosigkeit	Ac-ph., Chin.
Teleangiektasien	Abrot., Ac-benz., Ac-fl., Arist., Carb-v.
Temperatur	
- subfebrile	Berb., Thal., Tub.
Temperament	
- aufbrausendes	Nux-v.
- langsames	Calc-c.
- nervöses	Sabad.
- phlegmatisches	Calc-c.
- träges	Calc-c.
Tendovaginitis	s. Sehnenscheiden-Entzündung
Tenesmen	Ac-ox., Anhal., Ars., Carb-v., Cocc., Colch., Coloc., Cycl., Lauroc., Plb., Podo., Rheum., Rhs-t., Stront.
- Durchfall mit	Sabad.
- Mahlzeit nach jeder	Arist.
- Milchgenuß nach	Arist.

- Sauerkrautgenuß nach	Arist.
Tennisarm	Arn., Ruta.
Testikel	Aur-m., Calc-fl.
- Verhärtung der	Con.
Tetanie	Ac-hydroc., Calc-c., Calc-ph. Cupr., Kres.
- latente	Agar.
- zustände	Bufo.
Tetanus	Ac-hydroc., Bell., Camph.
Teufelswahn	Hyosc.
Thorakalsyndrom	Kalm.
Thromboembolien	Crot., Lach.
Thrombophlebitis	Ac-fl., Aesc., Ham., Hirud., Lach., Magn-c., Symph., Vip.
- aufsteigende	Naja.
- Gangrän bis zur	Crot.
- Prophylaxe	Melil.
- Regeleintritt bessert	Arist.
- schwere	Crot.
Thrombose(n)	Aals., Lach., Naja., Vip.
- arterielle	Kres.
- Durchblutungsstörungen bei peripheren	Cupr-ars.
- Gangrän bis zur	Crot.
- schwere	Crot.
Thyreotoxikose	s. Schilddrüse, Unterfunktion
Tic	Ac-hydroc., Ambr.
- convulsiv	Agar., Gels.
- douloureux	Coloc.
Tiefatmen	
- häufiges	Op.
- mühsames	Calc-ph.
- Neigung zum	Ther.
- unwillkürliches	Op.
Tiefensensibilität	
- Störung der	Mandr.
Todesangst	Acon., Amm-c., Ant-c., Ars., Cact., Calc., Camph., Cimic., Gels., Lac-c., Latrod., Nit-ac., Phos., Plat., Sec., Spong., Tab., Verat.

T

Tobsucht	Agar., Bell., Canth., Hyos., Lach., Lac-c., Lyc., Mosch., Op., Sec., Stram., Verat.
- abends	Bell., Hyos., Lach.,
- aufgeweckt wenn	Bufo.
- Beleidigungen nach	Sang., Stram.
- Kopfschmerz bei	Bell., Stram.
- Mense während der	Acon., Bell., Hyos.
- nachts	Bell., Hyos.
- Trinken beim	Stram.
Todeselendigkeit	Tab.
Todesschweiße	Carb-v.
Toilette	
- kann auf keine fremde gehen	Ac-succ.
Tollwut	Hyosc.
Töne	
- Empindlichkeit gegen hohe	Naja.
- hören sich gespalten an	Anhal.
Tonsillen	s. Mandeln
Tophi	Arum., Bry., Guaj., Jod., Led., Lith., Lyc., Sil.
- Füßen an den	Ac-benz.
- gichtische	Ac-form.
- Händen an den	Ac-benz.
Tortikollis	Bari-c., Bry., Calc.fl., Calc-ph., Lachn., Nux-v., Visc.
- funktioneller	Cic.
- Haarschneiden nach	Bell.
- Wärme bessert	Rhs-t.
Totenblässe	Visc.
- Essen nach dem	Lyc.
Totgeburt	Plb.
Toxinschmerz	Eupat-perf.
Toxinwirkungen	
- aller Art	Tub.
Tracheobronchitis	Rumx.
Trachom	Arg-nitr.
Trägheit	Ant-c., Calc-c., Graph.
- Mahlzeit nach jeder	Bapt.
Tränendrüsenentzündung	Brom.

Tränenfluß	Ac-picr., Apis., Ars., Bapt., Bell., Brom., Bry., Canth., Caps., Caust., Cham., Con., Croc., Euph., Ferr-ph., Ign., Jab., Kreos., Lac-c., Led., Merc-sol., Psor., Puls., Thuj. Phyt., Ran-b., Sabad., Sabal., Sel., Seneg., Sil., Spong., Stront., Tell., Teucr-mar.,
- ätzender	Euphr.
- heftiger	Verat.
- heißer	Euphr.
- Lesen beim	Arist., Cob., Olnd.
- Licht bei grellem	Arist.
- milder	Cepa.
- Näharbeiten bei	Nat-m.
- profuser	Cauloph.
- Raum in warmen	Arist.
- reichlicher	Hydrast., Cepa., Euphr., Puls.
- reichlicher bei Husten	Nat-m.
- reichlicher bei Schmupfen	Chin.
- reizender	Cedr.
- scharfer	Canth., Euphr., Graph., Nat-m. Rhs-t., Sulf.
- Schreiben beim	Cob.
- ständiger	Euphr.
- starker	Croton.
- vermehrter	Sang.
- Wind bei	Nat-ars.
Tränengangsentzündung	Sil.
Tränensäcke	Kali-c., Med.
- Eiterungen der	Sil.
- Fisteln der	Sil.
Tränensackentzündung	Ac-fl., Euphr., Jod., Puls., Seneg., Staph.
- Absonderungen mit eitrigen	Sil.
- chronische	Petr.
Träume	Cupr.
- Abhängen von steilen	Brom.
- angenehme	Dros.
- angstvolle	Alum., Canth., Coloc., Con., Crot., Dros., Glon., Helleb., Hep., Hydrast., Hyosc., Jod., Kali-c., Mandr., Meph., Plat., Rhs-t., Sil.
- ärgerliche	Graph., Hydrast.
- aufregende	Bellis., Lil.

- Aufschreien mit	Phos.
- beängstigende	Aloe.
- Begräbnissen von	Brom.
- Berg, fällt von einem hinunter	Caps.
- Blitzschlag von	Arn., Ars.
- Dieben von	Aur.
- deliröse	Ac-acet.
- dieselben, die ganze Nacht	Ign.
- Dinge von, die er sucht und nicht finden kann	Cad.
- Dingen von unangenehmen	Nux-v.
- endlose	Apis.
- erotische	Abrot., Agar., Aur., Cob., Cycl., Phos., Senec.
- erschöpfende	Abrot., Carb-v.
- Ertrinken vom	Verat.
- farbenreiche	Anhal.
- Feuer von	Anac., Bell., Hep., Kreos.
- Fliegen vom, wie ein Vogel	Apis.
- Fliegen von	Lach.
- Fliegerangriffen von	Visc.
- Fliehen vom	Verat.
- Flugzeugabstürzen von	Mandr.
- Frau, daß seine gestorben sei	Aran-d.
- Fremden von	Arg-nitr.
- furchterregende	Cocc., Croc.
- Geschäften, von dringenden	Nux-v., Sang.
- geschäftlichen Angelegenheiten von	Bry.
- Gespenstern von	Amm-c.
- Gewalttaten von	Aran-d.
- Gipfel, vom Erklimmen eines	Brom.
- Gräbern von	Arn., Ars.
- grausame	Cann-ind.
- Handlungen von grausamen	Sel.
- häuslichen Angelegenheiten von	Bry.
- heitere	Cann-ind.
- hellseherische	Anhal.
- Herunterfallen vom	Kreos.
- Hunden von	Arn., Ars., Tub., Verat.
- Hunger, daß er hat	Arg-nitr.
- kämpft mit Feinden und Tieren in den	Crot.
- Krieg vom	Visc.
- laszive	Hyosc.

- lebhafte	Anac., Brom., Cann-ind., Cob., Coloc., Jod., Mang., Phos., Sulf., Valer.
- Leichen von	Anac., Cann-ind.
- leidenschaftliche	Lil.
- Liebesgeschichten von	Nat-c.
- Luftsprüngen von	Apis.
- lüsterne	Phos.
- Mäusen von	Bell.
- Mordanschlägen von	Alum., Mandr.
- Mördern von	Bell.
- morgens	Tarant.
- Mund mit offenem	Dulc.
- quälende	Phos.
- Ratten von	Bell.
- Räubern von	Aur., Bell., Nat-m., Verat.
- Reisen von	Apis., Brom., Calc-ph.
- rennen muß er in den, ohne sein Ziel zu erreichen	Cad.
- romantische	Amm-c.
- Särgen von	Brom.
- Schießen vom	Hep.
- Schlaganfall vom	Glon.
- Schlangen von	Arg-nitr., Lach.
- Schneesturm von	Kreos.
- Schreck von	Hep.
- schreckhafte	Coloc., Hyosc.
- schreckliche	Abs., Aran-d., Arn., Ars., Aur., Bellis., Calc-c., Cann-sat., Canth., Cast., Colch., Crot., Graph., Helleb., Kali-c., Lil., Lyc., Petr., Phos., Ptel., Sulf., Tarant., Thea., Tub.
- Schweißausbrüchen mit	Dulc.
- schwere	Bell., Calc-c., Cham., Ran-b.
- Seereisen von	Sang.
- Seestürmen von	Cepa.
- Sterben vom	Amm-c., Brom.
- Streit von	Brom., Sel.
- streitsüchtige	Ant-c., Caust.
- Tagesereignissen von den	Anac., Calc-ph., Valer.
- Töten vom	Amm-c.
- Toten von	Arg-nitr.
- unangenehme	Berb., Colch., Ferr-ph., Lach.
- Ungerechtigkeit von	Dros.
- Ungeziefer von	Ars.

T

- unruhige	Senec.
- Verfolgung von	Alum.
- Vergiftung von	Kreos.
- verworrene	Croc., Plat.
- viele	Dulc., Mang.
- Vögeln von	Lach.
- Wasser von faulem	Arg-nitr.
- Wellengang von hohem	Cepa.
- wilde	Ac-acet., Aran-ix., Dulc., Lil.
- wirre	Bellis., Helleb., Lyc.
- wollüstige	Ac-form., Ant-c., Olnd., Staph.
Träumt	
- am liebsten vor sich hin	Con.
Traum	
- jammert im	Ambr.
- lebt wie im	Nux-m.
- seufzt im	Ambr.
- spricht im	Ambr.
Traumen	s.a. Verletzungen
- folge	Bellis., Ruta.
Traurigkeit	Acon., Agn., Caust., Cham., Chin., Graph., Guaj., Lauroc., Nat-m., Nuv-v., Ol-an., Petr., Psor., Puls., Spong., Verat.
- große	Croton.
- Herzklopfen mit	Croton.
- Träumen mit erotischen	Sel.
Treppenhaussyndrom	Arg-nitr.
Treppensteigen	
- Atemnot mit	Ac-nitr., Agn., Calc-c., Thea.
- Beklemmung beim	Agn.
- Benommenheit beim	Aloe.
- Druck beim	Aloe.
- Herzklopfen beim	Caps., Croc., Rumx., Thea.
- Herzschmerzen beim	Agn.
- kann nicht	Calc-c.
- Nagelkofschmerz beim	Arn.
- Schwindel beim	Aloe.
Trias	
- Diabetis, Fettsucht, und Gicht	Nat-s.
Trichomonadenfluor	Alum.

Trigeminusneuralgie	Ac-sal., Acon., Anhal., Bell., Bellis., Calc-fl., Caps., Caust., Cedr., Chin., Ferr-ph., Gels., Iris., Magn-c., Mang., Mez., Spig., Verb.
- Charakter, von flüchtigem	Rhod.
- Schmerzen mit, bis zu den Ohren ausstrahlende	Alum.
- schmerzhafte	Cimic.
Trinken	
- Bauchgrimmen nach dem	Croton.
- Brechreiz beim	Eupat-perf.
- Durchfall nach dem	Cin., Coloc., Croton.
- Dyspepsie nach dem, saure	Cauloph.
- Essen zum muß	Ac-nitr.
- Frösteln nach jedem	Tarax.
- gieriges	Agar., Helleb.
- Magenkrämpfe nach dem	Cauloph., Led.
- maßlos im	Croc.
- Neigung zum, große	Coloc.
- nützt nichts, trotz Mundtrockenheit	Bari-c.
- schluckweise muß oft	Lyc.
- unbeholfenes	Agar.
- Vollheitsgefühl nach jedem	Eupat-perf.
Trinkergastritis	Cocc., Ign.
Trinkerhusten	Cann-ind., Nux-v.
Trinkerkatarrh	
- Durchfallneigung mit	Caps.
- Sodbrennen mit	Caps.
Trinkern	
- Schmerzen und Abgeschlagenheit in allen Knochen bei	Eupat-perf.
Trinkt	
- viel, ißt wenig	Sulf.
Tripper	Arg-nitr., Cann-ind., Caps., Clem., Hep., Hydrast., Med., Merc-sol., Phyt., Sabin.
- chronisch-entzündliche Zustände nach (Zusatzmittel)	Pich.
- chronischer	Sep., Thuj.
- folgen	Ac-form., Clem., Petr., Thuj.
- impotenz	Thuj.
- infektion	Thuj.

- prostatitis	Puls., Thuj.
- rheumatismus	Clem.
- siechtum	Cann-ind.
Trockene Menschen	Beryl., Lyc., Sec.
Trommelbauch	Nux-m.
Trösten	
- leicht ist zu	Puls.
- verschlimmert	Nat-m.
Trübsichtigkeit	Ac-hydroc., Agar., Ambr., Bell., Caust., Cocc., Lyc., Nicc., Onos., Phyt., Plat., Puls., Sil., Stann., Stram., Tab., Zinc.
- Blutfülle mit	Glon.
- Kopfschmerzen mit	Cauloph.
- Lesen beim	Rhod.
- Migräneanfall vor dem	Iris.
- periodisch wiederkehrende	Cact.
- plötzlich auftretende	Jab.
- Schreiben beim	Aloe., Rhod.
- Schwindel mit	Cauloph.
Trübsinn	Acon., Ars., Aur., Calc., Carb-an., Caust., Cimic., Ferr., Gels., Graph., Hell., Hipp., Ign., Jod., Kali-p., Lept., Lyc., Merc., Mez., Murx., Nat-m., Nit-ac., Plat., Puls., Rhus-t., Sep., Stann., Sulf., Thuj., Verat., Visc., Zinc.
- Vorahnung mit, von einem frühen Tod	Agn.
Tuba eustachii	
- Verstopfung der	Kali-s.
Tubenentzündung	Spig.
- eitrige	Echin.
Tubenkatarrh	Ac-nitr., Calc-ph., Caps., Caust., Cepa., Euph., Hydrast., Jod., Kali-c., Kali-s., Mang., Med., Petr., Puls., Spig., Teucr-mar.
- Brausen mit	Ant-c.
- chronischer	Kali-m.
- hartnäckiger	Kali-j.
- Klingen mit	Ant-c.
- Verstopfung mit	Kali-m.
Tuberkelausbreitung	Calc-hyp.
Tuberkulöse Menschen	Ac-nitr., Kali-j., Phos.

Tuberkulose	Abrot., Ac-acet., Ac-fl., Ac-form., Ac-ph., Agar., Aur., Berb., Beryl., Calc-c., Calc-ph., Carc., Chin., Cob., Con., Dros., Equis., Guaj., Ham., Hydrast., Jod., Kali-bi., Kreos., Mang., Nat-m., Phos., Psor., Puls., Sel., Sil., Spong., Stann., Tereb., Teucr-sc., Tub.
- Anfangsstadium	Calc., Calc-ph., Hep., Kali-c., Kali-ph., Med., Phos., Psor., Puls., Senec., Sil., Stann., Tub.
- Auswurf mit grünlich- salzigem	Kali-j.
- Blutspucken mit	Ac-nitr.
- Gehirn des	Calc., Jod., Lyc., Merc-s., Nat-m., Sil., Sulf., Tub., Zinc.
- Haut der	Calc., Caust., Lach., Led.
- Husten mit quälendem	Calc-hyp., Mang., Stict., Teucr-mar.
- Hoden der	Jod., Puls., Sil., Spong., Tub., Zinc.
- Kehlkopf u.Trachea des	Ars., Calc., Carb-an., Dros., Mang., Spong., Stann.
- Nachtschweiß mit	Calc-hyp.
- Stadium im ersten und zweiten	Ars-j.
- Trachea der	Ars., Calc., Carb-an., Dros., Stann.
- Zunge der	Graph., Lyc., Mang.
- Zusatzmittel bei	Phell.
Tumor(en)	Cob., Con.
- albus	Dros.
- blutender	Thuj.
- Brust in der weiblichen	Scroph-n.
- Eiterbildung mit	Staph.
- fibröser	Lap-a.
- kleine unter der Haut	Kali-ars.
- Knochen an den	Staph.
- Knochenhaut an der	Staph.
- Lymphdrüsen an den	Scroph-n.
- spongiöser	Thuj.
- Wachstum der, maligner	Carb-v.
Typhoid	Hyosc.
Typhus	Ac-hydroc., Ac-m., Agar., Apis., Arn., Ars., Bapt., Bry., Colch., Crot., Ipec., Pyrog., Rhs-t., Verat., Vip.

U

Übelkeit	Ac-acet., Ac-benz., Ac-form., Ac-m., Ac-sulf., Agar., Alum., Ambr., Amm-c., Aran-d., Bellis., Bor., Brom., Bry., Cad., Camph., Canth., Caps., Carb-v., Cepa., Cic., Cimic., Cin., Coff., Crot., Croton., Cycl., Dulc., Fagop., Ferr-ph. Flor., Graph., Guaj., Helleb., Jugl-reg., Kali-c., Kali-nitr., Kalm., Kreos., Lues., Mandr., Naja., Oena., Olnd., Op., Paeon., Petr., Phell., Phos., Phyt., Plat., Podo., Pop., Quas., Rhod., Sec. Sil., Spig., Stroph., Tarax., Tart-emet., Tereb., Thea., Uran., Vib.
- Abendessen nach dem	Magn-m.
- abends	Ran-b.
- Alkoholgenuß nach	Glon.
- alles erzeugt	Ac-hydroc.
- Angst mit	Ant-t.
- Aufwärtssehen beim	Petr.
- Augenschließen beim	Ther.
- Brennen mit	Sang.
- Brust in der	Croc.
- Durst mit	Ac-picr.
- Erbrechen bessert	Visc.
- Erbrechen mit	Asar., Card.
- Erwachen beim	Kres.
- Essen, beim Denken an	Anhal., Cocc., Colch.
- Essen bessert	Ac-fl., Ac-lac., Beryl.
- Essen nach dem	Ac-nitr., Cham., Hyper., Tarant.
- Essen nach fettem	Calc-ph., Dros., Magn-m.
- Feuer, beim Anblick von	Stram.
- Frieren mit	Arist.
- Früstück vor dem	Berb., Sep.
- heftige	Arist., Tab.
- Hunger mit	Ac-fl., Ac-picr.
- Kälte mit eisiger	Valer.
- Kaltbaden nach	Ant-c.
- Kalttrinken bessert	Cupr.
- Kopfschmerz bei	Cocc.
- Kopfschmerzen mit	Lac-c.
- Küchengeruch durch	Stann.
- Magen vom ausgehende	Stront.
- Magenkrämpfen mit	Lob.

- Magenstauung durch	Scil.
- Magenverstimmung nach	Ant-c.
- Milchgenuß nach	Calc-ph.
- Mittagessen nach dem	Magn-m., Zinc.
- morgens	Hep., Nux-v., Sep., Sulf.
- morgens um 3 Uhr	Ther.
- nachmittags	Ran-b.
- Nahrung, als ob die unverdaut im Magen liegen würde bei	Abs.
- niederlegen muß sich, beim Anblick von Speisen vor	Dig.
- Ohnmacht bis zur	Colch., Verat.
- Ohnmacht mit	Pulx.
- plötzliche	Led.
- qualvolle	Ipec., Lob.
- Riesenappetit mit	Arist.
- Schwäche mit	Pulx.
- Schweißen mit kalten	Lob.
- Schwindel bei	Con.
- Schwindel mit	Ac-sal.
- Sodbrennen mit	Kres.
- Sonnenbestrahlung nach	Ant-c., Glon.
- Speichelfluß mit	Ipec., Jab., Sang.
- Speisegeruch bessert	Beryl.
- Speisegeruch durch	Cocc., Dig.
- Speisen nach warmen	Bari-c.
- Süßigkeiten nach	Sulf.
- ständige	Ant-t., Myric.
- Trinken beim	Cocc.
- Trübsichtigkeit mit	Lac-c., Mygal.
- Umdrehen beim	Con., Ipec.
- Wasser, beim Anblick von	Stram.
- Wasseraufschwulken mit	Kres.
- Wassertrinken nach	Stann.
- Würgen mit heftigem	Lob.
- Zigarettenrauchen beim	Magn-m.
Übellaunigkeit	Ipec., Sars.
Übelnehmende Menschen	Ars.
Übelwollende Menschen	Ac-nitr.
Überanstrengung	Arn.
- Kopfschmerzen mit dumpfen nach	Ac-acet., Ac-ph., Ac-picr.
- Schlaflosigkeit nach	Ac-picr.

- Schwindel bei	Ac-picr.
Überarbeitete Menschen	Nux-v., Pass.
Überempfindlichkeit	Acon., Ambr., Aur., Cocc., Ferr., Ferr-ph., Hep., Hyper., Nat-m., Phos., Sars., Sil., Ther., Valer.
- Eindrücke gegen alle nervösen	Asar.
- Gemütes des	Asa.
- Geschlechtsteile der, bei Berührung	Plat.
- nervöse	Cham.
- Schmerzen gegen	Ac-ox., Coff.
- Sinneseindrücke gegen	Coff.
- Sinnesorgane der	Bell., Colch.
- Teile der entzündeten	Bell.
Übererregbarkeit	Acon., Arg-n., Aur., Bell., Cham., Coff., Coll., Graph., Hyos., Kali-br., Kali-j., Lac-c., Lach., Magn-c., Mosch., Nux-v., Phos., Ph-ac., Puls., Stry.
- große	Phos.
- nervöse	Phos., Valer.
- psychische, mit Spasmen und Gasauftreibung	Valer.
Überhebliche Menschen	Agn., Plat.
Überlegen	
- muß alles zweimal	Ambr.
Übermüdung	Rhs-t.
- geistige	Ac-picr.
Überreiztheit	Ambr., Cocc., Croc., Magn-c.
Ulcus cruris	s. Unterschenkelgeschwür
Ulcus duodenie	s. Zwölffingerdarmgeschwür
Ulcus pepticum	s. Dünndarmgeschwür
Ulcus varicosum	s. Krampfadergeschwür
Ulcus ventriculi	Ac-form., Ac-nitr., Ac-sal., Ac-succ., Ac-sulf., Anac., Arg-nitr., Ars., Atrop-s., Bell., Cad., Cond., Graph., Hydrast., Ign., Jod., Kali-ph. Kreos., Lues., Nat-m., Nux-v., Phos., Poten., Rob.
- Blutung mit	Arg-nitr.
- Magenwand, an der hinteren	Bism.
- Leberstörung mit	Kali-bi.
- rundes	Kali-bi.

Umhergehen	
- Erbrechen beim	Sel.
- Schwindel beim	Sel.
- Übelkeit beim	Sel.
Umknöcheln	Calc-ph.
Umschnürungsgefühl	Alum.
Unansprechbar	
- tagsüber	Ac-picr.
Unausgeschlafen	Cauloph., Lyc.
- morgens	Alum., Zinc.
- tagsüber	Bry., Bufo., Calc-ph., Cloloc.
Unbehagen	Cact., Chin.
- Essen, 2 Stunden nach dem	Puls.
Unberechenbare Menschen	Anac.
Unbesinnlichkeit	Cann-ind.
Unfruchtbarkeit	
- der Männer	Plb.
Ungeduldige Menschen	Acon., Apoc., Bufo., Cham., Cin., Coloc., Kalm., Thuj.
Ungeschickte Menschen	Agar., Caps., Ipec.
- läßt alles fallen	Apis., Bov.
Uninteressierte Menschen	Plat.
Unkonzentriert	Ac-sal., Aran-d.
Unlustgefühl	
- Frauen bei	Anhal.
Unlustige Menschen	Card.
Unmanierlich	Cann-ind.
- tagsüber	Bufo.
Unordentliche Menschen	Ant-c., Stram., Sulf.
Unruhe	Aloe., Anac., Ant-ars., Arg-nitr., Bapt., Cann-ind., Caust., Chin-ars., Ferr-ph., Kali-ph., Magn-c., Magn-m., Naja., Napht., Olnd., Rauw., Strych., Vacc., Valer., Zinc.

- bewegen muß sich stets	Glon.
- geistige	Ars.
- geschwätzige	Pyrog.
- große	Ac-hydroc., Acon., Apis., Aran-ix., Arn., Ars., Bell., Kreos., Lac-c., Phyt., Rhs-t., Spig., Tarant., Vib., Vip.
- Herzklopfen bei	Spig.
- innerliche	Abrot., Jod., Visc.
- motorische	Apom., Kali-br., Mandr., Tarant., Vib.
- muskuläre	Apom.
- nachts	Conv., Kres., Lues.
- nervöse	Abrot., Thea., Vib.
- Schlaf während des	Nicc.
- voller	Heder.
Unruhige Menschen	Ambr., Aran-d., Arum., Canth., Carc., Cedr., Coff., Conv., Hirud., Jod., Kres., Lath., Magn-c., Merc-sol., Phos., Phyt., Rhs-t., Sabad., Tarant., Visc.
Unsicherheit	
- Umdrehen beim	Aloe.
Unterarm	
- Ameisenlaufen im	Rhod.
- eiskalter	Brom.
- Schmerzen ziehende im, bis in die Finger ausstrahlende	Rhod.
- Schwäche im	Rhod.
- Schwere im	Rhod.
- Stechen im, plötzliches beim Schreiben	Ran-b.
- Taubheitsgefühl im	Aran-d.
- Ziehen im, plötzliches beim Schreiben	Ran-b.
- Zucken am	Thea.
Unterdrückungsekzeme	
- Ellenbeugen in den	Zinc.
- Kniekehlen in den	Zinc.
Unterhaltung	
- greift sehr an	Ambr.
- weicht jeder aus	Helon.
Unterhautblutungen	Thal.
- diffuse	Phos.
Unterkiefer	
- Dislokation des	Petr.

U

- Herabhängen des	Ac-m., Gels., Helleb., Hyosc., Op.
- Knacken im	Petr.
- Muskelkontraktion am, plötzliche	Eupat-perf.
- Nekrose am	Calc-fl., Phos.
- Schmerzen am	Agn., Dros., Eupat-perf., Psor.
- Zittern des	Olnd.
Unterkieferdrüsen	
- Vergrößerung der, mit starkem Speichelfluß	Thal.
Unterkühlung	Acon.
- weitzurückreichende	Dulc.
Unterleib(s)	Ant-t., Merc-sub.
- beschwerden wechseln mit fliegendem Gelenkrheuma	Cauloph.
- beschwerden mit Koliken	Latrod.
- Druck im (weibl)	Ac-m., Bellis., Sep.
- Herabdrängunsgefühl im	Aloe., Puls., Sep., Stann.
- Koliken im	Alet.
- Krämpfe im	Bell., Bellis., Clem., Diosc., Latrod.
- Schwäche im	Alet., Stann.
- Schwere im	Ant-c.
- Stauungen im	Murx., Sep.
- Taubheit im	Spong.
- Übererregbarkeit im, nervöse	Valer.
- Verwahrlosung des	Anhal.
- Völle im	Sep.
- Ziehen im (weibl)	Ac-ox., Ambr.
Unterleibsplethora	Aloe., Card., Lil., Sulf.
- Hämorrhoiden mit	Prun.
- Obstipation mit	Prun.
- Verdauung mit träger	Aesc.
Unterleibsschmerzen	Dig.
- Eierstöcke, bis in die ausstrahlende	Sabal.
- Gurgeln mit	Gins.
- herabdrängende	Apis.
- krampfartige	Vib.
- links von, nach rechts quer über den Bauch ziehende	Lach.
- linksseitige	Cepa.
- rechtsseitige	Gins.
- Stellen, an weit entfernte ausstrahlende (Finger, Zehen)	Diosc.

- Unterschenkel bis in die ausstrahlende	Sabal.
- ziehende	Stann.
Unterlid	
- Zucken am	Stann.
Unterlippe	
- aufgesprungene	Puls.
- Geschwüre an der	Beryl.
- Riß in der Mitte der	Nat-m.
- Schrunden in der Mitte der	Hep.
- Venenknoten an der Innenseite der	Millef.
Unterschenkel	
- Anschwellung der	Puls.
- Zuckungen in den konvulsive	Ipec.
Unterschenkelgeschwüre	Ac-hydrof., Ac-fl., Ac-form., Ac-lac., Ars., Calend., Clem., Graph., Ham., Lach., Mez., Op., Puls., Sec., Sep., Sulf., Sulf-j., Vip.
- langwierige	Echin.
- Leberleidem bei	Lyc.
- Rändern mit harten	Calc-fl.
- rechtsseitige	Card.
- Regeleintritt bessert	Arist.
Untertemperatur	Camph., Jab.
Unterzungenspeicheldrüse	
- Schwellung der	Thuj.
Untröstlich	
- nach unterlassenen Pflichten	Cycl.
Unwohlsein	Vacc.
Unzüchtige Menschen	Hyosc., Stram.
Unzufriedene Menschen	Bism., Tab.
Urämie	Ac-hydroc., Ac-m., Ars., Glon., Helleb., Plb.
- Anurie mit	Ac-nitr.
- Asthma mit	Kali-nitr.
- Krampfneigung mit	Cupr.
Uratdiathese (harnsaure Steinbildung)	Equis., Solid.

U

Urin

- alkalischer	Ferr-ph.
- Ammoniakgeruch mit	Ac-benz., Aur., Stront.
- azetonhaltiger	Calc-m., Caust., Senn.
- baldrianartiger Geruch	Murex.
- bierartiger	Bry., Card.
- bierbrauner (wie dunkles Bier)	Card., Chelid., Crot., Mandr.
- billirubinhaltiger	Card., Cean., Myric.
- blasser	Cimic., Rhod., Stront.
- blutiger	Ac-form., Ac-nitr., Ac-ph., Ac-sal., Ac-sulf., Ant-t., Arg-nitr., Arn., Ars., Arum., Bell., Cact., Canth., Chin., Cocc-c., Colch., Coloc., Croc., Crot., Ferr-ph., Form., Glon., Helleb., Hep., Ipec., Kali-m., Kres., Lach., Lues., Naja., Nat-m., Pareir., Petr., Phos., Pyrog., Sabin., Sars., Scil., Senec., Tarant., Tereb., Thlaspi., Trill., Tub., Vacc.
- Blutstückchen mit	Ac-ph.
- Bodensatz mit	Carb-v., Dulc., Lues.
- Bodensatz mit braunem	Lith.
- Bodensatz mit flockigem	Sars.
- Bodensatz mit rotem	Berb., Brom., Card., Lyc., Magn-s., Mez., Sang., Sep., Thlaspi., Valer.
- Bodensatz mit rot-braunem	Solid.
- Bodensatz mit weißem	Calc-c., Kali-bi., Olnd., Prun.
- brauner	Abrot., Arum., Bry., Cocc-c., Olnd.
- brennender	Ac-nitr., Kali-c., Lues., Nux-m., Urt.
- Chloride vermehrt	Chin-s., Rad., Senna.
- Chloride verringert	Bar-m., Chel., Col.
- dickflüssiger	Pareir., Spong.
- dunkelbrauner	Eupat-perf., Graph., Kreos., Valer.
- dunkelroter	Cupr.
- dunkler	Ac-benz., Aloe., Aur., Bapt., Calc-c., Calc-ph., Card., Croton., Dig., Dros., Equis., Helleb., Lach., Myric., Pareir., Prun., Rhs-t., Sang., Tereb., Urt.
- durchdringend n. Ammoniak riechend	Stigm.
- durchsichtig	Gels.
- Eiern nach faulen stinkender	Daph.
- eigenartig riechender	Hyper.
- eitriger	Folia., Med., Merc-sol., Pareir., Pop., S-abin., Sars.

- eiweißhaltiger	Aals., Ac-benz., Ac-form., Ac-hydroc., Ac-nitr., Ac-ph., Ac-picr., Ac-sal., Ac-sulf., Apis., Arg-nitr., Ars., Cann-sat., Canth., Carb-v., Colch., Crot., Cupr., Eupat-pur., Ferr-ph., Form., Glon., Helleb., Kali-bi., Kali-m., Lach., Mang., Merc-sol., Phos., Plb., Pyrog., Sabin., Tereb., Thal., Tub., Vacc.
- eiweißhaltiger mit Blasentenesmen	Apis.
- erythrozytenhaltiger	Folia.
- farbloser	Agn., Coff.
- feuerroter	Colch.
- flockiger	Lith., Seneg., Valer.
- Früchten nach faulen riechender	Helod.
- gallehaltiger	Card.
- gallertartiger	Ac-ph.
- gelber	Berb., Chelid., Daph.
- Geruch mit scharfem, wiederlichen	Rhod.
- Gewicht spezifisch erhöht	Ac-picr., Chion., Eupat-perf., Senec., Syz.
- gold-gelber	Card., Mang.
- Grieß mit	Coloc., Lith., Lyc., Nat-ph., Tereb., Urt.
- grünlicher	Cean., Merc-sol.
- hämoglobinhaltiger	Kali-m.
- harnsäurehaltiger	Ac-sal., Colch.
- Häutchen auf dem, ölige	Sumb.
- heißer	Bor., Cepa., Guaj., Ran-b.
- heller	Ac-acet., Ac-hydroc., Ac-m., Ac-picr., Ferr-ph., Ign., Jod., Mang-c., Mandr., Mosch.
- hellgelber	Bell., Cact.
- Kalksediment mit	Seneg.
- Katzenharngeruch mit	Viol-t.
- klarer	Ac-ox., Bell., Cauloph., Stram.
- Knoblauchgeruch mit	Cob.
- leukozytenhaltiger	Folia.
- milchiger	Ac-ph., Cob., Hep., Mandr., Viol-o.
- nachts häufig, heller	Sang.
- orangenfarbiger	Abs., Croton.
- oxalsäurehaltiger	Ac-ox., Senn.
- Pferdeharngeruch mit	Abs., Ac-benz., Ac-nitr.
- phosphathaltiger	Ac-nitr., Ac-ph., Jod., Magn-ph., Mandr., Senn.
- porphyrinhaltiger	Beryl., Thlaspi., Zinc.
- prickelnder	Arum.

U

- profuser	Phos. Stram.
- rauchiger	Tereb.
- rotfleckiger	Berb.
- rötlicher	Bry., Carb-v., Cepa., Lith.
- salziger	Ac-benz., Berb., Calc-fl., Chin., Colch.
- Sand mit	Coloc., Lyc., Nat-ph., Nux-m., Tereb., Urt.
- saturierter	Kali-bi., Led., Lith.
- saurer	Ac-ox., Cocc-c., Kali-bi., Petr.
- scharfer	Ac-acet., Ac-fl., Bor., Hep., Lith., Nux-m., Petr., Ran-b., Sang., Urt.
- schaumiger	Card., Spong.
- Schleim mit dickem, zähem	Hydrast.
- schleimiger	Ac-m., Canth., Cepa., Chin., Cocc-c., Coloc., Con., Dulc., Equis., Folia., Lith., Med., Merc-sol., Pareir., Pop., Sabin., Sars., Senec., Sep.
- stechend riechender	Abrot.
- stechender	Ran-b.
- Stehenlassen nach längerem, wird wie Milch	Cin.
- stinkender	Abrot., Ac-form., Bor., Calc-c., Chim., Guaj., Lues., Petr., Pyrog., Viol-o.
- streng riechender	Lith.
- strohfarbener	Ac-ox., Cauloph.
- süßlich riechender	Card.
- trüber	Calc-c., Calc-fl., Canth., Carb-v., Chim., Chin., Cob., Daph., Dig., Dulc., Hep., Hyper., Kreos., Lith., Lyc., Merc-sol., Pop., Rhs-t., Sep., Tereb.
- übelriechender	Arg-nitr., Aur., Dros., Dulc., Helod., Kreos., Lach., Lyc., Magn-m., Pop., Ran-b., Sep.,
- urathaltiger	Kali-c., Lob., Sulf.
- Veilchengeruch mit	Clem., Nux-m., Tereb.
- wasserklarer	Ac-m., Anac., Coff., Ign., Nux-v., Tab., Vib.
- wäßriger	Ac-hydroc., Ac-m., Cimic., Croc., Ferr-ph., Lycop., Phos.
- weißlicher	Rhs-t.
- wenig	Kali-bi., Merc-sol., Prun., Sang., Urt.
- widerlich stinkender	Ac-fl., Coloc.
- wolkiger	Valer.
- wundmachneder	Hep., Kreos.

- zersetzender	Pyrog.
- zitronenfarbener	Agn.
- zuckerhaltiger	Ac-ph., Ac-sulf., Cean., Glon., Kreos.
- Zylindern, mit granulierten	Kres.
- zylinderhaltiger	Ac-nitr., Ac-picr., Ac-sal., Apis., Ars., Cupr., Merc-sol., Phos., Plb., Tereb., Tub.
Urina spastika	Magn-ph., Nux-v., Petros., Plant., Rauw., Spart., Stroph.
Urobillinogen	
- vermehrt	Olnd., Phos.
Urogenitalsystem	Bor., Cann-sat., Canth., Equis., Magn-m., Prun., Sulf.
Urogenitaltuberkulose	Tub.
Urtikaria	Ac-form., Ac-picr., Ac-sal., Ac-sulf., Apis., Ars., Bellis., Berb., Brom., Bry., Calc-c., Carb-v., Cardios., Caust., Cepa., Chin., Con., Fagop., Form., Hep., Jod., Kreos., Mandr., Merc-sol., Nat-m., Phos., Plant., Prim., Rhod., Rhs-t., Sang., Sep., Tereb., Thal., Visc.
- Alkoholgenuß nach	Chlor.
- Aufregung durch	Bor.
- Bad nach einem warmen	Magn-c.
- Blasenleiden bei	Dulc.
- Darmstörungen bei	Dulc.
- Fischgenuß nach	Urt.
- flohstichartige	Dulc.
- gastrische	Puls.
- hartnäckige	Magn-c.
- Insektenstichen nach	Urt.
- juckende	Ant-c.
- Kratzen durch	Rumx.
- Magenverstimmung nach	Nux-v., Puls.
- Schwitzen beim	Apis, Rhs-t.
- Stimulantieneinnahme durch	Chlor.
- uterine	Puls.
- Wandernd	Mur-ac., Puls.
- Wärme durch	Rumx.
- Wassergenuß nach	Ac-ox.
- Wein durch	Chlol
- Wetterwechsel bei	Apis

U

V

Vagina	
- Berührungsempfindlichkeit der	Ac-m., Berb., Cob.
- Brennen in der	Berb., Calc-c., Lyc., Sep., Staph., Thuj.
- Empfindlichkeit der	Nat-m., Thuj.
- Entzündung der	Helon.
- gerötete	Merc-sol.
- geschwollene	Merc-sol.
- Hitze in der	Sep.
- Jucken der, mit Ausfluß	Ac-sulf., Calc-c.
- Jucken in der	Anac., Staph., Thuj.
- Jucken in der, mit Entzündung	Ambr.
- Kältegefühl in der	Graph.
- Katarrhe der, bei alten Frauen	Amm-c.
- Knotenbildung in der	Lues.
- Schmerzen in der, beim Verkehr	Rhs-t.
- Stechen in der	Berb., Phos.
- Trockenheit in der	Alum., Lyc., Nat-m., Nux-m., Sep.
- Überempfindlichkeit der	Coff., Hydroph.
- Vorfall der, beim Stuhlpressen	Stann.
- Windabgang aus der	Brom., Sang.
- Wundheit der	Alum., Anac., Berb., Brom., Sep.
Vaginismus	Ac-ox., Bell., Chin., Coff., Plat., Sep., Thuj.
- Abneigung mit	Plb.
- Regeleintritt bessert	Cupr.
- schmerzhefter	Cauloph.
Vagotonie	Ipec., Kali-c.
Vagusparalyse	
- drohende, bei schweren Krankheiten	Ant-t.
Vagusreizung	Sabad.
- Hitze, Schweißausbruch, Speichelfluß und Wallungen mit	Jab.
- Zusammenschnüren mit in Schlund, Hals, Magen und Unterleib	Lob.
Vaguszentrum	Tab.
Varikozele	Clem., Ham.
Varizen	Ac-fl., Ac-hydrof., Aloe., Arn., Carb-v., Card., Collins., Ferr., Ferr-ph., Ham., Lyc., Op., Puls., Ruta., Sulf., Vip.

- Beinen an den	Zinc.
- Brennen in den	Graph.
- geschwüre	Ac-hydrof., Carb-v., Lyc., Op., Sep.
- Regeleintritt bessert die Beschwerden	Arist.
- Schamlippen an den	Zinc.
- Schmerzen mit heftigen, stechenden	Calc-fl.
- Stechen in den	Graph.
- Thromboseneigung mit	Aesc.
- voll, wie zum Platzen	Sep.
Vaskularisation	Aur.
Vasolabilität	Cham.
Vasomotorenkollaps	Verat.
Vasomotorenzentrum	Ac-hydroc., Camph., Coff., Crot., Helod.
- Versagen des mit Kollaps, arktischer Kälte und Schweißen	Helod.
Vegetative Dystonie	Ambr., Chin-ars., Heder., Ign., Lycop., Magn-c., Mandr e rad., Nux-m., Thyr.
- Aufregung nach	Op.
- Gemütserregung nach	Staph.
- Herzstörungen mit nervösen	Nat-m.
- Hyperthyreose bei	Nat-m.
Vegetative Funktionen	Thyr.
Vegetatives Nervensystem	Agar., Arg-nitr., Ars., Cer-ox., Cham., Chin-ars., Caust., Diosc., Gins., Helon., Ign., Jab., Jod., Lach., Lycop., Magn-c., Magn-m., Nat-c., Nat-m., Nux-m., Nux-v., Op., Petr., Phos., Puls., Rauw., Rob., Sabad., Sec., Staph., Stram., Strych., Sulf., Tab., Thal., Thuj., Visc.
Vegetative Zentren	Cocc., Vib.
Veitztanz	s. Chorea
Venen	Ac-fl., Aesc., Calc-fl., Collins., Ham., Ruta., Sulf.
- berstendes Gefühl in den, der Hände und Füße	Lil.
- blau durchscheinende	Clac-fl., Ferr., Puls.
- blutungen	Bov., Carb-v., Ham.
- dicke	Vip.
- entzündung	Ac-fl., Card., Ham., Millef., Puls., Vip.

- erweiterung	Ac-hydrof., Ant-c., Arn., Calc-fl., Croc., Cycl., Ferr-ph., Glon., Ham., Phos., Plb., Zinc.
- gefüllte	Agar., Op.
- geschwollene	Berb., Carb-v., Ferr-ph.
- hämorrhoidale	Amm-c., Calc-stib.
- harte	Vip.
- sichtbar hervortretende, an beiden Unterschenkeln	Clem.
- schmerzhafte	Ham., Lac-c.
- überfüllte	Aloe., Vip.
- volle	Ham., Puls.
- vorspringende, an den Gliedern	Plb.
Venenmittel	Ham., Millef.
Venenstauungen	Aloe., Arn., Bov., Carb-v., Croc., Cycl., Ham., Lac-c., Lil., Melil., Millef., Ruta., Sulf., Vip., Zinc.
- allgemeine	Arist.
- Becken im kleinen	Card.
- Beckengebiet im	Collins., Puls.
- Beine, beim Herunterhängenlassen der	Bellis., Berb.
- Beinen in den	Aesc., Flor., Ham., Lyc., Puls., Sep.
- Extremitäten in den	Agar.
- Frieren und Frösteln mit	Arist.
- Geschlechtsorganen, in den weiblichen	Sep.
- Handrücken am	Cycl.
- Hitze mit brennender, in den Händen	Puls.
- Körper im ganzen	Sep.
- Nachtschweißen mit	Arist.
- Neigung zu	Phos.
- Pfortadersystem im	Aesc., Sep.
- Regelausbleiben beim	Sang.
- Stauungsdruck mit	Ham.
- Unterbauch im	Nat-c.
- Venen, in den oberflächlichen	Podo.
- Venen, in den peripheren	Aesc.
Venöses Blut	
- gerinnt abnorm schnell	Both.
Venöse Konstitution	
- Greise der	Carb-an.
Venöser Kreislauf	
- Erschlaffung des	Cob.

Venöses System	
- peripheres	Puls.
- Unterbauch des	Berb.
Verantwortlichkeit	
- verliert das Gefühl für	Tarant.
Verblödung	s. Dementia
Verbrauchte Menschen	Ac-sulf.
Verbrennungen	Ac-acet., Acon., Agar., Arn., Canth., Echin., Hyper., Pyrog.
- ersten Grades	Cardios., Urt.
- Haut der	Arist.
Verbrühungen	Ac-acet.
Verdauung	
- Blähungen mit	Carc.
- Koliken mit	Carc.
- mangelnde	Carc- Lyc.
- schwache	Bari-c., Carb-an., Carb-v., Iber., Nat-c.
Verdauungskanal	Ipec., Jod.
- Brennen im	Iris.
- Entzündung im	Acon.
- Krampfbeschwerden im	Diosc.
- Reizung des, übermäßige	Kali-c.
- Übererregbarkeit des, nervöse	Diosc.
Verdauungsstörungen	s. Dyspepsie
Verdrießlichkeit	Con., Kali-ph., Kalm., Pulx., Visc.
- Magen vom ausgehende	Stront.
Verfolgungswahn	Hyosc.
Vergeßlichkeit	Ambr., Cann-ind., Card., Cocc., Jod., Lac-c., Petr., Sec., Tab., Tell., Vacc.
- große	Glon.
- Namen von	Guaj.
Vergiftung	Canth.
- Chinin von	Ars.
- Jod von	Ars.
- Quecksilber von	Ars., Merc-sol.
Verhaltensstörung	
- thyreotoxische	Anhal.

Verheben	Arn.
Verkrampft	
- alles ist	Nux-v.
Verlassenheit	Ac-acet.
Verlegenheitshusten	
- Essen nach dem	Ambr.
- Fremder, in Gegenwart von	Ambr.
- Musik bei	Ambr.
Verletzungen	
- akute	Arn., Calend.
- alte	Calend.
- Augen der	Ruta.
- äußere	Calend.
- Belastungsschmerz mit, bei Ödemen	Kali-nitr., Kali-ph., Kali-sulf., Sil., Stront.
- Blutungen mit	Ac-sulf., Arn., Bellis.
- Blutungen mit hellroten	Millef.
- Druck durch	Arn.
- Eiterungen mit	Bufo., Cham., Hep.
- Entzündungen mit	Ham.
- Fall durch	Ham.
- Folgen von	Bellis., Ham., Ruta.
- Gefäßschädigungen mit	Arn.
- Haut der	Ham.
- innerliche	Calend.
- Knochenbrüchen mit	Arn., dann Bellis., dann Symph.
- Knochenhaut der	Ruta.
- lange zurückliegende	Kali-nitr., Kali-ph., Kali-sulf., Sil., Stront.
- Nerven der	Hyper.
- Prellungen durch	Bellis.
- Quetschungen durch	Arn.
- Schlag durch	Ruta.
- Schmerzen mit	Bufo.
- Schnittverletzungen bei	Led.
- Sprunggelenksverrenkungen	Ruta.
- Stichverletzungen bei	Led.
- Stoß durch	Ham., Hyper., Ruta.
- stumpfe, mit Bluterguß	Ac-sulf.
- Verrenkungen	s. dort
- Verstauchungen	s. dort
- Wundschmerz nach	Bellis.
- Zerrungen durch	Rhs-t.
Verletzungsmittel	Led.

Verliebte Menschen	Cann-ind.
Verrenkungen	Arn., Bellis., Calc-ph., Led., Phos., Rhs-t., Ruta.
- alte	Petr.
- Gefühl von	Aloe., Caust.
- Schmerzen bei	Cycl., Millef., Sulf.
Verrückte Menschen	Cann-ind.
Verschlossenheit	Sars.
- depressive	Zinc.
- mürriche	Zinc.
Verschluckt sich dauernd beim Essen	Meph.
Verspannungen	Anac., Bufo., Cact., Calc-fl., Canth., Hyosc.
- Glieder der	Dros.
- Nacken vom, bis in den Hals	Guaj.
- schmerzhafte	Cact., Dros., Guaj.
- Schulterblätter zwischen den, bis zum Kreuz	Guaj.
- tagsüber	Cimic.
Versprechen	
- leichtes	Lyc.
Verstandesschwäche	Lyc.
Verstauchungen	Arn., Bellis., Calc-ph., Hyper., Rhs-t., Ruta., Stront., Symph.
- alte	Nat-c.
- schmerzhafte	Millef., Sulf.
Verstimmung	Kali-ph.
- Ausgelassenheit schlägt plötzlich um in	Plat.
- depressive	Tarax.
- Reizbarkeit schlägt plötzlich um in	Plat.
Verstopfung	s. Obstipation
Vertigo	s. Schwindel
Verwahrlosung	Cann-ind.
Verwirrung	Bapt., Bufo., Cepa., Croc., Echin., Glon., Mandr., Petr., Vacc., Vib.
- geistige	Anhal.
- Lachzwang mit	Agar.
- Kaffee nach	All-c., Arg-n., Calc-p., Mill.
- Mense vor	Cimic., Sep.

- morgens	Chin.
- Schwatzhaftigkeit mit	Agar.
- vorübergehende	Canth.
- zentrale	Kali-nitr.
Verzagte Menschen	Card., Kali-c., Lac-c., Lues., Myric., Puls., Sars., Senec., Stann., Sulf., Tab.
Verzweifelte Menschen	Ac-nitr., Ambr., Apoc., Cad., Lath., Lauroc., Lues.
- Schmerzen durch	Acon.
- Seelenheils wegen ihres	Verat.
Vestibularapparat	Glon., Grat.
Vielgeschäftige Menschen	Lach.
Vitalität	
- verminderte	Carb-an.
Vitiligo	Lues.
Völlegefühl	Abrot., Abs., Ac-fl., Ac-form. Ac-lac., Ac-m., Ac-picr., Ac-sal., Ac-succ., Ac-sulf., Agar., Aloe., Alum., Ambr., Anac., Ant-c., Apis., Aran-d., Arg-nitr., Arist., Arum., Aur., Bapt., Bellis., Berb., Beryl., Bor., Bufo., Clac-fl., Caps., Card., Caust., Cocc., Colch., Coloc., Con., Croc., Croton., Ferr-ph., Glon., Ham., Helod., Ign., Led., Lil., Lues., Magn-m., Mandr., Mang., Naja., Nux-m., Prun., Quas., Rauw., Tab., Tarax., Teucr-mar., Tub., Valer.
- Abwärtsdrängen mit, im Unterleib	Aloe.
- Bauch im, durch Blutstauungen	Aesc.
- Blähungsabgang bessert	Calc-fl.
- Gebärmutterstörungen bei	Cauloph.
- Hunger bei	Plat.
- Leib im	Sabal.
- Magen, als wäre der überladen	Mandr e rad.
- Magen bei leerem	Plat.
- Meteorismus mit	Mandr e rad.
- Pulsieren mit, im Sonnengeflecht	Cean.
- Seitenlage in rechter	Cean.
- Speisen, durch lange Verweildauer der	Chin.
- **Völlerei**	Am-m., Ant-c., Bry., Carb-v., Cocc., Coff., Laur., Nux-v., Op., Puls., Stram.

V

Vorahnungen

- Aufregung mit	Arg-nitr.
- Durchfällen mit	Arg-nitr.
- schlimme	Magn-s.
- Todes, des bevorstehenden	Petr.

Vorhaut

- brennen	Ac-m., Caps.
- ekzeme	Ac-sal.
- entzündung	Canth., Merc-sol., Staph.
- geschwüre	Ac-nitr., Arg-nitr., Calc-fl., Hep., Ign., Sulf.
- jucken	Ac-m., Aloe., Eupat-perf., Ign., Zing.
- ödeme	Ac-acet., Napht.
- risse	Sulf.
- rötung	Merc-sol., Thuj.
- schwellung	Thuj.
- verengung	Canth., Carc., Cycl., Sulf.
- wundheit	Ign.

Vulva

- blutungen	Ac-nitr.
- brennen	Ac-sal., Hep., Kreos.
- entzündung	Ac-nitr., Ambr., Bell., Beryl., Caust., Croton., Hep., Kres.
- fissuren	Cond.
- geschwüre	Ac-nitr., Lac-c.
- hitze	Tarant.
- jucken	Ac-fl., Ac-sal., Ac-succ., Ambr., Aran-d., Caust., Collins., Euphr., Fagop., Graph., Helon., Hep., Hydrast., Kreos., Lil., Nux-v., Plat., Rad., Rhs-t., Staph., Tarant., Thuj.
- pusteln	Lac-c.
- reizung	Aran-d.
- rötung	Canth., Helon., Hydroc.
- schmerzen, stechende	Aur.
- schwellung	Canth., Helon., Kreos.
- trockenheit	Tarant.
- überempfindlichkeit	Coff.
- varizen	Carb-v.
- wundheit	Caust.

W

Wachsen	
- schnelles	Phos.
Wachstumsschmerzen	Calc-ph., Caps., Guaj.
Wachstumsstörungen	Aur., Bari-c., Calc-c., Calc-ph., Carc., Sil.
- Knochen der	Phos.
Waden	
- klamme	Lyc.
Wadenbeinmuskel	
- Lähmung des, schlaffe	Kres.
Wadenkrämpfe	Alum., Anac., Arg-nitr., Bellis., Cham., Con., Gnaph., Lachn., Mandr., Nat-m., Nux-v., Plb., Poten., Sec., Stann., Stront., Tab.
- Druck durch	Magn-c.
- Durchfällen mit profusen	Verat.
- Hartliegen beim	Magn-c.
- nächtliche	Calc-fl., Cimic., Cupr., Led., Magn-m., Staph.
- Schwangerschaft in der	Vib.
- Strecken beim	Led.
Wadenschmerzen	Dros.
- krampfartige	Crot.
Wadenziehen	
- rechtsseitiges	Flor.
Wallungen	Abs., Ac-form., Ac-lac., Ac-m., Ac-nitr., Ac-sulf., Acon., Agar., Aloe., Ambr., Arn., Arum., Bell., Bellis., Cact., Card., Cham., Croc., Crot., Ferr-ph., Glon., Lues., Merc-sol., Mosch., Nat-m., Nat-nitr., Puls., Sabin., Sep., Stram.
- Anstrengungen nach	Aur.
- Beengung mit	Lach.
- Brust zur	Aur.
- Bücken beim	Aur.
- Gesichtsröte mit einseitiger	Rauw.
- Kopf zum	Coff., Cycl., Nux-v.
- Regel während der	Ac-sal.
- Schlaf im	Bor.
- Schweißen mit	Coff.
- Schwindel bei	Nat-c.
- Sitzen im	Mag-m.

W

- vasomotorische	Sang.
- Wechseljahren in den	Sang.
Wahn	
- religiöser	Anac., Verat.
Wahnideen	Bell., Lach., Plat., Thuj.
Wahnsinn	Sec.
Wahnsinnig	
- zu werden fürchtet	Ambr.
Wahrnehmungsstörungen	Petr.
- Frauen bei	Bor.
Wange(n)	
- Absterben der, brandiges	Kali-m.
- beißt sich in die, beim Reden	Ign.
- brennende	Pyrog.
- dunkelrote	Alum.
- glänzend-rote	Pyrog.
- glühende	Podo.
- heiße	Merc-sol., Thuj., Valer.
- Hitze an den, trockene	Brom., Ran-b.
- rot die eine, weiß die andere	Cham.
- rote	Merc-sol., Ran-b., Thuj., Valer.
- rote bei Anstrengung, aber nachher blutleer	Ferr.
- Rötung der rechten	Stann.
- Schwellung der rechten	Stann.
- Taubheitsgefühl der	Acon., Anhal.
- Trockenheitsgefühl der	Acon.
- Venulen auf den, kleine variköse	Carb-v.
Wangenknochen	Bry., Phos.
Wangenschleimhaut	
- beißt sich häufig in die	Caust.
- geschwüre	Thal.
- pelzigkeit	Anhal.
- rhagaden	Thal.
- schmerzen, beim Kauen	Anhal.
Wanken	Arg-nitr., Cocc.
- Aufstehen beim	Phyt.
- Knien, bei Schwäche in den	Coloc.
- Undrehen beim	Coloc.

Warm	
- alles ist zu	Sulf.
Wärme	
- bedürftig	Kali-c.
- mangel	Aran-d.
- verlangen	Alum.
Warzen	Ac-acet., Ac-benz., Ac-fl., Ac-picr., Anac., Ant-c., Arg-nitr., Bari-c., Beryl., Carc., Graph., Magn-m., Med., Sil.
- Blutungen der	Ac-fl.
- entzündete	Caust.
- Fingern an den	Ferr-ph.
- Fingerspitzen an den	Caust.
- fleischige	Thuj.
- Geschlechtsteilen an den	Nat-s.
- Gesicht im	Calc-c.
- gezackte	Ac-nitr., Ac-ph.
- glatte	Thuj.
- Händen an den	Calc-c-., Dulc., Sulf.
- Handrücken auf dem	Ferr-ph.
- harte	Caust.
- hornhautartige	Caust.
- Hitze in den	Caust.
- juckende	Caust.
- kleine am Kinn	Sep.
- Nase an der	Caust.
- oberflächliche	Berb.
- rissige	Thuj.
- schmerzhafte	Ambr.
- unappetitliche	Psor.
- zackige	Thuj.
Watzenfortsatz	
- Schmerzen am	Caps.
Warzengeschwulst	s. Papillome
Wachfrauenrheumatismus	Calc-ph.
Waschmittelausschläge	Cardios.
Wasser	
- Aufstoßen von	Bari-c., Kres., Magn-s.
- bleibt im Hals stecken	Ambr.
- Denken an oder Sehen von fließendem, regt ihn auf	Ferr-ph., Hydroph.

W

- Empfindlichkeit gegen	Sulf.
- Erbrechen von	Amm-c.
- Scheu vor	Canth., Hydroph., Stram.
- schluckt gierig	Helleb.
Wasserblasen	Ac-sal., Canth., Euph., Ipec., Rhs-t.
Wasserhaushalt	Kali-nitr.
Wasserkopf	s. Hydrozephalus
Wasserretention	
- kardiale	Prun.
- renale	Prun.
Wassersucht	s. Hydrops
Wasserzusammenlaufen im Mund	Cin., Dros., Petr., Spig., Staph.
- Brechreiz mit	Led.
- Übelkeit mit	Led.
Wechselbeziehungen	
- Erkrankungen innerer und Haut- oder Schleimhautaffektionen	Sulf.
Wechselfieber	s. Malaria
Wehen	
- falsche, mit Stuhl- und Harndrang	Nux-v.
- fehlende	Cauloph.
- krampfartige	Cauloph., Coff., Tab.
- Milchstau nach den	Ac-acet.
- schwache	Caust., Gels., Puls., Sec.
Wehenmittel	
- fehlenden bei	Cauloph.
- krampfartigen bei	Cauloph.
- Nachwehen bei mit Wochbettblutungen	Cauloph.
- schwachen bei	Cauloph.
Weichleibigkeit	Bor.
Weichselzopf	Bor., Vinc.
Weichteilwunden	
- infizierte	Pyrog.
Weinbranndmißbrauch	Ran-b.
Weinen	Cin.
- Kleinigkeiten um	Caust.
- Konversation bei	Med.
- Konvulsionen bei	Absin., Cham., Plb.

- Lachen wechselt mit	Nat-m.
- Musik bei	Graph.
- unwillkürliches	Mang.
Weinerliche Menschen	Cedr., Kali-c., Kali-ph., Kali-s., Nat-m., Puls.
Weinkrämpfe	Mosch., Nux-m.
- sind allen Krankheitsbildern beigemischt	Ign.
Weitsichtigkeit	Petr., Stram.
Welke Menschen	Lyc.
Weltverbesserer	
- depressiver	Sulf.
- nörgelnder	Sulf.
- phantastischer	Cann-ind.
Werlhof-Krankheit	Ac-sulf.
Wespenstich	Led.
Wetter	
- Empfindlichkeit große, gegen naß-kaltes	Bari-c., Calc-ph., Kali-nitr. Rhs-t.
- krank fühlt sich, bei trübem	Aloe.
- Leibschmerzen bei naß-kaltem	Dulc.
- Verschlimmerung bei feucht-warmem	Ars-j.
Wetterfühligkeit	Galph., Myrt., Nat-c.
- Kopfschmerzen mit	Rhod.
Wetterwechsel	
- Empfindlichkeit gegen	Calc-ph.
- Schmerzen bei, wandernde	Ac-nitr.
- Verschlechterung bei, aller Beschwerden	Erig., Phos., Psor., Rhod., Sil., Spig.
Whiskymißbrauch	Ran-b.
Widerspruch	
- verträgt nicht	Helon., Lyc., Nux-v.
Widerspruchsgeist	Nat-m.,
- schwieriger	Ant-c.
Widerstandskräfte	
- mangelnde, gegen Kälteeinflüsse	Kali-ph.
- sinken der	Carb-v., Helleb.
- **Widerstreit mit sich selbst**	Anac., Aur., Kali-c., Lac-c.
- **Widerwillen**	Ars., Cimx., Coloc., Merc., Pul., Sulf.

W

Wildes Fleisch und alle möglichen Exkreszenzen	Ac-nitr.
Willen	
- Lähmung des	Sec.
- Schwäche des	Ac-ox., Ac-picr.
- Störungen des	Anhal.
Wimpern	
- Ausfallen der	Bufo., Med.
- hineingewachsene	Bor.
- zupft sich dauernd welche aus	Sulf.
Wind	Acon., Rhod.
- kalter	Bell.
Windeldermatitis	Arn., Calend., Cham.
Windpocken	Ant-c., Hydrast.
Wirbel(n)	
- Druckempfindlichkeit aller dorsalen	Chin-s.
- Empfindlichkeit zwischen den	Ther.
- Entzündung der	Ac-form., Tub.
- Schmerzen der, beständige	Stram.
Wirbelsäule	Ac-fl., Cocc., Pich., Stront.
- Ameisenlaufen entlang der	Acon.
- Autofahrerknacken in der	Calc-ph.
- Berührungsempfindlichkeit der	Agar., Tell.
- Brennen entlang der	Ac-picr., Ac-succ., Alum., Croton., Lachn., Med., Zinc.
- Druck entlang der	Zinc.
- Druckempfindlichkeit der, nach Verletzungen	Hyper.
- Ermüdungsschmerz in der	Cob.
- haltungsbedingte Schäden der	Heder.
- Nachtsteifigkeit der	Cann-ind.
- Schmerzen entlang der	Ac-nitr., Agar., Cin., Med.
- Schmerzen in der, rheumatisch-neuralgische	Kalm.
- Schmerzen in der ganzen	Vib.
- Schmerzen neben der	Abrot.
- Schwäche der	Ac-acet., Ac-nitr., Ac-picr., Ac-sal., Ac-succ., Alum., Calc-ph., Croton., Nat-m.
- Stechen entlang der	Zinc.
- Steifigkeit der	Ac-acet., Ac-sal.

- Steifigkeit neben der	Led.
- Taubheitsgefühl entlang der	Ac-picr.
- Zerschlagenheit der	Ac-acet., Clem.
Witterungsneurosen	Hep., Nat-c.
- Föhn bei	Rhod.
- Gewitter bei	Rhod.
- Regen bei	Rhod.
- Sturm bei	Rhod.
- Wind bei	Rhod.
Witzelsüchtige Menschen	Aran-d.
Wochenbett	
- blutungen	Cauloph.
- mittel, erstes	Kali-c.
- fieber	Ac-m., Acon., Bapt., Crot., Echin., Pyrog.
- kreuzschmerzen	Bellis.
- manie	Cimic., Hyosc., Ign., Kali-ph., Lach., Plat., Senec., Tab., Verat.
- melancholie	Lil., Tab.
"Wolf"	Card., Cham., Graph., Hep., Hydrast., Hyosc., Lyc., Olnd., Sil.
Wollustgefühle	Ac-sulf.
- Impotenz mit	Stann.
- Libidoverlust mit	Stann.
- Mangel an	Graph.
- Penis mit erschlafftem	Agn.
- Potenzschwäche mit	Stann.
- schwache und zu kurze	Berb.
- unerträgliche, im ganzen Körper	Stann.
Worte	
- artikulieren kann nicht richtig, verschluckt sich	Both.
- Findungsstörungen der	Kali-br.
- tagsüber ohne	Ac-ph.
- verständlich kann keine hervorbringen	Stram.
- verwechselt die	Lyc.
- werden von weit weg gehört	Cob.
Wucherungen	Phos., Thuj.
- Ohrenschmerzen mit	Calc-c.
- Rachenmandeln der	Tub.
- Schluckbeschwerden mit	Calc-c.
- Schwerhörigkeit mit	Calc-ph.

Wundbehandlungen	Ham.
Wunden	Arn.
- Aufbrechen alter	Crot.
- Blutungen der	Millef., Kreos.
- brandige	Lach.
- Eiterungen mit	Bufo., Calc-sulf., Sil.
- infizierte	Pyrog.
- kleine, leicht blutende	Kreos., Phos.
- livid bis schwarz verfärbte	Tarant.
- nekrotisierende	Tarant.
- periodisch aufbrechende	Tarant.
- schlecht heilende	Arist., Bor., Calend., Calc-c., Carc., Sec.
- schlecht vernarbte	Caust.
- Schmerzen mit brennenden	Calend.
Wundheit	Calend., Ham., Ran-b.
- Dekubitusneigung mit	Valer.
- Oberschenkel zwischen den (weibl)	Graph.
- Stellen an denen, wo Haut und Schleimhaut zusammenstoßen	Nat-m.
- zwischen Oberschenkel und Hoden	Hep.
- zwischen Oberschenkel und Schamgegend	Graph.
Wundliegen	s. Dekubitus
Wundmittel	Calend., Hyper.
Würgen	
- Abendessen nach dem	Magn-m.
- Alkoholgenuß nach	Glon.
- Flüssiges kann nur schlucken	Bapt.
- Getränke verursachen	Cupr.
- Hustenreiz mit	Cocc.
- Kehlkopfkrebs bei	Kres.
- Magen vom ausgehendes	Acon., Ant-c., Bell., Canth., Eupat-perf., Form., Glon., Helleb., Ipec., Kreos.
- Mittagessen nach dem	Magn-m.
- nervöses im Hals	Ac-picr.
- Rachen im	Abs., Ac-acet., Ac-fl., Ac-nitr., Ac-succ., Lach., Nicc., Tab.
- Sonnenbestrahlung bei	Glon.
- Speisen bei fetten	Magn-m.
- Zigarettenrauchen beim	Magn-m.

Wurmabgang	
- Brechreiz mit	Spig.
- Erregungszuständen mit	Teucr-mar.
- Heißhunger mit	Spig.
- Übelkeit mit	Spig.
Wurmbefall	Abs., Marum., Merc-sol., Nat-s., Quas., Sabad., Spig.
- Anämie mit hypochromer	Spig.
- Aufschreien mit	Cin.
- Beschwerden bei	Stann.
- Koliken bei, mit Appetitlosigkeit	Spig.
- Krämpfen mit	Cupr.
- Madenwürmern von	Mang., Marum.
- Spulwürmern von	Spong., Teucr-mar.
Wurmmittel	Spig.
Wurzelischias	Calc-fl.
Wutanfälle	Bell., Cann-ind., Dulc., Mosch., Nux-v., Stram., Tarant.
Wutmittel	Stram.

W

Z

Zaghafte Menschen	Kali-ph.
Zähne(n)	Merc-sol.
- Abszesse der	Sil.
- Ausfallen der	Sec.
- Beläge auf den	Ac-benz., Merc-sol.
- Bluten der	Amm-c., Berb., Trill.
- bröckelige	Plb., Staph.
- Deformation der	Lues.
- Eindrücke an den	Ac-fl.
- Eiterung der	Berb., Calc-c., Canth.
- faule	Kreos.
- Fehlstellung der	Canth., Lues.
- Fisteln an den	Calc-fl., Carb-v., Staph.
- Gefühl in den taubes, dumpfes	Lith.
- gelbe	Ac-lac., Med., Merc-sol.
- hohle	Plb.
- Kälteempfindlichkeit der	Nux-v., Phos.
- Karies der	Abs., Ac-fl., Ac-hydrof., Aur., Calc-c., Calc-fl., Calc-ph., Canth., Kreos., Lach., Lues., Med., Merc-sol., Phos., Sil., Staph., Syph.
- klappern	Caps., Hep.
- lang, wie zu	Alum., Cauloph., Kreos., Stann.
- lockere	Ac-nitr., Carc., Chin., Kali-c., Med., Merc-sol., Phos., Psor., Sil., Stann., Staph.
- Neuralgien der	Coloc., Cupr., Merc-sol., Spig., Tab.
- Reißen an den, bei Zugluft	Merc-sol.
- schlechte	Ac-fl., Calc-ph., Sep., Thuj.
- Schleim an den	Cimic., Kali-bi.
- Schmelzdefekte an den	Calc-fl.
- schwarz, leicht werdende	Kreos.
- schwarze	Plb., Staph.
- vernachlässigte	Abs., Ac-succ.
- wackelnde	Merc-sol.
- zusammenbeißen	Hyosc.
Zähneknirschen	Ac-hydroc., Coff., Colch., Hyosc., Phyt., Plb., Podo., Sec., Stram., Vip.
- Schlaf im	Apis., Bari-c., Bell., Calc-ph., Cann-ind., Cin., Cupr., Ferr-ph., Ign., Zinc.
Zahnfleisch	
- Bläschen am	Arg-nitr.

- bläuliches	Lach.
- Bleisaum am	Plb.
- bluten	Ac-acet., Ac-benz., Ac-fl., Ac-hydroc., Ac-lac., Ac-m., Ac-nitr., Ac-ox., Ac-ph., Ac-sal., Ac-succ., Ac-sulf., Alum., Ambr., Amm-c., Aran-d., Arg-nitr., Arn., Arum., Bapt., Bufo., Calend., Carb-v., Erig. Hep., Hirud., Kali-c., Kreos., Kres., Lach., Lyc., Magn-m., Mandr., Merc-sol., Mez., Phos., Ruta., Sec., Sep., Sulf., Tell. Thuj., Trill., Zinc.
- brennen	Arg-nitr.
- eiterung	Ac-nitr., Ac-sulf., Aur., Calc-fl., Cob., Jugl-reg., Lues., Med., Tub.
- empfindlichkeit	Helod., Rhs-t.
- entzündung	Ac-form., Ac-m., Ac-nitr., Ac-sal., Ac-succ., Anac., Calc-c., Calend., Cob., Kali-bi., Lach., Luff., Magn-m., Marum., Merc-sol., Mez., Nat-m., Plat., Plb., Ruta., Staph., Tell., Thal.
- fast weißes	Ferr-ph.
- fisteln	Ac-fl., Sil.
- geschwüre	Abrot., Ac-fl., Ac-nitr., Ac-ox., Agn., Bellis., Carb-v., Cupr., Lach., Merc-sol.
- Linien am Rand des, bläuliche	Plb.
- rötung	Cimic.
- schwammiges	Merc-sol.
- scherzhaftes	Plb., Rhs-t., Teucr-mar.
- schwellung	Ac-nitr., Aloe., Alum., Aur., Bism., Cimic., Hep., Kali-c., Lach., Lyc., Magn-m., Petr., Phos., Plb., Psor., Thuj.
- schwund	s. Parodontose
- wundes	Kreos.
Zahnmarksentzündung	Bell., Merc-sol.
Zahnschmerzen	Ac-ph., Acon., Alum., Ambr., Calad., Calc-c., Calc-ph., Caps., Carb-v., Cauloph., Caust., Chin., Cob., Colch., Dulc., Ferr-ph., Hyosc., Iris., Kalm., Magn-ph., Nux-v., Stront., Tub., Zinc.
- anfallsweise auftretende	Verb.
- ausstrahlende	Kreos.
- Beißen bessert	Mang.
- bohrende	Cycl., Magn-c.

- brennende	Coloc.
- Druck bessert	Cad., Magn-c.
- Eisessen beim	Bry.
- Essen beim	Bry., Coff.
- Essen nach dem	Aloe.
- Getränken bei heißen	Coff., Heder.
- heftige, mit Speichelfluß	Plant.
- hohlen Zähnen in	Ac-ox., Sel.
- Kaffeetrinken nach	Ign.
- Kälte bei	Merc-sol., Petr., Staph.
- Kälte bessert	Magn-c.
- Kaltessen beim	Ac-m., Nux-m.
- Kalttrinken beim	Ac-m., Ant-c., Arist., Bell., Bor., Clem., Con., Graph., Heder., Kali-nitr., Mang.
- Kalttrinken bessert	Bry., Cad., Lac-c., Sel.
- kariöse	Ac-fl., Mez.
- Kauen beim	Coff.
- Kauen beim, selbst weicher Speisen	Cocc.
- Luft durch Einatmen kalter	Arg-nitr., Clem., Kali-c., Kali-nitr., Nux-m.
- Luft kalte bessert	Puls., Sel.
- nachts	Amm-c., Arum., Coff., Euph., Ferr., Hyper., Magn-c., Merc-sol., Nux-m., Puls., Staph.
- Naßwetter bei	Bor.
- nervöse	Coff.
- neuralgische	Bry., Cact., Clem., Ferr., Merc-sol., Verb.
- Oberkiefer im	Aran-d.
- Ohren bis in die ausstrahlende	Mang.
- Ohrenschmerzen mit, im Warmen	Rhod.
- periodische	Ferr., Puls.
- Rachen vom ausgehende	Mang.
- Rauchen nach dem	Ign.
- Reglzeit zur	Amm-c.
- reißende	Abrot., Agn., Berb., Coloc., Cycl., Guaj., Merc-sol., Rhs-t., Tab.
- rheumatische	Ac-form., Ac-sal., Clem., Guaj., Merc-sol., Mez., Rhs-t.
- schießende	Merc-sol.
- Schlafengehen beim	Aran-d.
- Schnupfenbeginn bei	Cepa.
- Schwangerschaft in der	Nux-m., Sep.
- spannende	Coloc.
- stechende	Coff., Valer.

- Stirn von der ausgehende	Mang.
- Taubheitsgefühl mit	Tab.
- Wärme bessert	Rhs-t.
- Wärme durch	Anac.
- Warmessen beim	Agn., Cham., Magn-m., Puls.
- Warmtrinken beim	Agn., Cham., Dros., Magn-m.
- wühlende	Coloc.
- Zähne, als ob die zu lang wären	Bellis.
- Zahnreihe, in der unteren	Eupat-perf.
- zerreißende	Cupr.
- ziehende	Abrot., Arum., Coff., Coloc., Kreos., Rhs-t., Tab.
- Zimmer im warmen	Magn-c.
- Zusammenbeißen bessert	Guaj.
Zahnung	
- Durchfälle während der	Apoc., Calc-c., Cham., Ipec., Nux-m., Podo., Rheum.
- erschwerte	Calc-ph., Cham., Rheum.
- Fäuste steckt in den Mund bei	Ipec.
- Fieber während der	Bell., Cham., Gels.
- Katarrh während der, trockener	Podo.
- Krämpfe während der	Bell., Cham., Cupr., Gels., Ign., Kreos., Magn-c., Magn-ph.
- schlechte	Calc-c.
- Schmerzen während der	Cham., Magn-ph., Paeon.
- Schnupfen während der	Cham.
- späte	Calc-ph.
Zahntaschen	
- eitrige	Arum.
Zahnwurzel	
- entzündung	Nat-nitr.
- hautentzündung	Guaj., Merc-sol.
- karies	Thuj.
- schmerzen	Cimic.
Zappelig	Kali-br., Phos.
Zärtlichkeitsbedürfnis	
- abstoßendes bei Frauen	Croc.
Zarte Menschen	Phos.
Zehe, große	
- Gicht in der	Ac-sal., Colch., Gnaph., Helleb., Sabin.

- Gichtknoten in der, schmerzhafte durch Unterkühlung	Dulc.
- Schmerzen in der, mit Rötung	Sabin.
- Schwellung der	Sabin.

Zehen

- Bläschen zwischen den, juckende	Sel.
- blaue Verfärbung der	Sec.
- Brennen in den	Bor.
- Entzündung der	Bor.
- Gefühl, totes in den, nach Gehen	Cycl.
- Hitze in den	Bor.
- Jucken der	Bor.
- Prickeln in den	Lil.
- Rhagaden an den	Lil.
- Rheuma in den	Lith.
- Schrunden an den, tiefe	Sars.
- Schmerzen in den, rheumatisch-gichtische	Graph.
- Schweiße zwischen den	Sil.
- Taubheitsgefühl in den	Arum.
- Wundheit zwischen den	Sil.

Zehenballenschmerzen

- Auftreten beim	Bor.

Zehengelenke

- Anschwellung der, entzündliche	Agn.
- Anschwellung der, rheumatisch-gichtische	Agn.
- Gichtanfälle in den	Ac-ox.
- Gichtknoten an den	Spig.
- Kälte in den	Hep.
- Prickeln in den	Hep.
- Rieseln in den	Cann-ind.
- Schauer in den	Cann-ind.
- Schmerzen in den, zuckende	Petr.
- Schwellung der	Petr.
- Taubheit in den	Hep.

Zehennägel s.a. Nägel

- brüchige	Graph.
- Flecken mit weißen	Sil.
- gewaltig verdickte	Graph.
- livide Verfärbung der	Ac-ox.
- verkrüppelte	Sil.

Zehenschmerzen	Calad., Colch.
- krampfartige	Crot.
- reißende	Aloe., Lyc.
- rheumatisch-gichtische	Graph.
- stechende	Aloe.
Zehenspitzen	
- brennende	Ac-m.
- geschwollene	Ac-m.
- Taubheit in den	Staph.
Zeit	
- läuft ihm davon	Arg-nitr., Cocc.
- vergeht zu langsam	Aran-d.
Zellatmungssystem	Plb.
Zellgewebs	
- eiterung	Sil.
- entzündung	Acon., Apis., Arn., Ars., Bell. Bry., Chin., Crot., Echin., Hep., Lach., Merc-sol., Myrist., Rhs-t.
- degeneration	Sil.
- schrumpfung	Sil.
- verhärtung	Sil.
Zentrales Fieber (Zerebrales)	Acon., Aeth., Agar., A,-c., Ant-t., Apis., Arg-n., Arn., Ars., Bapt., Bell., Bry., Cact., Camph., Canth., Cic., Cimic., Cocc., Crot-h., Cupr., Dig., Gels., Glon., Hell., Hydr-ac., Hyos., Ign., Led., Lach., Lyc., Nat-m., Hat-s., Nux-m., Nux-v., Op., Phos., Ph-ac., Plb., Rhs-t., Stram., Tol-n., Tarant., Verat., Verat-v.

Zentrales Nervensystem	Ac-hydroc., Ac-ph., Ac-picr., Acon., Aethus., Agar., Ail., Alum., Ambr., Anac., Anhal., Apis., Apom., Arg-nitr., Ars., Asar., Atrop-s., Aur., Aven., Bapt., Bell., Bor., Brom., Bry. Bufo., Calc-c., Calc-ph., Camph., Canth., Carb-an., Carb-v., Caust., Cedr., Cer-ox., Cham., Chin., Cic., Cocc., Coff., Colch., Con., Croc., Cupr., Cupr-acet., Cycl., Cypr., Dulc., Gels., Gins., Glon., Helleb., Hep., Hydrast., Hyosc., Hyper., Ign., Jab., Jod., Kali-br., Kali-c., Kali-j., Kali-ph., Kreos., Lac-c., Lach., Latrod., Lauroc., Lob., Lup., Lyc., Magn-c., Magn-ph., Manc., Mandr., Mandr e rad., Mang., Meph., Merc-sol., Nux-m., Nux-v., Oena., Olnd., Op., Paeon., Pass., Petr., Phos., Plat., Plb., Puls., Ran-b., Rauw., Rheum., Rhs-t., Rob., Rumx., Sabad., Sec., Sel., Sep., Sil., Spart., Spig., Stann., Staph., Stram., Stroph., Strych., Sulf., Tab., Tarant., Tart-emet., Tereb., Thal., Thuj., Valer., Verat., Vib., Vip., Visc., Zinc.
- Atemzentrum des	Carb-v., Lauroc.
- Erregung des	Lath., Verat.
- Großhirnrinde der	Hyosc.
- Hirnrinde der	Anhal.
- Kongestionszustände des	Op.
- Kortex des	Camph.
- Lähmungserscheinungen des	Rhs-t., Verat.
- Psyche der	Ambr.
- psychische Zentren des	Hyper., Sep.
- Reizzustände des	Op., Petr., Rhs-t., Rob.
- Rückenmark des	Con.
- Störungen des, verschiedener Art	Aur.
Zentralnervöse Störungen	
- Färbung mit hysterischer	Asar.
- schwere	Lach.
Zentrale Zentren	Vib.
Zerebralgefäße	Crat., Plb.,

Zerebralsklerose	Ac-nitr., Ac-picr., Arn., Aur., Bellis., Con., Cupr., Glon., Hyosc., Hyper., Kali-j., Kres., Lues., Plb., Sec., Stront., Tab., Verat.
Zerebrospinalmeningitis	Cic.
Zerfahrene Menschen	Ambr., Aven.
Zerfall	
- geschwüriger	Lach.
Zerrungen	Rhs-t.
Zerschlagenheit	Calad., Cepa., Lith., Mang., Naja., Petr., Pyrog., Sep.
- allgemeine	Arist., Gels., Hydroc.
- Frieren mit	Arist.
- gelähmt wie	Nat-m.
- Teilen in den, auf den er liegt	Nux-m.
- verprügelt wie	Nux-v.
Zerschlagenheitsschmerz	Arn., Con.
- Fall, wie nach einem	Ruta.
- Körper am ganzen	Ruta.
- Schlag, wie nach einem	Ruta.
- Traumen nach	Bellis.
Zerstreutheit	Aran-ix., Nux-m., Petr., Senec.
- Schulkinder der	Olnd.
Zerstörerische Menschen	Carc., Tarant.
Zerstörungswut	Tarant.
Zervikalsyndrom	Ac-form., Calc-ph., Cycl., Lachn., Mandr., Tab., Visc., Zinc.
- Frauen bei	Cimic.
Zervix	
- atonie	Ust.
- erosion	Ars., Calc-fl., Hydrast., Kreos., Sil.
- geschwüre	Hydrast., Kali-bi., Lues.
- gonorrhö	Ac-nitr.
- karzinom	Arum.
- risse	Graph.
- schleimhautentzündung	Hydroc.
- schwammigkeit	Ust.
- verhärtung	Lues.

Zigarrensucht	Aran-d.
Ziliarneuralgie	Ceder., Cimic., Mez., Spig., Thuj.
- rechtsseitige	Prun.
Zirkulation	
- schwache	Carb-an.
- unregelmäßige	Sep.
Zirkulationsstörungen	Hyper.
- funktionelle	Cact.
- Leber von der ausgehende	Chin.
Zittern	Ac-picr., Alum., Amm-c., Anac., Ant-c., Ant-t., Arg-nitr., Bapt., Bor., Brom., Cepa., Chin., Cin., Cob., Coff., Con., Gels., Gins., Heder., Lach., Lyc., Lycop., Mez., Nux-m., Phyt., Plat., Ran-b., Sec., Stront., Sulf., Thal., Verat.
- allgemeines	Arg-nitr.
- Alter im	Hyosc.
- Anfällen bei zerebralen	Abs.
- Angst mit	Ther.
- Aufregung bei	Zinc.
- Aufstehen beim	Jod.
- innerliches	Ac-sulf., Aran-ix., Ther.
- Niederlegen beim	Jod.
- Schwäche vor	Crot., Tab., Zinc.
- Schweißen mit kalten	Ther.
- Setzen beim	Jod.
- tagsüber	Kres.
Zornausbruch	Mosch.
- Schweiß mit	Canth.
Zornige Menschen	Ac-nitr., Carc., Kali-j., Magn-c.
Zosterneuralgie	Ars., Iris., Mez.
- nachts	Visc.
Zottengeschwulst	s. Papillome
Zugluftempfindlichkeit	Ac-benz., Acon., Caust., Hep., Ign., Kali-c., Mez., Sil.
Zuckerbildung	Urt.
Zuckungen	Abs., Ambr., Apis., Jod., Merc-sol., Vib.
- Anfälle von	Podo.

- choreatische	Arg-nitr.
- Hand, erst in der rechten dann in der linken	Cin.
- klonisch-tonische	Bell.
- Knochen bis in die ziehende	Abrot.
- konvulsive	Sec., Verat.
- krampfhafte	Arg-nitr., Sulf., Tarant.
- periodische	Thuj.
- plötzlich auftretende	Thuj.
- schmerzhafte	Cimic.
- Schreiben beim	Ac-lac.
- tonische	Sec.
Zudecken	
- wird nicht ertragen, trotz kalter Haut	Sec.
Zunge	Teucr-mar.
- Aphthen voller	Carb-v., Mandr., Sars.
- aufgesprungene	Spig.
- belegte	Luff., Nux-m.
- berührungsempfindliche	Berb.
- Bißstellen auf der	Abs., Ac-hydroc., Agar., Anac., Hyosc., Oena., Vip.
- Bläschen auf der	Amm-c., Anac., Berb., Caps., Cob., Kali-c., Lyc., Mang., Mez., Op., Petr., Phell., Rhod., Spong., Staph.
- bläuliche	Op.
- Blutungen der	Ac-nitr., Zinc.
- braun belegte	Abrot., Ac-hydroc., Bapt., Carb-v., Cin., Colch., Cupr., Hyosc., Jod., Nat-s., Phos., Plb., Rhs-t., Spong.
- breite	Hydrast.
- brennende	Ac-acet., Ac-fl., Ac-form., Ac-m., Ac-ox., Agar., Arum., Bapt., Bellis., Berb., Brom., Calc-ph., Camph., Canth., Caps., Cauloph., Chin., Coloc., Croton., Kres., Lyc., Magn-c., Magn-m., Phos., Plat., Sabad., Spig., Verat.
- cremeartig belegte	Nat-ph.
- dicke	Ac-lac., Carc., Croc., Guaj., Nux-v.
- dick belegte	Ant-c., Canth., Cob., Myric.
- durchfurchte	Calc-fl., Card., Myric., Sec., Spig.
- dunkel belegte	Apis.
- Entzündung der	Ac-m., Fagop., Marum., Mez., Thal.
- feuchte	Cycl.

- feuerrote	Apis., Ars., Pyrog.
- fuliginöse	Vip.
- gefirnißt wie	Pyrog.
- gelähmt wie	Cann-ind., Caust., Cocc., Dulc., Hyosc., Lach Op., Plb., Sec.
- gelb belegte	Ac-nitr., Ars., Bolet., Chion., Collins., Coloc., Eupat-perf., Heder., Hyper., Jod., Kali-bi., Lept., Magn-m., Podo., Puls., Sang., Vacc.
- gelb-grün belegte	Plb.
- gerötete	Abrot., Ac-fl., Ac-form., Ac-hydroc., Ac-sal., Aloe., Arum., Bell., Caps., Cimic., Crot., Croton., Cupr., Cycl., Hyosc., Ipec., Lach., Lyc., Rhs-t., Sang., Stann., Tereb.
- Geschmack mit bitterem	Nat-s.
- Geschmack mit metallischem	Bism.
- Geschmack mit süßlichem	Bism.
- Geschwüre auf der	Ac-benz Ac-nitr., Bellis., Beryl., Bor., Caps., Helleb., Hydrast., Lues., Merc-sol., Mez., Op., Petr., Phyt., Thal., Vinc.
- glatte	Ars., Phos.
- gold-gelb belegte	Kali-s., Nux-m.
- groß, wie zu	Abs., Arum., Bari-c., Bufo., Calc-c., Crot.
- Haargefühl auf der	Nat-m., Sil.
- heraustretende	Crot., Stram.
- himbeerfarbene	Tub.
- hinterer Teil, gelb belegt	Phyt.
- kalte	Carb-v.
- klebt am Gaumen	Nux-m.
- Knötchen auf der	Mang.
- Krebs der	Ac-hydroc., Hydrast., Kreos.
- Kribbeln auf der	Sec.
- Lähmung der	Abrot., Abs., Ac-hydroc., Con., Dulc., Gels., Kres., Stram.
- Leukoplakie der	Thuj.
- Mittelfurche mit rötlicher	Verat.
- Mittelstreifen mit breitem, gelbem	Hydrast.
- Neuralgie der	Cupr.
- Papillen mit erhabenen	Croc., Ptel.
- pelziges Gefühl auf der	Anhal., Mandr., Nux-m.
- plumpe	Calc-c.
- Prickeln auf der	Nat-m., Sec.
- rauhe	Anac., Cupr.

Z

- rot-schmutzig belegte	Con.
- Rhagaden an der	Thal.
- rissige	Ac-nitr., Hyosc., Lach., Lyc., Plb., Rhs-t., Stram.
- rußige	Crot., Vip.
- saubere	Asa., Ipec., Nat-m.
- schlaffe	Magn-m., Merc-sol.
- Schleim auf der, trockener	Stront.
- schleimig belegte	Kali-s., Puls.
- schmerzhafte	Apis., Bapt., Mez., Sep.
- schmutzig belegte	Sulf.
- schmutzig-gelb belegte	Hydrast.
- Schwämmchen auf der	Bor., Calc-fl.
- schwammige	Magn-m.
- schwarz belgte	Carb-v., Lach., Op.
- Schwellung der	Ac-form., Ac-hydroc., Ac-m., Ac-ox., Ac-sal., Acon., Apis., Arum., Bapt., Bari-c., Bell., Cast., Cimic., Crot., Hydrast., Lyc., Merc-sol., Vip.
- schwere	Carb-v., Colch., Croc., Nicc., Olnd., Thea.
- Seite, nur auf einer belegt	Daph.
- Stechen in der	Brom., Led.
- steife	Aloe., Colch., Nicc., Nux-m.
- Taubheitsgefühl auf der	Anhal., Nat-m.
- trockene	Abrot., Ac-acet., Ac-hydroc., Aloe., Apis., Ars., Bapt., Bell., Bry., Canth., Caps., Colch., Croton., Cupr., Eupat-perf., Helleb., Helod., Hyosc., Jod., Kali-c., Lach., Lyc., Magn-m., Magn-ph., Mandr., Naja., Nux-v., Phos., Plb., Podo., Psor., Puls., Pyrog., Quas., Rhs-t., Rumx., Sec., Spong., Stram., Tereb., Thea., Vacc., Vip.
- übelriechende	Myric.
- ungeschickte	Agar.
- unruhige	Arum.
- verbrannt wie	Magn-m., Magn-ph., Mez., Puls., Sang.
- verbrüht wie	Coloc., Iris., Mandr., Sep.
- vergrößert wie	Ac-succ., Lues.
- verlängert	Acon., Aeth., Mur-ac., Sumb.
- weich	Daph.

- weiß belegte	Ac-lac., Ac-nitr., Ac-ox., Ac-succ., Acon., Agar., Aloe., Anac., Ant-c., Ant-t., Bism., Card., Cauloph., Cob., Coloc., Croc., Eupat-perf., Ferr-ph., Guaj., Heder., Helleb., Hyper., Jugl-reg., Lues., Mandr., Naja., Petr., Phos., Phyt., Podo., Puls., Ran-b., Sars., Sel., Sep., Spig., Stram., Sulf., Valer., Verat.
- weiß-braun belegte	Lac-c.
- weiß-gelb belegte	Bry., Carc., Chin., Cocc., Colch., Cupr., Lyc., Merc-sol., Millef., Nux-v., Zinc.
- welke	Ac-nitr., Hydrast.
- wunde	Calc-ph., Crot., Mez., Podo., Rumx., Sep., Thuj.
- Wundheitsgefühl auf der	Ac-lac.
- Zahneindrücken mit	Card., Hydrast., Kali-bi., Lues., Magn-m., Merc-sol., Podo., Sep., Syph.
- zerklüftete	Bari-c.
- zittrige	Abrot., Ac-succ., Agar., Arum., Canth., Heder., Lach., Merc-sol., Naja., Op.
Zungengrund	
- gelb belegter	Card., Med., Phyt.
- weiß belegter	Med.
Zungenmuskel	Caust.
- lähmung	Olnd.
Zungenrand	
- beißt sich beim Reden auf den	Ign.
- Bläschen am	Thuj.
- geröteter	Hydrast.
- sauberer und trockener	Rhs-t.
- Wundheit am	Bapt., Canth.
Zungenschleimhaut-Entzündung	Marum.
Zungenspitze	
- Aphthen auf der, weiße	Thuj.
- beißt sich auf die	Ther.
- Bläschen an der, brennende	Graph.
- Bläschen an der, kleine	Cycl.
- Brennen an der	Ac-fl., Ac-form., Caps., Coloc., Hep., Nat-m., Phyt., Rhs-t., Sel., Stront., Tereb.
- Dreieck mit rotem	Apis., Rhs-t.
- Entzündung der	Rhs-t.
- gerötete	Ac-fl., Arg-nitr., Phyt., Rhs-t., Stram.

- Geschwürchen an der, weißliche, prickelnde, stechende	Dros.
- schmerzhafte	Arg-nitr., Stront., Thuj.
- verbrannt wie	Psor.
- verbrüht wie	Sang.
- wunde	Hep., Rhs-t.
Zungenwurzel	
- Belag an der, weiß-grauer	Kali-m.
- Schmerzen an der	Phyt.
Zurückgezogenheit	Cic.
Zusammenbruch	Calc-ph.
- Lachkrämpfen mit	Mosch.
- nervöser	Ambr.
- plötzlicher	Mosch.
- Schaum mit vor dem Mund	Abs., Ac-hydroc.
- Sorgen nach	Ambr.
- Übermüdung nach geistiger	Ambr.
- Weinkrämpfen mit	Mosch.
Zuspruch	
- lehnt jeden ab	Carc., Nat-m.
Zwangsideen	Plat.
Zwangsvorstellungen	Alum., Arg-nitr.
Zwerchfell	
- hochstand	Bism., Card.
- krämpfe	Ac-hydroc.
- lähmung	Ac-hydroc.
Zwerchfellgegend	
- Zusammenschnürungsgefühl in der	Cact.
Zwergenwuchs	Bari-c., Calc-ph.
Zwischenhirnstörungen	Magn-c.
Zwischenmittel	
- wenn gut gewählte Arzneien versagen	Sulf.

Zwölffingerdarm	Anac., Bism., Cond., Podo.
- entzündung	Ac-fl., Chin., Iris.
- geschwüre	Ac-form., Ac-nitr., Anac., Arg-nitr., Bism., Cad., Heder., Graph., Ign., Jod., Kali-bi., Kreos., Mandr e rad., Nux-v., Phos., Poten., Rad.
- katarrhe	Bry., Nat-s.
Zyanose	Abs., Ac-hydroc., Agar., Ant-ars., Ars., Camph., Colch., Cupr., Dig., Hyosc., Jab., Lob., Lycop., Nux-m., Op., Samb., Tart-emet., Vip.
- hochgradige	Lauroc.
- Säuglingen bei	Bor.
Zysten	Calc-fl., Calc-sulf.
- Brust an der	Aster.
- Eierstock	s. dort.
Zystopyelits	Apis., Arist., Arum., Cann-ind., Canth., Caps., Chim., Cocc-c., Hep., Lith., Par-eir., Pich.

Modalitäten

- Alleinsein	Kali-c., Magn-ph.
- Alkohol	Aran-d., Ant-t., Ars., Bell., Calc-fl., Hyosc., Ign., Lach., Manc., Merc-sol., Nat-m., Nux-v., Rhs-t., Sabad., Stann., Stram., Sulf., Zinc.
- angesprochen zu werden	Nat-s.
- Anstrengung geistige	Con., Magn-ph.
- Arbeit	Ac-picr., Con., Kali-ph., Stel., Sulf., Zinc.
- Arzt den aufzusuchen	Arn.
- Austern	Nat-m., Phos.
- Bananen	Elaps.
- Berührung	Ant-c., Cin.
- Betätigung im Bett	Gels.
- Bier	Cham., Clem., Stann.
- Bratengeruch	Magn-c.
- Brot	Ac-nitr., Agar., Ars., Chin., Con., Cycl., Elaps., Ferr-ph., Ign., Kali-c., Lach., Lil., Lyc., Magn-c., Manc., Nat-m., Nux-v., Ol-an., Phos., Puls., Rhs-t., Sep., Sulf.
- Butter	Ars., Carb-v., Chin., Cycl., Magn-c., Meny., Merc-sol., Petros., Phos., Ptel., Puls., Sang.
- Eier	Ac-nitr., Calc-fl., Ferr-ph., Kali-s., Sulf.
- Eier, frische	Colch.
- Eiscreme	Rad.
- Essen	Ac-picr., Cocc., Tub.
- Festes	Ang., Calc-ph., Ferr., Lyc., Merc-sol., Staph.
- Fett	Ac-nitr., Ang., Ars., Bell., Bry., Calc-fl., Carb-v., Chin., Colch., Cycl., Hep., Magn-c., Magn-s., Mandr., Meny., Merc-sol., Nat-m., Petr., Phos., Ptel., Puls., Rheum., Rhs-t., Sang., Sec., Sep., Sulf., Tarax.
- Fisch	Ars., Colch., Graph., Guaj., Nat-m., Phos., Sulf., Zinc.

- Fleisch	Abies., Ac-hydroc., Ac-m., Ac-nitr., Agar., Aloe., Alum., Ang., Arn., Ars., Aur., Bry., Cact., Calc-c., Calc-fl., Cann-ind., Carb-an., Carb-v., Caust., Cham., Chelid., Chin., Cycl., Elaps., Ferr-ph., Graph., Hydrast., Ign., Kali., Kreos., Lac-c., Lues., Lyc., Magn-c., Magn-s., Merc-sol., Nat-m., Nicc., Nux-v., Ol-an., Olnd., Op., Petr., Phos., Puls., Rhs-t., Ruta., Sabad., Sec., Sep., Sil., Stront., Sulf., Symph., Tarant., Thuj., Tub., Zinc.
- Fleisch, fettes	Carc., Colch.
- Fleisch, gebratenes	Agar., Tub.
- Fleisch, gekochtes	Sil.
- Fleischbrühe	Ars.
- Früchte	Ars., Carc.
- Gekochtes	Calc-c.
- Gemüse	Ars., Bell., Heleb., Hyrast., Magn-c., Ruta.
- Gesalzenes	Graph., Phos., Sel.
- Geschäfte	Con.
- Geschlechtsverkehr	Nat-m., Sep.
- Gesellschaft	Con., Tarant.
- Getränke	Ac-nitr., Agar., Agn., Aloe., Ang., Apis., Arn., Bell., Berb., Bufo., Canth., Carb-an., Chin., Cocc., Coff., Cupr., Ferr., Hyosc., Ign., Lac-c., Lach., Merc-sol., Nux-v., Plb., Puls., Sec., Samb., Stram.
- Getränke, kohlensäurehaltige	Clem.
- Getränke, warme	Cham., Graph.
- Grütze	Ars., Graph.
- Gurken	Cepa.
- Hering	Phos.
- Kaffee	Ac-fl., Ac-sulf., Bell., Bry., Calc-c., Carb-v., Cham., Chelid., Chin., Coff., Dulc., Lil., Lyc., Magn-ph., Merc-sol., Nat-m., Nux-v., Phos., Spig., Sulf.
- Kälte	Calc-c., Elaps., Kali-c.
- Kartoffeln	Alum., Camph., Thuj.
- Käse	Chelid., Olnd.
- Kleiderdruck	Crot.
- Knoblauch	Sabad.
- Konversation	Carb-an.

- Lesen	Gels.
- Mehl	Ars., Phos.
- Milch	Aeth., Amm-c., Ant-t., Arn., Ars., Bell., Bry., Calad., Calc-c., Carb-an., Carb-v., Carc., Cin., Ferr-ph., Guaj., Ign., Lac-defl., Magn-c., Nat-m., Nux-v., Phos., Puls., Rheum., Sep., Sil., Sulf.
- Musik	Viol-o.
- Muttermilch	Sil.
- Nahrungsaufnahme	Aeth., Canth., Caps., Chin., Cocc., Cycl., Mang.
- Obst	Bari-c., Ign.
- Pflaumen	Bari-c.
- Pudding	Ars., Phos., Ptel.
- Reden	Zinc.
- Roggenbrot	Kali-c.
- Salat	Cepa.
- Salz	Carc.
- Salziges	Ac-acet., Carb-an., Card., Corall., Graph., Nat-m., Phos., Sel., Sep., Sil.
- Sauerkraut	Helleb.
- Saures	Abies., Ac-ph., Bell., Cocc., Ferr-ph., Ign., Nux-v., Phos., Sabad., Sulf.
- Schokolade	Ac-ph., Onos., Tarant.
- Schwarzbrot	Nat-m.
- Schweinefleisch	Cycl., Dros., Puls.
- Speisen, alle	Anhal., Ant-c., Guaj., Helleb., Ipec., Lach., Lues.
- Speisen, blähende	Clem.
- Speisen, fette	Aran-d., Dros., Ferr-ph., Puls.
- Speisen, gebratene	Mandr.
- Speisen, gekochte	Petr.
- Speisen, saure	Cocc.
- Speisen, warme	Ang., Ars., Chelid., Cocc., Cupr., Cycl., Ferr-ph., Lyc., Sabad., Sil., Verat.
- Sprechen zu	Nat-s.
- Suppen	Aran-d., Arn., Ars., Bell., Cham., Graph., Kali-j., Rhs-t.
- Süßes	Nat-m., Rad.
- Süßigkeiten	Ac-nitr., Ars., Bari-c., Beryl., Caust., Graph., Lac-c., Merc-sol., Phos., Rad., Sulf., Tub., Zinc.

- Tabak	Alum., Arg-nitr., Arn., Ars., Asar., Bor., Bov., Brom., Bry., Calc-c., Calc-ph., Camph., Canth., Carb-v., Chlor., Cimic., Cocc., Coff., Con., Ign., Kali-bi., Lach., Lyc., Magn-m., Nat-m., Nux-v., Nicc., Op., Phos., Psor., Puls., Sep., Spig., Sulf., Tarax., Tell., Thuj., Valer., Zinc.
- Tabakrauchen, gewohntes	Alum., Bor., Brom.
- Tee	Carb-v., Lil., Phos., Thea.
- Trinken	Berb., Cocc.
- Trinken gewohntes	Alum.
- Wagenfahren	Cin.
- Wärme	Agar.
- Wasser	Ac-ox., Apis., Bell., Brom., Bry., Calad., Cann-ind., Coloc., Caust., Cedr., Chin., Hyosc., Kali-bi., Lyc., Merc-sol., Nat-m., Nux-v., Phell., Stram., Tab.
- Wasser, fließendes	Stram.
- Wasser, kaltes	Bell., Brom., Cupr., Sulf.
- Waschen, kaltes	Bell., Cupr., Sulf.
- Wein	Nux-v.
- Widerspruch	Helon., Lyc., Nux-v.
- Wiegen	Cin.
- Zwiebeln	Sabad., Thuj.

Abwärtsdrängen: Gefühl, als ob	
- unten etwas herausfallen würde	Sep.
After: Gefühl, als ob (der)	
- aufgefüllt wäre	Cann-ind.
- Gewicht, ein in dem wäre	Cad.
- offenstehen würde	Apis., Apoc., Phos., Sec.
- Schnur, mit einer nach innen gezogen würde	Plb.
- zu eng wäre	Nat-m.
- zusammengeschnürt wäre	Sil.
Aorta: Gefühl, als ob die	
- zusammengequetscht wäre	Tarant.
Arme: Gefühl, als ob	
- Lebendiges etwas, über die laufen würde	Ign.
- Strom, ein elektrischer bis zu den Fingern durchfließen würde	Lil.
Atmung: Gefühl, als ob die	
- behindert würde	Magnol.
Augäpfel: Gefühl, als ob die	
- geschwollen wären	Bapt., Cimic., Par.
- Höhlen aus den treten würden	Glon.
- platzen würden	Prun.
- zu groß wären	Plb.
Augapfeldruck: Gefühl, als ob ein	
- Pflock eingetrieben wäre	Anac.
Auge: Gefühl, als ob (das)	
- Haar, ein auf dem liegen würde	Euphr.
- Höhle aus der rechten getrieben würde	Sang.
- Luftstrom, ein kalter gegen das blasen würde	Thuj.
- Schnur, an einer gegen das Gehirn gezogen würde	Nicc.
- zu groß wäre	Mez.
Augen: Gefühl, als ob (die)	
- aufgetrieben wären	Pulx.
- Augenhöhlen für die, zu groß wären	Op., Spig.
- Feuer aus den käme	Cham.
- hervortreten würden	Guaj., Spong.

- hinten nach, gezogen würden	Lach., Par.
Augen: - Hitze aus den käme	Cham.
- Höhlen aus den getrieben würden	Naja., Sang.
- Höhlen aus den treten würden	Bell., Glon., Spong.
Ausfluß: Gefühl, als ob	
- Wasser herunterlaufen würde	Bor.
Bauch: Gefühl, als ob (der)	
- Lebendiges, etwas in dem wäre	Croc., Thuj.
- leer wäre, und gegen die Wirbelsäule gezogen würde	Quas.
- losgelassen etwas in dem würde	Rhs-t.
- Steine, scharfkantige in dem wären	Cocc.
- Tier ein, in dem schreit	Thuj.
- zerplatzen würde	Coff.
Beckeninhalt: Gefühl, als ob der	
- Scheide, aus der herauskommen würde	Lil.
Bein: Gefühl, als ob (das)	
- kurz zu, eines wäre	Coloc.
- zerplatzen würde, beim Herunterhängen	Vip.
Beine: Gefühl, als ob die	
- abgetrennt wären	Op.
- eingeschlafen wären	Ambr.
- eingewickelt wären	Cact., Plat.
- Glas aus wären	Thuj.
Berauscht: Gefühl, als ob er wäre	Hydrast.
Bett: Gefühl, als ob (das)	
- Person, eine fremde neben ihm liegen würde	Thuj.
- zu hart wäre	Psor., Pyrog.
Blase: Gefühl, als ob (die)	
- entleert, nicht vollständig wäre	Cean.
- etwas, immer in der zurückbleiben würde	Thuj.
- Kugel, eine in der rollen würde	Lach.
- leer, nie wäre	Staph.
- überfüllt wäre, obwohl leer	Pareir., Sabal.
- verstopft wäre	Sabal.
- voll wäre, und nicht entleert werden kann	Arn., Stann.

Boden: Gefühl, als ob	
- er über dem gleiten würde	Op.
Brett: Gefühl, als ob	
- er auf einem harten liegen würde	Bapt.
Brust: Gefühl, als ob (die)	
- ganz voll wäre	Sulf.
- gequetscht wäre	Ran-b.
- Hindernis ein, dort wäre	Ac-acet.
- hohl und leer wäre	Stann.
- Kugel, eine in der wäre	Lil.
- Ring, ein eiserner um die wäre	Mandr.
- Stein, ein auf der liegen würde	Calc-fl.
- umschnürt wäre	Mosch.
- zu eng wäre	Olnd.
- zusammengeschnürt wäre	Glon.
Brustkrob: Gefühl, als ob	
- Gewicht, ein auf dem liegen würde	Cact.
Darm: Gefühl, als ob	
- Pflock, ein in dem wäre	Anac.
Därme: Gefühl, als ob (die)	
- gequetscht wären	Apis.
- Steinen, zwischen zwei gerieben und gequetscht würden	Coloc.
- Wirbelsäule, gegen die gezogen würden	Plb.
Durchfall: Gefühl, als ob	
- einer kommen würde	Ran-b.
- fertig er nie würde, bei	Merc-sol.
Eierstock: Gefühl, als ob	
- der linke zu groß wäre	Arg-nitr.
Eierstöcke: Gefühl, als ob	
- die geschwollen wären	Nux-m.
Eierstockschmerzen: Gefühl, als ob	
- die Regel kommen würde	Nicc.
Eigeweide: Gefühl, als ob die	
- Hand, mit der umfaßt würden	Ipec.
- herunterhängen würden	Agn.
- locker wären	Mang.
- nach unten drücken würden	Agn., Sep.

Epilepsie: Gefühl als ob der	
- Kopf zu groß wäre	Arg-nitr.
Erwachen: Gefühl, als ob er	
- fallen würde	Sang.
- gerufen worden wäre	Rhod.
Extremitäten: Gefühl, als ob die	
- Körper, vom getrennt wären	Bapt., Stram.
- schwer und eingeschlafen wären	Nicc.
Fliegen: Gefühl, als ob	
- er würde	Stict.
Füße: Gefühl, als ob die	
- eingeschlafen und schwer wären	Nicc.
Fußrist: Gefühl, als ob	
- Wind, ein kalter über dem, zu den Waden aufsteigen würde	Helon.
Gebärmutter: Gefühl, als ob die	
- Blut mit gefüllt wäre	Cauloph.
- geschwollen wäre	Nux-m.
- Hand mit einer gepackt würde	Gels.
- herausfallen würde, bei Stuhlgang	Podo.
- herauskommen würde	Bell.
- Trichter durch einen abwärts gedrängt würde	Lil.
- zu groß und mit Blut angeschoppt wäre	Cauloph.
Geist: Gefühl, als ob der	
- leer wäre	Irid.
Gedanken: Gefühl, als ob er	
- keinen fassen könnte	Phos.
Gedärme: Gefühl, als ob die	
- Steinen, zwischen gerieben würden	Coloc.
- Wirbelsäule, gegen die gezogen würden	Plb.
Gegessen: Gefühl, als ob er	
- zu viel hätte	Cimic.
Gehirn: Gefühl, als ob das	
- drehen sich würde	Eupat-perf.
- Eisreifen, mit einem umspannt wäre	Tub.

- Herzschlag, sich bei jedem bewegen würde	Cean.
- Kugel wie eine, an die Schädeldecke schlagen würde	Plat.
- locker wäre und hin und her wogen würde	Ac-sulf., Bari-c., Glon., Staph., Visc.
- Schädeldecke gegen die schlagen würde	Nux-m.
- Stücke in, gerissen würde	Ac-m., Coff., Nicc.
- taub wäre	Kali-br.
- zerschlagen wäre	Tell.
- zu groß wäre	Helleb.

Gehörgang: Gefühl, als ob

- Wind, ein kalter durch den blasen würde	Mez.

Gelenke: Gefühl, als ob die

- Schraubstock in einen gespannt wären	Coloc.
- verrenkt wären	Amm-c., Hyper.

Gesicht: Gefühl, als ob (das)

- Eisnadeln im wären	Helod.
- Eiweiß, im eingetrocknet wäre	Alum., Magn-c., Petr.
- Faden, ein langer im wäre	Cepa.
- ganze geschwollen wäre	Bari-c., Nicc.
- Spinnennetz, ein über das gespannt wäre	Bari-c., Graph.

Gesichtshaut: Gefühl, als ob die

- zu knapp wäre	Med.
- zusammengezogen wäre	Cann-ind.

Glieder: Gefühl, als ob (die)

- Beweglichkeit abnehmen würde	Cycl.
- eingewickelt wären	Plat.
- Rumpf vom getrennt wären	Bapt., Stram.
- Schläge, elektrische in den wären	Valer.
- Strom, von elektrischem durchströmt würden	Gels.
- zu kurz wären	Guaj.

Gliedereinschlafen: Gefühl, als ob die

- Muskeln zu kurz wären	Alum.

Hals: Gefühl, als ob (der)

- Draht ein, im hängen würde	Valer.
- er erwürgt würde	Nicc., Nux-m.
- etwas im stecken würde	Hep.
- Faden ein, im wäre	Cepa., Cocc-c., Sabad., Sil.

- Feder eine, im wäre	Cin., Rumx.
- Fremdkörper ein, im wäre	Cad.
- Haar ein, im wäre	Sil.
- Heißes etwas, im wäre	Spong.
- Hitze im wäre	Valer.
Hals: - Klumpen ein, im wäre	Ign., Naja.
- Knödel ein, im wäre	Mosch.
- Kratzen ein, im wäre	Valer.
- Kugel, ein heiße im wäre	Phyt.
- Pflock ein, im wäre	Anac., Hep.
- Pfropfen ein, im wäre	Croc., Naja.
- Schwamm ein, im wäre	Spong.
- Speisen im steckenbleiben würden	Calc-c.
- Splitter ein, im wäre	Hep.
- zuschwellen würde	Glon.

Hände: Gefühl, als ob (die)

- Blut alles, in die strömen würde	Nux-m.
- schwer und eingeschlafen wären	Nicc.
- viel zu groß wären	Bapt.

Harn: Gefühl, als ob der

- nicht gehalten werden kann	Magn-m.

Harndrang bei: Gefühl, als ob

- ein Tropfen abginge	Ambr.

Harlassen beim: Gefühl, als ob

- immer etwas zurückbleiben würde	Thuj.
- Mastdarm, der herausdrücken würde	Valer.
- Tropfen noch einer abgehen müßte	Ac-succ., Ambr.

Harnröhre: Gefühl, als ob (die)

- Beißendes etwas, durch die gehen würde	Guaj.
- ein Teil der aufgefüllt wäre	Cann-ind.
- Tropfen ein, in der stecken würde	Tell.
- verengt wäre	Sabal.

Harnstrahl: Gefühl, als ob der

- sich durch ein Enge zwängen müßte	Sabal.

Haut: Gefühl, als ob (die)

- Eisnadeln unter der wären	Agar.
- Insekten über die laufen würden	Staph.
- Sandstrahlgebläse ein, Sand auf die schleudern würde	Ac-carb.

- Schläge, elektrische auf der wären	Nux-m.
- unter der etwas kriechen würde	Sec.
- Wasser mit besprengt würde	Berb.

Herz: Gefühl, als ob (das)

- Band, ein kaltes um das wäre	Helod.
- Faden an einem hinge	Kali-c.
- Faust mit einer zusammengepresst würde	Cact., Puls., Visc.
- Gewicht, ein auf dem liegen würde	Naja.
- Griff mit einem gepackt und wieder losgelssen würde	Jod., Lil.
- Hand mit einer zusammengepresst würde	Puls., Visc.
- Krallen mit, umfaßt und zusammengepresst würde	Ac-hydroc., Arn.
- Lebendiges etwas im wäre	Cycl.
- Ring von einem, zusammengepresst würde	Cact.
- Schraubstock, wie in einem zusammengepresst würde	Lil., Nux-m.
- Sekunden für einige stoppen würde	Aur.
- stillstehen würde	Anhal., Gels., Lob., Magnol., Nux-m.
- vergrößert wäre	Bov.
- viel zu groa wäre	Bor., Bufo., Pyrog., Sulf.
- Widerstand gegen einen pumpen müßte	Heder.
- zu schlagen aufhört	Gels.
- zu schlagen aufhört und plötzlich wieder einsetzt	Conv.
- zusammengedreht würde	Tarant.
- zusammengeschnürt würde	Cact., Jod., Nux-m.

Herzgrubenschmerzen: Gefühl, als ob

- alles nach innen gezogen würde	Dros.

Herzklopfen: Gefühl, als ob die

- Lebenstätigkeit aufhören würde	Merc-sol.

Herzschmerzen: Gefühl, als ob

- ein kochendes Wasser fließt	Lues.

Hirn: Gefühl, als ob (das)

- Kugel wie eine, an die Schädeldecke schlagen würde	Plat.
- Schädeldecke gegen die schlagen würde	Nux-m.
- Stirn bei der herauskäme	Kreos.

- Stücke in gerissen würde	Coff.

Hoden: Gefühl, als ob der

- hinaufgezogen würde	Bell.
- hochgezogen würde, nach dem Geschlechtsverkehr	Sec.

Hodenschmerzen: Gefühl, als ob die

- Hoden gequetscht würden	Ac-ox., Aur., Clem., Rhod.

Hüfte: Gefühl, als ob die

- rechte verrenkt wäre	Mez.

Hüftgelenk: Gefühl, als ob das

- mit eisernen Klammern zusammengepresst würde	Coloc.

Humeruskopf: Gefühl, als ob der

- ausgerenkt wäre	Croc.

Kälteschauer: Gefühl, als ob

- kaltes Wasser den Rücken herunterlaufen würde	Anac.

Kehle: Gefühl, als ob

- Baumwolle in der wäre	Phos.
- Staub in die gekommen wäre	Teucr-mar.

Kehlkopf: Gefühl, als ob (der)

- Faden, ein langer im wäre	Cepa., Rumx.
- geschwollen wäre	Ac-ox.
- Schleimpfropf ein, im wäre	Aral.
- Spiß, ein scharfer (bei Anginen) im wäre	Ac-nitr.
- zerrisssen würde (bei Husten)	Cepa.

Kiefergelenk: Gefühl, als ob das

- mit einer Zange zusammengequetscht würde	Verb.

Kitzelhusten: Gefühl, als ob man

- Rauch eingeatmet hätte	Bari-c.

Knochen: Gefühl, als ob (die)

- auseinanderfallen würden	Ther.
- entzwei wären	Eupat-perf.
- Mark, keines in den wäre	Lyc.

- Messer, mit einem scharfem in den herumgewühlt würde	Sabad.
- Stücke in, geschlagen würden	Ipec., Nux-m.
- zerbrochen sind	Ac-sulf., Cupr., Ther.

Knochenhaut: Gefühl, als ob die

- abgeschabt würde	Ac-ph.
- stark angespannt wäre	Chin.

Knochenspannen: Gefühl, als ob die

- Muskeln zu kurz wären	Amm-c.

Kopf: Gefühl, als ob (der)

- anheben er nicht könnte	Ther.
- aufgetrieben und auseinandergepresst würde	Ran-b.
- Band ein, um den wäre	Tereb.
- Band, ein eisernes den umspannt	Gels.
- Band, ein kaltes um den wäre	Helod.
- Band, ein stark angezogenes um den wäre	Ac-nitr.
- Brett, ein vor dem hätte	Dulc.
- er einen anderen hätte	Ther.
- hohl wäre	Cocc., Cupr., Visc.
- länger und zu groß würde	Hyper.
- Nagel ein, in den eingeschlagen würde	Hep., Thuj.
- Pfeilnaht längs der, offen wäre	Spig.
- Pflock ein, in dem wäre	Anac., Hep.
- Reif ein, um den wäre	Merc-sol.
- Ring, ein eiserner den umschnürt	Cob., Gels.
- Rumpf vom getrennt wäre	Daph.
- Schlag, ein elektrischer durch den gehen würde	Cepa.
- Schraubstock, in einen gespannt wäre	Coloc.
- Stütze, eine brauchen würde	Nicc.
- vergrößert wäre	Bov.
- viel zu groß wäre	Apis., Arg-nitr., Bapt., Bov., Meph., Nux-m.
- vorne nach fallen würde	Agn.
- Wasser, kaltes über den gegossen würde	Tarant.
- Wind, ein kalter durch den blasen würde	Verat.
- zerspringen wolle	Stront., Visc.
- zu dick wäre	Ther.
- zu groß und schwer wäre	Bapt., Mang., Nux-m.

- zu schwer wäre	Bapt.
- zusammengequetscht würde	Staph.

Kopfhaut: Gefühl, als ob

- die Haare sich sträuben würden	Lachn.
- Schläge, elektrische auf die käme	Magn-ph., Nux-m.

Kopfschmerz: Gefühl, als ob

- Auge, das rechte aus der Höhle getrieben würde	Sang.
- Brett ein, er vor der Stirn hätte	Rhs-t.
Gehirn das, zu locker wäre	Ac-sulf., Staph.
- Gehirn das, in Stücke gerissen würde	Ac-m.
- Gehirn das, zerschlagen würde	Tell.
- Keil ein, von hinten eingetrieben würde	Cimic.
- Kopf der, bersten wolle	Amm-c.
- Kopf der, umschnürt wäre	Thuj.
- Last eine, auf dem Scheitel wäre	Aloe.
- Nagel ein, oder Pflock eingetrieben wäre	Coff., Hep., Thuj.
- Reif ein, um den wäre	Merc-sol.
- Schädel der, wegfliegen würde	Ferr-ph.
- Schädel der, zerspringen würde	Chin., Cimic., Magn-m., Sang., Spong., Stront.
- Scheitel, der sich öffnen und schließen würde	Cann-ind.

Körper: Gefühl, als ob der

- aufgedunsen wäre	Bov.
- Draht mit zusammengeschnürt wäre	Cact.
- einsinken in sich würde	Sil.
- Käfig in einem wäre	Cact.
- Luft durch die schweben würde	Asar.
- Ringe, kalte um den wären	Helod.
- Schwamm, wie ein sich vollsaugen und aufblähen würde	Berb.
- Seele von der getrennt wäre	Thuj.
- Stücke in, zerfallen würde	Bapt.
- viel zu schwer wäre	Spong.

Körperteile(n): Gefühl, als ob

- Erwachen beim, die zu groß wären	Aran-d.
- Lebendiges etwas, in den wäre	Croc.

Krampfwehen bei: Gefühl, als ob der

- Rücken brechen würde	Bell.

Kreuz: Gefühl, als ob das	
- abbrechen würde	Kreos., Lyc.
- auseinanderfallen würde	Trill.
- gebrochen wäre	Nux-v.
- zerbrochen wäre	Magn-c.
Kreuzschmerzen: Gefühl, als ob	
- er auf etwas Spitzem säße	Lach.
Kugel: Gefühl, als ob	
- er auf einer sitzen würde	Cann-ind.
Leib: Gefühl, als ob sich	
- etwas Lebendiges in dem bewegen würde	Croc., Thuj.
Lider: Gefühl, als ob die	
- zu kurz wären	Guaj.
Linkslage in: Gefühl, als ob	
- er ersticken würde	Visc.
Luft: Gefühl, als ob er	
- gehoben würde, in die	Hyper.
- ginge oder schwebe auf der	Lac-c.
- schweben würde, in der	Asar., Lac-c., Nat-ars., Stict.
Luftaufschwulken beim: Gefühl, als ob	
- ein Stein im Magen liegen würde	Visc.
Luftmatratze: Gefühl, als ob er	
- auf einer gehen würde	Meph.
Luftröhre: Gefühl, als ob	
- ein Faden in der herunterhängen würde	Valer.
Luftstrom: Gefühl, als ob	
- ein kalter sie umgeben würde	Samb.
Lunge: Gefühl, als ob die	
- ausdehnen sich nicht könnte	Croton.
- linke angewachsen wäre	Euph.
- Staub in der wäre	Rad.
Magen: Gefühl, als ob (der)	
- Eisklumpen ein, in dem wäre	Bov., Elaps.
- Gewicht ein, in dem liegen würde	Ac-picr., Nux-v.
- herunterhängen würde	Bari-c., Ign.
- Hinsein ein, in dem wäre	Bari-m.

- hohl und leer wäre	Cocc.
- Hunger voll, herunterhängen würde	Staph.
- Klumpen ein, in dem wäre	Lob., Nux-m., Sep.
- Nahrung unverdaut in dem liegen würde	Abs.
- Pflock ein, in dem wäre	Millef.
- Sack, wie ein leerer herunterhängen würde	Thea.
- schlaff herunterhinge und mit der Hand hochgehalten werden müßte	Staph.
- schwach und offen wäre	Spong.
- Schwäche eine, in dem wäre	Sep.
Magen: - Stein ein, in dem wäre	Bari-c., Brom., Bry., Nux-v., Rhs-t., Sang., Visc.
- verdorben wäre	Puls.
- voll Wasser wäre	Kali-c.
- voll von heißem Wasser wäre	Quas.
- Wasser von dem aufsteigen würde	Spig.
- Wirbelsäule gegen die gedrückt würde	Arn.
- zerrisen würde	Med.
- zusammengeschnürt wäre	Rhod.

Mageneingang: Gefühl, als ob

- ein hartgekochtes Ei den Durchgang der Speisen behindern würde	Abies.

Magendruck: Gefühl, als ob

- alles in Gas übergehen würde	Nux-m.

Magenschmerz: Gefühl, als ob

- Eingeweide die, herunterhängen würden	Agn.
- Magen der, im Wasser schwimmen würde	Arum.

Mastdarm: Gefühl, als ob (der)

- Fremdkörper ein, in dem wäre	Cad.
- Harnen beim, herausdrücken würde	Valer.
- Kugel eine, in dem wäre	Sep.
- Nadeln scharfe oder Besenreise in dem wären	Collins.
- Stücke in gerissen würde	Ac-nitr.

Mund: Gefühl, als ob

- alles im rauh, wund und verschwollen wäre	Glon.
- Spiß, ein scharfer in dem wäre, bei Anginen	Ac-nitr.

Muskeln: Gefühl, als ob (die)

- abgestorben wären	Rhs-t.
- Beinen in den zu kurz wären	Visc.
- bleischwer wären	Ac-picr.
- entzündet wären	Rhs-t.
- Holz aus wären	Rhs-t.
- zu kurz wären	Alum., Amm-c., Guaj., Rhs-t., Visc.

Muskellähmigkeit: Gefühl, als ob

- er einsinken würde	Sil.
- Weg, einen weiten hinter sich hätte	Kreos.

Nabelgegend: Gefühl, als ob

- ein Gewicht dort läge	Kali-m.

Nadeln: Gefühl, als ob

- er mit gestochen wird	Vacc.

Nagel: Gefühl, als ob

- er auf einen treten würde	Cann-ind.

Nase: Gefühl, als ob

- ein Spinnennetz auf der wäre	Brom.
- ein übler Geruch in der wäre	Anac.

Oberbauch: Gefühl, als ob

- Gewicht ein, in dem wäre	Kali-m.
- Schwäche, eine algemeine in dem wäre	Apoc.
- Stücke, harte in dem wären	Bor.

Oberschenkel: Gefühl, als ob (der)

- verrenkt wäre	Ipec.
- Zirkulation die, in dem aufgehoben wäre	Thea.

Ohr: Gefühl, als ob (das)

- etwas vor dem säße	Magn-m.
- innen nach, gezogen würde	Verb.
- Luft aus dem strömen würde	Stram.
- Luft durch das ziehen würde	Plat.
- offenstehen würde	Mez.
- verschwollen wäre	Thuj.
- verstopft wäre	Berb., Mez., Rumx., Tab., Verat.
- Wind ein kalter durch den Gehörgang blasen würde	Mez.
- Wolle mit, verstopft wäre	Cycl., Led.

- zusammengedrückt würde	Dros.
Ohren: Gefühl, als ob (die)	
- erfroren wären	Colch.
- Wasser in den rauschen würde	Rhod.
Ohrenschmerzen: Gefühl, als ob	
- ein Geschwür aufgehen würde	Caps.
Ohrtuben: Gefühl, als ob die	
- verstopft wären	Phyt., Verb.
Organen: Gefühl, als ob eine	
- schwere Last in allen wäre	Aloe.
Rachen: Gefühl, als ob	
- Pflock ein, in dem wäre	Led.
- Schleimhaut die, beim Schlucken abgezogen wäre	Sang.
- Schleimpfropf ein, in dem wäre	Ac-fl.
- Spiß, ein scharfer in dem wäre, bei Anginen	Ac-nitr.
Rauch: Gefühl, als ob	
- man den eingatmet hätte	Bari-c.
Rektum: Gefühl, als ob	
- Knollen ein, in dem wäre	Sep.
- Splitter, stechende in dem wären	Aesc.
Rücken: Gefühl, als ob (der)	
- brechen würde	Bell., Ham.
- Wasser, kaltes den hinunterlaufen würde	Anac.
- zu schwach wäre	Petr.
Rückenmuskeln: Gefühl, als ob die	
- gelähmt wären	Gels.
Schädel: Gefühl, als ob (der)	
- Band, durch ein gepresst würde	Chlor.
- Keil ein, von hinten eingetrieben würde	Cimic.
- öffnen und sich schließen würde	Cimic., Cocc., Rhs-t.
- Pfeilnaht längs der offen wäre	Spig.
- zerspringen würde	Calc-fl., Cimic., Sang., Sep., Spong., Stront.
Schädeldecke: Gefühl, als ob (die)	
- heben und sich senken würde	Cann-ind.

- Höhe in die gehoben würde	Visc.
- wegfliegen würde	Ferr-ph.
- zusammengepresst würde und zu knapp wäre	Rad.

Scheitel: Gefühl, als ob

- Eisklumpen ein, auf dem wäre	Verat.
- Gewicht ein, auf dem wäre	Phell.
- Hitze auf dem wäre	Tarax.

Scheitelkopfschmerz: Gefühl, als ob

- ein Nagel eingetrieben würde	Nicc.

Schläfenkopfschmerz: Gefühl, als ob

- Haut die, zu knapp wäre	Med.
- Nagel ein, eingetrieben würde	Ign.
- Wind, ein kalter ihn anblasen würde	Med.

Schulter: Gefühl, als ob

- ein kalter Wind durch die wehen würde	Caust.

Schulterblätter: Gefühl, als ob

- ein heißes Eisen zwischen den wäre	Lyc.

Schwamm: Gefühle, als ob er

- atmen würde durch einen	Spong.
- gehen würde auf einem	Helod.

Schweben: Gefühl, als ob

- er würde	Stict.

Schwerhörigkeit: Gefühl, als ob er

- betäubt wäre	Hyosc.

Schwimmen: Geühl, als ob

- sie würde	Cauloph.

Schwindel: Gefühl, als ob (er)

- betrunken wäre	Alum.
- Boden über den gleiten würde	Op.
- Gehirn sich das bewegen würde	Ars.
- Kreis im, sich alles drehen würde	Aloe., Con., Phos., Psor.
- Luft, in der schweben würde	Valer.
- zur Seite fallne würde	Ac-benz.

Seele: Gefühl, als ob die

- vom Körper getrennt wäre	Thuj.

Sehne: Gefühl, als ob eine

- gespannt wäre	Crot.
- zu kurz wäre	Crot.

Sehnen: Gefühl, als ob die

- zu kurz wären	Nat-ph.

Speiseröhre: Gefühl, als ob

- Eisen, ein glühendes längs der wäre	Phyt.
- Klumpen ein, in der wäre	Ign.
- Wunde eine, entlang der wäre	Lues.

Sprunggelenk: Gefühl, als ob das

- versagen würde, beim Stolpern	Lachn.

Stimme: Gefühl, als ob die

- wie durch eine Wolke klingen würde	Agn.

Stirnbein: Gefühl, als ob ein

- Hohlraum hinter dem wäre	Caust.

Stirnhöcker: Gefühl, als ob ein

- Nagel dort eingetrieben wäre	Thuj.

Stirnkopfschmerzen: Gefühl, als ob er

- Brett ein, vor dem Kopf hätte	Dulc.
- Kugel eine dort liegen würde	Staph.
- Nadeln mit, gestochen würde	Vacc.

Stuhl: Gefühl, als ob der

- unfreiwillig abginge	Sec.
- zurückgehalten nicht werden kann	Aloe.
- zurückschlüpfen würde	Magn-m.

Stuhlabgang: Gefühl, als ob

- abgegangen nicht alles wäre	Alum., Lyc., Nux-v.
- etwas noch immer nachkommen würde	Merc-sol.
- fertig er nie würde	Anac., Cob., Merc-sol., Sulf., Visc.

Stuhldrang bei: Gefühl, als ob

- Stuhl kommen würde	Ign.

Taumeln: Gefühl, als ob er

- betrunken sei	Bell.

Teile: Gefühl, als ob die

- eingewickelt wären	Anac.
- Schnur mit einer umwickelt wären	Nux-m.
- Schraubstock in einen gespannt wären	Coloc.

Unterleib: Gefühl, als ob alles	
- heruntergedrängt würde	Bellis., Puls., Sep., Stann.
Unterschenkelsehnen: Gefühl, als ob die	
- zu kurz wären	Amm-m.
Venen: Gefühl, als ob die	
- platzen würden	Vip.
Willen: Gefühl, als ob er	
- zwei hätte, die sich bekämpfen würden	Anac.
Wirbelsäule: Gefühl, als ob (die)	
- Eisen heißes oder elektrische Ströme dort fließen würden	Alum.
- gequetscht wäre	Verat.
- zerbrochen wäre	Kali-c., Magn-c., Nat-m.
- zusammenschieben sich würde	Sulf.
Zähne: Gefühl, als ob die	
- zu lang wären	Alum., Bellis., Cauloph., Kreos., Lachn.
- locker wären	Lachn., Lith., Tub.
Zäpfchen: Gefühl, als ob das	
- verlängert wäre	Croc., Dulc.
Zittern: Gefühl, als ob er	
- unter Strom stehen würde	Aran-d.
Zunge: Gefühl, als ob ein	
- Haar auf der liegen würde	Sil.

- abgemagert	Brom., Cean., Sec.
- abgeschlagen	Bellis.
- abweisend	Aur.
- alt	Abrot., Ac-nitr., Alum., Anhal., Bor., Carc., Cedr., Chin., Helleb., Lyc., Magn-c., Merc-sol., Nat-m., Sep.
- anämisch	Cycl., Ferr-ph.
- ängstlich	Cact., Calc-c., Colch., Equis.,Jugl-reg., Olnd., Puls., Spig.,Spong., Stroph., Vip.
- antriebslos	Anhal., Erig.
- ärgerlich	Clem.
- aschgrau	Nux-m.
- atemlos	Grind., Latrod., Lauroc.
- benebelt	Abs.
- benommen	Bapt., Helleb., Op.
- berauscht	Mosch.
- bewußtlos	Lauroc.

- blaß	Aals., Abies., Abrot.,Ac-acet., Ac-benz., Ac-form., Ac-hydroc., Ac-lac., Ac-m., Ac-nitr., Ac-ph., Ac-picr., Ac-succ., Agn., Aloe., Alum., Ambr., Amm-c., Anac., Anhal., Ant-c., Apis., Apoc., Aran-d., Arg-nitr., Arist., Ars., Bari-c., Berb., Beryl., Bor., Brom., Cad., Calad., Calc-c., Calc-fl., Calc-ph., Camph., Carb-v., Carc., Cauloph., Caust., Cean., Cedr., Cepa., Chin., Cic., Cimic., Cinnb., Clem., Cocc., Cocc-c., Colch., Coloc., Crat., Crot., Croton., Cupr., Cycl., Dig., Diosc., Dros., Dulc., Echin., Equis., Ferr-ph., Flor., Gnaph., Graph., Ham., Heder., Helleb., Helod., Helon., Hep., Hirud., Hydrast., Hyosc., Influ., Iris., Jod., Jugl-reg., Kali-bi., Kali-br., Kali-c., Kali-m., Kali-nitr., Kali-ph., Kalm., Kreos., Kres., Lac-c., Lachn., Lath., Latrod., Lauroc., Led., Lith., Lues., Lyc., Magn-c., Magn-m., Magn-ph., Mandr., Mang., Med., Meph., Merc-sol., Mez., Mosch., Naja., Nat-m., Nicc., Nux-v., Olnd., Petr., Petros., Phos., Plb., Psor., Puls., Pyrog., Quas., Rad., Raph., Rheum., Rhs-t., Ruta., Sabad., Sabal., Scil., Sec., Sel., Senec., Seneg., Sep., Sil., Spig., Spong., Stann., Staph., Sulf.Symph., Tab., Tarax., Tereb., Teucr., Thal., Thea., Ther., Thuj., Tub., Urt., Vacc., Verat., Verb., Vib., Vinc., Viol-t., Vip., Zinc.
- blau	Ac-hydroc., Cin.
- bleich	Chin.
- dampfend	Bell.

- destruktiv	Aals., Abies., Abrot., Ac-acet., Ac-benz., Ac-hydroc., Ac-m., Ac-nitr., Ac-sulf., Agar., Alum., Anac., Anhal., Aran-d., Ars., Aur., Bapt., Beryl., Brom., Bufo., Calc-fl., Cann-ind., Canth., Carb-v., Carc., Cean., Cic., Cinnb., Cob., Cocc-c., Con., Croc., Crot., Croton., Cypr., Guaj., Helleb., Helod., Hydrast., Hyosc., Jod., Kali-bi., Kali-j., Kreos., Kres., Lac-c., Lach., Latrod., Lauroc., Lues., Lyc., Magn-m., Mang., Merc-sol., Mez., Nat-m.,Nicc., Op., Petr., Phos., Plat., Plb., Podo., Pyrog., Quas., Rad., Rauw., Sec., Sep., Spong.,Stann., Stram., Stront., Tarant., Tarax., Tell., Tereb., Thal., Vip., Zinc.
- dick	Ant c.
- dumm	Bari-c.
- durchsichtig	Ac-ph., Ac-picr., Cin.
- durstig	Influ.
- echauffiert	Cann-ind., Coff., Lac-c.
- eigensinnig	Croc.
- eingefallen	Abies., Ac-hydroc., Aloe., Helleb., Nat-m., Podo., Tereb.
- eiskalt	Helod.
- elendig	Abrot., Ac-sulf., Sec.
- empfindlich	Equis., Magn-m.
- Ende am	Ars.
- erdig	Alum., Helon.
- erkältlich	Caps., Cepa., Euph., Hep., Nux-v., Sil., Tub.
- ermüdet	Gins.
- erregt	Ac-sal., Cham., Hyosc., Hyper.,Senec., Stram., Ther.
- erschöpft	Aals., Abrot., Ac-acet., Ac-lac., Ac-m., Ac-ph., Ac-sulf., Agn., Aloe., Ambr., Amm-c., Apis., Aran-d., Ars., Bapt., Berb., Calc-fl., Camph.,Carb-v., Cocc., Cocc-c., Colch., Cupr., Cycl., Dros., Echin., Eupat., Ferr-ph., Graph., Iris., Jod., Kres., Latrod., Led., Lues., Lycop., Podo., Rheum., Sel., Sil., Symph., Tarax., Verat.

- euphorisch	Abs., Calc-fl.
- fahl	Aals., Abies., Ac-benz., Alum.,Apoc., Aran-d., Berb., Card., Caust., Cocc., Colch., Jod., Jugl-reg., Lauroc., Lith., Lyc., Magn-c., Med., Meph., Merc-sol., Mez., Nat-m., Plb., Rad., Tub.
- faltig	Meph.
- feinnervig	Arist.
- fett	Amm-c., Ant-c., Caps.
- fettig	Thuj.
- feucht	Abs., Ac-benz., Ac-form., Ac-hydroc., Ac-lac., Ac-ox., Ac-ph., Ac-picr., Ac-sal., Ac-succ., Ac-sulf., Acon., Agar., Agn., Ambr., Aral., Arg-nitr., Arn., Arum., Aur., Bapt., Bari-c., Bell., Bellis., Berb., Bry., Bufo., Cad., Calad., Calc-c., Calc-ph., Calend., Camph., Canth., Carb-v., Card., Cauloph., Cedr., Cepa., Cham., Cin., Clem., Cob., Cocc., Coff., Colch., Coloc., Con., Crat., Croc., Crot., Cupr., Cycl., Cypr., Dig., Diosc., Dulc., Echin., Equis., Erig., Eupat., Euph., Euphr., Ferr-ph., Flor., Gels., Gins., Glon., Gnaph., Grind., Ham., Heder., Helon., Hep., Hirud., Ipec., Iris., Jugl-reg., Kali-br., Kali-c., Kali-m., Kali-nitr., Kali-ph.,Kalm., Kreos., Lach., Lachn., Lath., Latrod., Led., Lil., Lith., Lycop., Magn-ph., Mandr., Med., Melil., Millef., Nicc., Olnd., Op., Petros., Podo., Puls., Ran-b., Raph., Rauw., Rheum., Rhod., Rhs-t., Ruta., Sabad., Sang., Staph., Stict., Stram., Stront., Stroph., Sulf., Symph., Tab., Tarant., Teucr., Thea., Thuj., Urt., Vacc., Verat., Verb., Vib., Vinc., Viol-t.
- fiebrig	Echin., Ferr-ph.
- frierend	Ac-form., Pyrog.
- frostig	Apoc., Graph., Influ., Lyc., Petr., Phyt., Psor., Rad., Scil., Sec., Senec., Seneg., Sil., Thal., Thuj., Tub., Verat.
- furchtsam	Spig.

- gedunsen	Aals., Ac-acet., Ac-ox., Amm-c., Ant-c., Apis., Arum., Bry., Cann-ind., Crot., Dros., Graph., Kali-c., Meph., Nux-m., Phyt., Samb., Seneg., Stram., Visc.
- gehässig	Lues.
- gehemmt	Jugl-reg.
- gelb	Alum., Berb., Card., Chin., Crot., Croton., Dig., Lyc., Merc-sol., Petr., Sep.
- gereizt	Equis., Sep.
- geschäftig	Jod.
- geschwächt	Grind., Kali-bi., Kali-c., Mez., Plb., Raph.
- geschwollen	Guaj.
- gesund	Sabin.
- gleichgültig	Sep.
- grau	Zinc.
- hager	Sel.
- haloniert	Nux-m.
- heftig	Bry., Glon., Stront.
- heiß	Bry., Jab., Lach., Lycop., Podo., Sang., Stict., Stront., Sulf., Tell., Urt., Valer.
- heißblütig	Sabin.
- hektisch	Lach.
- hergenommem	Abies., Apoc., Influ., Samb., Spong.
- hitzig	Abs., Ac-fl., Ac-ox., Ac-sal., Acon., Agar., Cact ., Euphr., Ferr-ph., Melil., Millef., Phos., Ran-b., Rauw., Rumx., Samb., Sars., Scil., Spong., Visc.
- hochmütig	Plat.
- hypochondrisch	Lath., Sel.
- hysterisch	Cimic., Cypr., Ign., Mosch.
- impotent	Calad., Sabal.
- jähzornig	Coloc.
- jammernd	Hyper.

- kalt	Abies., Abrot., Ac-acet., Ac-benz., Ac-form., Ac-lac., Ac-m., Ac-nitr., Ac-ph., Ac-picr., Ac-succ., Agn., Aloe., Ambr., Amm-c., Anac., Anhal., Apis., Aran-d., Arg-nitr., Arist., Ars., Bari-c., Berb., Beryl., Bor., Brom., Calad., Calc-c., Calc-ph., Camph., Caps., Carb-v., Carc., Cauloph., Cean., Cedr., Cepa., Cic., Cin., Cinnb., Clem., Cocc., Cocc-c., Colch., Coloc., Crat., Crot., Cupr., Cycl., Cypr., Dig., Diosc., Dulc., Echin., Equis., Gnaph., Ham., Heder., Helleb., Helon., Hep., Hirud., Hydrast.,Hyosc., Iris., Jugl-reg., Kali-bi., Kali-br., Kali-c., Kali-m., Kali-nitr., Kali-ph., Kalm., Kreos., Kres., Lac-c., Lachn., Lath., Latrod., Led., Lith., Lues., Magn-c., Magn-m., Magn-ph., Mang., Med., Merc-sol., Naja., Nat-m., Nicc., Nux-v., Olnd., Petros., Plb., Puls., Quas., Raph., Rheum., Rhs-t., Ruta., Sabad., Spig., Stann., Staph., Symph., Tab., Tarant., Tarax., Tereb., Teucr., Thal., Thea., Ther., Urt., Vacc., Verat., Verb., Vib., Viol-t., Vip.
- kältempfindlich	Aral., Rumx.
- klagend	Hyper.
- klebrig	Merc.sol.
- klein	Bari-c., Calc-ph.
- kollapsig	Naja., Vidp.
- kongestioniert	Chin., Guaj.
- korpulent	Amm-c.
- kräftig	Ac-benz., Arn., Aur., Bell., Glon., Melil., Millef., Sabin.,Sang., Sulf.
- krampfig	Cic., Cupr., Diosc., Kali-c.
- krank	Abrot., Ac-nitr., Aloe., Alum.,Brom., Carc., Caust., Chin., Kreos., Lith., Lyc., Merc-sol.
- läppisch	Agar., Con.
- lasziv	Calad.
- launenhaft	Cham.
- lebhaft	Cob., Heder., Lachn., Valer.
- leidend	Carc.

- Lippenzyanose	Lauroc.
- livid	Dros., Tarant.
- lithämisch	Ac-benz., Ac-form., Ac-lac., Ac-ox., Ac-picr., Ac-sal., Ac-succ., Aloe., Amm-c., Ant-c., Apis., Apoc., Arn., Ar-um., Berb., Bry., Cact.,Cad., Calc-ph., Camph., Caps., Cauloph., Caust., Cedr., Cepa., Cimic., Clem., Cocc., Colch., Co-loc., Dig., Diosc., Dulc., Echin., Equis., Erig., Eupat., Euphr., Flor., Gins., Gnaph., Graph., Grind., Ham., Heder., Helon., Hep., Hirud., Influ., Ipec., Iris., Kali-br., Kali-m., Kali-nitr., Kalm., Lachn., Lath., Led., Lil., Lith., Magn-ph., Med., Meph., Naja., Nux-v., Olnd., Puls., Ran-b., Raph., Rheum., Rhod., Rhs-t., Rumx., Ruta., Sabad., Sabal., Sars., Scil., Senec., Seneg., Sil., Spig., Staph., Stict., Symph., Tab., Teucr., Thea., Ther., Thuj., Urt., Vacc., Verat., Verb., Viol-t.
- lustig erregt	Anac.
- lymphatisch	Abs., Ac-ph., Acon., Agn., Ambr., Aral., Arg-nitr., Arist., Bari-c., Bell., Bellis., Bor., Calad., Calc-c., Calend., Card., Cham., Chin., Cin., Coff., Crat., Cupr., Cycl., Dros., Euph., Ferr-ph., Gels., Glon., Hyper., Ign., Jab., Jugl-reg., Kali-c., Kali-ph., Lycop., Magn-c., Mandr., Me-lil., Millef., Mosch., Nux-m., Petros., Phyt.,Psor., Sabin., Sang., Sel., Stroph., Sulf., Tub., Valer., Vib., Vinc., Visc.
- mager	Anhal.
- marantisch	Stann.
- maskenartig	Mang.
- menschenscheu	Arist.
- mißtrauisch	Arn., Lach.
- müde	Bellis., Erig., Ferr-ph., Kali-c., Mandr., Ran-b.
- mürrisch	Croton.
- nervös	Abies., Ambr., Aral., Arg-nitr., Arum., Cimic., Equis., Ferr-ph., Magn-c., Senec., Spig., Thea.

- neuropathisch	Petros.
- niedergeschlagen	Abies., Cedr.
- nymphoman	Hyosc.
- obszön	Croc.
- ödematös	Kali-nitr.
- ohnmächtig	Camph., Mosch.
- pastös	Hep.
- reizbar	Abies., Clac-ph., Ferr-ph., Teucr.
- rot	Abs., Ac-fl., Ac-ox., Ac-sal., Acon., Agar., Arn., Arum., Aur.,Bapt., Bell., Bellis., Bry., Bufo., Cact., Calc-fl., Calend., Cann-ind., Canth., Caps., Cham., Cob., Coff., Con., Croc., Erig., Eupat., Euph., Euphr., Gels., Gins., Glon., Grind., Guaj., Hyper., Ipec., Jab., Lach., Lil., Lycop., Mandr., Melil., Millef., Mosch., Naja., Nux-m., Op., Phos., Phyt., Podo., Ran-b., Rauw., Rhod., Rumx., Samb., Sang., Sars., Scil., Stict., Stram., Stront., Stroph., Sulf., Tarant., Tell., Urt., Valer., Visc.
- schläfrig	Crat., Mandr.
- schlaff	Agn., Calc-fl., Caps., Seneg., Sep., Ther.
- schlapp	Cad.
- schmerzempfindlich	Bor., Kalm., Verb.
- schmerzverzerrt	Mez.
- schwach	Ac-benz., Ac-form., Ac-nitr., Ac-ox., Ac-picr., Ac-succ., Bari-c., Beryl., Calend., Carc., Card., Cauloph., Caust., Cinnb., Croton., Dig., Dulc., Equis., Flor., Gels., Gins., Gnaph., Ham., Helod., Helon., Hep., Hirud., Ipec., Kali-br., Kali-m., Kali-nitr., Kali-ph., Kalm., Kreos., Lac-c., Lachn., Magn-c., Magn-m., Magn-ph., Mang., Med., Naja., Nat-m., Nicc., Nux-v., Olnd., Op., Petr., Petros., Psor., Psor., Puls., Quas., Rad., Rhod., Rhs-t., Sabad., Sars., Seneg., Staph., Stict., Stront., Sulf., Symph., Thal., Thea., Ther., Vacc., Vinc., Zinc.
- Schweißausbrüche	Jab.
- schwermütig	Aur.
- schwitzend	Influ., Phos., Sars.
- schüchtern	Ac-succ., Ambr.

- Schüttelfrost	Pyrog.
- sonderbar	Con.
- starr	Guaj.
- still	Ham.
- störrisch	Phos.
- stürmisch	Acon.
- tätig	Cob.
- totenblaß	Tab., Visc.
- totenelendig	Tab.
- traurig	Caust., Viol-t.
- trocken	Abrot., Ac-m., Ac-nitr., Alum., Anac., Anhal., Ars., Beryl., Bor., Brom., Caust., Cean., Cic., Cimic., Cinnb., Gnaph., Hydrast., Hyosc., Kali-bi., Kres., Lac-c., Lues., Lyc., Magn-m., Mang., Meph., Mez., Nux-v., Petr., Plat., Plb., Psor., Quas., Sabal., Sil., Spong., Stram., Tarax., Tereb.,Thal., Urt., Zinc.
- übelriechend	Med., Tell.
- überempfindlich	Valer.
- unappetitlich	Croton.
- ungeduldig	Vacc.
- unmanierlich	Bufo., Cann-ind.
- unrein	Meph., Thuj.
- unruhig	Apis., Aran-d., Bell., Clem., Coloc., Eupat., Hyper., Led., Lil., Rad., Rauw., Rheum., Rhod., Rhs-t., Rumx., Ruta., Sabad., Sabal., Sang., Sars., Stict., Stront., Stroph., Teucr., Thal., Thea., Zinc.
- unsicher	Arg-nitr., Calc-c., Equis.
- unverschämt	Canth.
- verfallen	Hydrast.
- verdrießlich	Viol-t.
- verdrossen	Cad., Nicc.
- verkrampft	Iris.
- verwahrlost	Ant-c.
- verzerrt	Tarant.
- verzweifelt	Apoc.
- wächsern	Aals., Ac-acet.
- Wallungen	Jab., Tell.

- warm	Abs., Ac-fl., Ac-sal., Ac-sulf., Acon., Agar., Aral., Arn., Arum., Aur., Bapt., Bell.,Bellis., Bufo., Calend., Canth., Card., Cham., Cob., Coff., Con., Croc., Erig., Eupat., Euph., Euphr., Gels., Gins., Glon., Grind., Ipec., Lil., Mandr., Melil., Op., Rhod., Stram., Stroph.
- wechselnd heiß und kalt	Kali-j., Plat.
- wechselnd rot und blaß	Ign., Kali-j., Plat.
- welk	Psor.
- wütend	Canth., Tarant.
- zänkisch	Dulc.
- zart	Arist., Calc-ph.
- zerschlagen	Cepa., Phyt., Pyrog., Ran-b., Rauw., Ruta.
- zittrig	Aran-d., Arg-nitr., Crot., Gels., Heder., Helod., Lycop., Stroph.
- zornig	Anac., Staph.
- zyanotisch	Carb-v.

- abends	Lob., Magn-c., Nicc, Podo., Stell.
- abends ab 20 Uhr	Lyc.
- Abdecken	Ac-benz., Apis., Caps., Sang., Sec., Tab.
- Abliegen	Onos.
- Abhusten	Ant-t., Scil., Stann., Stict.
- Abkühlen	Ac-fl., Aloe., Aur., Calc-fl., Lyc., Op., Sec.
- Abkühlen des Kopfes	Coff.
- Ablenkung	Ac-nitr., Ac-picr., Ambr., Croc., Helon.
- Abreibungen, kalte	Bapt., Crot., Tab.
- Absonderungen, bei Eintreten der	Arist., Bry., Cupr., Cycl., Dulc., Gels., Kali-bi., Med., Stram., Tell., Thuj.
- Absonderungen nach	Zinc.
- Absteigen	Spong.
- Abwaschen	Asar.
- Abwechslung	Sulf.
- Alkohol	Abrot., Coca., Gels., Med.
- alleingelassen werden	Abs.
- Alleinsein	Helon., Lues., Plat.
- Anblasen	Urt.
- Anerkennung	Con.
- Anlehnen	Kali-c., Nat-m., Sep.
- Anstrengung	Brom.
- Anstrengung, geistige	Kali-br.
- Anstrengung, körperliche	Kali-br., Plb., Sep.
- Anwendungen, kalte	Arist., Echin., Equis., Sep.
- Atmen	Ac-ox.
- Auflagen, warme	Thuj.
- Aufrechtstehen	Diosc.
- Aufrechtstehen vom Sitzen	Lyc.
- Aufrichten	Diosc.
- Aufsetzen	Aral., Carb-v., Dros., Phos., Samb., Sang., Seneg., Spong., Stict.
- Aufsetzen vom Liegen	Puls.
- Aufstehen	Cham., Cob., Diosc., Lith., Verat.
- Aufstehen vom Liegen	Apis.
- Aufstoßen	Ac-nitr., Ant-t., Aran-d., Arg-nitr., Carb-v., Cob., Kali-bi., Lyc., Mandr., Rad., Spong.
- Ausflüsse	Lach., Zinc.
- Ausruhen	Cocc.
- Ausscheidungen	Berb., Lach., Nat-m., Nux-m., Rhod.
- Ausschläge, beim Eintreten der	Acon., Zinc.

- Aussprechen	Calad., Ther.
- Ausstrecken	Aran., Chin.
- Auswurf, bei viel	Ant-t., Aral., Zinc.
- Autofahren	Ac-nitr.
- Bauchlage	Podo.
- Beine, angezogene	Sulf.
- Beine, anziehen der	Coloc.
- Beine, hängenlassen der	Con.
- Beine, hochziehen der	Thuj.
- Beine, kreuzen der	Sep.
- Beruhigung	Stroph.
- Beschäftigung	Heder., Helon., Kali-br., Valer.
- Beschäftigung, geistige	Croc.
- Bett im	Podo.
- Bettwärme	Alum., Amm-c., Caust., Rhs-t., Rumx., Sep.
- Bewegung	Ac-hydrof., Ac-m., Agar., Aur., Cycl., Diosc., Dros., Dulc., Ferr., Heder., Iris., Jod., Kali-br., Kali-c., Kali-j., Kreos., Lach., Lith., Magn-m., Magn-ph., Meny., Nat-c., Phell., Plat., Puls., Phyt., Rhod., Rhs-t., Ruta., Samb., Sars., Stann., Sulf., Thuj., Valer., Zinc.
- Bewegung der linken Seite	Pulx.
- Bewegung fortgesetzte	Aran-d., Bellis., Calc-fl., Iris., Pyrog., Rad., Rhs-t., Tab., Zinc.
- Bewegung im Freien	Aesc., Agar., Alum., Ambr., Apis., Asa., Bari-c., Brom., Caps., Cin., Coca., Diosc., Erig., Puls., Sep., Stront., Visc.
- Bewegung in frischer Luft	Ac-sulf., Arist., Cob., Kali-bi., Lach., Lyc., Magn-c., Mandr., Melil., Sabal., Stann., Sulf.
- Bewegung, langsame	Dros., Syph.
- Bewegung, leichte	Guaj., Ham.
- Bewegung, mäßige	Ars., Ferr-ph., Gels.
- Bewegung, passive	Cham.
- Bewegung, sanfte	Con.
- Bewegung, starke	Sep.
- Blähungsabgang	Aran-d., Bellis., Bor., Carb-v., Diosc., Mandr.
- Branntwein	Glon.
- Brust und Kopf halten	Dros.
- Brüten	Ign.

- Bücken	Hyosc.
- Dahindösen	Thal.
- Dampfbad	Equis.
- Dehnen	Aran-d., Caust., Chin., Cin., Lachn., Plb., Podo.
- Druck	Ac-ph., Arg-nitr., Asa., Bry., Cad., Chelid., Cupr., Diosc., Lil., Magn-m., Magn-ph., Nat-m., Rad., Sep.
- Druck, äußerer	Puls.
- Druck, harter	Coloc., Stann.
- Druck, kräftiger	Chin., Plb.
- Druck, sanfter	Con.
- Druck, starker	Meny.
- Druck gegen die kranke Stelle	Chin.
- Druck, vorübergehender	Ac-form,
- Dunkelheit	Con., Graph., Phos., Rhs-t., Sang.
- Einatmen	Spig.
- Einbinden	Ac-picr.
- Einhüllen, warmes	Ac-acet., Ac-form., Ac-hydroc., Ac-picr., Ac-succ., Berb., Caust., Cepa., Cimic., Helod., Hep., Kali-c., Magn-m., Sabad., Sil., Stront., Verb.
- Eisessen	Meph.
- Entblößen	Apis., Glon., Meph., Sec.
- Entspannung	Echin., Thal.
- Erbrechen	Sang., Tab.
- Erholen	Arn., Berb., Stann., Tub.
- Erwärmen	Aur.
- Essen	Ac-lac., Abrot., Arum., Beryl., Bor., Calc-c., Calc-ph., Chelid., Cimic., Cist., Cob., Con., Graph., Heder., Hep., Hydrast., Ipec., Jod., Kalm., Kali-bi., Kreos., Lac-c., Lith., Mandr., Meph., Nux-m., Petr., Rad., Rauw., Sang., Sel. Spong., Tell.
- Essen nach dem	Bov., Calc-fl.
- Essen satt	Ars.
- Essen während des	Anac., Ign., Zinc.
- Essen durch, vorübergehend	Teucr., Verat., Zinc.
- Exanthemausbruch bei	Cupr.
- Fahren	Ac-nitr., Cham.
- Fasten	Con.
- Farben grelle	Tarant-h.

- Fenster am	Brom., Sulf., Verat.
- Fenster am offenem	Apoc., Cact., Carb-v., Ipec.
- Festbinden	Arg-nitr., Magn-m.
- Flachliegen	Spong.
- Freien im	Ac-fl., Amm-m., Apis., Arum., Bapt., Beryl., Cepa., Clem., Croc., Glon., Helleb., Ipec., Jod., Kali-s., Lauroc., Lil., Magn-m., Manc., Melil., Mosch., Plat., Puls., Sabal., Sep., Staph., Stront., Tab., Verat., Viol-t., Zinc.
- Frieden in lassen	Arn.
- Frieren und Frösteln trotz, Aufdecken und Entblößen	Abs.
- Frischluft	Ac-hydroc., Caust.
- Frottieren	Canth., Cycl., Magn-ph., Plb., Podo., Tarant-h.
- Frühstück nach dem	Staph.
- Füße aus dem Bett strecken	Ac-fl., Meph., Sulf.
- Füße in kaltes Wasser stecken	Led.
- Gähnen	Caust., Chin., Cin., Croc., Plb., Staph.
- Gebirge im	Syph.
- Geborgenheit	Ac-ph., Bari-c., Calc-c.
- Gegendruck	Bell., Kali-c., Rauw.
- Gehen	Apis., Aur., Cob., Bor., Magn-m., Plat., Puls., Rhs-t., Staph., Valer., Verat.
- Gehen im Freien	Alum., Jod., Sep., Ther.
- Gehen in frischer Luft	Tarax.
- Gehen schnelles	Lob.
- Gesellschaft in	Ign., Stram.
- Gesicht waschen	Asar.
- Getränke, heiße	Nux-m.
- Getränke, kalte	Bry., Cham., Lac-c., Meph., Onos., Phos., Puls.
- Getränke, warme	Lyc., Pyrog., Sabad.
- Gewitter, Freude am	Carc.
- Gurgeln	Arum.
- Haarebürsten	Tarant-h.
- Hände kühle	Bell.
- Hände in kaltes Wasser tauchen	Jatr.
- Harnabgang	Agar., Berb., Cepa., Lith., Rad., Sars., Tab.
- Harnabgang reichlicher	Ac-benz., Arum., Bry., Gels., Tab.
- Harnflut	Ac-sal., Acon., Gels., Iris.

- Hautausschläge, beim Ausbrechen der	Cad.
- Herumgehen	Cham., Ferr-ph., Magn-ph., Millef., Nat-m., Nicc., Stict. Tell., Verat.
- Herumgehen im Zimmer	Canth.
- Herumtragen bei Kindern	Cham.
- Herunterschlucken	Ign.
- Heißtrinken	Chelid.
- Himmel trüber	Cuast.
- Höhenklima	Ac-form., Spong., Syph.
- Hochlage	Lauroc.
- Imphprophylaxe	Vacc.
- Inhalation	Cocc-c.
- Innland	Syph.
- Jahreszeit, kühle	Calc-fl.
- Kaffeegenuß	Aran., Coloc., Fagop., Thea.
- Kaltanwendungen	Ac-sal.
- Kaltbaden	Apis., Bufo., Led., Nat-m., Phos., Puls., Sep.
- Kälte	Ac-hydrof., Ac-picr., Arg-nitr., Bry., Kali-bi., Lac-c., Led., Meph., Phos., Puls., Sec.
- Kaltessen	Ac-fl., Meph., Phos.
- Kalttrinken	Ac-fl., Caust., Coff., Cupr., Merc-sol., Op., Phos., Phyt., Verat.
- Kaltwaschen	Nux-v.
- Kleider enganliegende, stützende	Ac-picr., Nat-m.
- Kleider enge, beim Öffnen der	Calc-c., Chin., Graph., Lach.
- Kleider warme	Agn., Aran-d., Nux-m., Psor., Sabad.
- Kleiderausziehen	Onos.
- Klima, feuchtes	Caust.
- Klima, mildes	Ac-ox.
- Klima, trockenes	Card., Dulc., Rhs-t., Sil.
- Klima, warmes	Ac-form., Ac-lac., Dulc., Rhs-t., Sil., Thuj.
- Knie-Ellenbogen-Lage	Eupat-perf., Med.
- Knie-Ellenbogen-Lage während des Schlafes	Cin.
- Kopf entblößen	Glon.
- Kopf fest einbinden	Ac-picr.
- Kopf hochlagern	Spig.
- Kopf rückwärtsbeugen	Hyper., Seneg.
- Kopf unter die Bettdecke stecken	Rumx.
- Kopf vorwärtsbeugen	Cad.

- Kopfschweiße	Magn-m.
- Kragen öffnen	Spong.
- Krankheitsausbruch nach	Nux-v.
- Kratzen	Jugl-reg.
- Kratzen sanftes	Croton.
- Krümmen	Plb.
- Kühle	Apis., Brom., Bufo., Crot., Glon., Jod., Kali-j., Kali-s., Sec.
- Kurzschlaf	Cocc., Phos.
- Lage, waagerechte	Spong.
- Lagewechsel	Ign., Nat-s., Puls., Rhs-t.
- Leben unregelmäßiges	Nat-m.
- liebevolle Behandlung	Kali-ph.
- Licht, helles	Stram.
- Liegen	Abrot., Chin., Coff., Coloc., Merc-sol., Staph.
- Liegen auf dem Bauch	Med.
- Liegen auf dem Bauch, mit angezogenen Beinen und gekreutzten Armen	Coloc.
- Liegen auf den schmerzenden Körperteilen	Ac-sulf., Bry., Calc-c., Coloc., Ign.
- Liegen auf hartem Lager	Bell., Hyper.
- Liegen auf dem Rücken	Nat-m.
- Liegen auf der kranken Seite	Bry., Coloc., Magn-ph., Rauw.
- Liegen auf der rechten Seite	Nat-m., Sep., Spig., Sulf.
- Liegen in frischer Luft	Ant-c.
- Linkslage	Ac-m., Ac-nitr., Arg-nitr., Lil., Thuj.
- Luft, feucht-warme	Carb-s.
- Luft, frische	Ac-benz., Ac-ph., Ac-picr., Ac-sal., Ac-succ., Aloe., Alum., Ant-c., Apis., Aran-d., Arg-nitr., Arum., Aur., Bapt., Bell., Beryl., Bry., Cact., Camph., Cann-ind., Card., Cepa., Cham., Chin., Clem., Crat., Croc., Dig., Diosc., Gels., Glon., Heder., Jod., Kali-j., Kali-s., Kalm., Lach., Lues., Lyc., Magn-c., Magn-m., Nat-m., Nicc., Nux-m., Phell., Plat., Puls., Rad., Rauw., Tab., Thal., Tub.
- Luft, kalte	Bufo.
- Luft, kühle	Aesc., Aloe., Ant-c., Calc-s., Jod., Op., Sabal., Sec., Sel., Urt.
- Luft, trockene	Still.

- Luft, zufächeln von	Ac-acet., Ac-hydroc., Carb-v.
- Luftzufuhr	Apis., Aloe., Lauroc.
- Magen leerer	Cham., Dig., Nat-m.
- Magenverdauung, nach beendigter	Nat-c.
- Mahlzeiten, unregelmäßige	Nat-m.
- Marschieren	Op.
- Massieren	Bell., Calc-c., Phos.
- Meer, Erholung am	Brom., Calc-ph., Med., Spong.
- Menschen, in Gegenwart netter und schwächerer	Carc.
- Milchgenuß	Abrot., Cycl.
- Mittagszeit um die	Sep.
- Mitternacht nach	Brom.
- Morgens	Acon., Lyc., Med., Merc-sol., Stil.
- Musik	Aur., Calc-c., Cann-ind., Carc., Sep., Tarant-h.
- Nachmittags	Equis., Erig., Kali-c.
- Nachtruhe	Staph.
- Nasenbluten	Melil., Rhs-t.
- Nasnbohren	Nat-c.
- Niederlegen	Ferr-ph., Kali-c., Podo., Rad.
- Niederlegen und aus dem Bett auf den Arm nehmen	Cin.
- Ofenwärme	Alum.
- Ohrenbohren	Nat-c.
- Pikantes	Med.
- Puder	Urt.
- Rasten	Arn.
- Räume, kalte	Rad.
- Räume, warme	Hep., Pyrog.
- Rauchen	Aran-ix.
- Räuspern	Stict.
- Rechtslage	Bry., Mang., Nat-m., Phos., Ptel., Spig.
- Reden mit sich selbst	Bari-c.
- Regeleintritt bei	Acon., Arist., Calc-c., Cimic., Cupr., Dulc., Graph., Ham., Kali-c., Lach., Lith., Magn-c., Merc-sol., Nat-m., Nux-m., Plb., Puls., Sang., Senec., Stram., Sulf., Tarant., Zinc.
- Regelblutung	Cauloph.

- Regel, nach der	Alum., Amm-c., Aran-d., Bor., Calc-c., Caust., Cimic., Cocc., Con., Ferr., Graph., Kali-c., Kreos., Nat-m., Nux-v., Phos., Puls., Sep., Sil., Stram., Tarant.
- Regel, während der	Cimic., Cycl., Magnol., Zinc.
- Regeleintritt	Hep.
- Regenwetter	Nux-v.
- Reiben	Asa., Bellis., Erig., Lil., Plb., Podo., Rhs-t., Sec., Tarant-h., Valer.
- Reisen	Ac-nitr., Coca., Tub.
- Reiten	Brom., Calc-c., Lyc., Sep.
- Rhythmen, Freude an	Carc.
- Ruhe	Abrot., Abs., Ac-acet., Ac-lac., Ac-m., Ac-nitr., Ac-ox., Ac-ph., Ant-c., Arn., Bari-c., Bell., Bellis., Berb., Bry., Calc-c., Camph., Cann-ind., Carc., Card., Cau-loph., Chelid., Cocc-c., Colch., Coloc., Crot., Croton., Echin., Equis., Erig., Eu-pat., Euphr., Gnaph., Helon., Hirud., Hyosc., Hyper., Kali-ph., Kalm., Kreos., Lath., Latrod., Lauroc., Magn-m., Merc-sol., Millef., Nux-v., Phos., Phyt., Scil., Spig., Squill., Tab., Thal., Tub., Verb., Vib.
- Ruhe in, wenn man ihn läßt	Helleb., Merc-sol.
- Ruhen	Con.
- Rückenlage	Ign., Onos., Strych.
- Rückwärtsbeugen	Aran-ix., Bell., Diosc., Lac-c., Mandr.
- Salzgenuß	Med.
- Schatten	Ac-fl.
- Schaukeln	Ac-nitr., Cham.
- Schlaf	Ac-m., Ac-ph., Agar., Erig., Kreos., My-gal., Phos., Ran-b., Sang., Tarant.
- Schlaf am Tage	Calad.
- Schnupfeneintritt	Thuj.
- Schweißausbrüche	Ac-sal., Glon., Ran-b., Rhs-t., Stroph., Tab.
- Schweiße	Acon., Bry., Cupr., Gnaph., Ran-b., Rhs-t., Sang., Thuj., Viol., Visc., Zinc.
- Schwitzen	Berb., Calad., Cham., Cupr., Nat-m., Seneg.
- See an der	Brom., Med.
- Seitwärtsdrehen	Olnd.

- Sekretion, bei Einsetzen der	Thuj., Zinc.
- Seufzen	Caust., Ign.
- Sitzen	Ant-t., Hyosc., Sep., Staph.
- Socken, warme	Agn.
- Sodbrennen, durch Äpfelessen	Guaj.
- Sommer im	Petr., Psor.
- Sonnenschein warmer	Stront.
- Spazierengehen	Ferr., Naja., Syph.
- Speisen, kalte	Bry., Cham., Onos., Op., Phos., Puls.
- Speisen, saure	Ptel., Sang.
- Speisen, warme	Kreos., Lyc.
- Spielen	Kali-br.
- Stehen	Sec.
- Stimulierung	Gels.
- Strecken	Bell., Caust., Chin., Cin., Croc., Helod., Lachn., Plb., Podo., Sec., Staph.
- Stuhlabgang	Agar., Berb., Bor., Cepa., Diosc., Graph., Ham., Rad., Ruta., Spig., Tab.
- Tabakrauchen	Coloc., Thea.
- Tagsüber	Kali-c., Meph., Syph.
- Tanzen	Agar., Cann-ind., Caust., Cic., Croc., Ign., Nat-m., Sep., Sil., Stann., Tarant.
- Teegenuß	Thea.
- Trinken	Abrot., Beryl., Hydrast., Ign., Jod., Kreos., Petr., Rad., Selen., Spong., Tell., Teucr.
- Trinken, kaltes	Coff., Cupr., Merc-sol.
- Trinken, warmes	Sabad.
- Trost	Ac-ph., Ac-picr., Ac-succ., Con.
- Trübwetter	Caust.
- Umgebung, behagliche	Ac-ph.
- Umschläge, heiße	Magn-ph., Rat., Sep.
- Umschläge, kalte	Ac-hydroc., Apis., Fagop., Ferr-ph., Ham., Hirud., Puls.
- Umschläge, warme	Ars., Calc-fl., Card., Hep., Sep., Stront., Thuj.
- Untergebenen, wenn er mit kleineren redet	Bari-c.
- Unterwäsche warme	Agn.
- Verstopfung	Calc-c.
- Vorwärtsbeugen	Colch., Hyosc., Meny.
- Wandern	Bufo.
- Warmanziehen	Alum.

- Warmbaden	Rad., Sec., Stront.
- Wärme	Abrot., Ac-acet., Ac-form., Ac-lac., Ac-m., Ac-nitr., Ac-ox., Ac-ph., Ac-succ., Agar., Agn., Alum., Ant-c., Aral., Bari-c., Berb., Calc-c., Calc-fl., Calc-ph., Camph., Card., Cauloph., Caust., Chin., Cimic., Cocc-c., Coff., Colch., Collins., Coloc., Cycl., Dulc., Echin., Equis., Erig., Eupat., Euphr., Kali-bi., Kali-c., Kali-ph., Kalm., Kreos., Lac-c., Lachn., Lath., Lob., Magn-c., Magn-m., Magn-ph., Nux-v., Petr., Phyt., Psor., Rheum., Rumx., Sabad., Samb., Scil., Sil., Spig., Staph., Spong., Stram., Sulf., Verb., Verat., Zinc.
- Wärme, äußere	Ars., Rhs-t.
- Wärme, feuchte	Ars., Hep., Magn-ph.
- Wärme, mäßige	Ac-sulf.
- Wärme, milde	Ac-benz., Graph., Latrod.
- Wärme, trockene	Sep.
- Wärmezufuhr	Helod., Hydrast.
- warme Außenluft	Kali-bi., Magn-c.
- Warmen im	Hep.
- Warmwerden	Kali-bi.
- Waschen	Ac-fl.
- Waschungen, kalte	Ac-picr., Bufo., Cad., Cann-ind., Coff., Meph., Op., Podo., Rauw., Selen.
- Waschungen, warme	Rheum.
- Wasser, kaltes	Apis., Ars., Cann-ind., Fagop.
- Watteverband	Gnaph.
- Weinen	Anac., Colch., Cycl., Dig., Graph., Helleb., Ign., Lach., Lyc., Med., Phos., Plat., Puls., Sep., Tab.
- Weingenuß	Coca.
- Wechsel	Ign.
- Wetter, feuchtes	Alum., Asar., Caust., Med.
- Wetter, feucht-warmes	Caust., Hep., Kali-c.
- Wetter, kaltes	Ac-picr., Led.
- Wetter, kühles	Lach.
- Wetter, trockenes, warmes	Calc-c., Kali-c., Lyc., Magnol., Nat-m., Nat-s., Nux-m., Petr., Phyt., Rhs-t., Sulf.
- Wetterfront, bei Eintreten der	Rhod.
- Whiskygenuß	Thea.
- Wiegen (der Kinder)	Cham.

- Wickel	Cocc-c.
- Witterung warme	Petr.
- Wolken	Ac-fl.
- Wurmabgänge	Spig.
- Warmkur	Cin.
- Wutreaktionen, die erleichtern	Nux-v.
- Zahnschmerzen bei, durch Einziehen kalter Luft	Mez.
- Zärtlichkeit	Calad.
- Zigarettenrauchen	Calad.
- Zigarrenrauchen	Aran-d.
- Zimmer dunkles	Euphr.
- Zimmer, kühles	Cepa.
- Zimmer, warmes	Calc-c., Chelid., Chin., Cycl., Nux-m., Nux-v.
- Zudecken	Ac-ox., Ac-succ., Sabad.
- Zugluft	Caps.
- Zurückbeugen	Aran-d.
- Zusammenbinden	Trill.
- Zusammenkauern	Chin., Coloc., Magn-ph.
- Zusammenkrümmen	Colch., Coloc., Magn-ph., Podo.
- Zuspruch	Ac-ph., Ac-picr., Ac-succ., Calad., Puls.

- Abgeschlagenheit	Anac., Sabad.
- Abmagerung	Abrot., Ars., Beryl., Cob., Heder., Kres., Med., Merc-sol., Spong., Thal., Tub.
- Abneigung gegen das andere Geschlecht	Staph.
- Absonderungen von übelriechenden	Hep.
- Abwehrschwäche der Kinder	Cepa., Echin., Med., Phyt.
- Adenokarzinom	Beryl.
- Addison-Krankheit	Ac-lac.
- Ahnungen	Spig.
- Alleinsein	Ac-succ.
- Alkohol	Agar., Apoc., Cann-ind., Mandr., Lach., Ran-b., Sulf.
- Alkoholempfindlichkeit	Card.
- Alkoholsucht	Aur.
- Alptraum	Ac-succ., Lac-c., Thea.
- Alten Leuten bei	Eupat., Teucr.
- Alter	Ac-fl.
- Alterung	Lyc., Visc.
- Amenorrhö	Apis., Graph., Puls.
- Anasarka	Apoc.
- Anfälligkeit	Calc-ph., Dros.
- Angeberei	Calc-fl.
- Angina	Echin.
- Angina pectoris	Latrod.
- Angiospasmen	Glon.
- Anmaßung	Plat.
- Angst	Acon., Anac., Arg-nitr., Aur., Bari-c., Bell., Bor., Camph., Caps., Carc., Caust., Cham., Cin., Clem., Cocc., Coff., Coloc., Croton., Cupr., Gels., Heder., Kali-bi., Kalm., Lac-c., Lach., Lil., Lyc., Magn-c., Magn-m., Op., Sabad., Scil., Stram., Tab., Verat.
- Ängstlichkeit	Latrod., Nicc., Spig.
- Anspannung, geistiger	Lachn.
- Anspannung, körperlicher	Lachn.
- Anstrengung	Calc-ph., Coloc., Dros., Echin., Erig., Ferr-ph., Mandr.
- Anstrengung, geistiger	Ac-ph., Ac-picr., Ambr., Aran. Arg-nitr., Bari-c., Bor., Cad., Calad., Calc-fl., Cocc., Con., Iris., Magn-ph., Phos., Sil.

- Anstrengung, körperlicher	Ac-picr., Ambr., Aran., Arg-nitr., Bari-c., Bor., Calad., Calc-fl., Cocc., Con., Iris., Magn-ph., Melil., Sil., Valer.
- Anstrengung, seelischer	Ac-ph., Ac-picr., Ambr., Bari-c., Con.
- Anstrengung, sexueller	Ac-ph.
Antriebslosigkeit	Anhal., Aran.
- Apoplexie	Glon., Hyper., Kali-br.
- Appetitlosigkeit	Abrot., Beryl., Tarax., Tub.
- Ärger	Ac-picr., Acon., Anac., Arg-nitr., Aur., Bari-c., Bell., Bor., Bry., Caps., Carc., Card., Cham., Coff., Coloc., Cupr., Cycl., Ipec., Lach., Lyc., Magn-c., Naja., Nux-v., Olnd., Op., Petr., Scil., Staph., Stront., Tab., Verat., Visc.
- Ärgerlichkeit	Nicc.
- Arbeit (überfordert)	Sil.
- Arbeitseifer	Rauw.
- Arbeitsunfähigkeit	Thal.
- Arbeitsunlust	Visc.
- Argwohn	Plat.
- Arteriosklerose	Cob., Kres., Sec., Visc.
- Asthma	Aral., Meph., Seneg., Stict., Tub.
- Atemnot	Latrod., Samb., Spong.
- Atemzentrumlähmung	Ac-hydroc.
- Atrophie	Sec.
- Aufdecken	Acon., Stict.
- Aufregung	Tab., Verat.
- Augentrauma	Euphr.
- Ausscheidungsunterdrückungen	Cupr., Med., Psor., Puls.
- Ausschlagsunterdrückungen	Bry., Cupr., Graph., Psor.
- Autointoxikation	Alum., Berb.
- Bangigkeit	Magn-m.
- Basedow	Heder.
- Befürchtungen	Sabad.
- Beleidigung	Petr.
- Benehmen, läppischem	Nux-m.
- Benommenheit	Ac-m., Gels.
- Beruf, falschem	Arg-nitr.
- Berufsstress	Arg-nitr.
- Berührungsempfindlichkeit	Tarant.
- Beschäftigungsdrang	Thal.
- Bestrahlung	Ac-fl., Hyper.
- Betriebsamkeit, geistiger und seelischer	Cob., Heder., Kali-j., Rauw.

- Bewegung	Coloc.
- Bienenstiche	Cepa.
- Bifurkation	Stict.
- Bißverletzung	Led.
- Blasenbeschwerden	Gnaph.
- Blasenempfindlichkeit	Equis.
- Blasenentzündung	Canth.
- Blasenreizung	Petros., Sabal.
- Blasenschmerzen	Lith.
- Blähungen	Diosc.
- Bleichheit	Stann.
- Bleivergiftung	Sulf.
- Blendung	Stram.
- Blutandrang	Clem., Cycl., Lil.
- Blutarmut	Calc-ph., Cycl., Ferr-ph., Hydrast., Kali-c., Senec.
- Blutaustritt	Hirud.
- Blutungen	Abrot., Ac-nitr., Ac-sal., Arn., Carb-v., Chin., Croc., Ferr-ph., Ipec., Kali-c., Led., Sabin., Sec.
- Blutstase	Hirud.
- Blutungsneigung	Cact., Ham., Hirud., Lach., Millef.
- Blutverlusten	Ac-ph., Chin., Nat-m., Phos.
- Blutwallungen	Ac-sal.
- Blutzersetzung	Carb-v., Crot.
- Boden auf kaltem liegen	Dulc.
- Brechdurchfall	Verat.
- Brechreiz	Ipec., Meph.
- Bronchitis	Ipec.
- Bronchospasmus	Latrod.
- Charakterstörungen	Agar.
- Chininmißbrauch	Nat-m., Puls.
- Cholera	Camph.
- Cholesterin	Sars.
- Chorea	Cypr., Tarant.
- Darandenken	Ambr., Caust.
- Degeneration	Stann.
- degenerativen Prozessen	Lath.
- Denkschwäche	Con.
- Demütigung	Nat-m.
- Depressionen	Rauw., Sep.
- Diabetes	Abrot., Ac-acet., Ac-lac., Ac-sulf., Iris., Kreos., Kres., Sec.

- Diathese:	
allergische	Ac-form.
exsudative	Calc-c.
gichtische-rheumatische	Ac-form., Ac-benz., Amm-c., Berb., Clem., Colch., Gnaph., Guaj., Ran-b.,Urt.
hämorrhagische	Ac-sulf., Amm-c.
harnsaure	Ac-benz., Podo., Sars.
lithämisch-hämorrhagische	Ham.
lymphatische	Calc-c.
rheumatische	Ac-form., Amm-c., Ran-b.
rheumatisch-luesinische	Mez.
syphilitische	Guaj.
- Dickdarmentzündung, chronischer	Aloe.
- Druck	Ac-sulf., Con., Tarant.
- Drüsen	Ac-fl.
- Drüsenentzündung	Jod.
- Drüsenverhärtung	Spong.
- Durchfall	Abrot., Ac-ph., Apoc., Colch., Croton., Ferr-ph., Ipec.
- Durchnässung	Amm-c., Dulc., Gnaph., Puls., Rhs-t., Sil., Sulf., Thuj.
- Dyskrasie	Hydrast.
- Eheproblemen	Ambr.
- Eierempfindlichkeit	Card.
- Eierstocksentzündung	Podo., Sabal.
- Eifersucht	Hyosc., Ign., Lach., Naja.
- Eigenwärmemangel	Led.
- Einbildungen	Anac., Lac-c., Sabad.
- Eisenmißbrauch	Puls.
- Eitelkeit	Staph.
- Eiterungsneigung	Euph., Hep., Tell.
- Elastizitätsverlust	Ac-fl.
- Embolieneigung	Lach.
- Empfindlichkeit	Cham., Magn-ph., Petr.
- Empfindsamkeit	Med.
- Emphysem	Seneg.
- Entblößen	Acon.
- Entkräftung	Ars.
- Enttäuschung	Ac-succ., Aur., Bor., Coloc., Naja., Nat-m., Plat.
- Entwicklungsstörungen	Ac-ph., Agar., Calc-ph., Carc., Med.
- Entwicklungsstörungen, geistiger	Bari-c., Calc-c., Lues.
körperlicher	Bari-c., Calc-c., Lues.

Seelischer	Bari-c., Calc-c., Lues.
- Entzündungen	Bari-c., Ham., Lues., Sabin., Tell.
- Entzündungen, eitriger	Crot., Hydrast., Kali-br., Pyrog.
- Enuresis	Petros.
- Euphorie	Aran-d.
- Epilepsie	Ac-hydroc., Bell., Brom., Camph., Glon., Tarant.
- Erbrechen	Ferr-ph.
- Erfrierungen	Agar.
- Erektion	Lith.
- Erkältung	Ac-benz., Ac-lac., Amm-c., Aral., Bell., Bry., Camph., Cepa., Cham., Coloc., Dulc., Eupat., Euphr., Hep., Ipec., Kali-c., Phos., Puls., Rhs-t., Samb., Sil., Stict., Sulf., Thuj.
Bei N.O. Winden	Acon.
- Erkältlichkeit	Aral., Bari-c., Calc-c., Calc-ph., Caps., Caust., Cepa., Colch., Dros., Dulc., Ferr-ph., Heder., Hep., Kali-c., Magn-c., Magn-ph., Med., Phyt., Sil., Teucr., Tub.
- Erkältungskatarrhen, langwieriger und hartnäckiger	Kali-j.
- Ernährungsstörungen	Abrot., Alum., Bapt., Calc-c., Calc-ph., Carc.
- Erregung	Bell., Canth., Lachn., Lath., Thea.
Nervöser	Ac-ox., Camph.
- Erregunszuständen, manischer	Ac-sal.
- Erschlaffung	Calc-fl., Sep.
- Erschöpfung	Ac-form., Calc-fl., Cocc., Colch., Crot., Croton., Cupr., Cycl., Dulc., Heder., Helon., Meph., Rauw., Sep., Stann., Teucr.
Geistiger	Ac-picr., Anahl.
Körperliche	Ac-lac., Anhal., Kali-bi.
Sexuelle	Ambr.
- Erschöpfungszustände, zehrende	Ac-nitr.
- Erschrecken	Cin., Dros.
- Erstickungsanfällen	Samb.
- Erschütterungen	Bell.
- Erwartungszittern	Valer.
- Essen, viel durcheinander	Ant-c., Graph.
- Exanthemunterdrückung	Hyosc., Zinc.
- Exostosen	Stront.
- Exudation seröser	Canth.

- Exzessen	Ac-picr., Agn., Kres., Nux-v., Sel.
- Fall	Ham.
- Fermentschwäche	Diosc.
- Fernsehen	Phos.
- Fettempfindlichkeit	Card.
- Fettleibigkeit	Mandr.
- Fettsucht	Amm-c., Ant-c., Caps., Card.
- Fieber	Abrot., Cham., Eupat., Samb., Sulf., Tub.
adynamischem	Bapt., Euph.
allergischem	Ac-sal.
billösem	Eupat.
chronischem	Thal.
gichtischem	Ac-sal.
rheumatischem	Ac-sal., Bry.
septischem	Bapt.
typhösem	Bapt.
- Fieberzuständen von anhaltenden, zehrenden	Abrot., Ac-nitr., Chin., Echin.
- Fistelbildung	Ac-fl.
- Flachliegen	Stict.
- Fleischempfindlichkeit	Card., Tab.
- Fluchtgedanken	Valer.
- Föhn	Acon., Rhod.
- Forderung, geistiger und körperlicher	Phos.
- Fokaltoxikose	Berb., Cact., Echin., Phyt.
- Frauenkrankheiten	Cauloph.
- Frauenmittel	Mandr.
- Frieren	Cycl.
- Freßsucht	Ant-c.
- Freude	Coff., Tab.
- Frühgeburten	Cob.
- Furcht	Acon., Clem., Ign., Stram.
- Füße, Durchnässung der	Puls.
- Füße, kalte	Dulc.
- Fußschweißunterdrückung	Sil.
- Galleerkrankungen	Eupat., Mandr., Tarax.
- Gangrän	Euph.
- Gangstörungen	Lath.
- gastrokardialem Symptomenkomplex	Diosc.
- Gebärmutterbeschwerden	Cauloph., Helon.
entzündung	Podo., Sabal.
verlagerung	Lil.
- Geburt	Arn.

- Geburtstrauma	Hyper.
- Gedächtnis-	
schwäche	Con.
schwund	Agar.
verfall	Bufo.
- Gedanken, unangenehmer	Ambr., Valer.
- Gedrücktsein	Nicc.
- Gefäß-	
erkrankungen	Ac-fl.
entzündung	Jod.
sklerose	Plb.
- Gehirnerschütterung	Arn.
- Geisteskrankheit	Carc.
- geistigem Funktionsabbau	Brom.
- geistigem Verfall	Bufo.
- Geistesschwäche	Stann.
- Gelbsucht	Tarax.
- Gelenksabnützung	Tell.
- Gemüts-	
erregung	Acon., Coff., Coloc., Hyosc.
schwäche	Stann.
- Genitalbereichsentzündung	Lac-c.
- Genußsucht	Agn.
- Geräuschen	Tarant.
- Gereiztheit	Cham., Nicc., Visc.
- Gesichtsekzem	Viol-t.
- Geschäftigkeit	Kali-br., Thal.
- Geschäftssorgen	Ac-succ., Ambr., Bry.
- geschlechtlicher	
Abstinenz	Con.
Erregung	Apis., Lil., Plat.
Exesse	Ac-picr., Agn., Bufo., Chin., Nux-v.
- Geschwätzigkeit	Nux-m.
- Geschwüren	Ac-fl., Ac-m., Clem.
- Gespenstersehen	Cin.
- Gewalttätigkeit	Anac.
- Gewebserstickung	Lauroc.
- Gewissensbisse	Lil.
- Gewitter	Acon. Rhod.
- Getriebensein	Aran-d.
- Gicht	Led., Lith., Lyc., Merc-sol., Sabin.
- Glaukom	Euphr.
- Gleichgewichtsstörungen	Lath.

- Gonorrhö	Ac-nitr., Clem., Kalm., Med., Thuj.
- Gram	Lach., Staph.
- Greisen, von heruntergekommenen	Seneg.
- Grippe	Acon., Bry., Cad., Camph., Cepa., Euphr., Eupat., Puls., Thuj.
- Haarausfall	Ac-fl., Jod.
- Haarschneiden	Acon., Bell.
- Halluzinationen	Ac-sal., Cin.
- Harn	Apis.
- Harnröhrenentzündung, chronischer	Canth.
- Harnverhaltung	Stram.
- Harnwegsinfekt	Berb., Cann-ind., Eupat., Thal.
- Hass	Lach.
- Hast	Aran-d.
- Haut-	
blutungen	Hirud.
entzündungen	Ac-m., Ac-nitr., Caust., Croton., Hydrast., Jod.
prozesse	Ac-fl., Euph., Graph., Hep., Kreos., Kres., Mez., Rad.
- Hautausschlägen,	
chronischen, juckenden	Sars.
unterdrückten	Apis., Clem., Cupr., Dulc., Kalm., Sulf.
- Heimweh	Ac-ph., Ac-picr., Ac-succ., Caps., Clem., Hyosc.
- Heiserkeit	Spong.
- Hektik	Rauw.
- Hemmungen	Ac-succ.
- Herbstkatarrhen	Teucr.
- Herz-	
beschwerden	Ac-ox., Cact.
klopfen	Thea.
schwäche	Apoc., Crot.
stauung	Spong.
versagen	Carb-v.
versagen, links	Apoc.
versagen, rechts	Apoc., Lauroc.
- Herz-Kreislaufsrörungen	Helod., Scil.
- Herzmuskel-	
entzündung	Echin.
schädigung	Apoc.
schwäche	Amm-c., Kali-c.
- Heu-	

asthma	Aral.
schnupfen	Stict.
- Hinfälligkeit	Verat.
- Hirnerkrankungen	Hyper.
erregung	Op.
krämpfe	Camph.
lähmung	Anhal.
schwund	Plb.
traumen	Helleb., Hyosc.
- Hirnhauthyperämie	Canth
reizung	Ac-sal., Agar., Anhal., Apis., Apoc., Bapt., Bell., Cupr., Cypr., Euph., Gels., Helleb., Rheum., Scil., Zinc.
- Hinterstrangmuskel- Entzündung	Echin.
- Hitze	Ac-hydroc., Ac-sal., Cham., Lach., Samb.
- Hitzschlag	Ant-c.
- Hitzewallungen	Sang.
- Hochmut	Plat.
- Hochstimmung	Thea.
- Hoden-	
schmerzen	Lith.
schwund	Plb.
- Hoffnungslosigkeit	Lith.
- Höhenkrankheit	Lauroc.
- Homosexualität	Anhal.
- hormonelle Fehlsteuerung	Arist., Graph., Sang., Sep.
- Hornhautreizung mit Erregungszuständen	Stram.
- Hunger	Graph.
- Husten	Dros., Rumx., Samb., Senec., Seneg.
- Husten und Durchfall abwechselnd	Croton.
- Hydrophobie	Stroph.
- Hydrozephalus	Helleb.
- Hyperämie, arterieller	Cact.
- Hyperthyreose	Cob., Heder., Jod.
- Hypertonie	Glon.
- Hypochondrie	Abs., Croc., Magn-m., Nux-v., Staph.
- hypophysärer Insuffizienz	Arist.
- Hypotonie	Stroph.
- Hysterie	Cimic., Cupr., Helon., Ign., Meph., Nux-m., Plat.
- Ideen, von fixen	Sabad., Stram.
- Impfungen	Sulf., Vacc.

- Impfvergiftungen	Sil., Thuj.
- Impotenz	Agn., Calad., Cob., Lyc.
- Infarkt	Tab.
- Infektionen	Cact., Psor., Pyrog., Urt.
- Infektionskrankheiten	Arn., Bapt., Camph., Crot., Psor.
Reaktionsschwäche bei	Amm-c.
- Irresein, manisch-depressives	Aur.
- Insektenstiche	Apis., Cepa., Led.
- Jähzorn	Coloc.
- Jodvergiftung	Hep.
- Kachexie	Ac-nitr., Ars., Beryl., Thal.
- Kaffeegenuß	Cham., Sulf.
- Kaltbaden	Ant-c., Amm-c.
- Kälte	Aral., Caust., Graph., Helod., Tarant., Ther.
- Kälteempfindlichkeit	Anac., Ran-b., Rumx.
- Kalttrinken	Acon.
- Karzinom	Abrot., Ac-acet., Ac-nitr., Alum., Carc., Chin., Hydrast., Kali-bi., Kres., Lauroc., Lues., Stann., Thal.
- Katarrhen, akuten und chronischen	Euphr., Ipec., Seneg., Thuj., Tub.
- Keloidbildung in der Impfnarbe	Vacc.
- Keuchhusten	Ipec., Meph.
- Kindern bei	
nervösen	Teucr., Viol.
- Kinderproblemen	Ambr., Petros., Sars., Seneg.
- Kleinkindern	Rheum.
- Kleinwuchs	Calc-ph.
- Klima von feuchtem	Nat-s.
- Klimakterium	Cauloph., Cimic., Glon., Graph., Mandr., Naja., Puls.
- Knochen-	
abnutzung	Tell.
affektionen	Ac-fl., Mez.
brüche	Arn., Stront., Symph.
entzündung	Ac-nitr.
hämatome	Ruta.
prozessen, abbauenden	Stront.
- Knochenhautentzündung	Symph.
- Kobaltbestrahlung	Rad.
- Kolik	Diosc.
- Kollaps	Amm-c., Helod., Latrod., Tab.
- Komotio (Gehirnerschütterung)	Hyper.

- Kongestionen	Gels., Hirud., Visc.
- Kontaktblutungen	Ham.
- Konvulsionen	Cypr.
- Konzentrationsschwäche	Aran-d., Rauw.
- Kopfschmerzen	Camph.
- körperlichem Verfall	Bufo.
- Kräfteverfall, rasch einsetzendem	Ac-hydroc.
- Kraftlosigkeit	Colch.
- Krämpfen	Camph., Croc., Sec.
- Krampfbereitschaft	Diosc.
- Krampfneigung	Cupr., Millef., Sabad.
- Krankheiten,	
akuten	Stram.
destruktiven	Ars., Carb-v.
erschöpfenden	Ac-m.,
fieberhaften	Ac-m., Ars.
schweren	Ac-ph., Kali-ph., Selen.
subseptischen	Ac-acet.
zehrenden	Ac-m., Ars., Carb-v., Chin.
- Kränkungen	Ac-picr., Caps., Coloc., Ign., Naja., Nat-m.
- Kreislaufversagen	Amm-c., Apoc., Camph., Carb-v. Stroph., Verat.
- Kreislaufzentrumlähmung	Ac-hydroc.
- Kreuzschmerzen	Helon., Senec.
- Kummer	Ac-ph., Ac-picr., Ac-succ., Cocc., Graph., Ign., Ipec., Lach.
anhaltendem	Caust., Naja., Nat-m.
- Lageramenorrhö	Acon.
- Lähmigkeit	Colch.
- Lähmung	Ac-m., Helod., Lath., Sec.
- Landkartenzunge	Tarax.
- Langeweile	Petr.
- Launenhaftigkeit	Cham.
- lebensbedrohlichen Zuständen	Ac-hydroc.
- Lebenskraft, Erlöschen der	Carb-v.
- Lebenslust, Verminderung der	Psor.
- Lebenswärme Verminderung der	Psor.
- Leber-	
entzündung	Podo.
leiden	Card., Lyc., Magn-m., Mandr.
schädigung	Apoc., Iris.
schwund	Plb.

siechtum, chronischem	Berb.
- Leberstauung	Tarax.
- Lehrerberuf	Iris.
- Leiden, zehrenden	Ac-acet.
- Lernen	Iris.
- Lesen	Agn., Cad., Iris., Lil.
- Leukozytose, polynuklearer	Rad.
- Licht	Ac-fl., Tarant.
- Liebeskummer	Ac-ph., Ac-succ., Coff., Hyosc., Ign.
- Liegen auf der linken Seite	Spig.
- Linkslateralität	Spig.
- Lochienunterdrückung	Bry.
- Luftwege obere,	
Entzündung der	Calad., Cocc-c.
Katarrhe der	Ac-lac., Euph., Rumx., Scil., Stict.
- Lues	Ac-nitr., Aur., Kreos., Lach., Lues., Merc-sol., Thuj.
- Lungenstauung	Apoc., Spong.
- Lustlosigkeit	Magn-c.
- Lymphangitis	Cepa.
- Lymphdrüsenerkrankung	Hep.
- Mädchen,	
jungen	Abs.
blutarmen bleichen	Puls.
- Magen-Darm-	
katarrhe	Rumx.
schwäche	Aloe.
störungen	Magn-m., Mandr., Podo.
- Magenüberladung	Ant-c.
- Malaria	Chin., Eupat., Nat-m.
- manisch-depressiven Zuständen	Brom.
- Marasmus	Ac-nitr., Ars., Calc-c., Cob., Hydrast.
- Masern	Euphr., Puls.
- Masturbation	s. Onanie
- Mattigkeit	Lith., Merc-sol.
- Melancholie	Brom., Kali-bi.
- Meningitis	Helleb.
- Menorrhagie	Sabin.
- Menschenscheu	Kali-bi.
- Metallvergiftung	Sulf.
- Metrorrhagie	Sabin.
- Milchempfindlichkeit	Card.
- Milchschorf (bei Kindern)	Viol.

- Minderwertigkeitsgefühl	Brom.
- Mißerfolg	Carc., Cimic., Croton.
- Mißtrauen	Guaj., Lach., Naja.
- Myxödem	Cob.
- moralischem Verfall	Bufo.
- Mordgedanken	Thea.
- Müdigkeit	Kali-j., Lith., Merc-sol.
- Muskel-	
schwäche	Stann.
schwund	Plb.
- Mutlosigkeit	Guaj.
- Nachrichten, schlechten	Ac-succ.
- Nachtarbeit	Agn., Phos.
- Nachtschweiß	Merc-sol.
- Nahrungsallergie	Apis.
- Narbenschmerzen	Bellis.
- Nägel	Ac-fl.
- Narkose	Hyosc.
- Nasenkatarrh	Euphr., Lac-c., Stict.
- Nasenmuschelschellung	Aral.
- Nässe	Aral., Ran-b.
- naß-kaltem Boden, nach Liegen auf dem	Dulc.
- Nerven-	
schwäche	Ign., Kres., Mez., Stann.
verletzungen	Hyper., Glon.
- nervösen Beschwerden	Kalm.
- Nervosität	Cimic., Cypr., Ferr-ph., Heder., Kali-br., Lachn., Magn-ph., Meph., Nux-m., Nux-v., Olnd., Phos., Rheum., Spig.
- Neurasthenie	Ac-form., Cact.
- Neuropathie	Ac-form., Cin.
- Neurose, traumatischer	Hyper.
- Niedergeschlagenheit	Clem.
- Nikotin	Sulf., Tab.
- Nierenbeckenentzündung	Podo., Urt.
- Nieren-	
empfindlichkeit	Equis.
entzündung	Canth., Podo.
grieß	Urt.
koliken	Ac-benz.
leiden	Cocc-c., Kres., Lyc.
sand	Ac-benz., Ac-ox., Lith., Podo., Urt.
schmerzen	Helon. Lith.

schwund	Plb.
siechtum, chronischem	Berb.
- Nierensteinen	Ac-benz., Ac-ox., Cocc-c., Lith., Podo., Sars., Urt.
- Nießreiz	Aral.,
- Nörgelei	Helon.
- Nymphomanie	Calad., Plat., Tarant.
- Obstipation	Graph., Magn-m.
- Ödemen	Apoc., Bellis.
- Ofenhitze	Glon.
- Ohnmacht	Ac-hydroc., Carb-v., Ther.
- Ohrekzem	Viol.
- Onanie	Ac-picr., Agn., Bufo., Calad., Con., Staph., Sulf.
- Operation	Arn., Hyper.
- ovarieller Insuffizienz	Arist.
- Oxalurie	Ac-ox.
- Oxidation	Jod.
- Pädatrophie	Ac-nitr., Calc-c.
- Pankreas-Insuffizienz	Iris.
- Paralysis agitans	Tarant.
- Parästhesien	Lath.
- Pavor nocturnus	Kali-br.
- Pfortaderstauung	Aloe., Card.
- Phantasien	Stram.
- Pigmenten	Jod.
- Plethora	Aloe., Caps.
- Polypen	Teucr.
- Priapismus	Tarant.
- Prellungen	Arn., Bellis.
- Prostata-	
beschwerden	Gnaph.
hypertrophie	Sabal.
- Prozessen chronischen, tiefgreifenden und destruktiven	Alum.
- Prüfungsangst	Arg-nitr., Stroph.
- psychischer Fehlsteuerung	Arist.
- Psychosen	Anahl.
- Pubertätsstörungen	Phos., Puls.
- Pusteln	Vacc.
- Quecksilbermißbrauch	Clem., Hep., Lach., Sulf.
- Quetschungen	Ac-sulf., Bellis., Hyper., Led., Ruta.
- Rachenkatarrhen	Euphr., Lac-c., Stict.

- Rachitis	Calc-ph.
- Radiumbestrahlung	Rad.
- Rauchen	Ac-sulf., Anhal., Beryl.
- Rauschgiftsucht	Anhal., Cann-ind.
- Reaktionslage, mangelnder	Cad.
- Reaktionsschwäche, bei Infektionskrankheiten	Amm-c.
- Redesucht	Aran., Thea.
- Regel-	
ausbleiben	Apis., Arist., Cimic., Cycl., Helleb., Senec.
aussetzen	Verat.
störung	Cycl., Senec.
unterdrückung	Arist., Bry., Cimic., Glon., Helleb., Millef.
- Regen	Rhod.
- Reizbarkeit	Cypr., Phos.
- Reizblase	Petros., Sabal.
- Reizmittelmißbrauch	Coff.
- Rekonvaleszenz	Ac-ph., Arn., Cad., Chin., Ferr-ph.
- Rheumatismus	Collins., Eupat., Kalm., Led., Lith., Lyc., Merc-sol., Sabin.
Gelenke der	Ac-form., Ac-lac., Ac-ox., Ac-sulf., Cauloph.
Muskeln der	Ac-form., Ac-lac., Ac-ox., Ac-sulf.
- Röntgenbestrahlung	Calc-fl., Rad.
- Rückenmarkserkrankung	Hyper.
- Rückenmarkserschütterung	Arn.
- Rückenmarksirritation	Ac-picr., Kali-br., Stann.
- Rückenschmerzen	Helon.
- Ruhelosigkeit	Cypr.
- Säfteverlusten	Chin., Colch., Ferr., Nat-m., Phos., Staph.
- Samenverlusten	Ac-ph., Calad., Sulf.
- Sänger	Arg-nitr.
- Sauerstoffmangel	Ac-hydroc.
- Sauerstoffmangel, chronischen	Lauroc.
- Säuglingen, reizbaren	Rheum.
- Schicksalsschlägen	Gels.
- Schlaf, unruhigem	Erig.
- Schlaflosigkeit	Ac-picr., Agn., Ambr., Cin., Cypr., Kali-br., Meph., Op., Rauw., Sel., Valer.
- Schlafsucht	Ant-c., Kali-j.
- Schlag	Ruta.

- Schleim, zähem	Aral., Cocc-c.
- Schleimhautentzündung	Ac-nitr., Beryl., Caust., Croton., Hep., Hydrast., Jod., Kreos., Kres., Mez., Rad.
Katarrhen, blutigen	Arum.
reizungen	Euph., Graph.
- Schmerzen	Latrod.
andauernden	Mez.
anfallsartigen	Ac-form., Magn-ph.
empfindlich gegen	Kalm.
nächtlichen	Ac-form.
neuralgischen	Lachn.
rheumatischen	Lachn.
- Schnittverletzungen	Hyper., Led.
- Schnupfen	Camph., Euph.
- Schock	Tab.
- Schreck	Acon., Bari-c., Bell., Bor., Bry., Camph., Carc., Cocc., Coff., Coloc., Cupr., Ferr-ph., Gels., Nat-m., Op., Petr., Stram., Stront., Tab., Verat., Zinc.
- Schreckhaftigkeit	Sabad.
- Schreiben	Lil.
- Schreibkrämpfen	Ac-picr.
- Schüchternheit	Ac-succ.
- Schul-	
problemen	Ambr., Calc-ph., Carc., Phos.
stress	Arg-nitr., Bufo.
überforderung	Sil.
- Schwäche	Ac-form., Ac-lac., Ac-m., Calc-fl., Gels., Hydrast., Kali-c., Led., Magn-c., Meph., Nux-m., Phyt., Sabad., Stann., Thea., Ther., Verat., Visc.
geistige	Abs., Cad., Croc., Lyc., Thal.
körperliche	Abs., Ac-ph., Cad., Croc.
seelische	Abs., Croc., Lyc.
- Schwächezustände, zehrende	Ac-nitr.
- Schwangerschaft	Ac-acet., Puls., Rheum.
- Schweißausbrüchen	Crot.
- Schweißen,	
Aussetzen der	Abrot., Apis., Aral., Verat.
erschöpfenden	Ac-acet., Samb.
unterdrückten	Acon., Dulc., Sulf.
- Schwerfälligkeit, geistiger und körperlicher	Clem.

- Schwermut	Aur.
- Schwindel	Ther., Visc.
- Schwitzen	Ac-sal.
- Sekretion-	
aussetzung	Sulf., Verat.
unterdrückung	Dulc., Psor.
- Selbstmordgedanken	Caps., Thea.
- Senilität	Kreos.
- Senkung (im Unterleib)	Sep.
- Sepsis	Arn., Crot., Kali-ph., Lach., Nat-m.
- septischen Prozessen mit Hirnhautreizung	Arum.
- Serumsvergiftung	Sil.
- Sexualneurotiker, hypochondrischer und impotenter	Sel.
- sexueller	
Exzesse	Cob., Staph.
Reizzustände	Tarant.
Schwäche	Stann.
- Sinnesorgane, Überempfindlichkeit der	Ther., Valer.
- Sklerose	Ac-nitr., Con., Kali-j.
- Skrophulose	Euphr., Merc-sol.
- Sonnenbestrahlung	Calc-fl., Bell., Lach., Melil.
- Sonnenhitze	Melil.
- Sonenstich	Ac-fl., Ac-hydroc., Acon., Agar., Ant-c., Bell., Glon., Hyper., Lach., Melil.
- Sorgen	Ac-ph., Ac-picr., Ac-succ., Caust., Cocc., Ign., Naja., Nat-m., Staph.
- Spannungslosigkeit	Kali-c.
- Spasmophilie	Calc-ph.
- Speisevergiftung	Verat.
- Sphinkterschwäche	Aloe., Apoc.
- Sprechen	Ambr.
- Stenokardie	Stroph.
- Sterben	Carb-v.
- Sterilität	Puls.
- Stichverletzungen	Hyper., Led.
- Stillzeit	Abs., Ac-ph., Rheum.
- Stimmung, ängstlicher, gedrückter, gehobener und überlebhafter	Olnd.
- Stimmbandüberanstrengung	Arum.
- Stoffwechselstörungen	Amm-c.
- Stolpern	Lath.

- Stoßverletzungen	Ac-sulf., Ham., Hyper., Ruta.
- Streit	Lyc., Magn-c., Nux-v.
- Struma	Heder., Spong.
- Studieren	Ac-picr., Agn., Cad., Iris., Phos., Sil.
- Stuhlinkontinenz	Aloe.
- Stupor	Ac-m.
- Sturm	Acon., Caust., Rhod.
- Sturz	Ham., Ruta.
- Suchtgiften	Ac-sulf.
- Suchtmittel	Sulf.
- Sudeck-Krankheit	Stront.
- Suizid	Rauw.
- Tadel	Carc., Cham., Ign.
- Taumeln	Visc.
- Temperaturwechsel	Acon., Magn-c.
- Terror	Op.
- Thrombosen	Crot., Hirud.
- Thyreotoxikose	Sec.
- Todesangst	Latrod.
- Todesfällen	Cob., Nat-m.
- Tonsillenektomie	Phyt.
- Toxinwirkungen, aller Art	Tub.
- Träumen, schrecklichen	Erig., Lac-c.
- Traurigkeit	Croton., Cycl., Guaj., Lyc., Visc.
- Trinkern	Ac-sulf., Anhal., Eupat.
- Tripper	Clem., Thuj.
- Trippersiechtum	Cann-ind.
- Trismus	Bell.
- trophischen Störungen	Jod.
- Tuberkulose	Abrot., Ac-acet., Ac-nitr., Aur., Beryl., Carc., Chin., Dros., Kali-bi., Kreos., Stann., Teucr., Thal., Tub.
- Übelkeit	Ipec.
- Übellaunigkeit	Ipec.
- Überanstrengung	Ac-benz., Helon., Phos., Rhs-t., Ruta., Tab.
geistiger	Ac-ph., Agn., Anac., Arn., Chin., Selen.
körperlicher	Agn., Anac., Arn., Chin.
seelischer	Agn.
- Überarbeitung	Helon., Magn-c.
- Überbeanspruchung	Thal.
- Überdrehtheit	Tarant.

- Überempfindlichkeit	Caps., Cocc., Coff., Hep., Ign. Kali-c., Latrod., Magn-c., Magn-m., Sil., Spong., Tarant.
- Überforderung	Tub., Zinc.
- Übermüdung	Ac-picr., Rhs-t.
- Überraschung	Coff.
- Übersäuerung	Iris.
- Überreizung	Cocc., Coff., Tarant.
- Unbeholfenheit	Caps.
- Unentschlossenheit	Cycl.
- Ungeliebtheit	Ac-sulf.
- Ungerechtigkeit	Coloc., Hyosc.
- Ungeschicklichkeit	Brom.
- Unlust	Cham., Sep.
- Unmanierlichem	Croc.
- Unrecht, erlittenem	Hyosc.
- Unruhe	Aran., Heder., Kali-br., Magn-m., Sabal., Thea.
- Unterkühlung	Ac-benz., Acon., Cepa., Dulc., Echin., Graph., Rhs-t.
- Unterleibsplethora	Lil.
- Unzulänglichkeit	Bari-c.
- Urämie	Cann-ind.
- Urogenitaltraktsentzündung	Sel.
- Uteruskrämpfen	Cauloph.
- Varizen	Hirud.
- venösen Stauungen	Aloe., Ham., Hirud., Millef., Sep.
- Verachtung	Plat.
- Veranlagung, gichtisch-rheumatischer	Ant-c.
- Verdrießlichkeit	Magn-m.
- Verdruß	Ipec., Petr.
- Verfall, geistigem, körperlichem und seelischem	Sec.
- Vergeßlichkeit	Guaj., Stront.
- Verhärtung	Calc-fl.
- Verlagerungen	Bellis.
- Verletzungen	Arn., Bellis., Euphr., Ham., Hyosc., Ruta.
- Vernachlässigung	Ac-sulf.
- Verrenkungen	Bellis., Rhs-t., Ruta., Stront., Symph.
- Verstauchungen	Arn., Rhs-t., Ruta., Stront., Symph.
- Verstopfung	Card., Nux-v.
- Verwahrlosung	Abs., Ac-sulf., Cann-ind., Sulf.
- Verwirrung	Petr., Staph.

- Verwurmung	Cin.
- Visionen	Anhal.
- Wachsen von schnellem	Ac-ph., Phos.
- Wachstumsstörungen	Calc-ph., Carc.
- Wallungen	Croc.
- Wärme	Cham.
- Weinbrandgenuß	Ran-b.
- Weinerlichkeit	Nicc., Nux-m.
- Wetter,	
naßkaltem	Acon.
schwül-gewittrigem	Erig.
- Wetterfühligkeit	Rhod.
- Wetterwechsel,	
Sommer im	Dulc.
zu Kälte und Nässe	Rhs-t.
- Whiskygenuß	Ran-b.
- Widerspruch	Cocc., Helon., Ign.
- Widerstandskraft, Erlöschen der	Carb-v.
- Widerwille	Scil.
- Willenlosigkeit	Anhal.
- Wind	Acon., Caust., Rhod.
kaltem	Bell.
- Wirbelsäulen- Überempfindlichkeit	Tell.
- Witzelsucht	Aran-d.
- Wochenbett	Puls.
- Wohnung, feuchter	Nat-s., Thuj.
- Wunden	Arn.
- Wut (Ausbrüchen)	Anac., Croc., Olnd.
- Zahnung	Apoc., Bell., Cypr.
- Zank	Coff.
- Zerebralsklerose	Ac-picr., Kali-br., Stront.
- Zerfall, geistigem und körperlichem	Kres.
- Zerrung	Rhs-t., Ruta.
- Zerschlagenheit	Led.
- Zerstreuung	Lac-c.
- Zirkulationsstörungen	Glon., Sang.
- Zittern	Sabad.
- Zittrigkeit	Gels., Heder., Thea., Ther.
- Zorn	Anac., Bell., Card., Cham., Lyc., Nicc., Staph., Verat.
- Zugluft	Acon., Caust.
- Zugempfindlichkeit	Anac.

- Abdecken	Ac-benz., Ac-form., Ac-lac., Rheum., Rumx.
- Abends	Ac-nitr., Ac-sulf., Ac-succ., Amm-c., Amm-m., Anac., Anhal., Ant-t., Apis., Apoc., Brom., Bry., Calc-c., Caps., Carb-v., Caust., Cepa., Cham., Coff., Coloc., Cupr., Diosc., Dros., Dulc., Fagop., Gamb., Hep., Ipec., Iris., Kali-s., Kalm., Kreos., Melil., Merc-sol., Nat-m., Petr., Phos., Plat., Puls., Ran-b., Ran-s., Rumx., Ruta., Sang., Scil., Sil., Stict., Stront., Sulf., Teucr., Ther., Thuj., Valer., Vib., Viol., Zinc.
Bett im	Acon., Aral., Cact., Croton.
bis morgens	Colch., Lues.
Einschlafen, wenn er nicht kann	Thal.
16 bis 20 Uhr	Ferr-ph., Lyc.
spät am	Aran.
- Abkühlung	Acon., Rhs-t.
- Abliegen	Arum., Con., Hyosc., Iber., Ipec., Tarax.
abends im Bett	Ant-t.
- Abmagerung	Hydrast., Sil.
- Abortusneigung	Sabin.
- Absoderungen,	
Ausbleiben der	Acon., Arist., Lach.
behinderte	Clem.
eitrige	Hydrast.
unterdrückte	Abs., Acon., Stram.
- Abwärtsbewegung	Bor.
- Abwärtssehen	Kalm.
- Abwehrschwäche	Carc.
- Albuminurie	Cocc-c.
- Alkohol	Ac-fl., Agar., Agn., Alum., Aran., Cann-ind., Cocc., Coff., Con., Croc., Gnaph., Glon., Lues., Lyc., Naja., Nux-v., Op., Rhod., Rhs-t., Selen., Sulf., Tarant., Ther., Thuj.
- Alleinsein	Calc-c., Cypr., Phos., Stram.
- Allergie	Urt.
- Alptraum	Ac-succ., Cact., Kreos.
- Alter	Calc-c.
- Altersherz	Stroph.
- Amenorrhö	Lith.

- An- und Absteigend	Stann., Stront.
- Anämie	Phos.
- anfallsartig	Ac-ox., Acon., Cad., Camph., Coloc., Diosc., Glon., Ipec., Iris., Verb.
- Anfällen nach	Abs., Tarant.
- Anfassen	Bapt.
- Angesprochen werden	Bapt., Carc., Ferr-ph.
- Angreifen	Ant-c.
- Angst	Ars., Cact., Calc-ph., Canth., Kres., Lac-c.
- Annäherung	Carc., Canth.
- Anorexie	Lues.
- Ansehen	Ant-c., Cham., Ferr-ph.
- Anstrengung	Ac-ox., Ac-ph., Berb., Bry., Calc-ars., Camph., Cob., Cocc-c., Gnaph., Hyper., Jod., Lith., Nicc., Plb., Rumx., Sang., Sec., Sep., Stann., Tell., Tub., Valer., Visc.
geistiger	Ac-picr., Agar., Anac., Aur., Calc-c., Calc-ph., Cist., Colch., Con., Graph., Helon., Magn-m., Nat-c., Nat-m., Nux-v., Phos., Sep.
körperlicher	Calc-c., Calc-ph., Gnaph., Helleb., Helon., Iber., Phos.
- Antworten	Ac-m.
- Anwendungen,	
kalte	Ac-sulf., Urt.
warme	Bapt.
- Appetitlosigkeit	Helleb., Hydrast., Vacc.
- Äpfel	Bor.
- Arbeit	Agar., Arn., Cocc., Plb.
geistige	Ac-picr.
- Ärger	Ars., Bry., Cact., Cham., Cocc., Coloc., Con., Croc., Helleb., Ign., Jod., Kreos., Lauroc., Magn-m., Nux-v., Phos., Sang., Staph., Zinc.
- Arzneimißbrauch	Hydrast., Nux-v.
- Asthma	Dulc., Grind., Samb.
- Atemnot	Ars., Grind., Seneg.
- Atmen, starkes	Acon.
- Atmosphäre, elektrisch geladene	Phyt.
- Aufgeweckt werden, morgens	Anhal.
- Aufliegen	Abrot.
- Aufpeitschmittel	Cob.

- Aufregung	Ac-ox., Ac-nitr., Collins., Iber., Jod., Kali-ph., Magn-m., Nux-v., Phos., Thea., Zinc.
- Aufrechtsitzen, nach dem Essen	Dig.
- Aufrichten	Acon., Aloe., Bell., Erig., Eupat., Helod., Meph., Petr., Sang., Tell., Verat., Visc.
- Aufschrecken	Cin., Zinc.
- Aufsitzen	Lauroc.
- Aufstehen	Guaj., Rad.
morgens	Bry., Cycl., Kali-c.
Sitzen vom	Ac-nitr., Puls.
- Aufsteigen	Coca., Meny.
- Aufstoßen	Cham., Ol-an.
- Auftreten	Cham.
- Aufwachen, morgens	Kali-c.
- Aufwärtssehen	Nat-ph.
- Augen,	
geschlossenen bei	Stram.
Öffnen beim	Nux-v., Tab.
Schließen beim	Lach., Ther.
- Ausdünstung, übelriechender	Tell.
- Auskleiden	Olnd., Rumx.
- Ausscheidungen,	
ausbleibende	Naja.
Unterdrückung der	Thuj.
- Autofahren	Arn., Berb., Cycl., Petr., Tab.
- Autozugluft	Zinc.
- Bad	Brom., Carb-s., Naja., Sulf.
- Backwerk	Puls.
- Barometersturz	Rhod.
- Bedeckung	Led.
- Beengung	Ac-nitr., Aloe., Anhal., Apis., Aral., Ars., Arum., Aur., Cact., Chin., Lyc., Phos., Stram., Tab.
Brust der	Apoc.
Hals am	Naja.
- Beklemmung	Lil.
- Benommenheit	Bapt.
- Beleidigung	Calc-ph.
- Bergabfahren	Bor.
- Bergaufsteigen	Calc-c.
- Berge	Bor.
- Bergsteigen	Cact., Lath.

- Beruf	Calc-c.
- Berührung	Abrot., Abs., Ac-acet., Ac-fl., Ac-form., Ac-m., Ac-ox., Ac-sulf., Acon., Agar., Agn., Anhal., Apis., Apoc., Arn., Ars., Arum., Asa., Bapt., Bell., Beryl., Bor., Bry., Bufo., Calc-fl., Camph., Cann-ind., Caps., Card., Chelid., Chin., Cicc., Coff., Colch., Croton., Euphr., Equis., Ferr-ph., Guaj., Helon., Hep., Hyper., Lac-c., Lach., Lil., Magn-ph., Mez., Millef., Murx., Naja., Nux-v., Phos., Plat., Plb., Ran-b., Ran-s., Sabin., Sang., Sec., Sil., Spig., Spong., Stram., Strych., Thal., Tell., Ther., Urt., Zinc.
Brust der	Tarant-h.
Gelenke der	Ac-sal.
Haut der	Ac-sal., Apis.
Harnlassen während des	Canth.
Herz des	Tarant-h.
Leber der	Tarant-h.
- Beschwerden,	
am Anfang	Bor.
vikariierende	Dulc.
- Bestrahlung	Arn., Aur.
- Betrunkenheit	Thea.
- Bett	
im, abends	Ign., Magn-ph., Phos., Teucr.
Erheben sich	Con.
hält es nicht lange aus	Ac-benz.
kann kaum aus dem	Hep.
Platz findet keinen	Abs., Ac-benz.
sitzen	Ac-hydroc.
umdrehen sich	Con.
- Bettdecke	Sec.
- Bettgehen, ins	Cham., Sep.
- Bettruhe	Meny.
- Bettwärme	Ac-nitr., Ac-sal., Bapt., Brom., Bry., Cham., Clem., Dros., Gels., Kreos., Lauroc., Led., Lil., Lyc., Magn-c., Med., Merc-sol., Mez., Naja., Nux-v., Phyt., Puls., Rhod., Sabin., Sec., Spong., Verat., Visc.
- Bettzupfen	Stram.

- Bewegung	Ac-fl., Ac-lac., Ac-nitr., Aloe., Arn., Bell., Bellis., Berb., Bry., Cad., Calad., Calc-c., Canth., Caust., Card., Chelid., Clem., Colch., Equis., Eupat., Ferr-ph., Form., Guaj., Gels., Helon., Kali-j., Kalm., Lil., Mez., Naja., Nat-m., Onos., Ran-b., Ran-s., Rumx., Sabin., Samb., Sang., Scil., Sec., Sil., Spig., Spong., Squil., Stil., Strych., Tarant., Thea., Ther., Valer., Verb., Visc.
beginnende	Calc-fl., Iris., Lyc., Rhs-t., Stront.
Freien im	Phyt.
geringste	Lob.
nachts	Plb.
passive	Cocc., Petr.
- Bewußtlosigkeit	Bapt.
- Bier	Canth., Kali-bi., Led.
- Birnen	Bor.
- Blähungen	Card.
- Blasenbeschwerden bei, Gebärmutter-blutungen	Senec.
Gebärmutterschmerzen	Petros.
Gebärmutterstörungen	Senec.
- Blendung	Acon., Canth.
- Blut-	
andrang	Card., Valer.
armut	Nat-m.
verlust	Phos.
wallungen	Ac-hydroc.
- Blutungen	Carb-an., Millef., Op., Pyrog.
vikariirende	Abrot.
- Blutungsneigung	Ruta.
- Bockigkeit	Ign.
- Boden, feuchter	Ac-benz.
- Boden, schauen zum	Olnd.
- Bradykardie	Stroph.
- Brechreiz	Calad.
- Brücken	Arg-nitr.
- Brüste, unterentwickelte	Sabal.
- Brustknoten, Neigung zu	Phyt.
- Brustkorb, Berührung und Beklopfen des	Seneg.

- Bücken	Aesc., Aloe., Bell., Con., Erig., Eupat., Glon., Kalm., Manc., Meph., Nux-v., Petr., Rauw., Sang., Tell., Verat., Visc.
- Butter	Carb-v.
- Chininmißbrauch	Puls., Selen.
- Dämmerung	Ac-succ., Calc-c., Calc-fl., Phos., Plat.
- Darandenken	Ac-ox., Ac-succ., Arg-nitr., Aur., Bari-c., Gels., Graph., Med., Meph.
- Draufliegen	Acon., Gnaph., Med., Tell.
- Darm-	
katarrhe nach Abführmittel	Rheum.
lähmung	Ac-hydroc.
störungen	Aran., Urt., Vacc., Viol.
- Davonlaufen	Ac-benz.
- Dehnen	Ac-form., Ran-b.
- Delirium	Bapt.
- Denken	Cocc., Coff., Plb., Stann.
- Depressionen	Ac-ph., Sil.
- Diätfehler	Nat-c.
- Diskothek	Ac-ph., Tub.
- Diskussion	Helon.
- Drehen	Erig., Sang., Verat.
- Druck	Abrot., Ac-acet., Ac-benz., Ac-fl., Ac-form., Ac-m., Ac-nitr., Ac-sulf., Acon., Agar., Agn., Aloe., Anhal., Apis., Apoc., Aran-d., Arn., Ars., Arum., Aur., Bapt., Bell., Bellis., Beryl., Bor., Bufo., Carc., Calc-fl., Camph., Canth., Caps., Card., Chin., Coff., Colch., Croton., Equis., Gnaph., Hep., Lac-c., Lil., Lues., Lyc., Mandr., Mez., Millef., Naja., Nux-v., Op., Phos., Plat., Plb., Pyrog., Ran-b., Sang., Sil., Tab., Thal., Ther.
Bauch am	Lach.
Brust an der	Lach., Tarant.
Gelenken an den	Ac-sal.
Haut auf der	Ac-sal.
Herz auf dem	Tarant.
Kleider der	Calc-c.
Leber auf der	Tarant.
Leib auf dem	Abs.
- Dunkelheit	Carb-v., Carc., Coff., Phos., Stram.
- Durchfall	Dulc., Olnd., Pyrog., Rumx., Tarax., Ther.

- Durchnässung	Ac-lac., Bari-c., Calc-ph., Caust., Lith., Phyt., Rhs-t., Verat.
- Durst	Lac-c., Petr., Tarax.
- Elektrische Spannung	Rhod.
- Einatmen	Aral., Bry., Ipec., Ran-s., Spong.
- Einatmen von kalter Luft	Cist., Clem., Rumx.
- Einbildung	Nux-m.
- Einsamkeit	Anhal.
- Einschlafen	Ac-succ., Ambr., Bapt., Caps., Cham., Chin., Cin., Coff., Cypr., Hep., Lachn., Rauw., Ther.
- Eisessen	Ac-acet., Ac-fl., Ant-c., Ipec., Puls.
- Eisenbahnfahren	Cocc.
- Eisenmißbrauch	Puls.
- Eiswind	Abrot.
- Eiterungen	Sil.
- Ekel	Rheum.
- Empfindlichkeit, zurückbleibende	Symph.
- Enge	Aran-d.
- Entbindung	Ac-ph., Kres.
- Entblößen	Ac-acet., Ac-benz., Ac-form., Ac-lac., Bari-c., Bell., Calc-c., Chin., Clem., Dulc., Hep., Kali-c., Lith., Magn-ph., Phyt., Psor., Rhs-t., Rumx., Sang., Sil.
- Entkleiden	Rumx.
- Entrüsten	Coloc., Staph.
- Entspannen	Iris.
- Entspannen kann nicht	Valer.
- Enttäuschung	Anhal., Cocc.
- Entwicklungsstörungen	Helleb.
- Epilepsie	Sil.
- Erbrechen	Cupr., Mez.
- Erdbeeren	Ac-ox.
- Erektion, nächtliche	Amm-c.
- Erfolgslosigkeit	Aur.'
- Erfrierungen	Abrot., Ac-fl.
- Erinnerungen	Ambr., Aur.
- Erkältlichkeit	Ac-form., Alum., Carc., Cimic., Graph., Lues.,Sabad., Sep.

- Erkältung	Ac-succ., Amm-c., Anac., Ant-c., Brom., Calc-c., Camph., Carb-v., Carc., Con., Echin., Euphr., Hydrast., Hyosc., Kali-c., Lith., Merc-sol., Nux-v., Phyt., Puls., Sil., Sulf.
- Erregung	Canth., Coff., Cypr., Gels., Jod., Latrod.
- Erschöpfung	Diosc., Sabad.
- Erschrecken	Ac-picr., Ant-c., Aran-d., Bapt., Camph., Cin.,Kali-c.
- Erschütterung	Arn., Berb., Beryl., Bry., Cic., Led., Spig., Strych.
- Erstickungsanfälle	Guaj., Ipec., Spong.
- Erwachen	Ac-m., Ac-succ., Beryl., Bor., Brom., Bry., Bufo., Cham., Cin., Crot., Cypr., Dros., Lach., Plat., Scil., Sil., Staph., Tab., Tarant., Ther.
- Erwachen morgens	Ac-acet., Ac-fl., Alum., Ambr., Anac., Anhal., Bapt., Berb., Cad., Calc-c., Cocc-c., Echin., Ign., Kreos., Lyc., Naja., Nux-v., Rumx., Staph., Thal.
um 2-4 Uhr	Arist.
um 2-5 Uhr	Bellis.
um 3 Uhr	Chin., Helod.
Träumen, aus lebhaften	Con., Croc.
- Erwachen nachts	Abs., Bari-c., Bell.
- Erwartung	Coff.
- Erysipel	Vacc.
- Essen	Ac-ph., Aeth., Agar., Ambr., Ant-c., Ars., Canth., Caps., Card., Cham., Chin., Cocc., Coloc., Con., Dros., Echin., Eupat., Ferr-ph., Helleb., Hydroc., Hyosc., Ign., Kali-ph., Magn-c., Magn-m., Mez., Nux-v., Petr., Plb., Puls., Ran-s.,Sep., Staph., Strych., Tarant., Valer., Zinc.
geringe Mengen	Croton.
nach dem	Ac-nitr., Amm-c., Anac., Arg-nitr., Bor., Bry., Kali-br., Myos., Nux-v., Ol-an., Podo.
während des	Amm-c., Bor., Myos.
- Exzesse	Cann-ind.
- Fahren	Berb., Nux-m., Tab., Ther.
- Familie	Carc.
- Fernsehen	Ac-ph., Cocc., Cycl., Lachn., Ruta., Tub.

- Fett	Carb-v., Cycl., Erig., Ipec., Magn-c., Magn-m., Mandr., Puls.
- Fettsucht	Phyt.
- Feuchtigkeit	Form., Hyper., Nat-s., Petr., Ran-b., Sep., Tub.
- Feuer, offenes	Ant-c., Glon.
- Fieber	Ac-hydroc., Ac-ph., Beryl., Calc-c., Eupat.
- Fieberanfälle, auf die Stunde wiederkommende	Sabad.
- Finanzprüfungen vor	Arg-nitr.
- Fisteln	Sil.
- Fixieren eines Gegenstandes	Cin., Lachn.
- Flecken, blaue	Phos.
- Fleisch	Arum., Kali-bi., Magn-c., Magn-m.
- Fliegen	Bor.
- fliegend	Cauloph.
- Flüssen, beim Anblick von	Hydroph.
- Föhn	Ac-fl., Ac-succ., Apoc., Arn., Ars-j., Cact., Cham., Gels., Hep., Kali-ars., Med.
- Frauen, alte	Croc.
- Freien im	Ac-sulf., Kali-c., Kalm., Magn-ph., Thea.
- Fremder, in Gegenwart	Ac-succ., Ambr.
- Frieren	Abs., Ac-hydroc., Ac-m., Ac-nitr., Ars., Graph., Lauroc.
- Fröhlichkeit	Coff.
- Frost	Ac-m., Arist., Cimic., Tarax.
- Frottieren	Ol-an.
- Früchte	Chin., Elaps., Podo., Puls., Samb.
- Frühjahr	Heder., Lach., Nat-m., Sang., Stict.
- Frühling	Crot., Lach., Sars.
- Frühmorgens	Ac-sulf., Aur., Croc., Kali-bi., Kali-ph., Kalm., Nux-v., Sep.
- Früstück,	
nach dem	Carb-s., Thuj.
vor dem	Croc., Sep.
- Füße,	
kalte	Ac-hydroc., Equis., Puls.
muß die aus dem Bett strecken	Calc-fl.
- Gähnen	Ac-form., Ign.
- Galle	Aran-d.
- Gasthausgeruch	Colch.
- Gebärmutter-	

blutung	Senec.
operation	Petros.
verlagerung	Senec.
- gebeugt, nach vorn	Diosc.
- Geburt	Calc-ph., Op.
- Gedankenzustrom	Coff.
- Gefäßempfindlichkeit	Hirud.
- Gefäßkrämpfe	Hirud., Latrod.
- Gegenstände, glänzende	Stram.
- Gehen	Aesc., Cact., Cham., Coff., Erig., Graph., Helod., Magn-c., Magn-ph., Phyt., Stann., Tarax.
Luft in frischer	Jugl., Seneg.
- Gelenkbeschwerden	Arist.
- Gemütsbewegungen	Anac., Ign., Nux-m., Plat., Staph.
- Genießern, bei alten	Agn.
- Geräusche	Acon., Aran., Asar., Bell., Bor., Bufo., Cham., Chin., Coff., Colch., Glon., Ign., Kali-c., Lyc., Mandr., Nat-m., Nux-v., Op., Sang., Sil., Tarant-h., Ther.
- Geruch	Abs., Ac-acet., Ac-benz., Ac-form., Ac-hydroc., Ac-lac., Ac-picr., Ac-succ., Anhal., Aral., Cad., Cepa., Coff., Colch., Lyc., Lues., Phos., Sil.
- Geschäftssorgen	Nux-v.
- Geschlechtliche	
Enthaltung	Con.
Erregung	Sabin.
- Geschlechtsverkehr	Agar., Agn., Alum., Ambr., Anac., Arg-nitr., Berb., Calad., Kali-c., Nat-ph., Selen., Sep., Staph., Ther.
- Getränke,	
geistige	Berb., Nux-m., Nux-v.
heiße	Lach.
kalte	Canth., Elaps., Sabad.
warme	Ac-fl., Phos., Stann.
- Gewitter	Ac-sulf., Agar., Arn., Arum., Cham., Cycl., Gels., Melil., Nat-c., Phos., Ran-b., Sep., Spig., Tub.
Süd-West-Wind mit	Form.
vor dem	Rhod.
während des	Petr., Phos., Visc.

- Gewitterluft	Phos.
- Gewürze	Nux-v.
- Glieder, Hängenlassen der	Berb., Mandr., Puls., Ran-s.
- Grippe	Ac-lac., Chin.
- Haare, trockene, spröde	Sulf.
- Haarschneiden	Glon.
- Halsbeengung	Apis.
- Haltung steife, verspannte	Lachn.
- Hämorrhoiden	Nux-v.
- Hammelfleisch	Bor.
- Hände, eiskalte	Ac-hydroc.
- Harndrang	Viol-t.
- Harnlassen	Bor., Canth., Lyc., Sars.
- Harnverhalten	Canth., Cocc-c.
- Harnwegsinfektion	Chin.
- Hart, alles erscheint zu	Bapt.
- Hartliegen	Arn., Camph., Dros., Eupat., Pyrog.
- Hastigkeit	Jod.
- Haut-	
beengung	Apis.
berührung	Apis.
empfindlichkeit	Hirud.
jucken	Alum.
- Hautausschläge,	
unterdrückte	Clem., Hyosc.
zurückgetretene	Dulc.
- Heben	Arn., Bell.
- Heimweh	Helleb.
- Heiserkeit	Calad.
- Heißbäder	Lach.
- Heißhunger	Abrot.
- Herbst	Abs., Ac-lac., Heder., Ipec., Lach., Nat-m., Stict.
- Herbstnebel	Teucr.
- Herbstwetter, naß-kaltes	Bapt., Bari-c., Calc-ph., Camph., Colch.
- Heringslake, riecht nach	Tell.
- Herpes Zoster, unterdrückter	Mez.
- Herumtragen	Cin.
- Heuschnupfen	Cepa., Cycl., Gels., Sabad., Sang.
- Herz-	
bechwerden	Naja.
krämpfe	Latrod.
neurose	Stroph.

schwäche	Helleb.
- Hinunterschauen	Visc.
- Hirndruck	Latrod.
- Hitze	Abrot., Abs., Ac-fl., Ac-m., Ac-picr., Ac-sal., Ac-sulf., Ant-c., Apis., Arg., Arg-nitr., Arn., Aur., Bell., Brom., Bry., Bufo., Calc-fl., Crot., Cupr., Euph., Gels., Guaj., Ham., Iris., Jod., Kali-j., Kalm., Lauroc., Lyc., Lues., Mandr., Med., Naja., Nat-c., Nat-m., Op., Puls., Sabin., Sang., Sec., Spong., Tab., Tarax., Tub.
- Hitzebestrahlung	Nat-m.
- Hochdruck	Apoc., Latrod.
- Hochhaus	Arg-nitr.
- Höhe	Coca.
- Hunger	Ign., Lac-c., Med., Petr.
- Husten	Asa., Beryl., Coloc., Dros., Erig., Eupat., Euphr., Hyosc., Ipec., Rumx., Seneg., Stront., Tell.
- Hustenreiz	Teucr.
- Hutdruckschmerz	Ac-nitr.
- Hypertonikerherz	Stroph.
- Hypoglykämie	Sulf.
- Impfungen	Sil., Thuj.
- Infektiosbereitschaft	Brom.
- Intermittierend	Cauloph.
- Insektenstiche	Staph., Urt.
- Inspiration, tiefe	Ran-s., Spong.
- Jahreszeit, heiße	Rhod.
- Jährlich	Crot.
- Jammerpepi	Hyper.
- Kaffee	Ac-benz., Ac-fl., Cann-ind., Carb-v., Cob., Cocc., Coff., Croc., Glon., Ign., Kali-c., Naja., Nux-v., Psor., Rhod., Selen., Ther., Thuj.
- Kalbfleisch	Ipec.
- Kalt zu warm	Ran-b.
- Kaltbaden	Ac-form., Amm-c., Ant-c., Calc-c., Nux-m.
- Kälteempfindlichkeit	Card.
- Kälte aus der, bei Eintritt in die Wärme	Ran-b., Verat.

- Kälte	Abrot., Abs., Ac-acet., Ac-benz., Ac-fl., Ac-form., Ac-lac., Ac-nitr., Ac-ox. Ac-ph., Ac-succ., Ac-sulf., Acon., Agar., Agn., Anac., Aran., Arist., Arn., Ars., Aur., Bell., Bellis., Bor., Brom., Calc-c., Calc-sil., Camph., Cann-ind., Caps., Carb-v., Caust., Cepa., Cham., Chin., Cimic., Cocc-c., Colch., Collins., Coloc., Con., Dulc., Equis., Form., Gnaph., Hydrast., Hyper., Ipec., Kali-c., Kali-ph., Kreos., Lob., Magn-ph., Med., Merc-sol., Millef., Nux-m., Nux-v., Petr., Phos., Psor., Rhs-t., Rumx., Ruta., Sabad., Sang., Sec., Sep., Sil., Staph. Spong., Stront., Sulf., Tab., Ther., Thuj., Tub., Verb., Zinc.
- Kälte,	
bei Eintritt der	Amm-c.
feuchter	Lues.
geringster	Cist.
großer	Lyc.
trockener	Alum., Hep., Kali-bi.
- Kaltessen	Ars., Hep., Lyc., Nux-m., Verat.
- Kalttrinken	Asar., Brom., Clem., Hep., Lyc., Puls., Scil., Verat.
- Kaltwaschen	Ant-c., Ferr., Form., Lob.
- Kaltwerden	Caust.
- Kamillentee	Coff.
- Kartoffeln	Alum., Coloc.
- Karusselfahren	Cocc.
- Käse	Ptel.
- Katarrhe	Viol-t.
- Kathederismus	Sabal.
- Kauen, hartes	Verb.
- Kelleraufenthalt	Nat-s.
- Kinder,	
Einzelkinder	Anhal.
Herunterfallenlassen des	Bor.
Schwächliche	Amm-c.
- Kindergarten	Calc-c.
- Kitzeln	Thal.
- Kleider,	
warme	Bry., Lil., Lyc., Sec.

wechseln der	Sang.
- Kleider-	
druck	Crot., Lyc., Tab.
enge	Apis., Arg-nitr., Cocc-c., Jod., Lach., Onos.
reiben	Olnd., Urt.
- Klima,	
feuchtes	Cedr., Eupat., Thuj.
feucht-warmes	Ham.
- Klimakterium	Arist., Bufo., Cauloph., Cocc., Croc., Cycl., Lach., Psor., Sep., Ther.
- Kneipanwendungen	Ac-lac.
- Koliken	Caust., Rheum.
- Komotio	Arn.
- Kommend und gehend	Cad.
- Kongestionen	Helleb., Millef.
- Kontakt	Tarant-h.
- Kontaktblutung	Ham.
- Kopfbedeckung	Led.
- Kopfbewegung	Visc.
- Kopfdrehen	Con., Visc.
- Kopfschmerzen	Ac-picr., Euphr., Graph., Nux-v.
- Kopfschweiße	Tarax.
- Kopfzurückbeugen	Glon.
- Körpersäfteabgang	Ac-ph., Chin., Staph.
- Körperstellungsveränderung	Ran-b.
- Koronarinsuffizienz	Stroph.
- Krämpfe	Millef.
- Krankheiten	Selen.
- Kränkung	Aur., Staph.
- Kratzen	Croton., Euphr., Fagop., Kreos., Rhs-t.
- Kritik	Ign.
- Kummer	Gels., Ign., Kali-br., Nux-v.
- Lachen	Coff., Croc., Dros., Lac-c., Tell.
- Lärm	Abs., Ac-acet., Ac-benz., Ac-form., Ac-hydroc., Ac-lac., Ac-m., Ac-nitr., Ac-ox., Ac-ph., Ac-picr., Ac-succ., Acon., Anhal., Aral., Arn., Cact., Cham., Chin., Coff., Colch., Bell., Ferr-ph., Lyc., Lues., Phos., Sang., Spig., Strych., Tab., Ther.
- Lebensgleichförmigkeit	Sulf.
- Leere	Petr.
- Lernen	Cocc.

- Lesen	Cob., Euphr., Hyper., Lachn., Lith., Nat-m., Nicc., Olnd., Ruta., Stann.
- Leuten, alten	Amm-c.
- Licht	Abs., Ac-acet., Ac-benz., Ac-form., Ac-hydroc., Ac-lac., Ac-nitr., Ac-ox., Ac-ph., Ac-picr., Ac-sal., Ac-succ., Acon., Anhal., Aral., Beryl., Bufo., Cact., Camph., Cepa., Cham., Chin., Coff., Colch., Euphr., Lyc., Med., Merc-sol., Op., Phos., Sang., Sil., Tab., Ther.
flackerndes	Hydroph.
grelles	Bell.
künstliches	Ruta.
reflektierendes	Hydroph.
strahlendes	Ant-c.
- Lichtbestrahlungen	Rad.
- Liebe, unglücklicher	Helleb.
- Liebeserwartung	Coff.
- Liebkosen	Cin.
- Liegen	Ac-m., Ambr., Apis., Cann-ind., Cist., Croc., Cupr., Hyosc., Kreos., Pulx., Rheum., Rhs-t., Ruta., Sec., Selen., Spong.
Bett im	Diosc.
Dunkeln im	Anhal.
nachmittags	Bell.
ruhiges	Canth.
Seite, auf der kranken	Beryl., Bry., Kali-j., Ran-b.
Seite, auf der linken	Brom., Cact., Iber., Kali-c., Kalm., Magnol., Nat-m., Nat-s., Phos., Ptel., Visc.
Seite, auf der rechten	Rhs-t., Scroph-n.
Seite, auf der schmerzhaften	Acon., Bari-c., Kali-c., Nux-m., Puls., Tell., Vib.
Rücken auf dem	Rhs-t.
- Liftfahren	Bor.
- Linksseitig	Ac-ox., Ac-sulf., Anhal., Arg-nitr., Asa., Bari-c., Cimic., Cocc-c., Glon., Lach., Puls., Sep., Stel., Thal., Ther.
- Luft,	
feuchte	Ham., Magnol., Urt.

kalte	Ac-carb., Acon., Calc-sil., Caust., Chin., Clem., Coff., Cupr., Helleb., Hyosc., Mez., Phos., Rumx., Sabad., Sep., Urt., Viol-t.
naß-kalte	Calc-c.
- Luft, warme	Carb-v., Lyc., Magn-ph., Sabin.
- Luftzug	Ars., Bell., Calc-c., Chin., Hyper., Nat-c., Rumx., Selen.
- Lungenblutung	Senec.
- Mädchen, jungen	Croc.
- Magen-	
empfindlichkeit	Hirud.
krampfbeschwerden	Aran.
leere	Ac-fl., Anac., Calc-fl.
säure	Nux-v.
schmerzen um 3 Uhr	Ac-ox.
störungen	Urt., Vacc., Viol-t.
überladung	Cob.
- Mahlzeiten nach	Ipec., Nux-v., Thea.
- Maschinenschreiben	Cycl.
- Maßlosigkeit	Cann-ind.
- Meer am	Nat-m., Rad., Syph.
- Meeresluft	Ac-fl.
- Menarche	Cycl., Helleb.
- Menorrhagien	Ambr.
- Menschen,	
alte	Carb-v.
gebrechliche	Kres.
schwache	Carb-v.
sklerotische	Kres.
- Menschenansammlung	Ac-acet., Aur.
- Meteorismus	Cad.
- Milch	Ant-t., Calc-c., Calc-ph., Carb-v., Chin., Magn-c., Magn-m., Mandr., Sep.
- Milchverlust	Phos.
- Mittagessen nach dem	Cad., Ign., Phos., Ran-b., Valer., Zinc.
- Mittags	Magn-c.
- Mittagsschlaf nach dem	Magn-c., Magn-m., Selen.
- Mitternacht,	
nach	Ars., Bell., Dros., Hyosc., Samb., Sulf.
um	Ferr., Puls., Rhs-t., Lyc.
vor	Ac-m., Brom., Hep., Puls., Spong., Valer.
- Moorbäder	Croc.

- Morgens	Ac-fl., Agar., Aloe., Alum., Ambr., Ant-c., Arum., Aur., Bor., Bry., Bov., Calc-c., Cann-ind., Cepa., Chelid., Cimic., Con., Croton., Diosc., Eupat-perf., Heder., Hep., Ign., Kali-bi., Kali-c., Kalm. Kreos., Lac-c., Lach., Lith., Lyc., Magn-c., Mag-ph., Magnol., Naja., Nux-v., Petr., Phos., Phyt., Podo., Puls., Ptel., Ran-b., Rauw., Rhod., Rumx., Sang., Selen., Sep., Sil., Stel., Strych., Tab., Thuj., Tub.
um 1 Uhr	Cauloph.
um 2 Uhr	Ac-benz.
um 2 - 3 Uhr	Amm-m., Nicc.
um 2 - 4 uhr	Ac-nitr., Amm-c., Arist., Caust., Kali-c., Podo.
um 3 Uhr	Lauroc., Sep., Staph., Stront., Tub.
um 3 - 4 Uhr	Caust., Kreos.
um 3 - 5 Uhr	Cob., Kali-bi., Kali-br., Magn-c., Mandr.
um 4 Uhr	Melil., Thuj., Verat.
um 10 Uhr	Gels., Nat-m.
um 11 Uhr	Nat-m., Sulf., Viol-t.
- Müdigkeit	Nat-m.
- Müdigkeit, abends	Ac-lac.
- Munterwerden	Cycl.
- Musik	Ac-ph., Ac-succ., Ambr., Carc., Cin., Graph., Hyosc., Nat-c., Nat-m., Nat-s., Phos., Tub.
- Myodegeneratio	Stroph.
- Nachmittags	Anac., Cact., Coloc., Lob., Magn-ph., Nat-m., Stil.
um 15 - 16 Uhr	Apis., Thuj.
um 16 - 20 Uhr	Lyc.
um 17 - 19 Uhr	Zinc.
- Nachrichten, schlechten	Gels.
- Nacht, nach schlafloser	Berb.
- Nachtarbeit	Ruta.

- Nachts	Abrot., Ac-ph., Ac-sal., Anac. Anhal., Ant-c., Ant-t., Apis., Apoc., Arg-nitr., Arn., Ars., Asa., Aur., Bari-c., Bellis., Bor., Bov., Bry., Cact., Calc-c., Camph., Cann-ind., Canth., Caps., Carb-v., Carc., Cauloph., Cham., Chin., Cin., Cocc-c., Coff., Coloc., Con., Croton., Cupr., Cycl., Cypr., Diosc., Dros., Dulc., Eucal., Euphr., Ferr-ph., Gamb., Graph., Grind., Helleb., Hydroc., Hyosc., Ipec., Iris., Kali-j., Kres., Led., Lil., Lues., Magn-m., Magn-ph., Manc., Med., Meph., Merc-sol., Mez., Naja., Nat-m., Nux-v., Olnd., Petr., Phel., Phyt., Plb., Podo., Puls., Psor., Rad., Rheum., Rhod., Rhs-t., Ruta., Sabal., Sap., Sars., Scil., Sec., Sep., Sil., Spong., Stann., Stict., Stil., Sulf., Syph., Tarax., Tell., Thea., Thuj., Valer., Verb., Vilo-t., Vib., Visc., Zinc.
- Nachtschweiße	Ac-ph., Ars., Srann., Tub.
- Nachtstudien	Ac-picr.
- Nachtwachen	Cocc.
- Nahrungsmittelallergie	Carb-v.
- Narben	Arn.
- Narkotika	Nux-v., Coff.
- Naschen	Magn-m.
- Nasenbluten	Senec.
- Nässe	Abrot., Ac-benz., Ac-form., Ac-lac., Ac-nitr., Ac-ox., Ac-ph., Ac-succ., Ac-sulf., Amm-c., Anac., Arist., Arn., Bell., Bellis., Bor., Calc-c., Camph., Cann-ind., Caps., Cedr., Cepa., Cham., Chin., Cimic., Cocc-c., Colch., Dulc. Eucal., Equis., Graph., Kali-c., Lach., Merc-sol., Nux-m., Petr., Ran-b., Rhs-t., Ruta., Sil., Stil., Sulf., Thuj., Tub.
- Nebel	Ac-acet., Ac-form., Nat-m., Rhs-t., Stict.
- Nervenschmerz	Hyper.
- Nesselausschlag	Ac-form.
- Neumond	Clem., Cupr., Sil.
- Niedergeschlagenheit	Graph.

- Niederlegen	Ac-m., Aral., Brom., Con., Dros., Ferr-ph., Guaj., Ipec., Lac-c., Meph., Rauw., Teucr., Visc.
- Niederlegen, abends	Ac-nitr., Ac-ox., Hyosc.
- Nieren-	
blutung	Senec.
entzündung	Vacc.
leiden mit Herzschwäche	Stroph.
- Nikotin	Cann-ind., Cob., Cocc., Coff., Croc., Gnaph., Naja., Nux-v., Selen., Ther.
- Niesanfälle	Sabad.
- Niesen	Beryl., Coloc., Tell., Verb.
- Nieselregen	Ac-ox.
- Nordwind	Hep.
- Nord-West-Wind, scharfer	Arum.
- nüchtern	Graph., Kreos.
- Obstessen	Bor., Ipec.
- Obstipation	s. Verstopfung
- Ödeme	Graph., Stroph.
- Ödigkeit	Petr.
- Ofenwärme	Puls.
- Ohnmacht	Camph., Helleb., Valer.
- Onanie	Ac-ph., Agar., Kali-br., Kali-c., Kres., Nux-v., Staph.
- Operation	Ac-ph., Op., Staph.
- Ostwind	Hep.
- Packen	Lil.
- Parfüm	Ac-ph.
- Patisserie	Puls.
- Periodisch	Alum., Arg-nitr., Ars., Coloc., Lil., Nat-ph., Rhod., Samb., Stann., Stront., Sulf.
Frühjahr im	Crot.
Herbst im	Crot.
nachts um 2 Uhr	Ac-benz.
nachts um 3 Uhr	Iris.
Stunde zur gleichen	Thal., Verb.
Tag, jeden 2	Chin., Ipec.
Tag, jeden 3. und 4	Aur.
Tag, den einen am Morgen, den anderen am Abend	Lac-c.
Wochen, alle 2	Nicc.
Wochen, alle 3	Magn-c.

- Personen, in Gegenwart femder	Ambr.
- Pfirsiche	Glon.
- Pflaumen	Bor.
- philosophieren	Sulf.
- Pille	Naja.
- Planen	Visc.
- plötzlich	Acon., Ars., Cad., Coloc., Glon., Melil.
- Pollen	Stict.
- Prise, zarte	Ac-form.
- Prostatiker	Petros.
- Prüfungsangst	Gels.
- Psychische und körperliche Zustände abwechselnd	Cimic.
- Pubertät	Arist., Bufo., Calc-ph., Cycl., Helleb., Tub.
- Radonbäder	Rad.
- Rasieren	Ac-ox., Caps.
- Rauchen	Gels., Ign.
- Räume	Ac-picr., Aur., Lauroc.
- Räumen, in	
engen	Tab.
geschloßenen	Croc., Heder., Tarax.
warmen	Ac-sal., Apis., Arum., Beryl., Brom., Bry., Cad., Glon., Heder., Jod., Lil., Lues., Lyc. Melil., Naja., Nux-v., Spong.
überheizten	Rauw.
- Rauschgift	Cann-ind., Tarant.
- Reaktionslage, mangelhafter	Psor.
- Rechnen	Visc.
- Rechtsseitig	Ars., Chelid., Crot., Euph., Ferr-ph., Hydroph., Jod., Lith., Lyc., Magn-c., Magn-ph., Mandr., Phyt., Sang., Stront., Tell., Verat-v.
- Rechtsseitenlage	Cann-ind., Lil., Magn-m., Stann.
- Reden	Agar., Nat-m.
- Regel-,	
ausbleiben	Cupr., Ferr-ph., Hyper., Lach., Senec.
blutung	Calc-c., Hyosc.
ende	Nat-m.
nach der	Bor., Carb-an., Graph., Kreos.
störung	Kali-br., Nux-m., Ruta.
übelriechende	Cist.

vor der	Arg-nitr., Caust., Con., Cupr., Lith., Magn-c., Pulx., Sars.
vor und nach der	Alum.
vor und während der	Arg-nitr., Arist., Caust., Psor., Puls., Sep.
- Regel, während der	Agar., Amm-c., Bellis., Bov., Caust., Cimic., Cocc., Con., Graph., Hyosc., Kali-c., Magn-c., Med., Nux-m.
- Regel, während und nach der	Amm-c.
- Regelunterdrückung	Abs., Gels.
- Regelzeit	Cauloph., Cycl., Dulc., Lac-c., Petr., Phyt.
- Regen	Phyt., Rhs-t.
- Regenwetter	Melil., Rhs-t.
- Reiben	Euphr., Fagop., Ol-an., Tell.
- Reisen	Petr., Plat., Ther.
- Reiten	Berb.
- Reizmittel	Nux-v., Tarant.
- Rheuma, bei älteren Frauen	Guaj.
- Rekonvaleszenz	Psor.
- Röntgenbestrahlung	Glon.
- Rückenlage	Nicc., Puls.
- Rückenschmerzen	Graph.
- Rückwärtsbeugen	Chin., Coloc.
- Rückwärtsfallen	Visc.
- Ruhe	Abs., Ac-benz., Ac-m., Ac-ph., Agar., Aran., Ars., Asa., Aur., Dulc., Euphr., Ferr-ph., Hyosc., Kali-j., Kreos., Lach., Led., Lyc., Magn-c., Magn-m., Melil., Olnd., Plat., Puls., Rhod., Rhs-t., Ruta., Sabin., Samb., Seneg., Sep., Stann., Stel., Stront., Sulf., Tarax., Tell., Thuj., Valer., Verat., Zinc.
- Ruhen	Valer.
- ruhig	
kann sich nicht halten	Valer.
kann nicht liegen	Pyrog.
kann nicht sitzen	Kali-br.
- Rütteln	Onos.
- Säfteverlust	Selen.
- Salz	Nat-m., Phos.
- Samenergüsse	Carb-an., Con.
- Samenergüsse nachts	Amm-c., Viol-t.
- Samenverlust	Alum., Phos., Selen.
- Säufergastritis	Kali-bi.

- Säuglinge	Calc-c.
- Sattessen	Lyc.
- Saures	Ant-c., Ant-t.
- Schaukeln	Bor.
- Schiff-Fahren	Cocc., Ther.
- Schlaf	Ac-picr., Amm-c., Apis., Aral., Ars., Camph., Cann-ind., Card., Cocc., Cocc-c., Hyosc., Hyper., Lac-c., Lach., Latrod., Op., Rad., Rheum., Samb., Selen., Spong., Stram., Tub., Zinc.
- Schlafengehen beim	Kres.
- Schlaflosigkeit	Ac-lac., Ac-ph., Arist., Ars., Caps., Carc., Cimic., Cob., Coff., Croc., Echin., Helod., Jod., Kres., Scil., Staph., Tab., Tarant.
- Schlafmangel	Cocc., Colch.
- Schläfrigkeit	Olnd.
- Schlafstörungen	Aran., Card.
- Schlagrahm	Puls.
- Schluckauf	Ac-hydroc.
- Schlucken	Ac-hydroc.
- Schmerzanfälle, wiederkehrende	Diosc.
- Schmerzen	Ac-form., Ac-hydrof., Ac-lac., Beryl., Helon., Kalm., Lachn., Lyc., Nux-v., Sabad., Valer.
- Schnarchen	Op.
- Schnee	Ac-fl., Calc-ph., Urt.
- Schneewind	Agar.
- Schokolade	Ac-benz., Magn-m.
- Schreck	Acon., Cact., Canth., Helleb., Kres., Latrod., Lyc., Phos., Sang., Zinc.
- Schreiben	Cob., Hyper., Nat-m., Stann., Valer.
- Schule	Agar., Calc-c., Tub.
- Schularbeiten	Arg-nitr., Coff.
- Schulstress	Ac-ph., Hyper.
- Schwäche	Ac-sal., Cad., Cycl., Symph., Valer., Zinc.
- Schwangerschaft	Arist., Bellis., Cauloph., Cocc., Millef., Petr.
- Schwangerschaftserbrechen	Petr.
- Schweinefleisch	Puls.
- Schweißausbrüche	Abs., Ac-sal., Calc-c.
- Schweiße	Ac-form., Ac-hydroc., Carb-an., Merc-sol., Pyrog., Tarax.
- Schwimmen	Hyosc.

- Schwindel	Thea.
- Schwitzen	Berb., Merc-sol., Stram.
- Schwüle	Mandr.
- See, auf der	Tab.
- Seefische	Urt.
- seelische Erregung	Gels.
- seelische Erschütterung	Caust., Collins.
- Seeluft, feucht-warme	Lues.
- Seen, beim Anblick von	Hyosc.
- Seitenlage	Puls.
- Sekretion,	
Ausbleiben der	Lach.
Unterdrückung der	Clem.
- Selbstvertrauen, morgens ohne	Ac-lac.
- Senium	Cocc.
- Seufzen	Ign.
- Sexualneurose	Kali-br.
- Sexuelle Exzesse	Ac-ox., Staph., Zinc.
- Sexuelle Überreizung	Coff.
- Singen	Dros.
- Sinnesorganempfindlichkeit	Ac-m.
- Sitzen	Ac-m., Alum., Ambr., Berb., Beryl., Cob., Diosc., Euph., Guaj., Nat-c., Nux-v., Plat., Pulx., Puls., Sars., Sep., Tarax., Valer., Zinc.
- Sockenhalter verträgt nicht	Ac-benz.
- Sodbrennen	Magn-c.
- Sommer	Aloe., Cin., Croton., Euph., Ipec., Iris., Lach., Rheum., Rhod., Sang.
- Sommer im, wenn auf heiße Tage kalte Nächte folgen	Dulc.
- Sommerdurchfälle	Nux-m., Podo.
- Sommerwetter	Caust., Heder., Podo.
- Sonne	Ac-fl., Aethus., Anhal., Ant-c., Arn., Aur., Bell., Brom., Bufo., Calc-c., Cin., Crot., Euph., Gels., Glon., Hydroph., Jod., Kalm., Lach., Lauroc., Led., Mandr., Naja., Nat-c., Nat-m., Nux-v., Psor., Sang., Selen., Spong., Syph., Tub.
- Sonnenaufgang bis Sonnenuntergang	Med.
- Sonnenbestrahlung	Beryl., Fagop., Heder., Rad., Selen., Ther.
- Sonnenlichtempfindlichkeit	Euphr.
- Sonnenstich	Abrot., Ther.

- Sonnenstrahl, beim ersten	Calc-fl.
- Sonnenuntergang bis Sonnenaufgang	Aur., Colch., Syph.
- Sonntagsmigräne	Iris.
- Sorgen	Gels., Sang.
- Speichelfluß	Ac-hydroc.
- Speisen,	
feste	Phyt.
- Speisen, fette	Carb-v., Erig., Kali-j., Puls., Tarax., Thuj.
flüssige	Stram.
gesalzene	Selen.
gewürzte	Nux-v.
kalte	Nux-m.
schwere	Kali-j.
warme	Phos., Mez.
- Speisengeruch	Colch., Graph., Tab.
- Sprechen	Alum., Arn., Arum., Cham., Cocc., Dros., Lac-c., Manc., Meph., Nicc., Rumx., Selen., Stann., Verb.
- Stehen	Ac-m., Berb., Calc-c., Coloc., Cycl., Gnaph., Guaj., Plat., Puls., Sep., Stann., Sulf., Tarax., Tub., Valer.
- Steigen	Coloc., Spong., Stann.
- Steinabgang	Sars.
- Stelle die wechselnd	Diosc.
- Sterilität	Arist.
- Stirnwunden	Staph.
- Stillen	Ac-ph., Bor., Lac-c.
- Stillhalten	Kali-br.
- Stillsitzen	Ferr.
- Stimmengebrauch	Stann.
- Stimulantien	Glon., Naja., Nux-v.
- Strahlenschäden	Abrot.
- Straßen, enge	Arg-nitr., Kreos.
- Strecken	Ac-form.
- Streicheln	Thal., Tell.
- Streit	Crot., Kali-ph., Nux-m.
- Stubenwärme	Melil., Puls.
- Studieren	Agn., Ruta., Visc.
- Stulgang	Ambr., Plb.
- Stuhllähmung	Ac-hydroc.
- Stuhlpressen	Coloc., Thal.
- Stuhlverstopfung	s. Verstopfung
- Stumpfheit	Olnd.

- Sturm	Ac-ox., Ac-sulf., Arum., Cact., Cann-ind., Cham., Cycl., Med., Spig., Tub.
vor dem, in kalter Jahreszeit	Rhs-t.
- Suchtgift	Thuj.
- Sumpfgegenden	Elat.
- Sündern, alten	Agn.
- Suppe	Kali-c.
- Süßes	Arg-nitr., Zinc.
- Süßigkeiten	Sang.
- Tabak	Ac-ph., Agar., Alum., Aran., Bor., Cann-ind., Canth., Cic., Cocc., Dros., Gels., Glon., Ign., Lob., Magn-m., Nux-v., Spong., Staph.
- Tagsüber, von 9 Uhr - 16 Uhr	Verb.
- Taillenbeengung	Apis., Apoc.
- Tanzen	Bor.
- Tätigkeit	Lachn.
- Tee	Cob., Coff., Croc., Selen., Thuj.
- Temperatur-	
extreme	Ant-c.
schwankungen	Bapt.
wechsel, von warm zu kalt und umgekehrt	Ran-b.
- Temperaturen, bei warmen	Ambr.
- Tiefatmen	Rumx.
- Tieflage	Lauroc., Stront.
- Träume	Cann-ind., Caps., Lac-c.
erotische	Cob.
schreckliche	Bapt.
unterbrochene	Cocc.
von Tierverfolgung	Stram.
- Treppensteigen	Aloe., Cact., Cann-sat., Glon., Lac-c., Lath., Nat-ph., Phos., Rumx., Spong.
- Trinken	Agar., Ambr., Ant-c., Ars., Bell., Bry., Canth., Caps., Cocc., Coloc., Dros., Eupat., Ferr-ph., Helleb., Hyosc., Magn-c., Meph., Mez., Nux-v., Plb., Staph., Tarant., Zinc.
geringer Mengen	Croton.
nach dem	Aethus., Anac., Podo.
Wasser, von kaltem	Scil.
- Trockenheit	Nux-v.

- Trost	Ambr., Ant-c., Arn., Aur., Carc., Helleb., Hyosc., Lil., Nat-m.
- Tuberkulose	Calc-c., Phos.
- Übelkeit	Colch.
- Überanstrengung	Ac-lac., Ac-ph., Ac-succ., Agar., Arg-nitr., Colch., Echin.
- Überhitzung	Calc-sil., Ferr.
- Übertreibung	Cann-ind.
- Uhrenarmband verträgt nicht	Ac-benz.
- Umbetten	Eupat.
- Umdrehen	Con., Spig.
- Umkleiden	Kali-ars., Kali-bi., Olnd.
- Umschläge	Apis.
feucht-warme	Ham.
kalte	Hep.
warme	Anac.
- Unausgeschlafen	Sulf.
- Unrecht	Ac-acet.
- Unruhe, rastlose	Ac-hydroc.
- Untätigkeit	Heder.
- Unterdrückung	Ars.
- Unterhaltung	Ac-ph., Helon.
- Unterkiefer, Herunterhängenlassen des	Ac-hydroc.
- Unterkühlung	Abrot., Ac-acet., Ac-lac., Ac-ph., Agn., Bari-c., Calc-ph., Cocc-c., Colch., Equis., Lath., Lith., Puls., Ruta.
- Unterleibsschmerzen	Ac-ox.
- Untertemperatur	Lauroc.
- Unverstandenheit	Ac-succ.
- Urin	
Katzenharn nach riechender	Viol-t.
spärlicher und stark gefärbter	Ac-benz.
- Urtikaria	Urt.
- Vagabundieren	Bufo.
- Varizen	Bellis., Ruta.
- Verbandswechsel	Abrot.
- Verbrennungen	Ac-acet.
- Verbrühungen	Ac-acet.
- Verdauungsstörungen	Urt.
- Verdruß	Bell., Calc-ph., Caust., Cocc., Coloc., Petr., Staph.
- Verheben	Arn.
- Verlassenheit	Ac-succ.

- Verletzung	Millef., Ran-s.
- Venen-	
belastung	Hirud.
stauung	Ham., Ruta.
- Verrenkung	Millef.
- Verschlossenheit	Ign.
- Verstauchung	Millef.
- Verstopfung, hartnäckige	Agar., Hydrast., Nux-v., Ruta., Staph., Tarax.
- Verwirrung	Echin.
- Vollmond	Calc-c., Sabad., Sulf.
- Vorhautjucken	Viol-t.
- Vorhautschwellung	Viol-t.
- Vormittags	Ac-fl., Magn-ph., Stann.
um 10 Uhr	Nat-m., Sulf.
um 11 Uhr	Abrot., Cact.
- Vorwärtsbeugen	Hydroph., Kalm.
- Wachstumszeit	Agar., Calc-ph., Guaj.
- Wagen, im fahrenden	Caust.
- Wallungen	Abs., Card.
- Warm zu kalt	Ran-b.
- Wärme	Ac-fl., Ac-hydrof., Aloe., Apis., Arg-nitr., Asa., Aur., Bry., Bufo., Calc-fl., Cann-ind., Caps., Carb-v., Cocc-c., Crot., Glon., Graph., Ham., Jod., Kali-ars., Kali-br., Kali-j., Kali-s., Lauroc., Led., Lyc., Nat-m., Op., Puls., Rauw., Sabin., Samb., Sec., Stel., Stront., Tab.
äußere	Ign.
feuchte	Bapt., Crot.
- Warmbaden	Ac-fl.
- Warmessen	Ac-fl., Arg-nitr.
- Warmtrinken	Ac-fl., Arg-nitr., Phyt.
- Warmwerden beim	Brom.
- Warten	Heder.
- Waschen	Ac-form., Calc-c., Croton., Nux-m., Spig., Sulf.
- Waschküchenaufenthalt	Nat-s., Sep.
- Waschungen	Ac-sulf., Clem.
- Wasser	Calc-c., Cycl., Urt., Sulf.
beim Anblick von	Hyosc.
fließendes	Canth., Hydroph.
- Wasserhahn, beim Anblick vom	Hyosc.

- Wassertrinken	Grat.
- Wechsel von psychischen und körperlichen Zuständen	Cimic.
- Wein	Ac-benz., Ac-ox., Ant-c., Bor., Canth., Carb-v., Cob., Glon., Kali-bi., Led., Magn-m., Rhod., Selen., Tab., Zinc.
- Weinen	Croc., Dros.
- Weißfluß	Viol-t.
- Wespenstiche	Ac-acet.
- Wetter,	
feuchtes	Ac-m., Ac-picr., Ac-succ., Elaps., Lach., Mang., Ruta., Sars., Stil., Thuj., Verat.
- Wetter, feucht-kaltes	Amm-c., Eupat., Phyt., Rhs-t., Urt.
feucht-warmes	Ac-nitr., Ars-j., Brom., Carb-v., Carb-s., Card., Crot., Ipec., Lach.
heißes	Ac-nitr., Brom., Calc-fl., Croc., Gamb., Gels., Jod., Kali-bi., Kali-c., Podo., Selen.
heiß-schwüles	Ac-nitr., Croc.
kaltes	Ac-nitr., Agar., Aur., Cann-ind., Caps., Chelid., Magn-c., Tell.
naß-kaltes	Amm-c., Ant-c., Aran., Arum., Bari-c., Bor., Cimic., Lath., Lith., Med., Mez., Nat-m., Phyt., Rhod., Rhs-t., Ruta., Sulf., Thuj., Verat.
naß-kalt-schwüles	Aral.
naß-kalt-stürmisches	Ac-m.
nebeliges	Abrot., Bapt., Gels., Hyper., Rhod.
schlechtes	Bufo.
schönes	Bry.
schönes, trockenes	Caust.
schönes, trockenes, kaltes	Hep.
schwül-feuchtes	Apoc.
schwül-warmes	Ac-fl.
stürmisches	Nux-m., Visc.
stürmisch-trockenes	Nux-v.
warmes	Bapt., Bor., Crot., Led., Lues., Sabin.
- wenn warmes auf kaltes folgt	Psor.
- Wetterwechsel	Bari-c., Chelid., Erig., Kali-ars., Lach., Mang., Merc-sol., Nux-m., Phos., Psor., Ran-b., Rhod., Sang., Sil., Spig., Stront., Sulf.
kühl zu warm	Crot.
plötzlicher	Stict.

warm zu kalt	Dulc.
- Widerspruch	Canth., Con.
- Widerwille	Rheum.
- Wind	Ac-ox., Ac-sulf., Bell., Cann-ind., Cham., Cycl., Magn-ph., Psor., Spig., Tub.
feucht-kalter	Nux-m.
feucht-warmer	Ipec.
kalter	Cham., Magn-c., Spong.
trockner	Acon.
trocken-kalter	Hep., Nux-v.
- Winter	Aur., Mez., Petr., Psor., Sil., Teucr., Viol-t., Visc.
- Winterwetter	Ac-ox., Petr.
- Winterwetter, kaltes, sonniges	Caust.
- Wischen	Euphr.
- Witterung,	
feucht-kalte	Calc-c., Calc-ph.
feucht-warme	Ham.
rauhe, stürmische	Rhod.
- Witterungswechsel	Calc-c., Manc., Merc-sol., Rhs-t., Sulf., Verat.
- Wochenbett	Bellis.
- Wochenende	Iris.
- Wohnung, feuchte	Aran., Dulc.
- Wollust	Canth.
- Wunden	Symph., Tarant.
- Wundliegen	Millef., Sec.
- Wundschmerz	Hyper.
- Würgen	Ac-hydroc., Ipec.
- Würmer	Cin.
- Zahnung	Calc-ph., Coff., Podo., Rheum.
- Zahnweh	Amm-c.
- Zähneknirschen	Stram.
- Zeit, immer zur selben	Aran., Urt.
- Zentralheizung	Tab.
- Zigarettenrauchen	Calad.
- Zimmer, vom warmen ins Freie	Corall.
- Zimmerwärme	Ac-m., Aethus., Alum., Ambr., Amm-c., Apis., Asa., Aur., Bapt., Brom., Bufo., Calc-s., Carb-v., Cepa., Cham., Conv., Crat., Croc., Hyper., Iber., Jod., Kali-s., Lil., Lyc., Manc., Plat., Puls., Rhs-t., Sabin., Spong., Stram., Sulf., Vib.

- zirkumscript	Rhod.
- Zorn	Aur., Nux-v.
- Zudecken	Camph.
Bett im	Sec.
warm	Ac-fl., Led., Sec.
- Zugluft	Abrot., Ac-acet., Ac-benz., Ac-form., Ac-ox., Ac-succ., Ac-sulf., Anac., Arn., Bari-c., Bell., Cact., Calc-fl., Cann-ind., Caps., Caust., Cham., Chin., Cist., Colch., Cupr., Cycl., Hep., Kali-c., Magn-ph., Mez., Nux-m., Phos., Psor., Sang., Selen., Sil., Spig., Spong., Staph., Tub., Verb.
- Zureden	Bufo., Cham., Cin., Helleb., Plat.
- Zusammenkauern	Diosc.
- Zusammenschnüren	Lil.
- Zuspruch	Hyosc., Nat-m.
- Zwischenblutung	Ham.
- Zyanose	Ac-hydroc.
- Zystitis	Cocc-c.

- Abgespannt	Aloe., Spong.
- Ablehnend	Ac-benz., Ac-fl.
- Abweisend	Carc.
- Agil	Coff.
- Amoralisch	Ac-sulf.
- Angeberisch	Calc-fl.
- Angetrieben	Alum.
- Ängstlich	Abrot., Ac-acet., Ac-benz., Ac-hydroc., Ac-picr., Ac-succ., Acon., Ambr., Apis., Arg-nitr., Arum., Bell., Beryl., Brom., Calc-c., Calc-ph., Canth., Carb-v., Clem., Colch., Dros., Glon., Heder., Kali-c., Kres., Lac-c., Lach., Lil., Lues., Lyc., Merc-sol., Nux-v., Podo., Rhod., Rhs-t., Sang., Sec., Spig., Spong., Tell., Valer.
- Apathisch	Ac-hydroc., Ac-ph., Ac-picr., Arg-nitr., Crot., Cycl., Eupat., Mandr., Op., Plb., Visc.
- Arbeitsunlustig	Bor., Phyt., Sel., Spong.
- Ärgerlich	Acon., Ambr., Caust., Chin., Cin., Clem., Coloc., Hep., Hydrast., Jod., Lil., Lyc., Nux-m., Nux-v., Petr., Ran-b., Sang., Sep., Sil., Staph., Sulf., Tell.
- Aufbrausend	Stront.
- Aufdringlich	Bufo.
- Aufgeregt	Anhal., Canth.
- Aufgezogen, wie	Aran-d., Cob.
- Ausgelassen	Con., Croc., Tub., Valer.
- Beflügelt	Cob.
- Beglückt	Abs., Tab.
- Benommen	Bapt., Op.
- Berauscht	Agar.
- Besorgt	Ac-succ., Graph.
- Betäubt, wie	Abs.
- Betriebsam	Abs., Heder.
- Blöd	Bufo.
- Bösartig	Cham.
- Depressiv	Ac-lac., Ac-ox., Ac-sal., Ac-succ., Ac-sulf., Agar., Amm-c., Arist., Aur., Helon., Kali-s., Mandr., Paeon., Tarax.
- Deprimiert	Anac., Calc-fl., Croton., Mez., Petr.
- Derb	Croc.
- Destruktiv	Lues.

- Drahtig	Arn.
- Echauffiert	Lac-c.
- Eifersüchtig	Apis., Hyosc., Lues.
- Eigensinnig	Ac-benz., Cin., Guaj.
- Eilfertig	Ambr.
- Einfallsreich	Tab., Tub.
- Ekstatisch	Cann-ind., Kres.
- Empfindlich	Bellis., Card., Chin.
- Eretherisch	Calc-ph.
- Erotisch	Cann-ind.
- Erregt	Bor., Crot., Ferr., Gels., Jod., Lach., Naja., Spig., Verat.
- Erregung wechselt mit Depression	Cimic.
- Erröten	Ambr.
- Erschöpft	Ac-acet., Amm-c., Cad., Chin., Clem., Heder., Kali-c., Phos., Sel.
- Euphorisch	Brom., Cann-ind., Kres., Mandr.
- Feige	Anac.
- Feinnervig	Ign.
- Fleißig-depressiv	Ac-form.
- Freude vor, könnte alle umarmen	Tab.
- Freudig	Ac-form.
- Freudig erregt	Cycl.
- Fröhlich	Verat.
- Froh	Ac-form., Tub.
- Furchtsam	Brom., Calc-fl., Calc-ph., Carc., Caust., Glon., Op., Phos., Plb., Podo., Ran-b., Spig., Spong., Verat.
- Gedrückt	Ac-acet., Canth., Dig., Ferr., Helod., Hyper., Nicc., Psor., Senec., Visc.
- Gehässig	Aloe., Lues.
- Gehemmt	Ac-succ., Calc-c.
- Gehetzt	Arg-nitr.
- Geil	Con., Croc.
- Gekränkt	Coloc.
- Gereizt	Ac-m., Bellis., Cad., Cocc., Jod., Magn-c., Med., Mez., Phos., Staph., Ther., Visc.
- Geschäftig	Apis., Lil.
- Geschäftig-pessimistisch	Ac-sal.
- Geschwätzig	Anhal., Lach., Thea.
- Gewalttätig	Thal.
- Gewissenhaft	Ars.
- Gleichgültig	Abs., Berb, Brom., Rhod., Sep.

- Glückselig	Ac-fl.
- Grob	Cham.
- Gutmütig	Puls.
- Hastig	Calc-fl.
- Heftig	Arn., Nux-v.
- Heiter	Ac-fl., Ac-form., Agar., Clem., Coff., Ign., Senec., Tub., Valer., Verat.
- Heiter wechselt mit gedrückt	Ferr-ph.
- Herablassend	Plat.
- Herrisch	Lyc.
- Hinfällig	Bapt.
- Hoffärtig	Plat.
- Hoffnungslos	Bari-c., Nat-m., Psor., Tell.
- Hypochondrisch	Ac-ox., Agn., Arg-nitr., Arum., Cact., Caps., Carb-v., Card., Cocc., Hydrast., Hyper., Magn-c., Magn-m., Mez., Nux-m., Valer.
- Hysterisch	Cauloph., Cimic., Croc., Lil.
- Ideenreich	Coff., Tab.
- Idiotisch	Helleb.
- Jähzornig	Heder.
- Kindisch	Con., Croc.
- Kräftig	Agar.
- Lachen mit	Ign.
- Langsam, alles geht zu	Coff.
- Läppisch	Con.
- Launenhaft	Ac-sulf., Caps., Cin., Sep., Staph.
- Lebensüberdrüssig	Ant-c., Bell., Led., Merc-sol., Plat.
- Lebhaft	Agar., Cob., Coff.
- Lustig	Ac-fl.
- Lustlos	Ac-lac., Berb.
- Manisch-depressiv	Tarant., Verat.
- Manisch-erregt	Ac-ox., Ac-sal., Aur.
- Matt	Amm-c., Berb., Beryl., Cad., Cupr.
- Melancholisch	Ac-nitr., Aur., Cact., Caust., Cepa., Cupr., Cycl., Guaj., Ign., Lyc., Naja., Puls., Rhs-t., Sec., Sep., Sil., Stann., Thuj.
- Menschenscheu	Bari-c., Sel.
- Mißlaunisch	Bry., Ferr., Stront.
- Mißmutig	Aloe., Alum., Led., Mang., Med.
- Mißtrauisch	Ac-acet., Arn., Lues.
- Müde	Ac-lac., Amm-c., Bellis., Berb., Beryl., Cad., Cupr.

- Mürrisch	Ant-c., Cin., Croton., Gels., Guaj., Ipec., Sang., Sulf., Zinc.
- Mutlos	Bellis., Jod., Lach., Petr., Stann.
- Nachgiebig	Puls.
- Nervös	Ac-acet., Ac-hydroc., Agn., Arg-nitr., Bor., Bry., Bufo., Calc-fl., Caps., Carb-v., Carc., Cauloph., Cocc., Eupat., Gels., Helod., Hyosc., Kali-c., Med., Naja.
- Niedergeschlagen	Ac-ph., Ac-picr., Arist., Bari-c., Berb., Crot., Graph., Hydrast., Kres., Lith., Mang., Nat-m., Phyt., Plb., Podo., Sec., Thuj., Zinc.
- Nörgelnd	Sulf.
- Pedantisch	Ars.
- Rasend	Tarant.
- Ratlos	Alum.
- Rausch, wie im	Aran-d.
- Redselig	Aran-d., Thea.
- Reizbar	Ars., Bell., Bry., Card., Caust., Cham., Cin., Coloc., Crot., Dros., Eupat., Ferr., Ipec., Kali-c., Kreos., Lil., Merc-sol., Nat-s., Nux-m., Nux-v., Petr., Phyt., Sang., Sep., Staph., Stram., Tarax., Thal., Zinc.
- Resignierend	Anhal.
- Ruhe will seine haben	Bry.
- Ruhelos	Apis., Bapt., Sil.
- Sanft	Puls.
- Schläfrig	Ac-fl.
- Schlaff	Cad.
- Schlecht	Bry.
- Schnell möchte handeln	Coff.
- Schreckhaft	Acon., Bor., Bry., Carc., Colch., Coloc., Cupr., Helod., Kali-c., Op., Rhod., Sil.
- Schüchtern	Ac-succ., Calc-c.
- Schwärmerisch	Tub.
- Schwatzhaft	Con., Croc., Hyosc., Stram.
- Schweigsam	Abrot., Ac-hydroc., Arn., Cact.
- Schwerfällig	Caps.
- Schwermütig	Ars., Cimic., Helod.
- Selbstmordgedanken mit	Naja., Nat-s.
- Selbstvertrauen ohne	Ac-lac., Olnd.
- Sentimental	Ant-c.

- Sexualneurotiker	Staph.
- Singen könnte dauernd	Tab.
- Skrofulös	Sulf.
- Sprunghaft	Anhal.
- Streitsüchtig	Anac., Ign.
- Stolz	Plat.
- Störrisch	Ant-c., Cham.
- Stottern	Cocc.
- Stupid	Calc-ph., Kreos.
- Tanzen könnte dauernd	Tab.
- Tobsüchtig	Canth., Stram.
- Todesfurcht	Nux-v.
- Tränen zu gerührt	Thal.
- Traurig	Abrot., Ac-picr., Agn., Bari-c., Card., Cimic., Colch., Graph., Helleb., Hep., Hydrast., Kali-c., Lach., Mang., Med., Nat-m., Olnd., Psor., Rhs-t., Staph., Ther., Viol-t., Visc., Zinc.
- Trotzig	Cin.
- Trübe	Naja.
- Übellaunig	Dulc., Ipec.
- Überempfindlich	Arum., Cocc., Phos.
- Übererregt	Magn-c.
- Überreizt	Croc.
- Umarmen könnte alle, vor Freude	Tab.
- Unaufgelegt	Dulc.
- Unbeholfen	Calc-c.
- Unberechenbar	Bry.
- Unentschlossen	Magn-m.
- Ungeduldig	Ac-sulf., Cin., Dulc.
- Unglücklich	Ac-ph.
- Unhöflich	Cham.
- Unlustig	Aloe.
- Unmanierlich	Bufo., Cann-ind.
- Unruhig	Ac-m., Acon., Alum., Ambr., Bell., Canth., Cauloph., Dros., Dulc., Glon., Heder., Hyosc., Ther.
- Unzufrieden	Croton., Hep., Petr., Thuj.
- Verachtend	Ipec.
- Veränderlich	Coff.
- Verängstigt	Cepa.
- Verärgert	Cepa.

- Verdrießlich	Ant-c., Coloc., Croton., Jod., Stann., Stront., Viol-t.
- Verdrossen	Cad., Naja.
- Verschlossen	Ign.
- Versprechen	Ambr.
- Verstimmt	Hep., Thea., Zinc.
- Verwirrt	Bapt., Cepa., Med.
- Verzagt	Agn.
- Verzweifelt	Bellis., Beryl., Helon., Kreos., Stram.
- Wechselhaft	Coff., Croc., Cimic., Ferr., Ign., Lac-c., Puls.
- Wehmütig	Helleb., Magn-m.
- Weichherzig	Ac-nitr., Puls.
- Weinen mit	Ign.
- Weinerlich	Ac-ph., Cimic., Cin., Graph., Hyper., Ipec., Kali-s., Lith., Magn-m., Mez., Nat-m., Nicc., Nux-m., Puls., Senec., Stann.
- Witzelsüchtig	Aran-d.
- Wortkarg	Cupr.
- Wütend	Ac-nitr., Agar., Canth., Hep.
- Zaghaft	Chin.
- Zänkisch	Dulc.
- Zerschlagen	Bellis., Eupat.
- Zerstreut	Lac-c., Olnd.
- Zierend	Arist.
- Zittrig	Alum., Arg-nitr., Gels.
- Zornig	Ac-nitr., Anac., Arn., Bry., Led., Merc-sol., Nicc., Ran-b., Staph., Stront., Tarant., Ther.
- Zurückgezogen	Ac-benz., Ac-m.
- Zurückhaltend	Arist.

- Abendmensch	Magn-c., Sep., Valer.
- Abgemagerter	Abies., Ac-sulf., Arg-nitr., Caust., Cimic., Jod., Kali-bi., Nat-m., Sec., Sel.
- Abgenützter	Crat.
- Abgespannter	Caust., Kali-c., Nat-m., Sel.
- Abgestumpfter	Cedr.
- Ablehnender	Cic.
- Aggressiver	Cann-ind.
- Anämischer	Ferr., Ferr-ph., Helon., Kali-c., Kali-nitr., Senec.
- Angespannter	Hirud.
- Ängstlicher	Ars., Atrop-s., Bism., Canth., Cedr., Hep., Jod., Kali-bi., Kali-c., Kali-nitr., Kali-ph. Kalm., Lach., Lyc., Merc-sol., Mosch., Puls., Sabal., Sec., Sil., Stann., Stram.
- Antriebsloser	Tarax.
- Apathischer	Berb., Card., Mandr e rad., Nat-c., Sap.
- Apoplektischer	Aur.
- Appetitloser	Abies., Sil.
- Arbeitunlustiger	Ac-picr., Hirud., Kali-bi., Lauroc., Mandr e rad.
- Ärgerlicher	Cham., Kalm., Lauroc., Nat-m., Sulf.
- Argwöhnischer	Guaj.
- Aristokratischer	Ars.
- Arroganter	Plat.
- Asthenischer	Calc-ph., Nat-m., Phos., Sil.
- Aufbrausender	Arg-nitr., Nat-m., Nux-v., Staph., Stram., Sulf.
- Aufdringlicher	Croc.
- Aufgeregter	Canth., Tarant.
- Aufgeschwemmter	Thuj.
- Aufgezogen, wie	Kali-j.
- Auftreten, mit selbstbewußtem	Ars.
- Augenschatten, mit dunklen	Lyc.
- Ausgelassen und heiter erst, dann betrübt und traurig	Plat.
- Äußeres, achtet sehr auf sein	Ars.
- Aussehen mit gealtertem	Ac-nitr., Arg-nitr., Sil.
- Bedrückter	Hirud., Plat.
- Begeisterter	Phos.
- Begreift schwer	Nat-c.
- Beleidigter, leicht	Anac., Nat-m., Petr., Phos., Sars., Staph.
- Benehmen, mit diskretem	Sep.

- Beschwingter, anfangs	Hirud.
- Besorgter	Ac-succ., Lues.
- Betet ständig	Stram.
- Bewegung, ist dauernd in	Kali-j., Tarant.
- Blasser	Abies., Caust., Ferr., Graph., Nat-m., Sec., Staph., Strych.
- Blauäugiger	Puls.
- Blonder	Calc-c., Ferr., Hep., Kali-bi., Merc-sol., Phos., Puls.
- Blutreicher	Arn.
- Boshafter	Cham.
- Brünetter	Ac-nitr.
- Depressiver	Agn., Cimic., Con., Dros., Helon., Hirud., Ign., Iris., Kali-c., Kali-ph., Kali-s., Lach., Lil., Lyc., Mandr e rad., Med., Nat-c., Nat-m., Nat-s., Op., Phos., Puls., Rhod., Rauw., Sel., Sil. Sulf., Tarax., Thea., Verat., Zinc.
- Deprimierter	Cact., Psor., Rad., Sap.
- Devoter	Stram.
- Dicker	Calc-c.
- Dreister	Agar.
- Dunkelhaariger	Calc-ph., Ign., Plat.
- Dysplastischer	Bari-c., Calc-c., Hep., Kali-c., Thuj.
- Egoistischer	Aur., Sulf.
- Egozentrischer	Sulf.
- Eifersüchtiger	Apis., Hyosc., Lach., Lil.
- Eigensinniger	Bufo., Cin., Con., Croc., Spig.
- Einsamer	Ac-acet.
- Einsilbiger	Cact.
- Eitler	Pall.
- Eklig sich gebärdender	Arn.
- Elendig aussehender	Sec.
- Emotiver	Sumb.
- Enthemmter	Cann-ind.
- Entschlußschwacher	Puls.
- Enttäuschter, schnell	Phos.
- Ereifernder	Staph.
- Erfolgssüchtiger	Aur.
- Erkältlicher, leicht	Calc-c., Graph., Hep., Kali-c., Merc-sol., Sil.
- Erlahmung, mit körperlicher	Kali-nitr.
- Ernster	Stram.

- Erregter	Agar., Arg-nitr., Camph., Cimic., Coff., Croc., Ferr., Ign., Lach., Lachn., Mosch., Sil., Spig., Tarant.
- Erschöpfter	Ambr., Apoc., Helon., Iris., Kali-bi., Kali-ph., Lach., Magn-c., Mosch., Phos., Sel., Stann., Spong.
- Euphorischer	Lauroc., Op.
- Exaltierter	Cann-ind.
- Fauler	Sulf.
- Feiger	Ars.
- Fettleibiger	Amm-c., Cimic., Graph.
- Fluchender	Ac-nitr.
- Frauen: aufreizende, eckige, fette, magere	Cimic.
- Fröstelnder	Graph., Hep., Kali-c., Psor., Puls., Sep., Sil., Tarant., Thuj., Zinc.
- Furchtsamer	Ac-nitr., Ars., Kali-nitr., Nat-m., Phos., Spig.
- Gähnender	Ign.
- Gasen, voll von	Lyc.
- Gedächtnisschwäche mit	Hirud., Kali-br., Olnd., Staph., Sulf., Zinc.
- Gedankenloser	Ac-picr., Guaj.
- Gedrückter	Dig., Ferr., Kali-bi., Lath.,
- Gedunsener	Bari-c., Calc-c., Caps., Cimic., Graph., Hep., Kali-c., Lach., Thuj.
- Gefühlskalter	Plat., Sep.
- Gefühlsvoller	Puls.
- Gehässiger	Carc., Card., Cic.
- Gehemmter	Ac-succ.
- Geistig lebhafter	Jod.
- Geiziger	Ars., Lyc.
- Geldgieriger	Aur.
- Geltungsbedürftiger	Pall.
- Genußspecht, alter	Con.
- Gereizter	Beryl., Carc., Card., Cham., Iris., Jod., Kali-bi., Kali-j., Kalm., Lath., Lauroc., Nat-m., Staph.
- Geschäftsmann mit falscher Lebensweise	Nux-v.
- Geschwächter	Cocc., Helon., Hep., Kali-br.
- Geschwätziger	Hyosc., Lach., Lachn., Meph.
- Gesellschaftsmensch	Ars.
- Gesicht, mit rotem	Aur.

- Gesichtsausdruck, mit ängstlichem	Strych.
- Gesichtsfarbe, mit brünetter	Sep.
- Gewalttätiger	Hyosc., Merc-sol.
- Gichtisch-rheumatischer	Ant-c.
- Gleichgültiger	Agn., Ambr., Cic., Sep.
- Grinsender	Agar.
- Großgewachsener	Calc-ph., Phos.
- Größenwahnsinniger	Plat.
- Hagerer	Ac-nitr., Alum., Arg-nitr., Ars., Carb-v., Ferr., Ign., Jod., Lyc., Magn-c., Magn-m., Magn-ph., Magn-s., Nux-v., Plat., Sec., Sep., Sulf.
- Hartköpfiger	Ac-nitr., Lyc.
- Hartnäckiger	Carc., Sil.
- Hassender	Lach.
- Hastiger	Ambr., Alum., Aran-d., Aran-ix., Stram.
- Haut, mit sukkulenter	Merc-sol.
- Heftiger	Stram., Thuj.
- Heilhaut, mit schlechter	Hep.
- Heiterer	Plat.
- Hellhäutiger	Puls.
- Heruntergekommener	Ac-sulf., Helon.
- Herrischer	Lyc.
- Hochfahrender	Plat.
- Hochgeschossener	Jugl-reg., Phos.
- Hoffnungsloser	Apoc., Psor.
- Hohläugiger	Staph.
- Hyperthyreotischer	Magn-c.
- Hypochondrischer	Agn., Alum., Card., Coff., Con., Kali-ph., Lath., Lyc., Nux-v., Puls., Sabad., Staph., Stram.
- Hysterischer	Cimic., Croc., Helon., Ign., Kali-ph., Mosch., Nux-m., Plat., Poth., Sabad.
- Ideen, mit fixen	Sil., Thuj.
- Ikterischer	Magn-m.
- Indifferenter	Sep.
- Intoleranter	Carb-s.
- Jammernder	Cin.
- Kälteempfindlicher	Aral., Calc-sil.
- Kindischer	Bari-c., Con.
- Klebriger	Carc.
- Kleinlicher	Ars., Hep., Lyc.
- Kleinmütiger	Ars., Lyc.

- Konzentrationsschwacher	Hirud., Mandr e rad., Rauw.
- Körperlich schwacher	Calc-ph.
- Korpulenter	Ant-c., Aur., Calc-c., Graph., Merc-sol., Puls.
- Kraftloser	Ac-nitr., Sel.
- Kränklicher	Helon.
- Langsamer	Calc-c.
- Langweiliger	Plat.
- Läppischer	Con.
- Launenhafter	Cham., Cin., Ign., Puls., Sep.
- Lebensüberdrüssiger	Phyt.
- Lebhafter	Nux-v., Op.
- Leidend aussehender	Carc.
- Leistungsunfähiger	Sil.
- Leptosomer	Calc-ph., Phos.
- Liederlicher	Stram.
- Liegen will ständig	Kali-bi., Stann.
- Lufthungriger	Carb-v.
- Lüsterner	Sil.
- Lustloser	Ac-picr., Ac-sulf., Crat.
- Lymphatischer	Hep.
- Machthungriger	Aur., Lach.
- Magerer	Alum., Ambr., Ars., Calc-ph., Ferr., Heder., Lach., Nux-v.
- Marantischer	Sec.
- Matter	Amm-c., Apoc., Beryl., Kali-ph., Nat-m., Nux-m., Petr.
- Melancholischer	Kali-bi., Kali-br., Kali-j., Kali-ph., Nat-s., Sec.
- Menschenscheuer	Ambr., Bari-c., Con., Kali-bi., Staph., Stann., Tarant.
- Mißlaunischer	Cact., Card., Ipec., Lachn., Magn-c., Nat-s., Sars., Staph.
- Mißmutiger	Card., Cauloph., Cin., Ferr., Lyc., Magn-c., Nat-s.
- Mißtrauischer	Bari-c., Cic., Hyosc., Lach., Lyc.
- Mitleidiger	Caust.
- Müder	Ambr., Apoc., Beryl., Caust., Cedr., Coff., Hirud., Kali-c., Kali-j., Lachn., Nat-m., Nux-m., Petr., Rad., Sel.
- Mürrischer	Calend., Caps., Cham., Cin., Pulx., Sulf., Zinc.
- Muskulöser	Arn.

- Mutloser	Guaj., Jod., Lath., Sil., Stann.
- Mutwilliger	Cann-ind.
- Nachgiebiger	Puls.
- Nachlässiger	Tell.
- Naschhafter	Magn-m.
- Nasensattel, mit gelbem	Sep.
- Nervöser	Agn., Ambr., Apoc., Arum., Camph., Carc., Cham., Cin., Coff., Ferr-ph., Hirud., Iris., Jod., Kali-bi., Kali-br., Kali-j., Kali-ph., Kalm., Lachn., Lath., Lauroc., Magn-c., Nat-m., Nux-m., Nux-v., Phos., Sil., Tarant.
- Neuropathischer	Mosch.
- Neurotischer	Arg-nitr., Croc.
- Niedergeschlagener	Apoc., Caust., Cedr., Dros., Graph., Iris., Nat-m.
- Nörgelnder	Lyc., Nux-v., Sulf.
- Oberkörper, mit abgemagertem	Lyc.
- Pastös-lymphatischer	Calc-c.
- Pastöser	Hep., Lach.
- Pessimistischer	Nat-m., Sulf.
- Phlegmatischer	Calc-c., Graph., Lach.
- Plethorischer	Graph.
- Plumper	Caps., Graph.
- Pyknischer	Aur., Calc-c., Graph.
- Querulant	Hep., Hyosc.
- Rachsüchtiger	Ac-nitr.
- Rasender	Tarant.
- Rastloser	Carc.
- Ratloser	Carc., Zinc.
- Rauschgiftsüchtiger	Ac-sulf., Cann-ind., Op.
- Redeunlustiger	Lauroc.
- Redseeliger	Aran-d., Hyosc., Lauroc., Stram., Verat.
- Reizbarer	Agar., Atrop-s., Aur., Cimic., Cin., Coff., Ferr., Helon., Hirud., Ign., Ipec., Jod., Kali-c., Kali-ph., Lyc., Mandr e rad., Nux-v., Ol-an., Phos., Phyt., Petr., Rad., Sep., Sil., Strych., Sulf., Tarax., Valer.
- Rücksichtsloser	Sulf.
- Ruheloser	Arg-nitr., Cham., Kali-br., Rhod.
- Scharfsinniger	Lyc.
- Schlaffer	Amm-c., Amm-m., Ant-c., Hep., Nicc.
- Schläfriger	Apoc., Hirud., Mandr e rad., Nux-m.

- Schlanker	Ars., Phos.
- Schlapper	Cad., Vacc.
- Schmerzempfindlicher	Kalm.
- Schönheit, schlanke	Sep.
- Schreckhafter	Kali-c., Kali-nitr., Mosch., Phos., Sabad., Sil.
- Schüchterner	Ac-succ., Bari-c., Jugl-reg., Puls., Sabad.
- Schwacher	Alum., Ambr., Carb-an., Coff., Ferr., Gins., Heder., Hyper.
- Schwachsinniger	Bufo.
- Schwermütiger	Aur.
- Selbstbewußter	Sulf.
- Sensibler	Ferr-ph., Hep., Lyc., Phos., Sil.
- Sensitiver	Phos.
- Sentimentaler	Ant-c.
- Seufzender	Ign.
- Sexualneurotischer	Sel.
- Sinnierender	Guaj.
- Sonderbarer	Con.
- Sorgenvoller	Graph.
- Sprunghafter	Jod.
- Starrer	Guaj.
- Stimmung, mit wechselnder	Ign., Magn-c., Staph., Tarant., Valer.
- Stolzer	Plat.
- Streitsüchtiger	Anac., Hirud., Ign., Nux-v., Senec., Seneg.
- Stubenhocker	Ars.
- Stumpfsinniger	Calc-c., Caps., Carb-v., Guaj., Helleb., Hyosc., Nux-m., Verat., Zinc.
- Stupider	Lachn.
- Suchtgiftiger	Hyosc.
- Suppenkasper	Ac-ph., Calc-ph.
- Taktloser	Phyt.
- Teilnahmsloser	Ac-ph., Chin., Chion.
- Tobsüchtiger	Sec., Stram.
- Träger	Ant-c., Calc-c., Graph., Jugl-reg.
- Trauriger	Graph., Lauroc., Nat-m., Ol-an., Plat., Psor., Sel., Viol-t.
- Trockener	Beryl., Lyc., Sec.
- Trostloser	Psor.
- Tuberkulöser	Ac-nitr., Kali-j.
- Übelnehmender	Ars.
- Überarbeiteter	Helon., Nux-v., Pass.

- Überempfindlicher	Aur., Cham., Ferr., Hep., Nat-m., Sars., Sil.
- Überheblicher	Agn., Plat.
- Übermüdeter	Iris.
- Überreizter	Croc., Magn-c.
- Überspannter	Iris.
- Unberechenbarer	Anac.
- Umbesinnlicher	Cann-ind.
- Ungeduldiger	Acon., Apoc., Bufo., Cham., Cin., Coloc., Kalm., Thuj.
- Ungeliebter	Ac-sulf.
- Ungeschickter	Agar., Apis., Bov., Caps., Ipec.
- Uninteressierter	Plat.
- Unkonzentrierter	Ac-sal., Aran-d.
- Unlustiger	Card.
- Unmanierlicher	Bufo., Cann-ind., Croc.
- Unnahbarer	Sep.
- Unordentlicher	Ant-c., Stram., Sulf.
- Unruhiger	Ambr., Aran-d., Arum., Canth., Carc., Cedr., Coff., Conv., Hirud., Jod., Kres., Lath., Magn-c., Merc-sol., Phos., Phyt., Rhs-t., Sabad., Tarant., Visc.
- Unsteter	Poth.
- Untersetzter	Calc-c.
- Unzüchtiger	Hyosc., Stram.
- Unzufriedener	Bism., Tab.
- Verbrauchter	Ac-sulf., Sep.
- Verdrießlicher	Ant-c., Bari-c., Con., Kali-ph., Kalm., Nat-m., Petr., Pulx., Viol-t., Visc.
- Vergeßlicher	Ambr., Bari-c., Cann-ind., Card., Cocc., Glon., Guaj., Jod., Lac-c., Petr., Sec., Tab. Tell., Vacc.
- Verliebter	Cann-ind.
- Verrückter	Cann-ind.
- Verschlossener	Nat-m., Sars., Zinc.
- Verstimmter	Kali-ph.
- Verwahrloster	Ac-sulf.
- Verzagter	Card., Kali-c., Lac-c., Lues., Myric., Puls., Sars., Senec., Stann., Sulf., Tub.
- Verzweifelter	Ac-nitr., Ambr., Apoc., Cad., Lath., Lau-roc., Lues., Verat.
- Vielgeschäftiger	Lach.
- Vornübergebeugter	Phos., Sulf.

- Wärmebedürftiger	Kali-c.
- Wasserscheuer	Hydroph.
- Weicher	Puls.
- Weinerlicher	Cedr., Ign., Kali-c., Kali-ph. Kali-s., Lil., Nat-m., Puls., Senec.
- Welker	Lyc.
- Wetterfühliger	Alum., Rhod., Thuj.
- Widerspruch verträgt nicht	Helon., Ign., Nat-m., Nux-v.
- Widerspruchsgeist	Ant-c., Nat-m.
- Widerstrebender	Cin.
- Willensschwacher	Ac-picr., Sec.
- Witzelsüchtiger	Aran-d.
- Zaghafter	Kali-ph.
- Zappeliger	Phos.
- Zartgliedriger	Calc-ph., Phos.
- Zerfahrener	Ambr., Aven.
- Zerstörender	Carc., Tarant.
- Zerstreuter	Aran-ix., Nux-m., Olnd., Petr., Sec., Senec.
- Zittriger	Coff.
- Zorniger	Ac-nitr., Carc., Kali-j., Magn-c.
- Zugluftempfindlicher	Hep.

- Alkohol	Ac-benz., Calc-ph., Chin., Coff., Con., Glon., Naja., Rhod.
- Äpfeln	Bellis., Bor.
- Bier	Bell., Clem., Ferr-ph., Lach., Phos.
- Birnen	Bor.
- Bratkartoffeln	Cob.
- Brot	Ant-c., Zinc.
- Eiern	Arist.
- Eiscreme	Ars., Ip., Puls.
- Enge	Apis.
- Fett	Ac-nitr., Card., Ip., Lyss., Magn-m., Mandr e rad., Puls., Thuj.
- Fisch	Nat-m.
- Fleisch	Carb-an., Caust., Cupr., Kali-c., Lyss., Merc., Ter., Zinc.
- Früchten	Rhod.
- Gebäck	Ant-c.
- Genußgiften	Mandr e rad.
- Getränken,	
kalten	Calc-ph., Rhod.
kohlensäurehaltigen	Clem.
warmen	Ambr.
- Hammelfleisch	Bor.
- Kaffee	Ac-benz., Ac-ox., Bell., Calc-ph., Chin., Coff., Ferr-ph., Mandr., Stront.
- Kalbfleisch	Kali-nitr.
- Kartoffel	Alum.
- Milch	Ac-nitr., Arist., Arn., Bell., Calc-c., Calc-ph., Kali-c., Magn-m., Sep.
warmer	Ambr.
- Nikotin	Coff.
- Nüssen	Arist.
- Obst	Ant-t., Ip., Magn-m., Nat-c.
- Pflaumen	Mag-c.
- Schokolade	Ac-ox.
- Schweinefleisch	Ant-c.
- Speisen	Tab.
blähenden	Clem.
fetten	Arist., Card.
gekochten	Zinc.
- Süßigkeiten	Ac-benz., Ac-fl., Arg-n., Chin., Zinc.
- Süßspeisen	Mandr e rad.
- Tabakrauch	Ferr-ph.

- Tee	Bell., Coff.
- Wasser	Rhod.
- Wärme	Apis.
- Wein	Ac-benz., Ac-ox., Ant-c., Bell., Gels., Magn-m., Naja., Stront.
saurem	Ferr-ph.
- Weindunst	Tab.
- Weißwein	Zinc.
- Zigaretten	Magn-m.
- Zucker	Ac-ox., Zinc.
- Zwiebeln	Thuj.

- Abkühlung, innerer	Graph.
- Abneigung wechselt mit	Rheum.
- Alkohol	Abrot., Ac-m., Ac-sulf., Acon., Agn., Ars., Asar., Aur., Bry., Bufo., Calc-c., Chin., Coca., Crot., Hep., Kali-br., Kreos., Lach., Led., Lues., Magn-c., Nux-v., Phos., Puls., Sel., Sep., Spig., Staph., Sulf., Syph., Tab., Tub.
- Apfelmost	Benz., Sulf.
- Äpfeln	Aloe., Ant-t., Guaj., Tell., Thea.
- Apfelsinen	Cub., Eaps., Med., Ther.
- Arbeit	Agar.
- Atemzügen, tiefen	Chelid.
- Aufzustoßen	Ac-lac.
- Austern	Apis., Brom., Bry., Calc., Lach., Lyc., Nat-m., Rhs-t.
- Bananen	Ther.
- Beine zu kreuzen	Murx.
- Bettflasche an den Füßen zu haben	Sil.
- Bewegung	Kali-br., Puls.
- Bier	Ac-ph., Aloe., Arum., Caust., Cocc., Coloc., Graph., Merc-sol., Mez., Nux-v., Op., Puls., Stront.
kaltem	Med., Merc-sol.
- Branntwein	Acon., Olnd., Ther.
- Bratkartoffeln	Cob., Olnd.
- Brot	Abrot., Aloe., Amm-c., Ars., Aur., Bari-c., Bell., Cin., Coloc., Con., Ferr-ph., Grat., Helleb., Hydrast., Ign., Magn-c., Merc-sol., Nat-c., Nat-m., Op., Plb., Puls., Sec., Sil., Staph., Stront., Sumb.
in Milch	Abrot.
- Butter	All-s., Merc-sol.
- Buttermilch, gesüßter	Elaps.
- Dehnen sich zu	Vacc.
- Dingen, und wirft sie weg	Cham., Cin.
- Eiern	Calc-c., Calc-ph., Hydrast., Nat-ph., Ol-an.
- Eis (creme)	Calc-c., Elaps., Eupat-perf., Med., Merc-sol., Nat-s., Phos., Puls., Tub., Verat.
- Eingpökeltem	Ant-c.
- Entblößen sich zu	Sulf.

- Erde	Ac-nitr., Calc-c.
- Erfrischungen	Ac-fl., Ac-ph., Aloe., Ars., Calc-c., Carb-an., Caust., Chin., Cist., Cocc., Nat-ars Phos., Puls., Rheum., Sabad., Sang., Sars., Thuj., Tub., Valer., Verat.
- Essen	Jod., Mygal., Olnd., Psor., Ther.
- Essig	Aloe., Apis., Arn., Ars., Bellis., Chelid., Hep., Kali-ph., Sep., Sulf.
- Fett	Ac-nitr., Ars., Hep., Nux-v., Sulf.
- Fisch	Nat-m., Nat-ph., Phos.
- Fleisch	Abies., Aloe., Aur., Canth., Cycl., Ferr., Ferr-ph., Graph., Helleb., Jod., Kreos., Lil., Magn-c., Mandr., Meny., Merc-sol., Mez., Nat-m., Sabad., Sulf., Tub.
fettem	Carc.
geräuchertem	Calc-ph., Caust., Sil., Tub.
- Fluchen	Tub.
- Flüssigkeit	Bapt.
- Frischem	Ac-ph.
- Früchten	Ac-ph., Aloe., Carc., Lith., Magn-c., Ther., Verat.
- Gähnen	Quas.
- Gebäck	Bufo., Calc-c., Chin., Magn-c., Plb.
- Gebackenem	Plb.
- Gemüse	Ac-ph., Alum., Ars., Calc-c., Carb-v., Cham., Magn-c., Magn-m.
- Geräuchertem	Calc-ph., Caust., Kreos., Tub.
- Gesellschaft	Calc-ars., Bism., Rad., Stram.
- Getränken anregenden	Puls.
- aromatischen	Anan.
bitteren	Acon., Dig., Nat-m., Tereb.
erfrischenden	Ac-fl., Phos., Puls.
geistigen	Sulf.
heißen	Chelid.

- Getränken, kalten	Ac-fl., Acon., Agar., Ail., Alum., Amm-c., Ang., Ant-t., Arg-nitr., Arn., Ars., Asa., Aur., Bell., Bism., Bov., Bry., Calc-c., Cann-ind., Caps., Carb-v., Caust., Cham., Chelid., Chin., Cimic., Cocc., Cocc-c., Colch., Croc., Cupr., Dig., Dulc., Echin., Eupat-perf., Glon., Graph., Helleb., Kali-ph., Led., Lyc., Lycop., Magn-c., Merc-sol., Nat-c., Nux-v., Olnd., Phos., Plat., Plb., Podo., Psor., Puls., Rhs-t., Ruta., Sabad., Sec., Sep., Spong., Sulf., Tarant., Thuj., Verat., Zinc.
reizenden	Agn.
sauren	Bor., Cham., Thea., Ther.
warmen	Ang., Ars., Bell., Bry., Calad., Carb-v., Cedr., Cepa., Chelid., Cupr., Dros., Eupat-perf., Graph., Hydrast., Hyper., Kali-ars., Kreos., Lac-c., Lyc., Merc-sol., Sabad., Sulf.
- Gewürztem	Chin., Hep., Lac-c., Nux-v., Phos., Puls., Sang., Sep., Sulf., Tarant.
- Gurken	Abies., Ant-c., Verat.
- Hände ständig zu waschen	Syph.
- Hering	Ac-nitr., Puls.
- Honig	Sabad.
- Hüllen, warme am Kopf	Sil.
- Kaffee	Abrot., Ac-form., Ac-sulf., Alum., Ang., Arg., Arg-nitr., Ars., Aur., Bry., Bufo., Calc-ph., Caps., Carb-v., Cham., Chelid., Chin., Con., Lach., Lob., Magn-c., Mez., Mosch., Nat-m., Nux-v., Sel., Sulf.
kaltem	Ac-fl.
- Kalk	Ac-nitr., Alum., Calc-c., Calc-ph., Cic., Ferr-ph., Nat-m., Nux-v., Tarant.
- Kartoffeln	Coloc., Nat-c., Ol-an.
- Käse	Arg-nitr., Aster., Cist., Ign. Magn-c., Mandr., Mosch., Puls.
- Kieferzusammenbeißen	Podo.
- Kleidung,	
leichter	Puls.
warmer	Alum., Sil.
- Kohle	Ac-nitr., Alum., Calc-c., Cic., Con., Nux-v.

- Kreide	Alum.
- Kuchen	Magn-m.
- kühlenden Dingen	Apis.
- Lagewechsel, konstantem	Rhs-t.
- Leber, die zu reiben	Podo.
- Leckereien	Ipec.
- Licht	Stram.
- Limonaden	Ac-nitr., Bell., Calc-c., Cycl., Eupat-perf., Jatr., Puls., Sabad., Sec., Sulf-j.
kalten	Dulc., Thea.
warmen	Cepa.
- Luft, frischer	Carb-v., Puls., Sulf.
- Mauer	Calc-c.
- Merkwürdigen Dingen	Bry., Calc-c., Chelid., Cycl., Hep., Magn-c., Manc.
- Milch	Abrot., Ac-ph., Anac., Apis., Ars., Aur., Bor., Bry., Carc., Chelid., Elaps., Ferr-ph., Kali-j., Lac-c., Magn-c., Mang., Merc-sol., Nat-m., Nux-v., Rhs-t., Sabad., Sil., Staph., Stront., Sulf., Tub.
kalter	Med., Merc-sol., Tub.
- Mineralwasser	Ac-fl.
- Musik	Carc.
- Nase zu schneutzen, ohne das Sekret kommt	Stict.
- Nikotin	Ac-sulf., Bufo., Caps.
- Obst	Ac-ph., Aloe., Alum., Ant-t., Ars., Calc-s., Carb-v., Chin., Cist., Hep., Ign., Lach., Magn-c., Merc-sol., Nat-m., Med., Puls., Sulf., Tell., Ther., Thuj., Verat.
- Ofenwärme	Alum.
- Onanie	Staph.
- Pfeffer	Lac-c.
- Pikantem	Ac-picr., Ac-succ., Calc-ph., Magn-c., Mandr., Nat-m., Sang.
- Pudding	Sabad.
- Rauschgift	Bufo.
- Recken, sich zu	Ac-form., Vacc.
- Reis	Alum., Ther.
- Reizmitteln	Ac-form., Ac-m., Ac-sulf., Caps., Hep., Staph.
- Roggenbrot	Ign.
- Rohem	Ail., Calc-c., Sil., Sulf., Tarant., Uran.

- Ruhe	Gels.
- Säften, kalten	Verat.
- Saftigem	Ac-ph., Aloe., Nat-ars., Puls., Sabad., Sars., Verat.
- Salaten	Elaps.
- Salzigem	Ac-nitr., Aloe., Arg-nitr., Calc-c., Calc-fl., Calc-ph., Carb-v., Carc., Caust., Cocc., Con., Lac-c., Manc., Med., Merc-sol., Nat-m., Phos., Plb., Sang., Sel., Sulf., Tarant., Thuj., Tub., Verat.
- Sardinen	Cycl., Verat.
- Saugen (Kinder der)	Calc-ph.
- Sauerkraut	Carb-v., Cham.
- Saurem	Ac-fl., Ac-picr., Ac-succ., Alum., Amm-c., Amm-m., Ant-c., Ant-t., Apis., Arg-nitr., Arn., Ars., Bellis., Bor., Brom., Bry., Calc-ph., Carb-v., Cean., Cepa., Cham., Chelid., Chin., Cist., Con., Corall., Cupr., Elaps., Ferr., Hep., Ign., Kali-ars., Kali-c., Kreos., Lach., Magn-c., Med., Merc-sol., Nat-m., Phos., Plb., Podo., Psor., Puls., Rhs-t., Sabad., Sabin., Scil., Sec., Sep., Stram., Sulf., Tart-emet., Thea., Ther., Thuj., Verat.
- Säuren	Ac-nitr.
- Scharfem	Ac-fl., Ars., Aster., Cist., Hep., Lac-c., Nat-ph., Sang.
- Schiefer	Alum.
- Schinken	Calc-ph., Mez.
- Schlucken, ständigem	Merc-sol.
- Schnee	Crot.
- SchnupfTabak	Bell.
- Senf	Ars., Cocc., Colch., Hep., Mez., Millef., Nicc.
- Sexuellen Exzessen	Staph.
- Speck	Calc-ph., Mez., Tub.
- Speisen,	
Fetten	Ac-nitr., Mez., Nux-v.
Flüssigen	Ang., Bell., Bry., Calc-ars., Ferr., Med., Merc-sol., Staph., Sulf., Verat.
Heißen	Chelid.

Kalten	Amm-c., Ant-t., Cupr., Kali-s., Lyc., Merc-sol., Nat-m., Phos., Puls., Sil., Thuj., Verat., Zinc.
stark gewürzten	Hep., Nat-m., Phos.
- Speisen, warmen	Ang., Ars., Chelid., Cocc., Cupr., Cycl., Ferr., Lyc., Sabal., Sil.
- Stärke	Ac-nitr., Alum., Calc-c., Cic., Nat-m., Nux-v., Sabad., Sumb.
- Strecken, sich zu	Ac-form., Vacc.
- Suppen	Staph.
- Süßem	Calc-fl., Kali-c., Lyc., Merc-sol.
- Süßigkeiten	Ac-sulf., Amm-c., Aran-d., Arg-nitr., Ars., Bari-c., Bry., Bufo., Calc-c., Carb-v., Chin., Elaps., Ipec., Kali-c., Lyc., Magn-c., Magn-m., Mandr., Med., Merc-sol., Nat-c., Nat-m., Nux-v., Op., Petr., Plb., Rheum., Rhs-t., Sabad., Sec., Sep., Sil., Sulf., Tub., Zinc.
- Tabak	Ac-ox., Bell., Calad., Glon., Kreos., Nat-c., Nux-v., Plat., Plb., Staph., Sulf., Tab., Ther., Thuj.
- Tee	Abrot., Alum., Aster., Bry., Bufo., Calc-s., Hep., Hydrast., Mez.
Kaltem	Ac-fl., Bry.
- Tomaten	Ferr.
- Trinken	Crot., Hep., Jod., Lyc., Naja., Psor., Ther.
Schluckweisem	Kali-nitr.
- Trockenem	Alum.
- Tun, etwas zu	Kali-br.
- Tummeln, sich zu	Ac-fl.
- Unverdaulichem	Alum., Bell., Bry., Calc-c., Calc-ph., Cycl.
- Vielem	Cin., Ign., Kreos., Phos.
- Verschiedenem	Ign.
- Wärme	Alum.
- Wasser	Bry., Cann-ind., Cean., Graph., Phos., Sulf.
Eiskaltem	Acon., Onos.
Kaltem	Alum., Bapt., Bell., Bellis., Bry., Bufo., Carb-v., Cham., Cimic., Coff., Dulc., Eupat-perf., Glon., Graph., Lyc., Onos., Tab., Thuj., Verat.

- Wein	Ac-form., Acon., Arum., Aur., Bry., Calc-c., Hep., Hyper., Lach., Led., Mez., Nux-v., Phos., Sep., Sil., Staph., Ther.
Saurem	Hep.
- Weinen zu	Lil., Med.
- Weiß nicht wonach	Bry., Cham., Chin., Ign., Ipec., Lach., Magn-c., Puls., Sang., Sil., Ther.
- Wechsel, ständigem	Ign.
- Whisky	Thea.
- Wurstwaren	Bellis., Sil.
Geräucherten	Tub.
Scharfen	Calc-ph., Caust., Sil., Tub.
- Zigaretten	Aran-d.
- Zitronen	Ars., Bell., Sabal., Thea., Verat.
- Zitronensaft	Thea.
- Zitronenwasser	Calc-ph.
- Zunge die herauszustecken	Cist.
- Zwiebeln	Bellis., Cepa.

KINDERHEILKUNDE

Homöopathie und Zuwendung bei Kleinkindern
Im Säuglings- und Kleinkindalter treten die Beschwerden oft akut auf, z.B. eine plötzliche Fieberattacke, oder spontan einsetzende Bauchkoliken. Doch so schnell wie sie kommen vergehen sie auch meist wieder. Daher verbietet sich auch und gerade wegen der sensiblen Reaktionslage der Kleinkinder eine Chemotherapie, und sollte stets *Ultimo ratio* sein, also die letzte Wahl, im Sinne einer Nutzen-Risikoabwägung. Immer mehr Kinderärzte greifen gerne auf homöopathische Mittel zurück, weil das Nebenwirkungsrisiko so gut wie ausgeschlossen ist. Oft ist die mütterliche Aufregung groß, wegen eines plötzlich einsetzenden Fiebers oder des Jammers, z.B. bei manch unklaren Bauchschmerzen, und schnell ist man mit Fieberzäpfchen und Schmerzmittel bei der Hand, doch wahr ist auch, daß bei vielen Kindern ein bißchen Streicheln und beruhigende Worte oft mehr bewirkt als Medikamente, seien sie nun chemisch oder homöopathisch. Mangelnde Zuwendung kann die eigentliche Ursache der Beschwerden sein, die sich das Kind eben durch die aufregenden Symptome erzwingt. Normalerweise können kleine Kinder ihre Beschwerden nur ungenügend artikulieren, meist nur darauf hindeuten und sagen: *da oder dort tut es weh.* Eine klassische homöopathische Repertorisierung kommt also nicht in Betracht, und der Behandler muß meist auf probate Mittel zurückgreifen die sich in der Kindesbehandlung immer wieder bewährt haben. Kinderhomöopathie verlangt Feingespür, eine zuversichtliche, gütige Ausstrahlung und Intuition. Die hier empfohlenen Behandlungsvorschläge, können wie schon in der Anleitung besprochen, den Homöopathen nicht ersetzen und auch keine Heilungsgarantie geben, doch durchaus die fachmännische Behandlung ergänzen, vor allem wenn ein Behandler nicht gleich erreichbar ist, z.B. wegen Urlaub, oder wenn wegen zu langer Wartezeiten eine sofortige Konsultation nicht möglich ist.

Der Bauch tut weh

Blähungen und Bauchkrämpfe
Im Bauch tut sich viel, und jedes zweite Kleinkind hat meistens Verdauungsprobleme weil eben das Enzymsystem und die Darmfunktionen noch nicht an die Nahrung angepaßt sind. Bei Bauchbeschwerden zieht das Kind oft die Beine an den Leib, die Bauchdecke ist dabei hart und angespannt. Es verweigert die Mahlzeit und gibt Gase ab. Sofern weder Fieber noch Durchfall oder Erbrechen dabei ist, eignen sich folgende Mittel:

Bry; wenn die Bauchschmerzen durch umhertragen und wiegen nicht besser werden, doch liegen auf dem Bauch die Beschwerden lindert.
Coloc; wenn das Kind sich schmerzhaft krümmt.
Cham; wenn das Kind sehr ärgerlich ist aber umher getragen werden will, und hin- und herwiegen beruhigt.
Magn-ph; wenn durch wärmende Auflagen und sanftes Streicheln der Bauch besser wird.
Pot; wenn die Bauchschmerzen direkt um den Nabel sind (Nabelkoliken).

Bei unklaren Bauchschmerzen sollte man zur Sicherheit immer *die Körpertemperatur messen.* Ist das Kind z.B. fiebrig, und stellt sich auf leichten Bauchdruck ein Auslaßschmerzen ein, dann besteht Verdacht auf Blinddarmreizung, und ein Arzt muß umgehend verständigt werden.

Weitere Mittel finden Sie unter Bauchschmerzen S. 83.
Pyloruskrampf (Magenausgang) S. 459.
Bauchbruch (Hernien) S. 263.

Brechreiz

Häufiges Speien

Manche Kinder spucken das Breichen aus weil sie eben satt sind. Sie wollen damit bekunden, daß es jetzt reicht und der Hunger gestillt ist. So simpel kann das bei nüchterner Betrachtung sein. Doch wenn Kleinkinder den ganzen Mageninhalt erbrechen ist das schwerwiegender und eine Diagnose ist angebracht. Bevor Sie an eine organische Erkrankung denken, überlegen Sie erst einmal ob Ihr Kind irgend etwas *zum kotzen* findet, z.B. eine Dissonanz zwischen den Eltern, oder vielleicht fühlt es die innere Hektik und Unruhe oder die schlechte Stimmung der Mutter und übergibt sich nur deshalb. Kleinkinder haben ein sehr sensibles Gespür für Nervosität und dissonante Stimmungen, und verleihen auf die ihnen einzig mögliche Art dem Ausdruck. Zu schnelles Abfüttern aber auch ein zu großes Loch im Schnuller kann natürlich auch die Ursache sein. Auch wenn der Säugling nach der Nahrungsaufnahme zuviel Luft verschluckt gibt's Probleme. Stets muß jedes Kind nach der Mahlzeit sein Bäuerchen machen dürfen damit es die überschüssige Luft aufgestoßen kann.

Bei häufigen Erbrechen sollten Sie auf jeden Fall einen Fachmann konsultieren, schon wegen des Flüssigkeitsverlustes. Für Speien und Erbrechen hat die Homöopathie ein ganzes Arsenal von Mitteln, hier einige Vorschläge:

Ipec; wenn Erbrechen die Übelkeit nicht bessert, und dem Kind vor der Mahlzeit ekelt.

Puls; bei weinerlichen und zuwendungsbedürftigen Kindern, wenn Erbrechen nach Süßigkeiten und fetten Speisen auftritt.

Aeth; wenn das Kind nach dem Erbrechen sofort wieder Hunger hat.

Ant-c; wenn das Kind Saures bevorzugt, und zuviel gegessen hat, und auch die Zunge weiß belegt ist.

Weitere Mittel finden Sie unter der Rubrik Erbrechen S. 154.
Nahrungsmittelallergien und Unverträglichkeiten S. 728.

Durchfall

Wegen des noch nicht voll ausgebildeten Darmkanals haben Säuglinge und Kleinkinder in der ersten Phase breiige, süßlich-riechende Stühle, was auf eine intakte Bifidusflora schließen läßt. Dünnflüssiger Stuhl sofern er gehäuft vorkommt, muß immer ernst genommen werden weil er zu einem erheblichen Elektrolytverlust führt, und Kleinkinder sehr schnell austrocknen. Bei gelegentlichen Durchfällen sollten Sie nicht gleich an das

Schlimmste denken, sondern kühlen Kopf bewahren. Ein Säugling entleert bis zu vier ja fünfmal in vierundzwanzig Stunden, das ist normal. Eine der häufigsten Ursachen ist der Zahndurchbruch. Ebenso bei Unverträglichkeit von Nahrungsmitteln, z.B. bestimmte Milch- und Getreideprodukte, die allergische Reaktionen verursachen, und bei mehrmaliger Wiederholung weggelassen werden müssen. Auch zuviel Süßigkeiten, Konfitüre, zuviel Eiscreme, Nüsse und sonstige Leckereien -meist durcheinander gegessen-, verursachen Durchfall, wenn auch ohne größere Folgen. Eher harmlos und vorübergehend sind auch die Durchfälle bei Sommergrippe, aber auch verunreinigte Nahrungsmittel, z.B. abgestandene Milch, zu stark gespritztes Obst oder Gemüse bewirken plötzlichen Durchfall.
Ernster und bedenklicher wird's wenn der Stuhl blutige Fetzen und Beimengungen aufweist, dünnflüssig wie Wasser ist und die Windeln häufig gewechselt werden müssen. Hier ist an eine Darminfektion zu denken, z.B. Ruhr oder Salmonelleninfektion. Auch wenn das Kind blaß ist, die Augen eingesunken, die Lippen trocken und rissig, dann spricht dies für eine ernstere Erkrankung. Hier sollten Sie einen Fachmann zu Rate ziehen. Für die oben beschriebenen Symptome bieten sich folgende Mittel an:

Cham; bei Zahnungsdurchfall, wenn das Kind sehr schmerzempfindlich und ärgerlich ist, sich schnell aufregt.
Aeth; bei Zahnungsdurchfall mit heftigen Bauchkrämpfen.
Bell; Zahnungsdurchfall mit Fieber und rotem Gesicht, das Kind dabei sehr unruhig ist.
Aeth; Durchfall bei Milchunverträglichkeit.
Rheum; bei starken Bauchkrämpfen und saurem Stuhlgeruch.
Podop; wenn der Stuhl morgens wäßrig und besonders heftig ist, ausgelöst entweder durch Zahnen, heißes Wetter oder durch saures Obst.

Weitere Mittel finden Sie unter der Rubrik Durchfall S. 130.

Wenn die Zähnchen kommen (Zahnungsbeschwerden)

Zwischen dem sechsten und siebten Monat bricht meist der erste Zahn durch. In dieser Phase ist die erste wichtige Anpassung des Verdauungstraktes an die Nahrung abgeschlossen, und der Säugling der bisher nur Flüssiges aufgenommen hat, kann nun auch festere Nahrung zu sich nehmen. Während dieser Zeit wird das Kind zum ersten Mal mit größeren Schmerzen konfrontiert, es kommt zu Bauchkrämpfen, Fieber und häufig zu Schlafstörungen. Welche Mittel können die Zahnung lindern? Als Zahnungshauptmittel gelten *Chamomilla und Belladonna,* in niedrigen Potenzen (D4).

Bell; wenn das Gesicht heiß und gerötet ist, ebenso die Augen und das Zahnfleisch geschwollen.
Chin; wenn die Wangen sehr heiß und rot sind, das Kind dunkle Augenringe zeigt, sehr gereizt und quengelig ist.
Cham; nachts viel Geschrei, das Kind will herumgetragen werden, die eine Wange röter und heißer als die andere.
Andere Zahnungsmittel finden Sie im Buch S. 608.

Erkältung mit Fieber

Kinder unterkühlen sich schnell auf ihren Entdeckungsreisen, weil sie zuwenig auf ihren Körper achten. Oft kommen sie durchnäßt und fröstelnd nach Hause, trocknen sich nicht ab und wechseln auch die Kleider nicht. Ihr Immunsystem ist aber noch nicht so spezialisiert, daß es auf bestimmte Erreger gezielt antworten könnte. Daher reagiert der innere Arzt bei Unterkühlung mit allgemeinem Fieber und Schnupfen. Es kommt zur Anschwellung der Schleimhäute im Nasen-, Hals- und Bronchienbereich und zu verstärkter Absonderung. Zuerst fängt meist die Nase an zu laufen, Hals- und Schluckbeschwerden (Mandeln), glosige Stimme und Husten kommt hinzu. Die Körpertemperatur steigt gleichzeitig langsam oder auch sprunghaft an. Das auffälligste erste Symptom einer sich anbahnenden Erkältung ist, daß das Kind sich anders benimmt als vordem, es wirkt lustlos, aphatisch, hat keinen Appetit und will nicht mehr spielen. Eine fieberhafte Erkältung dauert normalerweise mehrere Tage, doch manchmal bis zu zwei, ja auch drei Wochen, je nach Abwehrlage des Kindes. Das Erkältungsfieber sollte man keinesfalls unterdrücken, da es eine massive Gegenantwort der Abwehr darstellt, die zur Eindämmung des Erregereinbruches entscheidend ist. Bis etwa 41 Cels. sollte man noch nichts unternehmen, denn je höher das Fieber, desto gesünder die Abwehr, und desto kürzer der Heilungsverlauf. Bei Kleinkindern muß man jedoch aufpassen, weil ihre Reaktionen oft übers Ziel hinausschießen und die Temperatur schnell auf 42 Cels. klettern kann. Durch öfteres Temperaturmessen sowie Waden- oder Brustwickel, kann das Fieber in Grenzen gehalten werden.

Ernster wird's wenn das Kind dauernd Schmerzen hat und schreit, und sich z.B. immer wieder ans Ohr faßt, oder wenn plötzlich Kopfschmerzen und Nackensteifigkeit auftritt. Auch wenn sich Gelenkschmerzen einstellen, oder Atemnot, bzw. keuchende Kurzatmung einstellt. Bei Bauchsymptome, z.B. Übelkeit, Krämpfe, Durchfall und Erbrechen, sollte ebenfalls ein Fachmann hinzugezogen werden. Folgende Erkältungsmittel haben sich ganz gut bewährt:

Gels; wenn das Kind fröstelt aber ein gerötetes Gesicht und Kopfschmerzen hat und sich benommen und wie gelähmt fühlt, dabei nur wenig Durst.

Nux-v; wenn das Kind häufiger als sonst niest, sich kalt fühlt, empfindlich und reizbar ist.

Bell; *Typisches Belladonna-Bild:* bei plötzlich einsetzendem hohen Fieber, geröteter, heißer Haut, viel Schweiß aber kaum Durst, Licht- und Geräuschempfindlichkeit, Kopfschmerzen und große Pupillen, dabei ziemlich benommen.......

Acon; *Typisches Aconitum-Bild:* wenn bei plötzlich einsetzendem, hohen Fieber die Haut heiß und trocken ist, das Kind durstig, und die Beschwerden abends und des nachts wegen Angst schlimmer werden.........

Rhs-t; wenn das Kind sich durchnäßt hat, die Glieder und Muskeln schmerzen, und im Bett sehr unruhig ist.

Eupat-perf; wenn das Fieber morgens periodisch ansteigt bis etwa 38,5 Cels., dabei trockener Husten, alle Glieder schmerzen (Zerschlagenheitsgefühl) mit Schwindel, Hinterkopfschmerzen und Augenschmerzen.

Ferr-ph; bei mäßigen Fieber, körperlicher Schwäche und wenig auffälligen Beschwerden.

Andere Mittel finden Sie unter Erkältungskrankheiten S. 157.
Fiebererkrankungen S. 171.
Grippeerkrankungen S. 232.
Fieberbläschen (Herpes labiales) S. 264.

Die Rotznase, Nasennebenhöhlen-Entzündung beim Kleinkind

Schnupfen kann unterschwellig ablaufen oder aber drastisch mit viel Schleim und allgemeinen Erkältungssymptomen; es kommt dabei wesentlich auf die Abwehrlage an. Solange die Virusinvasion auf den Nasenbereich beschränkt bleibt und nicht auf Hals, Ohren oder gar Augen übergreift, ist Schnupfen für die Abwehr eine Art Übungsfeld. Bei chemisch unterdrückten Schnupfen mit Nasenspray und dergleichen, greift die Infektion leicht auf die Nasennebenhöhlen über, was dann nicht selten zu chronisch wiederkehrenden Beschwerden führt. Wenn ein Schnupfen über Wochen hartnäckig bleibt sollten sie einen Fachmann aufsuchen. Immer dann wenn während eines Schnupfens sich Hautausschläge zeigen, ist das der Beginn einer wahrscheinlichen Kinderkrankheit, z.B. Masern oder Röteln. Häufig wiederkehrender Schnupfen ist verdächtig auf Nasennebenhöhlen, und sollte vom Facharzt behandelt werden. Folgende Mittel können gefahrlos versucht werden:

Acon; wenn frösteln und Niesen, sowie Durst und Unruhe dabei ist.

Bell; bei heißer, geröteter Nase aber kein Durst.

Nux-v; bei viel Niesen, Fließschnupfen am Tag aber Nachts verstopfte Nase.

Hep; wenn das Kind eine Nasennebenhöhlenentzündung hat, sehr kälteempfindlich ist, dabei häufiges Niesen und Kratzen im Hals.

Merc-sol; wenn die Nasennebenbeschwerden nach oben in die Augen ausstrahlen mit Nachtschweißen die stark riechen.

Cepa; bei heftigen Fließschnupfen, gerötete-tränende Augen, rote, wunde Nasenlöcher (hilft nur im akuten Stadium).

Puls; wenn das Kind weinerlich ist und Zuwendung braucht, draußen in der frischen Luft die Nase läuft, und im Liegen wieder verstopft ist.

Euphr; rote, brennende Augen mit viel Tränen aber wenig Nasensekret.

Cinn; wenn die Nasennebenhöhle befallen ist mit Druckschmerz an der Nasenwurzel, der nach oben ausstrahlt, dabei Benommenheit zugegen ist.

Kal-bi; bei chronisch verstopfter Nase mit Druck auf die Nasenwurzel und Stirnhöhlen bis in die Augenbrauen hinein, und gelbgrünlich-zäher Nasenschleim.

Luff; bei hartnäckigen Nasennebenhöhlenentzündungen, Stirnkopfschmerzen, schneller Ermüdung, grüner, zäher Nasenschleim, aber trockener Mund.

Spong; bei Wechsel zwischen Fließ- und Stockschnupfen mit ständigem Räusperzwang, nachts immer schlimmer, (eher für ältere Kinder geeignet).

Halsschmerzen, Mandelentzündung (Angina)

Die meisten Halsschmerzen entstehen durch entzündete Mandeln, sowohl des Gaumens als auch der Rachenmandeln. Diese Organe haben eine wichtige Schutzfunktion, sie sind sozusagen die Außenposten der Abwehr und kontrollieren Bakterien und Viren im Nasen- Mund- und Halsbereich. Es liegt also auf der Hand, daß sie häufiger entzünden weil sie sich immer wieder mit Krankheitserregern auseinandersetzen müssen. Wenn die Mandeln anschwellen klagt das Kind über Schluckbeschwerden, Halsenge, Kopfschmerzen, es hat vermehrten Speichelfluß, auch häufig einen bestimmten Mundgeruch. Gelingt es die Mandelentzündung schon im Anfangsstadium zu behandeln, so läßt sich eine Antibiotikatherapie meist vermeiden, und sie nimmt einen harmloseren, weniger schmerzhaften Verlauf.

Ernst wird's wenn die Mandeln sehr stark anschwellen und die Atemwege verengen. Hier sollten Sie unbedingt einen HNO-Arzt aufsuchen. Wenn während einer Nasennebenhöhlenentzündung oder auch Mandelgeschichte Gelenkschmerzen oder Herzschmerzen auftreten, dann muß sowohl die Nasennebenhöhle chirurgisch behandelt als auch die Mandel entfernt werden, denn beide sind zu Streuherden geworden, welche die Giftstoffe der toten Bakterien ins Blut ableiten. Jede verschleppte Mandelentzündung die chronisch ist, muß von einem Facharzt untersucht werden. Hier nun einige Mittelvorschläge:

Apis; akut stechende, brennende Schmerzen, Kopf heiß, kalte Füße und Hände. Trotz zugeschnürten Hals hat das Kind ein Verlangen zu schlucken aber kaum Durst.

Lach; stark entzündete Halsschwellungen mehr links; das Kind verträgt nichts Enges am Hals und auch keine heißen Getränke. Morgens nach dem Erwachen sind die Beschwerden am schlimmsten.

Phyt; wenn dicke, rotgeschwollene Mandeln und das Kind über Schmerzen am ganzen Körper klagt mit dem Gefühl eines Klumpen im Hals, den es ständig runterschlucken will, und bei jedem Schluck hat es einschießende Schmerzen bis zu den Ohren.

Acon; wenn der Hals trocken, prickelnd und kratzig ist, dabei großer Durst und heftige Schluckschmerzen, und das Fieber ansteigt.

Bell; wenn der Kopf heiß, der Hals trocken und wie zugeschnürt ist, aber die Hände und Füße kalt, das Fieber steigt, aber kein Trinkverlangen besteht.

Guaj; ebenfalls bei trockenen Hals mit stechenden Schmerzen, die sich aber durch Trinken bessern, dabei Gliederschmerzen und Zerschlagenheitsgefühl.

Noch weitere Mittel unter Halsschmerzen, finden Sie auf S. 238.
Andere Mittel unter Mandelentzündung S. 383.
Anginen S. 44.

Husten

Die Mehrzahl der Erkältungen gehen mit Husten einher, und die hier angebotenen Mittel betreffen nur den normalen Erkältungshusten. Länger andauernder Husten muß vom Fachmann behandelt werden, z.B. bei verdecktem Krupp- und Keuchhusten, Lungenentzündung, infektiöse Kinderkrankheiten, z.B. Diphtherie, Herzkrankheiten, ja sogar Lungentuberkulose, die wieder im Vormarsch ist, wie man hört. Wenn der Husten bellend, trocken aber sehr heftig ist liegt wahrscheinlich ein Krupphusten vor. Bei anfallartigen Hustenattacken wobei die Einatmung oft pfeifend ist, liegt möglicherweise ein infektiöser Keuchhusten vor.

Bei Husten mit Fieber bis etwa 39 Cels. und schmerzhafter Atmung kann eine Rippenfell- oder Lungenentzündung dahinterstecken.

Keinesfalls dürfen Sie Husten behandeln wenn der Auswurf *blutig oder rostbraun* gefärbt ist. Bevor Sie also den Husten Ihres Kindes kurieren, überzeugen Sie sich ob der Auswurf frei von Blutspuren ist. Solange er hell und glasig ist können Sie eine Behandlung versuchen, doch bei geringem Verdacht sollten Sie einen Homöopathen heranziehen. Einige interessante Hustenmittel:

Bry; trockener, harter Husten mit stechenden Brustschmerzen. Druck auf der Brust lindert, doch jede Bewegung verstärkt den Husten. Viel Durst.

Acon; wenn ein trockener Reizhusten mit Kopfschmerzen vorliegt und der Hals wie Feuer brennt, mit starken Durstgefühl, und das Kind ängstlich und unruhig ist.

Dros; bei krampfartigen Hustenanfälle, Brechreiz, heisere, hohle bis tonlose Stimme, nachts nehmen die Hustenattacken zu.

Rumx; kalte Luft verursacht anfallartigen Husten, Schmerzen hinter dem Brustbereich und dauerndes Kitzeln im Hals, das Kind will keine frische Luft.

Ipec; wenn das Kind den Schleim nicht abhusten kann weil er zu tief in den Bronchien sitzt, dabei Übelkeit und Brechreiz hinzu kommt.

Guaj; bei quälendem Husten mit Besserung nach Auswurf, hierbei starkes Wundheitsgefühl hinter dem Brustbein und Stiche bei der Atmung.

Husten finden Sie auf S. 288.
Noch viele andere Mittel unter Bronchitis S. 110.

Ohrenschmerzen

Besonders bei den kalten, trockenen Ostwinden häufen sich die Ohrenschmerzen. Wir sollten daher unsere Kinder im Winter nicht ohne Ohrenschützer ins Freie lassen. Ohrenschmerzen kommen sehr häufig vor, und nicht immer muß gleich eine Mittelohrentzündung dahinter stecken. Wenn das Fieber fehlt können Ohrenschmerzen, z.B. durch Wärmeauflagen erfolgreich behandelt werden; bei Fieber ist jedoch davon abzuraten. Ernster einzustufen sind Ohrenschmerzen wenn Ihr Kind vordem an einer Infektion des Nasen-Rachenraumes litt, etwa Schnupfen mit Mandelentzündung. Es besteht dann der Verdacht, daß die Erreger ins Ohr abgewandert sind, und nun eine Mittelohrentzündung auslösen. Damit ist nicht zu spaßen, und ein Fachmann ist unbedingt heranzuziehen. Heftig pulsierende Schmerzen, Fieber und eitriger Ausfluß kennzeichnen die Symptomatik. Meist nach drei Wochen ist der Spuk vorbei, doch bei falscher Behandlung kann ein lebenslanger Gehörschaden zurückbleiben oder eine Streuung der Infektion in die Hirnhäute mit erheblichen Komplikationen. Hier nun einige bewährte Ohrenmittel:

Acon; pochendes Ohr mit stechenden Schmerzen, die durch kalte Windeinwirkung entstanden sind.

Ferr-ph; stechende und pochende Ohrenschmerzen bei eher schwächlichen Kindern mit wenig Fieber.

Cham; sehr heftige Ohrenschmerzen, das Kind ist gereizt und ärgerlich, nur umhertragen beruhigt.

Hep; die Ohren sind sehr berührungs- und kälteempfindlich. Kalte Luft verschlimmert alles. Das Kind neigt zu Zornesausbrüchen.

Puls; langsam ansteigende Ohrenschmerzen, nachts alles schlimmer, das Ohr ist geschwollen und rot, das Kind braucht Zuwendung und Liebe.

Wenn das Ohr heiß und berührungsempfindlich ist, die Ohrenschmerzen bohrend und klopfend, Fieber und heißer Körper besteht, dann ist das die Anfangssymptomatik einer Mittelohrentzündung, die durch *Belladonna* möglicherweise noch abgefangen werden kann.

Andere Ergänzungsmittel finden Sie unter Ohrenerkrankungen S. 438 u. 442.

KINDERKRANKHEITEN

Was ist mit den Kinderkrankheiten los?

Mit dem Fortschritt der Chemotherapie haben sich auch die Symptome der Kinderkrankheiten abgeschwächt, und laufen nicht mehr in den charakteristischen Bildern ab. Die Ausschlagssymptome sind zwar nach wie vor die gleichen, doch die Begleitsymptome wie Fieber, Kopfsymptome und Husten weniger deutlich ausgeprägt. Wenn durch chemische Fiebersenkung und manche Schmerzmittel der Ausbruch eines grippösen Infektes oder einer Erkältung verhindert wird, kann der innere Arzt sein Milliardenheer von Abwehrzellen nicht genügend auf Bakterien und Viren spezialisieren, und eine lebenslängliche Immunschwäche ist die Folge. Der seelische Effekt einer durchgemachten Kindererkrankung ist jedoch wichtig, denn wird eine Infektion richtig ausgekocht, erfahren die Kinder einen bedeutenden Entwicklungsschub. Durch das Erleben von Schmerzen, Fieber und Bettlägerigkeit, reift das Kind, wird willensstärker und seelisch belastbarer. Impfungen gegen Kinderkrankheiten sind daher aus naturheilkundlicher Sicht abzulehnen solange die Abwehr nicht vollständig ausgebildet ist.

Masern

Masern ist eine Viruserkrankung, ausgelöst durch den Paramyxovirus, daher ansteckend und mit einem typischen Verlauf. Fast jedes zweite Kind muß diese Infektionskrankheit von A bis Z durchmachen, gleichgültig ob mit oder ohne therapeutische Unterstützung. Wegen der antibiotikaresistenten Viren hilft eine chemotherapeutische Behandlung nicht, sondern schadet nur. Nach dem Abklingen ist das Kind lebenslänglich immun. Der Paramyxovirus greift die weißen Blutkörperchen an, und wird allmählich nach außen in die Haut abgedrängt. Masern beginnt mit Augentränen und trockenem Husten. Die Augen schmerzen und sind lichtempfindlich. Das Fieber steigt meist auf ca. 39 Cels. an. Die Mundschleimhaut und der Rachen ist dabei stark gerötet und an der Wangenschleimhaut -manchmal auch auf den Lippen-, zeigen sich kleine weißliche Flecken, ähnlich wie Kalkpunkte. Meist schon am dritten Tag beginnt hinter dem Ohr ein hellroter, punktförmiger Ausschlag, der sich über das ganze Gesicht und dann auch abwärts über den Körper ausbreitet. Zu Beginn des Ausschlages geht das Fieber zurück, steigt danach aber wieder an. Die roten Pünktchen fließen bald zusammen, und färben sich allmählich braunrot ein. Ist der Ausschlag nur schwach ausbildet, muß er durch ein nasses Salzhemd provoziert werden damit der Virus nicht nach innen vordringt. Normalerweise verblaßt der Ausschlag nach einer Woche und beendet die Masern, doch sollte das Kind danach noch zwei bis drei Tage im Bett bleiben. Bei Säuglingen ist ein Kinderarzt in jedem Fall beizuziehen. Auch wenn der Husten und das Fieber nach dem Ausschlag nicht zurückgeht oder Herzschmerzen und Atemgeräusche auftreten muß ein Arzt gerufen werden. Hier nun einige Masernmittel:

Euph./Bell; im Wechsel geben, wenn die Augensymptome ausgeprägt sind, dabei laufende Nase, trockener Husten und Kopfschmerzen.
Dros; wenn der Husten besonders heftig ist.
Gels; bei Kopfsymptome mit Benommenheit und Kälteschauern.
Puls; während der Ausschläge, wenn das Kind stark sensibilisiert ist.

Weitere Mittel finden Sie weiter oben auf S. 384.

Röteln

Röteln ist eine der häufigsten Kinderkrankheiten und wird ebenfalls von einem Virus mit verursacht. Meist verläuft sie ohne Komplikationen und zeigt anfangs einen ähnlichen Ausschlag wie Masern, doch ist die Fieberkurve deutlich niedriger. Röteln beginnt meist mit leichtem Husten und Schnupfen, danach zeigt sich der hellrote, punktförmige Ausschlag hinter dem Ohr, der sich ebenfalls über den ganzen Körper ausbreitet. Er dauert etwa drei bis vier Tage, und klingt dann unter lästigen Juckreiz rasch ab. Danach besitzt das Kind eine lebenslängliche Immunität. Gefährlich kann der Rötelvirus für Schwangere werden, da schon Kindesmißbildungen vorgekommen sind.
Hier zwei Mittel:
Bell; bei Halsschmerzen und Kitzelhusten.
Dol; gegen den sehr heftigen Juckreiz.

Windpocken

Windpocken wird gleichfalls durch einen Virus verursacht (Varicella-Zoster-Virus) verläuft aber meist harmlos. Außer gelegentlich minimaler Temperaturanstieg kommt höheres Fieber selten vor. Das Kind zeigt während der Ansteckungszeit kaum Symptome bis plötzlich über Nacht der Ausschlag am Kopf, -wiederum beginnend hinter dem Ohr-, rasch den ganzen Körper überzieht; zunächst als kleine, rote Punkte, und noch am selben Tag bilden sich linsengroße Bläschen aus, die ebenfalls stark jucken, aber schnell verkrusten. Auch hier leitet der innere Arzt aus, daher dürfen infektiöse Ausschläge niemals unterdrückt werden. Obwohl die Windpockenpusteln sehr jucken, sollten sie nicht aufgekratzt werden wegen der Gefahr der Narbenbildung. Hier nun einige homöopathische Mittel:

Apis/Dol; im Wechsel geben, gegen den Juckreiz.
Rhs-t; ein weiteres Mittel gegen Juckreiz.
Ant-c; in der letzten Phase wenn der Ausschlag zurückgeht, die Zunge weiß belegt ist und das Kind gereizt reagiert.
Tart-emet; wenn das Kind blaß ist, viel Durst hat, und nach saurem Obst verlangt.
Ferr-ph; wenn mäßiges Fieber dabei ist.
Hydro; bei Kopfschmerzen und starkem Harndrang.

Weitere Ergänzungsmittel finden Sie unter Windpocken S. 600.

Mumps

Überwiegend bekommen Buben zwischen dem dritten und zwölften Lebensjahr eine Entzündung der großen Ohrspeicheldrüse. Dieses Krankheitsbild nennt man Mumps oder scherzhaft auch Ziegenpeter. Nach kurzem kränkelnden Allgemeinzustand schwillt einseitig ein Kiefernwinkel an und die Backe schmerzt. Das Kind kann nicht mehr richtig kauen und hat in Ohrbereich Schmerzen. Das Fieber steigt mäßig auf 38 Cels. an und nach einer Woche geht die Schwellung zurück. Doch ganz so harmlos ist Mumps nun auch nicht, da bei unsachgemäßer Behandlung erhebliche Komplikationen auftreten können, z.B. infektiöse Streuung in die Hirnhäute, Bauchspeicheldrüse und Hoden mit lebenslänglicher Sterilität. Wenn schwere Kopfschmerzen hinzukommen und der Nakken steif wird ist das ein Alarmzeichen. Ebenso, wenn über Schmerzen in den Genitalien geklagt wird, dann sollten Sie nicht mehr herumprobieren, sondern einen Homöopathen oder Arzt hinzuziehen.

Phyt; wenn starke Schmerzen beim Kauen und Schlucken in die Ohren einschießen und die Ohrspeicheldrüse hart ist, und das Kind nach Wärme verlangt.
Bell; einschießende Schmerzen in die Ohrspeicheldrüse besonders wenn rechts mit rotem Gesicht und entzündeten Augen.
Merc-sol; wenn nachts Schweißausbrüche starker Speichelfluß und schlecht riechender Atem dabei ist.

Weitere Mittel unter Mumps (Parotitis) S. 432 u. 436.

Scharlach, Keuchhusten und Diphtherie

Scharlach, Keuchhusten und Diphtherie sind meldepflichtige Infektionskrankheiten und dürfen nur vom Arzt behandelt werden. Selbstbehandlungen können den Verlauf komplizieren und das Krankheitsgeschehen verschleppen. Um dieser Versuchung vorzubeugen, verzichten wir auf eine nähere Beschreibung und verweisen auf die Ergänzungsmittel im Buch.

Scharlach S. 496.
Keuchhusten S. 311.
Diphtherie S. 228.

SEELISCHE STÖRUNGEN

Kinder sind sensibler als Erwachsene weil ihr Bewußtsein noch offen und empfänglich für Eindrücke aller Art ist. Das unschuldige Aufnehmen von Verhaltensweisen, Wortwendungen und Stimmungen ist für die Heranbildung zu einem reifen Menschen unabdingbar. Daher ist die Vorbildfunktion der Eltern die wichtigste Grundlage einer guten Erziehung. Es kann nicht Zweck des Buches sein eine Abhandlung über seelische Störungen zu schreiben, hierfür gibt es gute Ratgeber die weiterhelfen. Immer sollten wir unsere Kinder annehmen, gleichgültig wie unverschämt oder vorlaut sie auch sein mögen. Der Spruch: *"Und wenn der Most sich noch so wild gebärdet so wird's doch ein guter Wein"* birgt eine tiefe Wahrheit, und sollte allen die schwierige Kinder haben Zuversicht geben. Bockige und verstockte Kinder dürfen wir nicht sich selbst überlassen, sondern sollten immer wieder das Gespräch suchen, und nicht mit Schweigen und Ignoranz die Beleidigten oder Gekränkten spielen; damit würden wir uns als die Reiferen selber disqualifizieren. Nicht selten widerspiegeln Kinder auch das Verhalten des einen oder anderen Elternteils oder die Stimmung beider. Die Homöopathie hat ein ganzes Arsenal psychischer Mittel, die nur ein guter Homöopath mit Fingerspitzengefühl repertorisieren kann. Von den Konstitutionstypen haben wir auf S.755 vierzehn Mittel beschrieben, die in der Kinderheilkunde häufig angewendet werden. Seelische Störungen liegen meistens dann vor, wenn das Kind unter Ängsten leidet, nicht einschlafen kann, öfters nacht schweißgebadet ist, das Bett nässt (Enuresis) und mit Schulproblemen kämpft. In diesen Rubriken finden Sie viele Mittel die zu seelischen Störungen dieser Art passen.

Kinder die nicht einschlafen können

Arn; wenn schlaflos besonders bei körperlicher Übermüdung mit schreckhaften Träumen.

Cypr; das Kind ist beim Einschlafen und nachts wach wie am Tag, und will nicht schlafen.

Rhs-t; Angstzustände im Bett, allgemeine Unruhe, muß dauernd die Lage wechseln.

Ars; schlaflos wegen Angst, wechselt ständig die Lage und friert dabei.

Sil; Schlaflosigkeit mit Blutandrang zum Kopf und heißem Kopf. Fährt aus dem Schlaf oft hoch.

Sulf; Kind kann wegen Hitze am ganzen Körper besonders an den Füßen und in den Ohren nur schwer einschlafen, hat dabei leichten Schlaf und lebhafte Träume.

Zeiten der Schlaflosigkeit

Kali-br;	18-21 Uhr.
Bell., Bari-c., Calc-c., Coff;	vor Mitternacht.
Acon;	um Mitternacht.
Ars., Lyc., Thuj;	nach Mitternacht.

Spätes Einschlafen

Bell., Calc-c., Coff., Ferr-ph., Merc-sol., Nux-v., Teucr-mar., Zinc;	allgemein.
Cycl., Pos;	und zu frühes Erwachen.
Bell., Cham., Op;	Schlaflosigkeit trotz großer Müdigkeit.
Merc., Sulf., Zinc;	Schlafumkehr (Tagsüber schläfrig, nachts oft wach).
Ars., Tarant-c;	Nachts periodisches Aufwachen.

Frühe Aufwachzeiten

Ac-nitr., Kali-c., Ptel;	zu frühes Erwachen zwischen 1 und 4 Uhr morgens.
Nux-v., Sulf;	Erwachen um 4 Uhr morgens.

Nachtschweiße bei Kindern

Bell;	im ersten Schlaf.
Calc-c;	am Hinterkopf.
Merc-sol., Tub;	am ganzen Körper.
Bell., Calc-c., Merc-sol., Stram., Zinc;	mit aufregenden Träumen.

Schulschwierigkeiten

Auch für Schulprobleme bietet die Homöopathie einige Mittel an, die alternativ zu Psychopharmaka versucht werden können.

Gels., Arg-nitr, Acon;	Schul- und Prüfungsangst, Auftrittsängste, Lampenfieber.
Calc-ph;	Schulkopfschmerz.
Ac-ph., Calc-ph;	Schulunlust.
Kal-ph;	Schule macht schlaflos und traurig.

Weitere Ergänzungsmittel zu seelischen Störungen finden Sie unter:

Angst	S. 45.
Folgen von Angst	S. 663.
Schlafstörungen	S. 502.
Bettnässen (Enuresis)	S. 152.

HOMÖOPATHISCHE KINDERTYPEN
(KONSTITUTIONSMITTEL)

Die hier angeführten vierzehn Konstitutionsmittel, erheben selbstverständlich keinen Anspruch auf Vollständigkeit, da die komplette Darstellung der seelischen Äußerungsweisen, mindestens eine Seite pro Mittel in Anspruch nehmen würde. Wir haben daher nur einige, charakteristische Wesensmerkmale angeführt die, so hoffen wir, das Wesen des Mittels auf den Punkt bringen soll.

Argentum nitricum; das hektisch-aufgeregte Kind

Bläßlich magerer Typus, der immer in Eile ist. Schnell erschöpft und oft müde. Leidet unter viel Einbildungen und Phantasien, unruhiger Schlaf mit Alpträumen. Hat Auftritts- und Prüfungsängste. Die Magen- und Bauchsymptome (Durchfallneigung) überwiegen, wegen der Ängste; auch viel Herzklopfen. Ißt zuviel Süßigkeiten und verlangt nach viel frischer Luft, die bessert. Wärme und geistige Anstrengung verschlimmert alles.

Aconitum; das schreckhaft-ängstliche Kind

Aconitum ist konstitutionell angezeigt wenn das Kind sehr schreckhaft ist, und die Angst im Vordergrund steht. Schon bei leichteren Erkrankungen meint es immer gleich sterben zu müssen. Die Herz- und Kreislaufsymptome überwiegen. Schweißausbrüche und Schwitzen bessert. Verschlimmerung bei warmen Wetter und im warmen Zimmer sowie kalten Durchzug. Abends und nachts alles schlimmer.

Chamomilla; das ärgerlich-schmerzempfindliche Kind

Das Chamomilla-Kind ist sehr schmerzempfindlich und neigt zu Wutausbrüchen. Oft ist es sehr ärgerlich und unausstehlich. Es neigt generell zu Bauchkrämpfen, hat öfters Durchfälle und nachts oft Kopfschweiße; es überwiegen die Kopf- und Bauchsymptome (Koliken). Chamomilla gilt neben Belladonna als Hauptmittel bei Zahnungsbeschwerden. Herumtragen, wiegen oder fahren, körperliche Nähe und Berührung bessert. Alles verschlimmert sich abends und bei Nacht, durch Wärme und durch ärgerliche Erregung, doch Bauchkoliken bessern sich durch Wärme.

Belladonna; das lebhafte und reizbare Kind

Das Belladonna-Kind erscheint eher vital und vollblütig, ist geistig sehr lebhaft und wach. Es tendiert zu anfallartigen, heftigen Fieberattacken mit krampfartigen Schmerzen, die aber ebenso schnell wieder verschwinden können. Alle Beschwerden setzen plötzlich ein, - begleitet von brennender Hitze und pulsierendem Druck. Die Haut ist meist gerötet mit Blutandrang zum Kopf und Überreizung der Sinnesorgane. Die Überempfindlichkeit der Sinnenreize steigert sich oft bis hin zu Wahrnehmungsstörungen. An zweiter Stelle stehen Bauchkrämpfe und Koliken. Verschlimmerung abends und nachts und durch Licht, Geräusche, Erschütterung und Berührung. Während der akuten Phase durch nichts zu bessern.

Pulsatilla; das sensible, weinerliche Kind

Pulsatilla-Kinder haben nahe am Wasser gebaut, sind schnell entmutigt und gekränkt, doch auch wieder leicht zu trösten und aufzurichten. Sie neigen zu Erkältungen der

Luftwege und der Blase. Leicht frieren sie und haben oft kalte Hände und Füße, vertragen aber weniger Wärmeanwendung, die eher verschlimmert. Verschlimmerung auch durch fette Speisen. Alles bessert sich bei Bewegung und in frischer Luft. Besserung vor allem durch tröstenden Zuspruch.

Nux-vomica; das streitsüchtige-launische Kind
Kinder die dem Nux-vomica-Typus entsprechen sind sehr temperamentvoll, unternehmungslustig aber auch heftig; sie übertreiben vieles. Leicht sind sie mißgestimmt und projizieren ihre Launen ohne Hemmungen auf die Umgebung. Magenschmerzen und Muskelverkrampfungen überwiegen; viele leiden an Stuhlverstopfung.
Nach Mahlzeiten oft schlimmer, aber auch in frischer Luft und bei trockenem Wetter. Morgens nach dem Erwachen alles schlimmer, abends besser. Nach kurzem Schlaf (Nachmittags) sind sie oft ausgeglichen.

Magnesium carbonicum; das cholerisch-jähzornige Kind
Kinder mit dem Wesen von Magnesium können lichterloh brennen und vor Wut ihre Spielsachen in Stücke schlagen. Sie sind Bewegungsnaturelle, die aber erst am späten Vormittag in Gang kommen. Oft sind sie erkältet, und haben häufig stark zerklüftete Mandeln. Es überwiegen die Symptome der Bauchorgane und der Muskulatur. Die meisten Symptome haben krampfartigen und stechenden Charakter, die plötzlich einsetzen. Morgens sind sie schlechte Esser, abends essen sie zuviel und schlafen dann schlecht. Magnesium-Kinder möchten lange aufbleiben und nicht zu Bett gehen.

Ferrum metallicum (Ferrum phos.); das schuldbewußte-schwächliche Kind
Kinder solchen Typs erscheinen blutarm mit blasser, dünner Haut und sind schlechte Futterverwerter. Dementsprechend frieren sie leicht, sind introvertiert und ziehen sich schnell zurück. Infolge ihres feinen Gewissens erröten sie leicht und fühlen sich immer ertappt. Sie sind schnell erschöpft und ermattet. Es überwiegen die Symptome des Kreislaufes, der Luftwege, des Magen-Darmes und der Blase. Nach dem Essen oder Trinken oft Brechreiz oder Durchfall. Abneigung gegen Eier. Häufiges Bedürfnis sich niederzulegen.

Natrium muriaticum; das nachtragende und verschlossene Kind
Natrium muriaticum-Kinder sind ernst und distanziert, sehr empfindlich und auch nachtragend. Sie lehnen Zuspruch und Hilfe eher ab. Trotz ihres guten Appetits sind mager, haben eine eher blasse Haut die zu Ausschlägen neigt. Sie frieren leicht, leiden unter naßkaltem Wetter und erkälten sich schnell. Es überwiegen die Symptome des Verdauungstraktes und der Haut. Kinder dieses Typus verlangen nach scharfen Speisen und Gewürzen. Kaltes und nasses Wetter verschlimmert alles. Morgens nach dem Aufstehen schlimmer. Nachmittags besser.

Lachesis; das geschwätzige-eifersüchtige Kind
Lachesis Kinder sind sehr mitteilsam und können ihren Schnabel nicht halten. Gegenüber ihren Geschwistern sind sie eifersüchtig und vertragen keine Zurücksetzung. Immer möchten sie sich durchsetzen. Der Hals ist sehr empfindlich, daher werden Halsentzündungen als besonders schlimm empfunden. Es überwiegen die Herz-Kreislaufsymptome. Wärme und warme Temperaturen verschlimmern alles, nach dem

Schlaf morgens alles schlimmer; Ruhe verschlimmert auch. Besserung durch Bewegung in frischer Luft.

Calcium carbonicum; das träge-phlegmatische Kind

Calcium carbonicum-Kinder sind träge und wenig leistungsmotiviert. Ihr Phlegma kann Eltern auf die Nerven gehen. In der Schule tun sie sich schwer, haben wenig Ehrgeiz und keine Lust zum lernen. Besonders in den abstrakten Fächern wie Mathematik, Physik und Deutsch mangelt es. Oft sind sie depressiv und zugleich ängstlich, trauen sich nichts zu. Sie neigen zu Fettansatz und Körperfülle, wohl auch wegen dem geringen Bewegungsbedürfnis. Es überwiegen die Symptome des verlangsamten Lymphflusses und der Haut (viel Schweiß) Schleimhäute und der Luftwege (Katarrhe, Nase und Bronchien). Abneigung gegen Milch aber Eier essen sie gerne. Körperliche und geistige Anstrengung verschlimmert alles, ebenso Kälte und Nässe.

Phosphorus; das sensitive-überempfindliche Kind

Das Phosporus-Kind ist geistig beweglich, intelligent und selbstbewußt. Es ist begabt, sehr aufnahmefähig aber ermüdet schnell weil es sich meist übernimmt. Oft liegen künstlerische Anlagen und Neigungen vor. Viele haben einen zartgliedrigen Körper mit einer feinen, sensiblen Haut, die leicht verletzbar ist (blaue Fleckenbildung). Phosphorkinder sind sehr kitzelig und können kaum still halten. Bei Schrecksituationen kann es leicht zu Ohnmachts- und Schwächeanfällen kommen. Sie haben Angst vor Dunkelheit und vor dem Alleinsein. Allgemein überwiegen die Symptome des Nervensystems. Die meisten Beschwerden haben brennenden Charakter. Es besteht Erkältungsanfälligkeit, daher wird Kälte und frische Luft nicht gut vertragen, gegen baden im kalten Wasser sind sie jedoch nicht abgeneigt. Verschlimmerung abends und in der Nacht. Schlaf und Ruhe bessert.

Mercurius solubilis; das schwer durchschaubare Kind

Der mercuriale Typus im Kindesalter ist durch Widersprüche gekennzeichnet. Das Kind pendelt zwischen Selbstbejahung und Verneinung hin und her, ist schwer durchschaubar und sich selbst ein Rätsel. Es besteht die Neigung zur Täuschung und Unaufrichtigkeit. Für die Eltern ist das Merkurkind eine pädagogische Herausforderung. Oft haben die Kinder eine verstopfte Nase, Schleimhusten und Mundgeruch. Auch die Schweiße riechen unangenehm, und färben an den üblichen Stellen die Unterwäsche gelblich ein. Betroffen sind vor allem Nase, Zähne und der gesamte Verdauungstrakt sowie das ganze Lymphsystem. Weder Wärme noch Kälte erträgt das Kind, naßkaltes Wetter verschlimmert alles.

Ingnatia; das melancholisch-empfindliche Kind

Ignatia-Kinder sind seelisch zarte Naturen, neigen aber zur Melancholie. Oft sehen sie kummervoll drein. Aus meist nichtigem Anlaß sind sie schnell beleidigt, und verfallen dann in Selbstbedauern. Ungerechtigkeiten und zu harte Bestrafungen können sie lange nicht vergessen. Wie auch bei Aconitum sind sie sehr schreckhaft, und haben vor allen möglichen Dingen Angst. Bei ihnen überwiegen die Kopf-, Hals- und Bauchsymptome, z.B. Nagelkopfschmerz und Stuhlgangsprobleme. Alles verschlimmert sich nach geistiger Anstrengung (Schule) nach Bestrafung und Mißverständnissen. Besserung durch Essen.

HOMÖOPATHISCHE NOTFALLHILFE

Eine Notfallhilfe, noch dazu mit homöopathischen Mitteln, muß -wenn sie schnell angewandt sein will-, übersichtlich, kurz und bündig sein. Wer im Notfall ein Buch aufschlägt, kann sich nicht mit langatmigen Vorschriften und Kommentaren aufhalten, sondern braucht die schlagwortartige Anleitung. Wir verzichten daher auf eine ausführliche Erste Hilfeanleitung und verweisen auf entsprechende Literatur. Mit homöopathischen Mittel kann man keine lebensbedrohlichen Zustände beherrschen; die Chemotherapie ist hierfür besser ausgerüstet, und dieses Feld wollen wir ihr gerne überlassen. Die chemotherapeutischen Erstmaßnahmen nach Unfällen und Vergiftungen, etwa die richtige Lagerung, Wundversorgung, kreislaufstützende Maßnahmen, sowie der chirurgische Eingriff, haben sich weit besser bewährt und schon vielen Unfallopfern das Leben gerettet. Unsere Notfallhilfe kann sich also nur auf die Wahl des entsprechenden Arzneimittels beschränken, die der akuten Symptomatik am ähnlichsten ist, und die im optimalen Fall den nachfolgenden Genesungsverlauf günstig beeinflußt.

Die wichtigsten Mittel für den Notfall

Für die meisten Verletzungen, seien sie nun die der Haut, der Gelenke, der Wirbelsäule oder der Knochen, gibt es in der Homöopathie einige Mittel, die seit Generationen gebraucht werden: *Arnika, Dulcamara, Ledum, Calendula, Chamomilla, Hypericum und Symphytum.* Diese sollte man stets in der homöopathischen Hausapotheke bereithalten, siehe auch unter Verletzungen S. 591 und 602.

Die Faustregel der allgemeine Reihenfolge in der Ersten-Hilfemaßnahme lautet:

Stille die Blutung, bekämpfe den Schock mit der richtigen Lagerung,
und halte die Atemwege frei!

Allgemeine Dosierung zur innerlichen Einnahme:

Bei allen Notfällen viertel- oder halbstündig 5 Globuli.

1.VERLETZUNGEN DER HAUT

a) Schürf- Platz- Schnitt- und Stichwunden

Die Blutung stillen

Prinzipiell muß immer zuerst die Blutung gestillt werden, denn das Blut ist ein ganz besonderer Saft. Bei größeren Blutungen, z.B. wenn Arterien verletzt sind, etwa bei Autounfällen, muß wegen des starken arteriellen Druckes das entsprechende Glied oberhalb der Verletzung, also herzwärts, abgebunden werden. Bei kleineren Blutungen gehen Sie wie folgt vor:
Drücken Sie mit einer Mullkompresse, die Sie mit mehreren Tropfen *Arnika-Tinktur, Calendula- oder Chamomilla-Tinktur* beträufeln, mindestens drei Minuten lang auf die offene Wunde.

Reinigen der Wunde

Wenn das Blut gestillt ist, muß als nächstes die Wunde gereinigt werden, sofern sie verschmutzt ist, z.B. müssen Sie bei Schürfwunden, bevor Sie einen Druckverband anlegen, die Wunde reinigen. Hierfür gibt es mehrere Mittel die gleichwertig sind: *Chamomillaextrakt, Echinacealiquidum, Calendula-Tinktur, Arnika-Tinktur.* Reinigen Sie die Wunde so, daß noch ein dünner Blutfilm für die Krustenbildung übrigbleibt, danach legen Sie den Druckverband an.

Wundentzündung

Wenn starke Schmerzen vorliegen, ist die Umgebung der Wunde hochrot, heiß und angeschwollen.
Innerliche Mittel: *Lachesis D8, Belladonna D4, halbstündig 5 Globuli*

Tarant; bei allen Wunden die länger eitern, und sich dunkel und bläulich einfärben.

Schmerzmittel

Bei starken oder pochenden Schmerzen lindern folgende Mittel: *Hypericum D4, Chamomilla D4, Coffea D4, Arnika D4*, halbstündig 5 Globuli.

Andere Schmerzmittel finden Sie im ganzen Buch verstreut; suchen Sie in den entsprechenden Organ-Rubriken oder allgemein auf S. 510.

b) Prellungen und blaue Flecken

Derartige Verletzungen kommen häufig bei sportlichem Wettkämpfen vor, durch Stürze und Zusammenstöße. Es bilden sich innerhalb weniger Minuten Blutergüsse mit schmerzhaften Schwellungen unter der Haut. Das beste Mittel ist die sofortige Auflage von Eiswürfeln oder das Einsprühen mit einem Vereisungsspray. Sind diese Mittel nicht zur Hand, dann hilft auch fließend-kaltes Leitungswasser oder naßkalte Umschläge, die jedoch häufig gewechselt werden müssen. Durch solche Erstmaßnahmen können Blutergüsse und entzündliche Schwellungen gleich zu Beginn minimiert werden und verlaufen weit weniger schmerzhaft. Bei akuten Verletzungen eignen sich am besten Tinkturen oder wässerige Auszüge von *Arnika, Hypericum, Ruta und Bellis perennis*. Innerlich sollte man entsprechende Globuligaben (D4) einnehmen.

c) Verbrennungen und Verbrühungen

Bei leichteren Verbrennungen der Finger, z.B. durch Anfassen einer Herdplatte oder eines erhitzten Küchengerätes, oder beim Verschütten von kochendem Wasser, wird die Haut schlagartig rot und später bilden sich -je -nach dem Grad der Verbrühung-, Brandblasen. Die erste und beste Maßnahme ist die betroffene Hand sofort unter fließend-kaltes Wasser zu halten, und ca. zehn Minuten intensiv zu bespülen bis die Finger sich eisig anfühlen. Das verhindert meist Blasenbildungen und brennend-pochende Schmerzen. Andere betroffene Körperregionen können auch mit Eiswürfelpackungen sofort behandelt werden, es kommt eben darauf an welche Anwendung der entsprechende Körperbereich ermöglicht. Bei großflächigen Verbrühungen, etwa eines Armes oder eines Beines, ist eine Krankenhauseinweisung unumgänglich, und jede Selbstbehandlung Kurpfuscherei. Desgleichen wenn durch Stromschlag innere Verbrennungen vorliegen, oder wenn die ganze Kleidung Feuer fängt. Bei Verbrennungen durch Feuer ist die obere Hautschicht verkohlt und aufgewellt, dabei wird das Kapillarsystem der Unterhautschicht sichtbar. Kalte Wasserbehandlungen sind da wegen der Infektionsgefahr und der großen Schmerzen absolut kontraindiziert. Hier ist der Notarztruf die einzig richtige Maßnahme.

Canth., Mez., Cardios;	die Mittel der Wahl bei Brandblasenbildung.
Verat;	bei Erbrechen.
Arist;	bei Frauen.

Weitere Mittel finden Sie unter Verbrennungen S. 590.

Der Sonnenbrand

Durch den enormen Sauerstoffverbrauch der Technik hat sich die schützende Ozonschicht verdünnt und mehr ultraviolette Strahlung und auch andere kosmische Strahlen gelangen jetzt zur Erdoberfläche. Jeder weiß was ein Sonnenbrand ist; es geht also um Erste Hilfemaßnahmen und einige homöopathische Mittel. Wenn nichts zur Hand ist, dann helfen als erstes Essigumschläge. Ein anderes gutes Verbrennungsmittel ist der Aloesaft, allerdings nur 100% reiner Preßsaft. Hier einige Sonnenbrandmittel:

Apis;	bei stechendem Schmerztyp mit roten Schwellungen.
Canth;	gilt als Hauptmittel bei Sonnenbrand.
Ac-fl;	zur schnelleren Hautregeneration

Andere Mittel finden Sie auf S. 543.

d) Hautverletzungen durch Tiere

Haus- und Wildtiere

Beißverletzungen durch Haustiere, also Hunde, Katzen sowie Ratten, können erhebliche Verletzungen hervorrufen. Hunde reißen z.B. ganze Gewebsteile heraus (Muskelfasern) und es kommt zu starken Blutungen. Bei unsachgemäßer Selbstbehandlung kann die

Beißwunde eitern, und eine Sepsis, bzw. Blutvergiftung einleiten. Junge Katzen, so anschmiegsam sie auch sind, können durch lecken offener Wunden oder Kratzverletzungen, die gefürchtete Katzenkrankheit übertragen, -eine langwierige, unklare Fiebererkrankung-, in der die verletzten Hautstellen geschwürig eitern und wochenlang nicht abheilen. Wenn also nach Kratzverletzungen Schwellungen auftreten die nicht zurückgehen, dann suchen Sie unverzüglich einen Arzt auf.
Bei Wildtieren, wenn ein Fuchs z.B. zugebissen hat, kann es zur Tollwutinfektion kommen, die nur durch eine Gegenimpfung verhindert werden kann (binnen drei Tage). Bei giftigen Schlangen- und Krötenbissen, muß das betroffene Gliedteil sofort abgebunden werden (eventuell mit dem Stoffetzen eines Hemdes) und die Bißstelle mit einem Messerschnitt eröffnet werden. Danach mit dem Mund kräftig und mehrmals aussaugen, und auswaschen, falls Wasser in der Nähe ist! Um das entsprechende Gegenserum so schnell wie möglich zu erhalten, ist die exakte Bestimmung des Giftes oft lebensrettend. Bei schwereren Beißverletzungen sollte sich die Behandlung bis zum Eintreffen des Notarztes nur auf die Erste-Hilfemaßnahmen beschränken also:

Zuerst aus dem Gefahrenbereich bergen, denn Tier- oder Giftspeichel entfernen, dann die Blutung stillen, dann den Schock durch die richtige Lagerung verhindern, und die Atemwege freihalten.

Quallen, Seeigel, Seeanemonen

Die bis zu 15 Meter langen Fangarme von Quallen und Seeanemonen besitzen Nesselzellen die bei Kontakt ein Nesselgift in die Poren der Haut spritzen. Es kommt zu schmerzhaften Hautausschlag mit Schwellungen, ähnlich wie bei Insektenstichen. Die schleimigen Fangarme müssen sofort abgeschabt werden, z.B. mit einer Kreditkarte, falls nichts anderes zur Hand ist. Danach Urineinreibungen um die allergischen Reaktionen zu lindern. Seeigelstiche behandeln Sie wie Insektenstiche, siehe w. u. Zur Linderung für die kommende Nacht:

Led; bei rötlichen Anschwellungen.

Insektenstiche

Mücken, Bienen, Wespen, Hornissen, Flöhe und Wanzen

Insektenstiche sind nur dann behandlungsbedürftig, wenn sich Anzeichen eines allergischen Schocks einstellen, z.B. bei Hornissenstichen, oder wenn ein ganzer Bienenschwarm angreift. Bei Bienenstichen muß der Stachel entfernt werden, danach mit dem Mund versuchen das Gift auszusaugen. Kalte Abreibungen mit Essig oder Zitronen lindern die Anfangsschmerzen; auch Zwiebeleinreibungen sollen gut helfen. Sehr gelobt wird das Öl aus den Blättern des australischen Melaleuca-Baumes, aber auch Ringelblumenöl ist hilfreich. Mückenstiche kann man durch die Einnahme von hohen Vitamin-B Dosen vorbeugen, denn offenbar verabscheuen Bremsen und andere Stechmükken den Geruch von B-Vitaminen. Bei Floh- und Wanzenstiche können verschiedene Krankheiten übertragen werden. Die regelmäßige Haus- und Tierhygiene kann ihre Ausbreitung vorbeugen. Hier nun einige Insektenmittel:

Apis; Bienen- und Wespenstiche.
Led; bei Bremsen und Mücken aller Art, das Standardmittel.
Staph; wenn die Stiche bluten.

Zeckenbiß

Die Zecken gehören zur Familie der Spinnentiere. Ihr Biß überträgt bestimmte Mikroorganismen, z.B. Rikettsien und Arbo-Viren, die gefährliche Gehirnentzündungen (Enzephalitis) auslösen können. Doch auch die Impfung ist nicht ganz ungefährlich weil manche Impfreaktionen wie Zeckenfieber ablaufen, und auch schon irreversible Impfschäden beobachtet wurden, daher eine Impfung sorgfältig abzuwägen ist. Wenn Sie eine Zecke entdecken gehen Sie wie folgt vor: Heben Sie die Haut mit zwei Fingern hoch und versuchen Sie die Zecke ohne zu zerquetschen ganz zu entfernen. Wenn Sie nur den Körper entfernen aber der Kopf zurückbleibt können die Viren in die Haut eindringen. Nur die vollständige Entfernung der Zecke beugt dem Zeckenfieber am ehesten vor. Auch hier können Sie die Bißstelle vorbeugend aussaugen und mit naturreinen Hautölen behandeln (Melaleuca-Öl, oder Johanniskrautöl). Knoblauch- und Zwiebeleinreibungen sollen eine mögliche Virusausbreitung in die Blutbahn verhindern.

Led; Hauptmittel

2. MUSKEL- GELENKS- UND KNOCHENVERLETZUNGEN

a) Muskeln

Muskelkater

Immer dann wenn der Muskel überfordert wird kommt es zum Muskelkater. Hierbei sammelt sich zuviel Milchsäure im Gewebe an und übersäuert die Muskelfasern.

Ac.-lac; ist ein wichtiges homöopathische Ausleitungsmittel für überschüssige Milchsäure.

Andere Mittel, siehe S. 399.

Muskelkrämpfe

Krampfartige Muskelschmerzen treten oft nachts in den Waden und in den Füßen auf. Die Ursachen sind vielfältig. Eine davon ist Magnesiummangel, aber auch seelische Probleme fördert die Muskelverkrampfung. Entspannungsübungen und Wärme können hier am schnellsten Abhilfe schaffen.

Mag-ph; wenn beim Sport Wadenkrämpfe kommen und gehen.
Nux-v; bei Streßsituationen und am späten Abend.
Cupr; wenn nachts die Krämpfe hauptsächlich die Zehen und Fußsohlen befällt.

Weitere Mittel finden Sie auf S. 399.

Muskelzerrungen

Die Muskelzerrung kommt in der Regel von einer plötzlichen Überdehnung oder zu langer Belastung und kann mit Ruhigstellen am schnellsten geheilt werden. Bewegung, ja, selbst Gymnastik ist in der Anfangsphase schädlich und verzögert den Heilungsverlauf. Eine entspannende Lagerung und elastischer Verband ist das Mittel der Wahl. Zusätzlich beschleunigen Umschläge mit Beinwellwurzel-Tinktur oder Extrakten den Heilungsverlauf, ebenso hohe Enzymdosen (bis zu 12 Tabl pro Gabe) der Ananas (Bromelain). Viel gelobt wird auch die Gelbwurzel, -die als Pulver innerlich eingenommen-, Entzündungen hemmt. Homöopathisch können folgende Mittel die Schmerzen und den Heilungsverlauf abkürzen helfen:

Arn; bei dem Gefühl alles wie zerschlagen und gequetscht.
Rhs-t; wenn Arnika nicht bessert.
Ruta; wenn hauptsächlich Sehnen und Bänder der Gelenke betroffen sind.

Andere Mittel finden Sie auf S. 398.

b) Zerrungen, Verrenkungen, und Verstauchungen der Gelenke

Arme und Beine

Knochen sind durch Bänder und Kapseln miteinander verbunden und bilden Gelenke. Der Mensch hat über 240 Gelenke die ihm eine reiche Differenzierung seines Bewegungsausdruckes gestatten. Daß es hierbei zu Verletzungen kommt liegt auf der Hand. Als bestes Mittel seit Generationen hat sich *Hypericum* bewährt.

Acon; wenn das Gelenk schnell rot und heiß wird und anschwillt.
Bry; bei wenig Druckschmerz aber heftigen Bewegungsschmerz.
Symph/Ruta; im Wechsel geben, wenn die Knochenhaut mit verletzt ist, und auch ohne Bewegung immer schmerzt.
Rhs-t; bei Schmerzen die nach Bewegung langsam besser werden.

Viele andere Mittel finden Sie in den Organ-Rubriken, z.B. Schultergelenk S. 520.

Wirbelsäule

Wirbelsäulenverletzungen sind gefährlich weil sie das zentrale Nervensystem betreffen und die nervösen Verbindungen zum Gehirn schädigen können. Die Folgen sind möglicherweise abwärtssteigende Lähmungen und Ausfälle der motorischen und vegetativen Muskulatur. Ein Arzt muß in jedem Fall hinzugezogen werden.

Arn/Hyp; bei allen Wirbelsäulenverletzungen.

Siehe auch unter Wirbelsäule S. 600.

Der Hexenschuß

Hexensschuß muß noch nicht Bandscheibenvorfall bedeuten, auch wenn er des öfteren ein warnendes Vorzeichen ist. Oftmals ist nur das Kreuzbeingelenk verkantet, bzw.

verrenkt. Wenn auch der richtige chiropraktische Griff eine sofortige Schmerzfreiheit bewirken kann, so können andere, unterstützende Maßnahmen, z.B. Wärmeauflagen heiße Brause, Massagen, Fangopackungen, Heilgymnastik und homöopathische Mittel das ihrige zu einem schnelleren Heilungsverlauf beitragen. Kennzeichen des Hexenschusses ist, daß die Schmerzen auf das Kreuzbein begrenzt bleiben, und sich nicht weiter ausbreiten. Zur Abmilderung und leichteren Verlauf:

Dulc; wenn durch Kälteeinwirkung.
Rhs-t; wenn Rückenschmerzen durch Überanstrengung, z.B. durch Umzug gekommen sind, dabei die Schmerzen besonders stark und sich im liegen und sitzen verschlimmern.
Arn; Rückenschmerzen infolge eines Unfalles.
Bry; wenn die Schmerzen besonders beim liegen auf dem Rücken massiv sind und stechend.

Noch viele andere Mittel finden Sie auf S. 489.

Schmerzen des Ischiasnerv

Im Unterschied zum Hexenschuß sind Ischiasschmerzen gefährlicher, weil sie den großen Beinnerv (N. Ischiadicus) infolge Kompression der Nervenwurzel des vierten und fünften Wirbelsegment irritieren. Kennzeichen einer Ischialgie ist die Schmerzausstrahlung nach unten ins Knie und in den Unterschenkel. Wenn sie voll ausgebildet ist, reicht der Schmerz bis zum Außenzehen, oder wenn die Kompression schon länger anhält, entwickelt sich in diesen Bereichen Kribbeln und Taubheitsgefühl. Ist es soweit gekommen, dann liegt wahrscheinlich ein Bandscheibenschaden vor oder man steht kurz davor, und eine orthopädische Behandlung ist dringend angezeigt.
Einige erleichternde Mittel:

Am-m; wenn Sie nicht mehr Sitzen können, Gehen und Liegen aber erträglicher ist.
Rhs-t; wenn Taubheitsgefühl und Ameisenlaufen abwechseln und die Beschwerden durch feuchtkaltes Wetter ausgelöst wurden, und im Liegen und Sitzen sich verschlimmern.
Coloc; wenn die Schmerzen krampfartig einschießen und Ärger alles nur noch schlimmer macht.
Arn; Ischiasschmerzen infolge eines Unfalles.
Gnaph; bei heftigen Schmerzen mit Taubheitsgefühl.

Noch eine reiche Auswahl an Mitteln finden Sie auf S. 301.

c) Knochenbrüche

Knochenbrüche bedürfen einer orthopädischen Behandlung. Immer dann wenn Arme, Finger, Beine oder Zehen nicht mehr die ursprüngliche Form haben also eine deformierte Stellung aufweisen, dabei kaum bewegt werden können, besteht dringender Verdacht auf eine Fraktur. Die erste Hilfsmaßnahme ist also die Ruhigstellung und das

Schienen des betroffenen Gliedes. Eine sofortige Einweisung ins Krankenhaus ist immer erforderlich.
Arn., Symph., Calc.ph., Calc.fl; sind die Hauptmittel für die schnellere Knochenverheilung.

Weitere Ergänzungsmittel finden Sie auf S. 320.

3. VERLETZUNGEN UND ERSCHÜTTERUNGEN AM KOPF

Gehirnerschütterung

Gehirnerschütterungen gehen meist mit Schwindel, Benommenheit, Übelkeit und Erbrechen einher. Liegt ein Schädelbasisbruch vor, dann kommt es zu Sehstörungen und Blutungen aus Nase Mund und Ohren. Im Augenbereich bilden sich blutunterlaufene Ringe (Brillenhämatom). Zusätzlich kann auch die Halswirbelsäule betroffen sein, besonders dann wenn sich Taubheitsempfindungen und Lähmungen der Arme und der unteren Gliedmaßen einstellen. Um mögliche Folgeschäden zu verhindern ist eine sofortige Alarmierung des Rettungsdienstes die einzig richtige Maßnahme.

Entsprechende Mittel finden Sie auf S. 201.

Nasenbluten

Wenn bei Nasenblutungen und Kopfverletzungen traumatische Einwirkungen auszuschließen sind, dann können dafür andere Ursachen in Betracht kommen, z.B. zu heftiges Schneuzen und Niesen oder ein Schlag auf die Nase. Als erstes sollte man den Kopf zurückneigen und die Nase ca. 5 Min. zusammendrücken. Zweitens, entweder einen Eiswürfel in den Mund oder einen naßkalten Waschlappen in den Nacken legen. Wenn die Blutung spätestens nach 20 Min. nicht gestillt ist, dann besteht Verdacht auf Hämophilie, d.h. eine Störung der Blutgerinnung. Von den homöopathischen Mitteln seien genannt:

Burs. oder Mill;	die Mittel der Wahl bei allen plötzlichen Blutungen.
Ham;	wenn Druck auf der Nasenwurzel.
Ferr. ph;	bei schwächlichen Kindern.

Siehe auch im Buch S. 414.

Augenverletzungen

Am häufigsten wird das Auge durch Fremdkörpereinwirkung verletzt. Körnige Flugpartikel prallen mehr oder weniger stark auf den Glaskörper und verletzen dessen Oberfläche. Die Folgen sind starker Tränenfluß und Entzündungserscheinungen. Vor allen anderen Maßnahmen muß stets zuerst der Fremdkörper entfernt werden, das kann mit Wattestäbchen und Augenspülungen (Augenei) versucht werden. Ein paar Augenmittel, zum schnelleren Abklingen der Beschwerden:

Bell;	in der Anfangsphase.

Led; bei starker Anschwellung der Umgebung.
Euphr., Kal-m; zur Nachbehandlung wenn die Rötung anhält.

Weitere Mittel finden Sie auf S. 65.

Zahnschmerzen und Verletzungen

Plötzlich einsetzende Zahnschmerzen. lassen sich durch das schmerzüberlagernde Aroma der Gewürznelke (Nelkenwurz) lindern. Wegen der brennenden Wirkung mischt man 1:10 mit Olivenöl und nimmt ca. 15 Tropfen (1 TL) pro Gabe. Wenn die Wirkung nachläßt, dieselbe Dosis mehrfach wiederholen. Die gleiche Anwendung gilt für Extraktion, Wurzelresektion u.a. Durch starke Schlageinwirkung auf die Zähne können nicht nur Zähne sondern auch der Kiefer brechen. Es kommt dabei zu schmerzhafter Kiefernsperre und Schlaflosigkeit. Eine ärztliche Behandlung ist erforderlich.

Cham; wenn die Zahnschmerzen unerträglich sind.
Nux-v; wenn die Schmerzen nicht nachlassen wollen .

Andere Mittel finden Sie auf S. 606.

4. KREISLAUF,- HERZ,-BLUT- UND KÖRPERTEMPERATUR

a) Kreislauf

Ohnmachtsanfälle

In Ohnmacht fallen heißt ohn-mächtig sein, -keine Macht mehr über sein Bewußtsein zu haben. Bei diesem Vorgang ändert sich schlagartig die Blutverteilung, z.B. wenn ein Teil des Blutes in den Bauchraum versackt, kommt es zur Unterversorgung im Gehirn, etwa beim Schock. Andere Gründe sind Herzmuskelschwäche und plötzlich kollabierende Hirngefäße, insbesondere bei chronischem Blutunterdruck. Schockartige Blutverteilungsstörungen haben oft auch seelische Ursachen, und kommen gehäuft bei psychisch labilen, bzw. instabilen Persönlichkeiten vor. Die ersten Anzeichen eines Kreislaufkollapses sind: blaß-fahles Gesicht, Schwindel, Magenübelkeit, Schweiße am ganzen Körper, die sich in den Händen und auf der Stirn kalt anfühlen und Schwarzwerden vor den Augen. Danach kommt der Zusammenbruch, der meist einige Minuten dauert. Wenn Sie bei sich diese ersten Anzeichen wahrnehmen, können Sie mit einer einfachen Maßnahme vorbeugen, falls die Kraft dazu ausreicht:
Öffnen Sie sofort das Fenster und legen Sie sich auf den Rücken. Lagern Sie die Beine hoch. Wenn Sie jemanden anderen Hilfestellung leisten, gehen Sie genauso vor, dabei drehen Sie den Kopf seitwärts nach hinten damit die Atemwege frei bleiben. Das Gesicht und die Stirn reiben Sie mit einem kalten Waschlappen ab, und unter die Nase halten Sie einen Wattebausch, mit ein paar Tropfen Champhora-Tinktur. Ob Sie einen Notarzt rufen müssen hängt vom weiteren Befinden des Betroffenen ab. Sollte die Ohnmacht länger als zehn Minuten andauern, dann ist Gefahr im Verzug, und ernstere Gründe können vorliegen, z.B. Herzinfarkt, sofern Herzschmerzen vorhanden waren, Hirnblutungen, Tumor, siehe auch w. u. Hier nun einige Notfallmittel:

Tab; bei sehr starken Schwindel und Übelkeit.
Verat; wenn Würgen und Brechreiz dabei ist.
Carb; bei älteren Menschen mit Ohnmachtsneigung.
Vip; bei großer Angst und Herzschmerzen, siehe auch Herzinfarkt w. u.

Weitere Mittel finden Sie auf S. 437.

b) Herz

Anzeichen eines Herzinfarktes

Wie schon eingangs erwähnt, kann die Homöopathie keine lebensbedrohlichen Zustände beherrschen, da sie darauf nicht angelegt ist. Viele Arzneimittelbilder beruhen zwar auf Beobachtungen toxischer Zustände, z.B. bei Überdosierungen mit Pflanzen- oder Tiergiften, doch stehen diese mit chemisch definierten Giftwirkungen in direktem Zusammenhang. Der nahende oder voll ausgebildete Herzinfarkt ist ein kinetisch-mechanischer Vorgang, in dem die mangelnde Durchblutung des Herzmuskels, sei es durch Herzkranzgefäßverengung oder gar Verschluß, zu einer Sauerstoffnot der Herzmuskelzellen führt. Die Muskelfasern sind dann nicht mehr in der Lage die Auswurfleistung für den Bluttransport zu erbringen. Dennoch können bis zum Eintreffen des Rettungswagens eine ganze Reihe von Maßnahmen ergriffen werden welche die Überlebenschancen des Betroffenen erhöhen. Plötzliches Herzklopfen mit Herzschmerzen muß noch nicht ein Infarktgeschehen bedeuten, denn es gibt auch die vegetativen Herzbeschwerden, z.B. durch seelische Belastung, Wetterfronten, Aufregung u.a.m. Die Betroffenen spüren dann meist Stechen oder Schneiden in der *Herzspitzengegend,* zudem können sie nicht richtig durchatmen und der Atem geht seufzend (Seufzeratmung). Die vegetative Herzstörung kann Minuten dauern oder auch Stunden. Das Kennzeichen eines solchen *Pseudoinfarktgeschehens* ist, daß der Puls zwar unregelmäßig ist, doch nicht galoppiert. Die Betroffenen haben zwar Angst, schildern jedoch ihre Herzmißempfindungen sehr ausführlich. Ein untrügliches Merkmal ist auch, *daß Bewegung und frische Luft alles wieder bessert!*

Und bei Anzeichen eines echten Infarktgeschehens?
Der Betroffene faßt sich an die Brust und fühlt einen starken Druck, als ob ein Eisenring alles zusammenschnürt; er hat große Angst, und ringt nach Luft, so als ob der Hals zugeschnürt ist. Der starke Pressdruck strahlt oft in die Arme aus, vor allem in den linken, in den Bauch und nach oben bis in die Zähne. Nicht wenige Infarktpatienten sind fahlblaß, haben kalten Schweiß auf der Stirn und die Todesangst steht ihnen im Gesicht; sie bringen kein Wort hervor, sind nicht in der Lage zu reden. Der Puls ist stark beschleunigt und sehr flach. Ist der Puls nicht mehr fühlbar, dann kann das Herzflimmern bedeuten. *Bewegung und Anstrengung verschlechtert alles. Frische Luft bringt keine Besserung.* Hier ist die Herzspritze das einzig wahre Mittel.

Zur Unterscheidung: Bei Ohnmachtsanfällen fehlt der Druck auf der Brust und es fehlen die Angst und Atemsymptome, das ist ein wichtiges Unterscheidungsmerkmal. Das wichtigste ist die sofortige Flachlagerung auf den Rücken und die Fenster öffnen. Falls der Puls auf der Brust nicht mehr fühlbar ist, muß bis zum Eintreffen des Rettungswagens eine Mund zu Mundbeatmung, -kombiniert mit einer Brustdruckmassage- versucht werden, siehe auch Fachliteratur. Vegetative Herzanfälle können Sie mit folgenden Mitteln behandeln:

Lat-m; Mittel der Wahl, auch bei echten Infarktgeschehen bis zum Eintreffen des Notarztes.

Cact; wenn Brustspannungsgefühl, Angst und schneller Puls vorhanden sind.

Glon; wenn zugleich Kopf- und Augensymptome zugegen sind.

Spig; bei stechenden Schmerzempfindungen und Neuralgien.

Andere Mittel finden Sie auf S. 273.

c) Veränderung der Körpertemperatur

Unterkühlung

Unterkühlung kommt häufiger vor als man vermutet. Sie setzt immer dann ein, wenn die Kerntemperatur der inneren Organe unter 35 Cels. abfällt. Sinkt die Körpertemperatur weiter ab, auf ca. 25 Cels., dann erschöpft sich der Herzmuskel, und kommt zum Stillstand. Der Unterkühlte nimmt in diesem Stadium nichts mehr wahr, da die Bewußtseinszentren des Gehirns schon weit vorher auf Sparflamme laufen. Bei Unterkühlten muß man die Kleidung wenn sie feucht oder naß ist, sofort wechseln und Wärme zuführen. Falls erreichbar, ist ein langsam ansteigendes Erwärmungsbad die beste Maßnahme. Hierbei ist zu beachten, daß die Temperatur des Wassers Anfangs 37,5 Cels. nicht übersteigen darf, da sonst das kalte Blut zu schnell nach innen vordringt und die Kernbereiche weiter abkühlt (Tod durch Wärmeschock). Bei sehr starken Unterkühlungen sollte man vor der Wasseranwendung dem Unterkühlten eine Wärmflasche auf den Bauch legen, und in angewärmte Decken einhüllen. Als Getränk empfiehlt sich reichlich Ingwertee.

Cupr; wenn die Unterkühlung von Krämpfen begleitet ist.

Erfrierungen

Davon sind am häufigsten alle Körperbereiche betroffen die Endglieder bilden, etwa Nase, Ohren, Finger und Zehen (Akren). Wer beim Wandern oder Camping in der Winterlandschaft oder bei alpinen Skifahren, z.B. nasse Socken oder feuchte Handschuhe trägt, muß über kurz oder lang mit Erfrierungen rechnen, ohne es rechtzeitig zu merken. Die beginnende Erfrierung ist durch blaurote Schwellungen (Frostbeulen) gekennzeichnet. Solange aber die Blutgefäße noch nicht abgestorben sind, besteht Hoffnung auf Heilung. Die oft empfohlene Einreibung mit Schnee hat nur dann Erfolg, wenn die Erfrierung noch im Anfangsstadium ist. Frostbeulen kann man durch Auflegen heißer Gurkenscheiben wieder rückbilden. Von Indianern und Trappern wird die Einnahme des Cayennepfeffers empfohlen, der das beste Mittel zur Wiederherstellung der Blutzirkulation sein soll. Homöopathisch werden folgende Mittel empfohlen:

Pic-ac., Puls; wenn die Füße wie erfroren sind.

Ars; bei brennenden Schmerzen und eisige Wellen durch den Körper.

Arist., Abrot., Agar; bei Frostbeulen und Erfrierungen.

Arum; wenn dabei die Stimme versagt mit Heiserkeit.

Andere Mittel finden Sie auf S.157 und 182.

Hitzschlag (Sonnenstich)

Wer zu lange in der Sonne liegt und dabei noch einschläft läuft Gefahr einen Hitzschlag zu bekommen. Die Sonnenhitze heizt dabei den Körper stark auf, so daß dessen vegetative Gegenregulation zusammenbricht. Kennzeichen eines Hitzschlages: Hochroter Kopf, Schwindelgefühl, schneller Puls, Benommenheit, Übelkeit und Erbrechen. Typisch ist, daß der Schweiß fehlt, und die Lippen und Schleimhäute sehr trocken sind. Als erstes in den Schatten legen und Schocklagerung, danach beständig mit einer Gießkanne besprühen oder mit einem Gartenschlauch, beginnend bei den Füßen aufwärts. Falls vorhanden können Eisbeutel auf der Stirn oder in der Hand angenehme Kühlung verschaffen. Mit einem Handtuch ständig Luft zufächeln.

Bell; das Hauptmittel.
Glon; wenn sehr starke Kopfschmerzen dabei sind.
Verat-v; wenn der Brechreiz im Vordergrund steht.

Weitere Ergänzungsmittel finden Sie auf S. 281.

DIE HOMÖOPATHISCHE HAUS- UND REISEAPOTHEKE

Die für die Kinderkrankheiten und Notfall-Homöopathie empfohlenen Mittel können Sie zum Bestandteil Ihrer Hausapotheke machen. Die Anleitung für Dosierung, Potenz und Anwendung finden Sie auf den Seiten 14 und 28.
Die Indikationsangaben beschränken sich auf allgemeine Erkrankungen und sind bei weitem nicht vollständig. Die mit einem * versehenen Mittel können Sie in Ihrer Reiseapotheke mitführen. Wenn Ihnen das zuviel ist, dann die mit **.

A

Ac-lac. -Acidum lacticum (Milchsäure) bei allen Gelenk- und Muskelerkankungen die durch Übersäuerung entstanden sind.

Ac-nitr. Acidum nitricum (Salpetersäure) bei allen Hautblutungen, schlecht heilenden Hautgeschwüren und wiederholt blutenden Magengeschwüren.

Ac-ph. Acidum phosphoricum (Phosphorsäure) bei allgemeiner Nervenschwäche, schneller Erschöpfung, psychischer Überempfindlichkeit und Kummer.

****Acon.** Aconitum (Sturmhut, blauer Eisenhut) Fieber, Erkältungskrankheiten, Kinderkrankheiten, siehe auch Kindertypen.

Aeth; Aethiops antimonialis (Spießglanzmohr) bei starken Durchfallerkrankungen.

Agar; Agaricus muscarius (Fliegenpilz) bei starker Schweißbildung, Kreislaufstörungen, Muskelkrämpfe, Mißempfindungen der Haut unter Erfrierungen (Frostbeulen).

Amm-m; Ammonium muraticum (Ammoniumchlorid) bei starkem Schnupfen, Rachenverschleimung, Stuhlverstopfung.

Ant-c; Antimonium crudum (Schwefelspießglanz) bei allen akuten und chronischen Magen Darmbeschwerden, auch bei Kehlkopfaffektionen.

****Apis;** Apis millificia L. (Honigbiene) bei entzündlichen Haut- und Schleimhautschwellungen, Insektenstichen, Halsschmerzen.

****Arg-nitr;** Argentum nitricum (Silbernitrat) bei Auftritts- und Prüfungsängsten, Nervosität, unklaren, nervösen Magenschmerzen, Unruhe, siehe auch Kindertypen.

Arist; Aristolochia (Osterluzei) bei allen Menstruationsstörungen, Klimakterium, Blasenschwäche, auch bei Verbrennungen.

****Arn;** Arnica (Bergwohlverleih) bei allen äußerlichen und inneren Verletzungen durch plötzliche Einwirkung (Unfall) inneren Blutungen, Herzbeschwerden.

***Ars;** Arsenicum album (Arsenige Säure, bzw.weißes Arsenik) bei körperlichen Verfall und Schwäche, Kurzatmigkeit, Durchfall und Hautausschläge, viel Ängste.

Arum; Arum triphyllium (Zehrwurzel) bei chronischen-trockenen Husten und Schnupfen.

B

Bari-c; Barium carbonicum (Bariumcarbonat) Altersmittel, Herz- und Kreislaufschwäche, Schwindel.

****Bell;** Belladonna (Tollkirsche) bei plötzlich einsetzendem Fieber, Erkältungskrankheiten, Hals- und Augenentzündungen, Kopfschmerzen, Kinderkrankheiten, siehe auch Kindertypen.

Bellis; Bellis perennis (Gänseblümchen) bei äußeren Hautverletzungen, Prellungen, und bei Ausschlägen.

***Bry;** Bryonia (Zaunrübe) Hals- und Lungen- und Rippenfellentzündung, Magen- und Darmbeschwerden.

Burs. (Thlaspi.) Bursapastoris, bzw. Thlaspi bursa pastoris (Hirtentäschel) bei starken Menstruationsblutungen, sowie allgemeiner Blutungsneigung.

Bufo; Bufo rana (Kröte) bei Herzbeschwerden, und Neigung zu Muskelkrämpfen.

C

****Cact;** Cactus (Königin der Nacht) bei allen Herzattacken und Infarktgefährdungen.

Calc-c; Calcium carbonicum (Austernschalenkalk) bei trägem Stoffwechsel und mangelnder Drüsensekretion, chronischen Mandel- und Lymphdrüsenschwellung, schlechtes Knochenwachstum, siehe auch Kindertypen.

Calc-fl; Calcium fluoratum (Flußspat) bei Bänder- Gelenks- und Bindegewebsschwäche, Drüsenverhärtungen, Knochenbrüchen und Wachstumsstörungen.

Calc-ph; Calcium phosphoricum (Calciumhydrogenphosphat) bei Wachstumsstörungen der Kinder, Nervenschwäche, Schulkopfschmerz.

****Calend;** Calendula (Ringelblume) bei allen Hautverletzungen und schlecht heilenden Wunden, Lymphmittel.

****Camph;** Camphora (gereinigter Kampfer) bei allen Ohnnmachtsanfällen und Kreislaufstörungen.

***Canth;** Cantharis (Span. Fliege) bei allen Hautblasen und Verbrennungen, bei Nieren und Harnwegsentzündungen.

Carb-v; Carbo vegetabilis (Holzkohle) bei allgemeiner Schwäche, Magen-Darmbeschwerden, Venenstauungen, Kreislaufstörungen.

***Cardios;** Cardiospermum (Herzsame) bei entzündlich allergischen Hauterkrankungen, Insektenstiche, Rheuma.

***Cepa;** Allium cepa (Küchenzwiebel) bei akuten Schnupfen (Anfangsstadium) Erkältung.

****Cham;** Chamomilla (Echte Kamille) bei Magen-Darmbeschwerden, Kopf- und Gesichtsneuralien, Überreizungen, Schmerzüberempfindlichkeit. Kindermittel, siehe auch Kindertypen.

Chin; China (Chinarindenbaum) bei Tropenfieber, Erschöpfung, Neuralgien, blutige Durchfälle.

Cinnb; Cinnabaris (Zinnober) bei allen Nasennebenhöhlenentzündungen, Mandel und Rachenbeschwerden.

***Cocc;** Cocculus (Kockelskörner) bei Reisekrankheit, Schwindel, Übelkeit und Erbrechen, psychosomatische Krampfneigungen.

****Coff;** Coffea (Kaffee) bei nervöser Übererregung, Herzklopfen, Schlaflosigkeit, Kopfschmerzen, Konzentrationsschwäche.

***Coloc;** Colocynthis (Koloquinte- entkernte Früchte) bei Nervenschmerzen im Rücken, Magen-Darmkrämpfe (Kolikmittel).

Crot; Crotalus (Klapperschlange) bei Blutvergiftungen, Abzesse, gefährlichen Infektionen, Herz- und Kreislaufstörungen.

Cupr; Cuprum (Kupfer) bei allen anfallartigen Krämpfen auch bei Epilepsie, Asthmaanfall, und fulminanten Durchfällen.

Cycl; Cyclamen (Alpenveilchen) bei Migräne, unregelmäßigen Unterleibsblutungen.

D

***Dol;** Dolichos pruriens (Juckbohne) bei starken Juckreiz am ganzen Körper, erfahrungsgemäß bei Gelbsucht und bei Kinderkrankheiten.

Dros; Drosea (Sonnentau) bei scheren Hustenanfällen, Asthma und Bronchitis.

***Dulc;** Dulcamara (Bittersüß) bei Erkältungskrankheiten, rheumatische Beschwerden, Blasenkatarrh, Sommerdurchfälle, Fieberbläschen.

E

***Echin;** Echinacea (Schmalblattrige Kegelblume, Sonnenhut) bei virösen Blutinfektionen, Erkältungen und fiebrigen Infekten, äußerlich als Wundheilmittel.

***Eupat-perf;** Eupatorium perfoliatum (Wasserhanf) bei grippösen Infekten und allen Formen von fiebrigen Erkältungen.

Euph; Euphorbium (Harziger Saft der Euphorbia resinifera) bei allen entzündlichen Hautausschlägen, auch bei Augenentzündungen.

****Euphr.** Euphrasia (Augentrost) bei Bindehautentzündung und Glaskörpertrübung.

F

Ferr-ph; Ferrum phosphoricum (Phosphorsaures Eisen) Erkältungskrankheiten, Fieber, Husten, Brechreiz und Durchfallneigung nach dem Essen, immer schnell erschöpft und matt. Eisenmangel.

G

***Gels;** Gelsemium (Falscher Jasmin) bei Kopfgrippe mit Benommenheit und Sehstörungen, Angst vor dem Fliegen.

Glon; Glonoinum (Nitroglycerin) bei pulsierenden Blutandrang zum Kopf, starke Kopfschmerzen, Angina pectoris, Angstzustände, Narbenschmerzen.

***Gnaph;** Gnaphalium (Wollkraut) bei Rücken und Ischiasschmerzen.

Guaj; Guajacum (Guajaharz) bei Mandel- und Kehlkopfanschwellung, Lungen- und Bronchienentzündung.

H

Ham; Hamamelis (Virgin. Zaubernuß) bei Venenstauungen, Unterleibsblutungen und Hautverletzungen.

Hep; Hepar sulfuris (Kalkschwefelleber) bei chronischen Eiterungen, (Abszesse, und Furunkelbildungen) chronische Mandelgeschichten, Abwehrschwäche.

Hydroc; Hydrocotyle asiata (Wassernebel) bei Psoriasis und starken Juckreiz.

****Hyper;** Hypericum (Johanniskraut) bei Nervenverletzungen durch Unfälle, Bandscheibenvorfall, äußeren Wunden und Verletzungen.

I

****Ipec;** Ipecuanha (Brechwurz) bei Erbrechen und Übelkeit, Asthmaanfall, Bronchitis und Husten.

K

Kali-bi; Kalium bichromicum (Kaliumbichromat) bei chronische Stirnhöhlenkatarrhen, Kopfschmerzen, chronischen Mandelentzündungen.

Kali-br; Kalium bromatum (Kaliumbromid) bei schweren Hustenanfällen, Asthma, allgemeine Krampfanfälle.

Kali-c; Kalium carbonicum (Kaliumkarbonat) bei Erschöpfungszustände nach Krankheiten, Herzschwäche, chronische Katarrhe.

***Kali-m;** Kalium muraticum (Kaliumchlorid) bei Rachenentzündungen mit Ohrbeteiligung.

Kali-ph; Kalium phosphoricum (Kaliumphosphat) bei Nerven- und Muskelschwäche und schneller Erschöpfung, Durchfälle.

L

****Lach;** Lachesis (lanzenförmige Viper) bei fieberhaften Infektionskrankheiten mit Hals- und Kopfschmerzen, Herzklopfen, empfindlich gegen Beengungen durch Kleidung in der Taille und am Hals, siehe auch Kindertypen.

****Lat-m;** Latrodectus mactans (Schwarze Witwe, Spinne) Mittel der Wahl, auch bei echten Infarktgeschehen, Krämpfe der Muskeln und der Bauchorgane.

****Led;** Ledum (Sumpfpforst) gegen Stich- und Bißverletzungen durch Tiere und Insekten, sehr kälteempfindlich.

***Luff;** Luffa (Esponjilla) bei chronischen Katarrhen der oberen Luftwege und Allergien.

Lyc; Lycopodium (Bärlapp) bei chronischen Leber- und Gallenleiden, übermäßiger Harnsäure mit Gelenksschmerzen, Venenstauungen.

M

****Magn-ph;** Magnesium phosphoricum (Magnesiumphosphat) bei allgemeiner Krampfneigung, Bauchkoliken und Neuralgien, siehe auch Kindertypen.

Merc-sol; Mercurius solubilis (Quecksilber) bei wiederholten Schleimhautentzündungen des Mund- und Rachenraumes, Hautausschlägen, zäher Schnupfen, siehe auch Kindertypen.

***Mez;** Mezerum (Seidelbast) bei pustelförmigen brennenden Ausschlägen, Trigeminusneuraligien, Gürtelrose.

Mill; Millefolium (Schafgarbe) bei Blutungsneigung, Nasenbluten, Unterleibsbeschwerden.

N

Nat-m; Natrium chloratum (Kochsalz) bei Brechreiz, Übelkeit, allgemeine Schwäche, Hautausschläge, Entzündungen im Kopf- Halsbereich, viele Bauchbeschwerden, mangelnde Libido, siehe auch Kindertypen.

****Nux-v;** Strychnos nux vomica L. (Brechnuß oder Krähenauge) Krampfneigung, Magen- und Darmgeschwüre, Brechreiz, Verstopfung, Migräne, Rückenschmerzen, Hauptmittel nach Genuß- und Arzneimittelmißbrauch, siehe auch Kindertypen.

P

Phos; Phosphorus (Phosphor) bei allgemeiner Nervenschwäche, schreckhaft, Hypersensibilität, schnelle Erschöpfung, Knochen- und Gelenksschwäche, Nervenschmerzen, viele Ängste, Erkältungsanfälligkeit, siehe auch Kindertypen.

Phyt; Phytolacca (Kermesbeere) bei chronischen Mandel- und Rachenschwellungen, mit Fieber und Muskel-Gelenkschmerzen.

***Podo;** Podophyllum (Maiapfel) bei Leber- und Gallestörungen mit starken Durchfällen, bei Darminfektionen im Ausland.

Pot; Potentilla anserina (Gänsefingerkraut) bei Magen und Darmkrämpfen, Nabelkoliken der Kleinkinder.

Puls; Pulsatilla (Wiesenküchenschelle) bei klimakterischen Zyklusstörungen und Unterleibserkrankungen der Frau, Krampfaderneigung, Erkältungen und Rachenentzündungen, siehe auch Kindertypen.

R

****Rheum;** Rheum (Chin. Rhabarber) bei Kinder- und Säuglingsdurchfällen, Darmkrämpfen.

Rhs-t; Rhus toxicodendron (Giftsumach) bei rheumatischen Muskel- und Gelenksschmerzen, Rückenschmerzen, bullösen Hautausschlägen, Erkältungskrankheiten.

Rumx; Rumex (krauser Ampfer) bei Grippehusten, hartnäckigen Erkältungskatarrhen, Heiserkeit.

***Ruta;** Ruta graveolens (Weinraute) bei Prellungen, Verstauchungen und bei Sehschwäche.

S

Sil; Silicea (Kieselsäure) bei schlechter Heilhaut, gestörtem Wachstum von Knochen, Haaren und Nägeln, Entzündungen im Kopf- Ohren und Halsbereich.

***Solid;** Solidago Virga aurea (Goldrute) bei Nieren- und Blasenentzündung und Prostatahypertrophie.

***Spig;** Spigelia (Wurmkraut) Mittel bei Herzanfall mit stechender Schmerzempfindung, Gesichtsneuralien.

Spong; Spongia tosta (Badeschwamm) bei Rachen- und Halsentzündungen, Reizhusten, Schilddrüsenschwellungen.

Stram; Stramonium (Stechapfel) bei unruhigen Gedanken, Spannungskopfschmerz, Krämpfe, Gedankenflucht.

Staph; Staphisagria (Stephanskrautkörner) bei Schwächezuständen nach alkoholischen und sexuellen Exzessen, juckenden und brennenden Hautausschlägen die leicht bluten, Gerstenkörner (Hagelkorn), körperlicher Verfall.

Sulf; Sulfur (Schwefelblüte) bei chronischen trockenen Hautausschlägen, Magen und Leberbeschwerden, Muskel- und Gelenksschmerzen, immer dann wenn die Heilung nicht vorankommt.

****Symph;** Symphytum (Beinwurz) bei Gelenks- und Knochenentzündungen, Sportverletzungen.

T

***Tab;** Tabacum (Tabak) bei Durchblutungsstörungen der Hände, Schwindel, Erbrechen und Nervenschmerzen.

Tarant-c; Tarantula cubensis (Kubanische Spinne) bei sexueller Übererregung, Aufgeregtheit und Unruhe, Verkrampfungen; bei Wundbrand.

Tart-emet; Tartarus emeticus (Brechweinstein) bei fieberhafter Bronchitis, Lungenentzündung mit viel Schleim, Ausschläge.

Thuj; Thuja occidentalis (Lebensbaum) bei schlechtem Allgemeinzustand nach unausgeheilten Infektionserkrankungen (Restinfekte) Nasen- und Darmpolypen, Impfschäden.

V

***Verat;** Veratrum album (Weiße Nieswurz) bei starken Durchfall, schwerer Husten, Ohnmachtsanfälle mit kaltem Schweiß, depressive Verstimmungen.

****Verat-v;** Veratrum grüner (Grüner Nieswurz) bei hohem Fieber, Kreislaufstörungen, Herzattacken, Hitzschlag.

Vip; Vipera berus (Kreuzotter) bei Kreislaufschwäche, Herzanfall, Entzündungen der Venen, Embolie.

Z

***Zinc;** Zincum metallicum (Zink) bei nervlicher Überreizung, Krampfanfälle der Kinder, Beruhigungsmittel.

HOMÖOPATHISCHE ARZNEIMITTEL UND IHRE ABKÜRZUNGEN

Aals.	Serum anguillae	Aalserum
Abies-c.	Abies canadensis	Canad. Schwarzfichte
Abies-n.	Abies nigra	Amerikanische Schwarzfichte
Abrot.	Abrotanum	Eberraute
Abs.	Absinthum	Wermut
Aca.	Acalypha indica	Brennkraut
Ac-acet.	Acidum aceticum	Essigsäure
Ac-benz.	Acidum benzoicum	Benzoesäure
Ac-carb.	Acidum carbolicum	Karbolsäure
Ac-fl.	Acidum fluoricum	Flußsäure
Ac-form.	Acidum formicicum	Ameisensäure
Ac-hydroc.	Acidum hydrocyanicum	Wäßrige Blausäure
Ac-hydrof.	Acidum hydrofluoricum	Wäßrige Flußsäure
Ac-lac.	Acidum lacticum	Milchsäure
Ac-m.	Acidum muriaticum	Salzsäure
Ac-nitr.	Acidum nitricum	Salpetersäure
Ac-ox.	Acidum oxalicum	Oxalsäure
Ac-ph.	Acidum phosphoricum	Phosphorsäure
Ac-picr.	Acidum picrinicum	Pikrinsäure
Ac-sal.	Acidum salicylicum	Salicylsäure
Ac-succ.	Acidum succinicum	Bernsteinsäure
Ac-sulf.	Acidum sulfuricum	Schwefelsäure
Acon.	Aconitum	Sturmhut, blauer Eisenhut
Act.	Actaea	Christophskraut
Adlum	Adlumia	Erdrauch
Adon.	Adonis vernalis	Adonisröschen
Aesc.	Aesculus	Roßkastanie
Aeth.	Aethiops antimonialis	Spießglanzmohr
Aethus.	Aethusa cynapium L.	Hundspetersilie
Agar.	Agaricus muscarius	Fliegenpilz
Agn.	Agnus castus	Mönchspfeffer
Ail.	Ailanthus glandulosa	Götterbaum
Alet.	Aletris farinosa	Sternwurzel
All-s.	Allium sativum	Knoblauch
Aloe.	Aloe socotrina	Aloe
Alum.	Alumina	Tonerde
Ambr.	Ambra	Pottwal
Ammi.	Ammi visnaga	Zahnstocher-Ammei
Amm-br.	Ammonium bromatum	Ammoniumbromid
Amm-c.	Ammonium carbonicum	Ammoniak
Amm-j.	Ammonium jodatum	Ammoniumjodid

Amm-m.	Ammonium muraticum	Ammoniumchlorid
Anac.	Anacardium	Malakkanuß
Anhal.	Anhalonium	Peyotl
Ang.	Angustura vera	Rutaceae
Anthr.	Anthracinum	Miltzbrandextrakt aus Schafen
Ant-ars.	Antimonium arsenicum	Arsenicsaures Antimon
Ant-c.	Antimonium crudum	Schwarzer Spießglanz
Ant-s.	Antimonium sulfuratum	Goldschwefel
Ant-t.	Antimonium tartaricum	Brechweinstein
Apis.	Apis millificia L.	Honigbiene
Apoc.	Apocynum	Hanf
Apom.	Apomorphinum hydrochloricum	Apomorphinhydrochlorid
Aral.	Aralia racemosa	Amerikan. Narde
Aran-d.	Aranea diadena	Kreuzspinne
Aran-ix.	Araneus ixobolus	Schwarze Nachtspinne
Arg.	Argentum metallicum	Metallisches Silber
Arg-nitr.	Argentum nitricum	Silbernitrat
Arist.	Aristolochia	Osterluzei
Arn.	Arnica	Bergwohlverleih
Ars.	Arsenicum album	Arsenige Säure
Ars-j.	Arsenum jodatum	Arsentrijodid
Art-v.	Artemisia vulgaris	Beifuß
Arum.	Arum triphyllium	Zehrwurzel
Arund.	Arundo donax	
Asa.	Asa foetida	Stinksand
Asar.	Asarum	Haselwurz
Asclep.	Asclepias tuberosa	Knollige Seidenplanze
Aster.	Asterias rubens	Seestern
Atrop-s.	Atropinum sulfuricum	Atropinsulfat
Aur.	Aurum metallicum	Gold
Aur-m.	Aurum muraticum	Goldchlorid
Aven.	Avena sativa	Hafer
Bad.	Badiga	Russischer Süßwasserschwamm
Bals.	Balsamum peruvianum	Peruanischer Balsam (indianischer)
Bapt.	Baptisia	Wilde Indigo
Bari-c.	Barium carbonicum	Bariumcarbonat
Bari-j.	Barium jodatum	Bariumjodid
Bari-m.	Barium muraticum	Bariumchlorid
Bell.	Belladonna	Tollkirsche
Bellis.	Bellis perennis	Gänseblümchen
Berb.	Berberis	Gemeine Berberitze
Beryl.	Beryllium metallicum	Beryllium
Bism.	Bismutum subnitricum	Basisches Wismutnitrat
Blatta.	Blatta orientales	Ind. Schwabenkäfer
Bolet.	Boletus laricis	Weißer Agaricus

Bor.	Borax	Natriumtetraborat
Both.	Bothrops lanceolatus	Gelbe Viper
Botul.	Botulinum	Fleischvergiftung
Bov.	Bovista	Staubschwamm
Brom.	Bromum	Brom
Bry.	Bryonia	Teufelsrübe
Bufo	Bufo rana	Kröte
Cact.	Cactus	Königin der Nacht
Cad.	Cadmium sulfuricum	Kadmiumsulfat
Calad.	Caladium seguinum	Schweigohr
Calc-ars.	Calcium arsenicosum	Calciumarsenit
Calc-c.	Calcium carbonicum	Austernschalenkalk
Calc-fl.	Calcium fluoratum	Flußspat
Calc-hyp.	Calcium hypophosphorosum	Calciumhypophosphorit
Calc-j.	Calcium jodatum	Calciumjodid
Calc-ph.	Calcium phosphoricum	Calciumhydrogenphosphat
Calc-sil.	Calcium silicicum	Calciumsilicat
Calc-stib.	Calcium stibiatosulfuratum	Schmelzprodukt aus Austernschalenkalk
Calc-sulf.	Calcium sulfuricum	Gefälltes Calciumsulfat
Calend.	Calendula	Ringelblume
Camph.	Camphora	Kampfer
Cann-ind.	Cannabis indica	Haschisch
Cann-sat.	Cannabis sativa L.	Hanf
Canth.	Cantharis	Span. Fliege
Caps.	Capsicum	Paprika
Carb-an.	Carbo animalis	Tierkohle
Carb-v.	Carbo vegetabilis	Holzkohle
Carb-s.	Carboneum sulfuratum	Schwefelkohlenstoff
Carc.	Carcinosin	Karzinomnosode
Cardios.	Cardiospermum	Herzsame
Card.	Carduus marianus	Mariendistel
Cast-eq.	Castor equi	Rudimentärer Daumennagel des Pferdes
Cast.	Castoreum	Sekret im Präputialsack des Bibers
Cauloph.	Caulophyllum	Frauenwurzel
Caust.	Causticum	Ätzkalk
Cean.	Ceanothus amerikanus	Seckelblume
Cedr.	Cedron	Klapperschlangenbohne
Cepa	Allium cepa	Küchenzwiebel
Cer-ox.	Cerium oxalicum	Ceriumoxalat
Cham.	Chamomilla	Echte Kamille
Chelid.	Chelidonium majus L.	Schöllkraut
Chen-a.	Chenopodium aphis glauci	Blattlaus auf Chenopodium
Chim.	Chimaphila umbellata	Winterlieb
Chin.	China	Chinarindenbaum
Chin-ars.	Chinium arsenicosum	Chininarsenit

Chin-suf.	Chinium sulfuricum	Neutrales Chininsulfat
Chion.	Chionanthus virginica	Schneeflockenbaum
Chlol.	Chloralum	
Chlor.	Chlorum	Chlor
Cholest.	Cholesterinum	Cholesterin
Cic.	Cicuta virosa	Wasserschierling
Cimic.	Cimicifuga	Wanzenkraut
Cin.	Cina	Zitwerblüten
Cinnb.	Cinnabaris	Zinnober
Cist.	Cistus canadensis	Steinrose
Clem.	Clematis	Aufrechte Waldrebe
Cob.	Cobaltum nitricum	Cobaltnitrat
Coca	Coca (Kokain)	Südamerikanischer Cocastrauch
Cocc.	Cocculus	Kockelskörner
Cocc-c.	Coccus cacti	Conchenille-Laus
Coff.	Coffea	Kaffee
Colch.	Colchicum	Herbstzeitlose
Collins.	Collinsonia canadensis	Grießwurzel
Coloc.	Colocynthis	Koloquinte (entkernte Früchte)
Cond.	Condurango	Geierpflanze
Con.	Conium	Gefleckter Schierling
Conv.	Convallaria	Maiglöckchen
Corall.	Corallium rubrum	Edelkoralle
Crat.	Crataegus	Weißdorn
Croc.	Crocus	Safran
Crot.	Crotalus	Klapperschlange
Croton.	Croton tiglium	Purgierkörner
Cupr.	Cuprum	Kupfer
Cupr-acet.	Cuprum aceticum	Neutrales Kupferacetat
Cupr-ars.	Cuprum-ars.	Kupferarsenit
Cur.	Curare	Pfeilgift
Cycl.	Cyclamen	Alpenveilchen
Cypr.	Cypripedium pubescens	Amerikanischer Frauenschuh
Damin.	Daminia	Turneraceae
Daph.	Daphne indica	Indischer Seidelbast
Datisc.	Datisca	Gelbhanf
Dig.	Digitalis	Roter Fingerhut
Diosc.	Dioscorea villosa	Zottige Yamswurzel
Dirc.	Dirca palustris	Lederholz, Wurzelstock
Dol.	Dolichos pruriens	Juckbohne
Dros.	Drosea	Sonnentau
Dulc.	Dulcamara	Bittersüß
Echin.	Echinacea	Schmalblättrige Kegelblume
Eichh.	Eichhornia	Wasserhyazinthe
Elat.	Elaterium	Springgurke

Equis.	Equisetum hiemale	Winterschachtelhalm
Erig.	Erigeron canadensis	Dürrwurz
Espel.	Espeletia	Espeletia schultzii
Eucal.	Eucalyptus	Fieberbaum
Eupat-perf.	Eupatorium perfoliatum	Wasserhanf
Eupat-pur.	Eupatorium purpureum	Roter Wasserhanf
Euph.	Euphorbium	Harziger Saft der Euphorbia resinifera
Euphr.	Euphrasia	Augentrost
Fagop.	Fagopyrum	Buchweizen
Ferr.	Ferrum metallicum	Eisen
Ferr-ars.	Ferrum arsenicosum	Ferriarsenit
Ferr-ph.	Ferrum phosphoricum	Phosphorsaures Eisen
Ferr-picr.	Ferrum picrinicum	Ferropicrat
Flor.	Flor de Piedra	Steinblüte
Folia.	Folia uvae ursi	Bärentrauben
Form.	Formica rufa	Rote Waldameise
Frax.	Fraxinus americana	Weiße Esche
Fuc.	Fucus vesiculosus	Blasentang
Galph.	Galphimia	Galphimia glauca
Gamb.	Gambogia	Gummiharz
Gels.	Gelsemium	Falscher Jasmin
Gent-l.	Gentiana lutea	Gelber Enzian
Ger.	Geranium maculatum	Storchschnabel
Gins.	Ginseng	Kraftwurzel
Glon.	Glonoinum	Nitroglycerin
Gnaph.	Gnaphalium	Wollkraut
Goss.	Gossypium herbaceum	Baumwollstaude
Graph.	Graphites	Reißblei
Grat.	Gratiola	Gottesgnadenkraut
Grind.	Grindelia	Grindeliakraut
Guaj.	Guajacum	Guajaharz
Ham.	Hamamelis	Virgin. Zaubernuß
Hapl.	Haplopappus	Haplopappus foliosus
Harp.	Harpagophytum	Teufelskralle
Heder.	Hedera helix	Efeu
Hekla.	Hekla Lava	Lava vom Heklavulkan
Helleb.	Helleborus niger	Christrose
Helod.	Heloderma	Krustenechse
Helon.	Helonias dioicia	Falsche Eichhornwurzel
Hep.	Hepar sulfuris	Kalkschwefelleber
Hirud.	Hirudo	Blutegel
Hydrast.	Hydrastis	Blutwurzel
Hydroc.	Hydrocotyle asiata	Wassernebel
Hydroph.	Hdrophobium	Lyssin
Hyosc.	Hyoscamus	Bilsenkraut

Hyper.	Hypericum	Johanniskraut
Iber.	Iberis amara	Bauernsenf
Ichth.	Ichthyolum	Ammonium sulfoichtholicum
Ign.	Ignatia	Ignatiabohne
Influ.	Influencium	Grippenosode
Ind.	Indigo	Indigo
Ipec.	Ipecuanha	Brechwurz
Irid.	Iridium	Metallisches Element
Iris.	Iris versicolor	Buntfarbige Schwertlilie
Jab.	Jaborandi	Jaborandisstrauch
Jal.	Jalapa	Mittelamerikanische Wurzelknolle
Jatr.	Jatropha curcas	Tropische Samen
Jod.	Jodum	Jod
Jugl-cin.	Juglans cinerea	Graue Wallnuß
Jugl-reg.	Juglans regia	Wallnußbaum
Kali-ars.	Kalium arsenicum	Kaliumarsenit
Kali-bi.	Kalium bichromicum	Kaliumbichromat
Kali-br.	Kalium bromatum	Kaliumbromid
Kali-c.	Kalium carbonicum	Kaliumkarbonat
Kali-m.	Kalium muraticum	Kaliumchlorid
Kali-j.	Kalium jodatum	Kaliumjodid
Kali-nitr.	Kalium nitricum	Kaliumnitrat
Kali-ph.	Kalium phosphoricum	Kaliumphosphat
Kali-sulf.	Kalium sulfuricum	Kaliumsulfat
Kalm.	Kalmia	Breitblättriger Berglorbeer
Kreos.	Kreosotum	Buchenholzteerkreosot
Kres.	Kresol	Kresol
Lac-c.	Lac canium	Hundemilch
Lac-defl.	Lac defloratum	Kuhmilch entrahmte
Lach.	Lachesis	Lanzenförmige Viper
Lachn.	Lachnanthes	Wollnarzisse
Lact.	Lactuca virosa	Giftlattich
Lap-a.	Lapis albus	Weißer Stein
Lath.	Lathyrus sativus	Kichererbse
Latrod.	Latrodectus mactans	Schwarze Witwe (Spinne)
Lauroc.	Laurocerasus	Kirschlorbeer
Led.	Ledum	Sumpfpforst
Lept.	Leptandra virginica	Virginischer Ehrenpreis
Lil.	Lilium tigrinum	Tigerlilie
Lith.	Lithium carbonicum	Lithiumkarbonat
Lob.	Lobelia inflata	Indianischer Tabak
Lues.	Luesinum	Syphilinum
Luff.	Luffa	Esponjilla
Lup.	Lupulus	Hopfen
Lyc.	Lycopodium	Bärlapp

Lycop.	Lycopus virginicus	Virgin. Wolfsfuß
Magn-c.	Magnesium carbonicum	Basisches Magnesiumcarbonat
Magn-m.	Magnesium muraticum	Magnesiumchlorid
Magn-ph.	Magnesium phosphoricum	Magnesiumphosphat
Magn-s.	Magnesium sulfuricum	Bittersalz
Magnol.	Magnolia grandiflora	Mexikanische Pflanze (Blüten)
Maland.	Malandrinum	
Manc.	Mancinella	Euphorbiaceae
Mandr.	Mandragora	Alraune (Blätter)
Mandr e rad.	Mandragora e radice	Alraune (Wurzel)
Mang.	Manganum aceticum	Manganacetat
Mar.	Marum verum	Katzengamander
Med.	Medorrhinum	Gonotoxinum
Melil.	Melilotus	Steinklee
Meny.	Menyanthes	Bitterklee
Meph.	Mephitis putorius	Stinktier
Merc-bi	Mercurius bijodatus	Quecksilberjodid
Merc-cy.	Mercurius cyanatus	Quecksilbercyanid
Merc-dulc.	Mercurius dulcis	Quecksilberchlorür
Merc-sol.	Mercurius solubilis	Quecksilber
Merc-sub.	Mercurius sublimatus corrosivus	Quecksilberchlorid
Merc-sulf.	Mercurius sulfuratus ruber	Quecksilbersulfid
Mez.	Mezerum	Seidelbast
Millef.	Millefolium	Schafgarbe
Mosch.	Moschus	Bisam
Murx.	Murex purpurea	Purpurschnecke
Mygal.	Mygale lasiodora	Schwarze kubanische Spinne
Myos.	Myosotis	Vergißmeinnicht
Myric.	Myrica cerifera	Wachsgagel
Myrist.	Myristica sebifera	Südamerikanischer Baumsaft
Myrt.	Myrtillocactus	Nordamerikanische Pflanze
Naja.	Naja tripudians	Brillenschlange
Napht.	Naphtalinum	Napthalin (chemisch)
Nat-ars.	Natrium arsenicum	Natriumarsenit
Nat-c.	Natrium carbonicum	Gereinigte Soda
Nat-m.	Natrium muraticum	Kochsalz
Nat-nitr.	Natrium nitricum	Natriumsalpeter
Nat-ph.	Natrium phosphoricum	Natriumphosphat
Nat-sulf.	Natrium sulfuricum	Glaubersalz
Nicc.	Niccolum	Nickel
Nux-m.	Nux moschata	Muskatnuß
Nux-v.	Nux vomica	Brechnuß
Oena.	Oenanthe crocata	Rebendolde
Olnd.	Oleander	Lorbeerrose
Ol-an.	Oleum animale	Tierisches Ol

Onos.	Onosmodium virginianum	Pflanze aus Nordamerika
Op.	Opium	Schlafmohn
Ov.	Ovi Gallinae Pellicula	Eihäutchen
Paeon.	Paeonia officinalis	Pfingstrose
Pall.	Palladium	Übergangsmetall aus dem Periodensyst
Pareir.	Pareira brava	Grießwurz
Par.	Paris quadrifolia	Einbeere
Pass.	Passiflora incarnata	Fleischfarbene Passionsblume
Per.	Perilla ocymoides	Schwarznessel
Perub.	Perubalsam peruvianum	Peruanischer Miraxylbaum
Petr.	Petrolium	Steinöl
Petros.	Petroselinum	Krause Blattpetersilie
Phell.	Phellandrium	Wasserfenchel
Phos.	Phosphorus	Gelber Phosphor
Phys.	Physostigma	Calabar-Bohne
Phyt.	Phytolacca	Kermesbeere
Pich.	Pichi-Pichi	Fabriana imbricata
Plant.	Plantago major	Breitblättriger Wegerich
Plat.	Platinum	Platin
Plb.	Plumbum	Blei
Plb-acet.	Plumbum aceticum	Bleizucker
Podo.	Podophyllum	Maiapfel
Pop.	Populus tremuloides	Pappel
Poten.	Potentilla anserina	Gänsefingerkraut
Poth.	Pothos foetidus	
Prim.	Primula obconica	Nesselblume
Prun.	Prunus spinosa	Schlehdorn
Psor.	Psorinum	Nosode aus Schuppen von Krätze
Ptel.	Ptelea trifoliata	Hopfenbaum (Waffelesche)
Pulx.	Pulex irritans	Floh
Puls.	Pulsatilla	Wiesenküchenschelle
Pyrog.	Pyrogenium	Extrakt aus autolysiertem Fleisch
Quas.	Quassia	Quassiabaum
Quer-glan-spir.	Quercus glandium Spiritus	Eichelspiritus
Rad.	Radium bromatum	Radium
Ran-b.	Ranunculus bulbosus	Knollenhahnenfuß
Ran-s.	Ranunculus sceleratus	Gitfhahnenfuß
Raph.	Raphanus	Rettich
Rat.	Ratanhia	Polygalaceen
Rauw.	Rauwolfia serpentina	Ind. Schlangenwurzel
Rheum.	Rheum	Chin. Rhabarber
Rhod.	Rhododendron	Goldgelbe Alpenrose
Rhs-t.	Rhus toxicodendron	Giftsumach
Ric.	Ricinus communis	Rizinusöl
Rob.	Robinia	Akazie

Rub.	Rubia tinctorum	Krapp
Rumx.	Rumex	Krauser Ampfer
Ruta	Ruta graveolens	Weinraute
Sabad.	Sabadilla	Läusekörner
Sabal.	Sabal serrulatum	Zwergpalme
Sabin.	Sabina	Sadebaum
Samb.	Sambucus nigra	Schwarzer Holunder
Sang.	Sanguinaria	Kanad. Blutwurzel
Sang-nitr.	Sanguinaria nitrica	Kanadische Blutwurzel
Sap.	Saponaria	Seifenkraut
Sars.	Sarsaparilla	Stechgewinde
Scil.	Scilla	Meerzwiebel
Scroph-n.	Scrophularia nodosa	Braunwurz
Sec.	Secale cornutum	Mutterkorn
Sel.	Selenium	Selen
Senec.	Senecio aureus	Amerikanisches Goldkreuzkraut
Seneg.	Senega	Senegawurzel
Senn.	Senna	Sennesblätter
Sep.	Sepia	Tintenfisch
Sil.	Silicea	Kieselsäure
Sin-n.	Sinapis nigra	Schwarzer Senf
Solid.	Solidago	Goldrute
Spart.	Spartium scoparium	Besenginster
Spig.	Spigelia	Wurmkraut
Spir-ulm.	Spiraea ulmaria	Echtes Mädesüß
Spong.	Spongia	Badeschwamm
Squil.	Squilla maritima	Meerzwiebel
Stann.	Stannum	Zinn
Staph.	Staphisagria	Stephanskraut
Stel.	Stellaria media	Vogelmiere (Hühnerdarm)
Stict.	Sticta pulmnaria	Lungenmoos
Stil.	Stilingia silvatica	Wurzel aus Nordamerika
Stram.	Stramonium	Stechapfel
Stront.	Strontia	Strontiumkarbonat
Stroph.	Strophanthus	Strophantus
Strych.	Strychninum nitricum	Salpetersaures Strychnin
Sulf.	Sulfur	Schwefelblüte
Sulf-j.	Sulfur jodatum	Jodschwefel
Sumb.	Sumbulus moschatus	Umbelliferae
Symph.	Symphytum	Beinwurz
Syph.	Syphilinum	Nosode aus der Spirochaeta pallida
Syz.	Syzygium jambolanum	Jambulbaum
Tab.	Tabacum	Tabak
Tarant-c	Tarantula cubensis	Kubanische Spinne
Tarant-h.	Tarantula hispanica	Spanische Tarantel

Tarax.	Taraxum	Löwenzahn
Tart-emet.	Tartarus emeticus	Brechweinstein
Tell.	Tellurium	Spurenelement der Schwefelgruppe
Tereb.	Terebinthina	Terpentinöl
Teucr-mar.	Teucrium marum	Katzenmagender
Teucr-sc.	Teucrium scorodonia	Salbeigamander
Thal.	Thallium sulfuricum	Thalliumsulfat
Thal-sulf.	Thallium sulfuricum	Thalliumsulfat
Thea.	Thea	Tee
Ther.	Theridion	Westindische Feuerspinne
Thlaspi.	Thlaspi bursa pastoris	Hirtentäschelkraut
Thuj.	Thuja occidentalis	Lebensbaum
Thyr.	Thyreoidinum	Getrocknete Schilddrüsen von Schafen und Kälbern
Trill.	Trillium pendulum	Amerik. Waldlilie
Tub.	Tuberculinum	Koch
Uran.	Uranicum nitricum	Urannitrat
Urt.	Urtica urens	Brennessel
Ust.	Ustilago maydis	Maisbrand
Uva.	Uva ursi	Bärentraube
Vacc.	Vaccinium	Pocken
Valer.	Valeriana	Baldrian
Vanad.	Vanadium	Metallische Spurenelement
Vario.	Variolinum	Nosode aus Pockeneiter
Verat.	Veratrum album	Weiße Nieswurz
Verat-v.	Veratrum viride	Grüne Nieswurz
Verb.	Verbascum	Königskerze
Vesp.	Vespa crabro	Wespe
Vib.	Virburnum opulus	Gemeiner Schneeball
Vinc.	Vinca minor	Immergrün
Viol-o.	Viola odorata	Veilchen
Viol-t.	Viola tricolor	Stiefmütterchen
Vip.	Vipera berus	Kreuzotter
Visc.	Viscum album	Mistel
Wye.	Wyethia helenoides	Wurzel aus Nordamerika
Xan.	Xanthoxylon fraxineum	Rutaceae
Yohim.	Yohimbinum	Wirkstoff der Yohimbe
Zinc.	Zincum metallicum	Zink
Zing.	Zingiber	Ingwer

FREMDWORT-VERZEICHNIS

Medizinische Fachbegriffe	**Deutsche Erklärung**
Ablatio Retina	Netzhautablösung
Abortus	Fehlgeburt
Addison-Krankheit	Bronzekrankheit
Adenoide	Rachenmandelwucherung
Adenokarzinom	Drüsenkrebs
Adenom	Gutartige Geschwulst
Adynamie	Kraftlosigkeit
Agonie	Kurz vor Eintritt des klinischen Todes
Agranulozytose	Granulozytenmangel
Akkomodationsstörungen	Augeneinstellungsstörung auf die Sehentfernung
Akren	Endende und hervorstehende Körperteile
Akroparästhesie	Kribbeln, Taubheitsgefühl der Hände und Füße
Akrozyanose	Blauverfärbung der Akren
Alopethia areata	Glatzenbildung
Amenorrhö	Ausbleiben der Regel
Amöbendysenterie	Durchfall infolge Amöbeninfektion
Amyloidose	Gewebsverhärtungen
Analepticum	Anregendes Mittel
Anämie	Blutarmut
Anasarka	Ödeme des Unterhautbindegewebes
Anästhesie	Ausschaltung der Schmerzempfindung
Angina	Infektionskrankheit des lymphatischen Rachenringes
Angina abdominalis	Oberbauchkoliken
Angina diaphragma	Zwerchfell-Angina
Angina pectoris	Herzenge mit heftigen Schmerzen, die in den linken Arm ausstrahlen
Angiospastisch	Gefäßkrampf
Anisokorie	Ungleiche Weite der Pupillen
Antidot	Gegenmittel
Antidyskratisches Mittel	Mittel gegen fehlerhafte Mischung der Körpersäfte
Antipsoricum	Mittel gegen Krätze
Antispastisch	Krampflösend
Aorta	Hauptschlagader des Körpers
Apathie	Teilnahmslosigkeit
Aphthen	Mundausschlag, besonders Lippen
Apoplexie	Schlaganfall

Apoplektisch-plethorischer Typus	Schlaganfall gefährdeter Typ durch Blutüberfüllung
Appendizitis	Blinddarmentzündung
Arrhythmie	unregelmäßige Herzschlagfolge
Arteriosklerose	Arterienverkalkung
Arthritis	Gelenksentzündung
Arthritische Diathese	Anfälligkeit zu Gelenksentzündungen
Arthropatien	Degenerative, nicht entzündliche Gelenkserkrankungen
Arthrosen	Arthropathie, siehe dort
Arthrosis deformans	Degenerative Gelenksdeformierung mit Zerstörung der Knorpelsubstanz
Askariden	Spulwürmer im Darm
Assimilation	Körpereigner Stoffaufbau, aus den im Magen-Darm-System resorbierten Spaltstoffen der Nahrung
Asthenisch	Schmalwüchsig
Astigmatismus	Sehstörung infolge krankhafter Veränderung der Hornhautkrümmung
Aszites	Wasseransammlung im Bauch
Ataxie	Störung des muskulären Bewegungablauf
Atherom	Grützbeutel, Balggeschwulst
Atheromatose	Stoffwechselstörung in der Arterienwand
Atrophie	Schwund von Organen, Geweben und Zellen durch Ernährungsstörungen
Aura	Vorstufe des großen epileptischen Anfalls
Autointoxikation	Selbstvergiftung
Azetonämie	Azeton im Blut
Barlow-Krankheit	Skorbutähnliche Krankheit bei Kleinkindern
Bartholinitis	Scheidendrüsenentzündung
Basedow-Krankheit	Schilddrüsenüberfunktion
Bechterew-Krankheit	Wirbelsäulenversteifung und Verkrümmung nach vorn, infolge chronischer Entzündung der Wirbel- und Iliosakralgelenke
Bifurkationshusten	Husten infolge eines Tumors an der Luftröhrengabelung
Blasenatonie	Blasenmuskulaturerschlaffung
Blasensphinkter	Blasenschließmuskel
Blepharitis	Augenlidrandentzündung
Blepharo-Konjunktivitis	Lidrand- und Bindehautentzündung

Boeksches Sarkoid	Erkrankung chronische, aber gutartige und rückbildungsfähige, u.a. mit knotigen und teigigen Schwellungen im Gesicht und an den Extremitäten
Brachialgie	Armschmerzen, vorwiegend im Oberarm
Brachialgie parästhetica nocturna	Nächtliche Armschmerzen und Sensibilitätsstörungen im Bereich des Armes
Bradycardie	Verlangsamte Herzschlagfolge
Bronchialasthma	Anfallartige, kurzdauernde Atemnot mit erschwerter Ausatmung
Bronchialkarzinom	Krebs der Bronchien
Bronchiektasien	Chronische Erweiterung der Luftröhrenäste-
Bronchien	Luftröhrenäste
Bronchiolitis	Entzündung der kleinen Bronchien
Bronchopneumonie	Lungenentzündungsform mit diffusen z.T. zusammenfließenden Infiltrationsherden
Bronchospasmus	Muskulaturkrampf der Luftröhrenäste-
Bronchitis	Schleimhautentzündung der Bronchien
Bulbärparalyse	Lähmung der Schluck-, Kau- und Kehlkopfmuskulatur, infolge Erkrankung des verlängerten Rückenmarks
Bürger'sche-Krankheit	Endgefäßverschlüsse durch entzündliche Veränderungen der Endgefäße
Chemosis	Augenbindehautsödem entzündlicher Art
Cheyn-Stokes-Atmung	Atmung, krankhafte mit An- und Abschwellen des Atemzugsvolumen und dazwischenliegendem Atemstillstand
Chlorose	Bleiches, blutarmes Aussehen
Choanen	Hintere Nasenöffnungen zum Rachenraum hin
Cholera	Galleartiger Brechdurchfall
Cholera nostras	Cholera ähnliche Krankheit mit starkem Durst, Durchfall, Erbrechen und Wadenkrämpfen
Cholerine	Cholera in abgeschwächte Form
Cholesteatom	Mittelohrknocheneiterung
Cholesterinämie	Cholesterinvermehrung im Blut
Chorea	Muskuläre Bewegungsstörung (Veitstanz)
Chorea Huntington	Veitstanz, erblicher
Chorea minor	Veitstanz der nach Infektionskrankheiten auftritt
Chorioretinitis	Aderhaut- und Netzhautentzündung des Auges

Colica mucosa	Funktionelle Dickdarmschleimhautstörung
Cor hypertonicum	Herzvergrößerung durch Bluthochdruck
Dekubitus	Durchliegen, Wundliegen
Dementia praecox	Psychogene Geistesstörung in der Pubertät
Demineralisation	Mineralsalzverarmung des Körpers
Dermographismus	Hautschrift, vasomotorisches Nachröten der Haut
Dermatitis	Hautentzündung
Dermatosen	Hautkrankheiten
Desperation	Frust
Diabetes	Zuckerharnruhr, Zuckerkrankrankheit
Diaphoreticum	Schweißtreibendes Mittel
Distorsion	Gelenksverstauchung
Diureticum	Harntreibendes Mittel
Duodenum	Zwölffingerdarm
Dysämie	Blutkrankheit
Dyshydrose	Störung der Schweißabsonderung
Dyskrasie	Fehlerhafte Mischung der Körpersäfte
Dysmenorrhö	Schmerzhafte Regelblutung
Dyspepsie	Verdauungsstörung
Dyspnoe	Kurzatmigkeit
Dystonie	Störung der Muskel- und Gefäßspannung
Dysurie	Harnentleerungsstörung
Effloreszenzen	Hautblüten (Bläschen, Pusteln, Hautflekken)
Ergotin-Tabes	Lähmungen, Aphasie, Psychose
Ejakulare praecox	Vorzeitiger Samenerguß,
Ekchimosen	Flächenhafter Bluterguß,
Eklampsie	Schwangerschaftstoxikose
Ekstase	Verzückung
Ektropium	Umgestülpung, z.B. des Augenlides
Elefantiasis	Elefantenähnliche Hautverdickung
Embolie	Blutgefäßverschluß durch in die Blutbahn geratene körpereigene oder körperfremde Substanzen
Emmenagogum	Regelförderndes Mittel
Emphysembronchitis	Lungenerweiterung mit chron. Husten
Endokard	Herzinnenhaut
Endokarditis	Herzinnenhautentzündung
Endokrinum	System der Hormondrüsen
Endometritis	Gebärmutterschleimhautentzündung
Enteritis	Dünndarmentzündung
Enterokolitis	Dünn- und Dickdarmentzündung

Enteroptose	Darmsenkung
Entropium	Einstülpung der freien Lidrandfläche zum Augapfel hin
Enuresis	Bettnässen
Epiglottis	Deckel des Kehlkopfes
Epikondylitis	Tennisarm, Entündung eines Epikondylus
Epilepsie	Krampfanfälle (Fallsucht)
Epitheliom	Hautgeschwulst, aus Epithelzellen hervorgehende
Epithelkörperchen	Nebenschilddrüsen
Epithelverhärtung	Hautpapillenverhärtung
Erb'sche Dystrophie	Ernährungsstörungen der Säuglinge
Erektion	Versteifung des männlichen Gliedes
Erosion	Haut- und Schleimhautschädigung
Erotomanie	Krankhaft übersteigertes sexuelles Verlangen
Erysipel	Rose, Wundrose
Erythem	Entzündliche Hautrötung
Erythema exsudativa multiforme	Hautentzündung (Scheibenrose)
Erythrodermie	Entzündliche, großflächig- ausgedehnte Hautrötung
Erythrozyten	Rote Blutkörperchen
Eustachische Röhre	Ohrtrompete
Exkrete	Vom Körper ausgeschiedene Stoffwechselprodukte (Harn, Kot. Schweiß)
Exopthalmus	Glotzauge
Exostosenbildung	Krankhafte Knochenauswüchse
Exsudation	Ausschwitzung und Absonderung von Schweiß und Körperflüssigkeit
Exsudative Diathese	Abnorme Bereitschaft des Organismus zu Auschwitzungen
Extrasystolen	Herzrhythmusstörungen (Zwischenschläge)
Extremitäten	Glieder
Facia hippocratia	Ängstlich-verfallener Gesichtsausdruck bei Sterbenden
Faszie	Breitflächig ausgedehnte, dünne Bindegewebshülle um Organe
Fibrin	Faserstoff, Eiweißstoff des Blutes, der bei der Blutgerinnung aus Fibrinogen entsteht
Fibrosa	Bindegewebesvermehrung
Fistel	Röhrenförmiges Geschwür mit Ausfluß
Fluor albus	Weißlicher Scheidenausfluß
Fokaltoxikose	Herdinfektion, meist Zähne und Darm

Fontanelle	Knochenlücke am Schädel eines Neugeborenen
Frigidität	Gefühlskälte der Frau
Ganglien	Überbeine
Gangrän	Wundbrand, fauliges Geschwür
Gastritis	Magenschleimhautentzündung
Gastroduodenitis	Schleimhautentzündung, von Magen und Zwölffingerdarm
Gastroenteritis	Magen-Darm-Entzündung
Gastrokardialer Syptomenkomplex	Herzbeschwerden, reflektorisch ausgelöste und funktionelle bei Blähungen im Oberbauch mit Zwerchfellhochstand
Gingivitis	Zahnfleischentzündung
Glaukom	Grüner Star, Augeninnendruckerhöhung
Globus hysterikus	Kloß im Hals, der mit Angst, Herzklopfen und Schwindel einhergeht
Glottis	Stimmritze im Kehlkopf
Gonaden	Geschlechtsdrüsen
Gonorrhö	Tripper, ansteckende Geschlechtskrankheit
Granulation	Bindegewebsersatz bei Wunden und Geschwüren
Gumma	Granulationsgeschwulst in verschiedenen Organen
Gynäkologie	Frauenheilkunde
Habitus apoplektikus	Äußere Erscheinungsbild bei Schlaganfall
Hämatom	Bluterguß
Hämaturie	Blut im Urin
Hämolyse	Auflösung der roten Blutkörperchen, durch Austritt des roten Blutfarbstoffs
Hämophilie	Gerinnungsunfähigkeit des Blutes
Hämorrhagie	Starke innere Blutungen
Hämorrhagische Diathese	Abnorme Bereitschaft des Organismus zu inneren und äußeren Blutungen
Hämorrhoiden	Krampfaderähnliche, knotenförmige Erweiterung des Venengeflechts am unteren Mastdarm und am After
Harninkontinenz	Unfähigkeit den Harnfluß zu kontrollieren
Harnsaure Diathese	Gicht
Harnröhrenstriktur	Harnröhrenverengung
Hauterruption	Hautausschlag
Hepatitis	Leberentzündung
Hepatorenales Syndrom	Leber-Nieren-Symptome
Hernie	Bruch

Herpes	Büllöse Hautausschläge meist bläschenartig
Herpes circinatus	Kreisförmige Herpes
Herpes corneae	Herpetische Entzündung der Augenhornhaut
Herpes genitales	Herpes im Bereich der äußeren Geschlechtsteile
Herpes interkostales	Herpes im Bereich der Rippenzwischenräume
Herpes labiales	Lippenherpes
Herpes menstruales	Herpes während der Monatsblutung
Herpes nasales	Nasenherpes
Herpes präputiales	Herpes der männlichen Vorhaut
Herpes simplex	Reizbläschen im Bereich der Lippenschleimhaut, der Nase und der äußeren Geschlechtsteile
Herpes tonsurans	Kopfhautherpes
Herpes zoster	Gürtelrose
Herpetische Diathese	Abnorme Bereitschaft des Organismus zur Herpesinfektion
Herzinsuffizienz	Herzmuskelschwäche, unzureichende Herzfunktionsleistung
Hiatushernie	Aussackung des Magenmundes und der Speiseröhre beim Zwerchfelldurchtritt
Hilusfibrose	Bindegewebes- Wucherung am Bronchien- Ein und Ausgang des Lungengewebes
Hilusdrüsen	Lymphknoten an der Lungenwurzel
Hodkin-Krankheit	Krankhafte Zellvermehrung im Lymphknotensystem
Horner-Symptomenkomplex	Krankheitsbild mit Pupillenverengung und Herabhängen des Augenlides
Hydrogene Kostitution	Wasserhaushaltsstörung im Körper
Hydrops	Wasseransammlungen in den Gelenken und Körperhöhlen
Hydrothorax	Serös- wäßrige Flüssigkeitsansammlung, im Lungenbereich und Brustkorb
Hydrozele	Wasserbruch
Hydrozephalus	Wasserkopf
Hygrome	Chronische Wasser- oder Schleimhautschwellungen in den Schleimbeuteln und Sehnen
Hyperazidität	Übermäßig hoher Säuregehalt im Magensaft
Hyperakusis	Hypersenible Geräuschempfindlichkeit
Hyperallergie	Hautüberreaktion

Hyperämie	Gesteigerte Blutfülle u.Anschoppung
Hypermenorrhö	Zu starke Monatsblutung
Hyperparästhesie	Übersteigerte Körperempfindung
Hypersensibel	Übermäßige Empfindsamkeit
Hypertension	Erhöhter Blutdruck
Hyperthyreose	Schilddrüsenüberfunktion
Hypertonie	Bluthochdruck
Hypertrophie	Unverhältnismäßige Gewebs- oder Organ-Vergrößerung,
Hypochondrie	Krankheitswahn
Hypochondrium	Unterhalb der Brust liegender Körperbereich
Hypogenitalismus	Unterentwicklung der Geschlechtsteile und der Geschlechtsdrüsen-
Hypoglossusparese	Lähmung des Zungennerves
Hypoglykämie	Unterzuckerung des Blutes
Hypomanie	Leichter Grad der Gedankenflucht
Hypomenorrhö	Zu geringe Regelblutung
Hypophyse	Hirnanhangsdrüse
Hypopyon	Eiteransammlung am Boden der vorderen Augenkammer
Hypotension	Verminderte Muskelspannung
Hypothyreose	Schilddrüsenunterfunktion
Hypotonie	Blutunterdruck
Ichthyosis	Fischschuppenkrankheit
Ikterus	Gelbsucht
Ileosakralgebiet	Darm- und Kreuzbeinbereich
Ileosakralgelenk	Hüft-Kreuzbeingelenk
Impetigo	Chronischer Ausschlag
Induration	Gewebes- oder Organverhärtung
Infantilismus	Geistiges oder körperliches Stehenbleiben auf der kindlichen Entwicklungsstufe
Infiltrationen	Eindringen krankheitserregender Substanzen in in den Körper
Infraorbitalneuralgie	Schmerzen unterhalb der Augenhöhle
Intertrigo	Wolf, Hautwolf
Iridozyklitis	Entzündung der Regenbogenhaut- Zilliarkörper (Auge)
Iritis	Regenbogenhautentzündung
Jaktation	Gliederzucken, unwillkürliches
Kachexie	Abzehrung, Kräfteverfall
Kallusmangel	Keimgewebsmangel des Knochens, das sich bei Knochenbrüchen in der Bruchlücke entwickelt
Kanzeröse Diathese	Krebsanfälligkeit des Körpers

Kapillaren	Feinste Blutgefäß- Verzweigungen in den Körpergeweben
Kardiospasmus	Krampf der Mageneingangsmuskulatur
Karzinom	Krebsgeschwulst
Kataleptische Zustände	Muskelverkrampfungszustände meist psychisch
Katarakt	Grauer Star, Trübung der Augenlinse
Keloid	Wulstnarbe
Keratitis	Augenhornhautentzündung
Keratose	Hautverhornung
Klavus	Hühnerauge
Kleinbeckenplethora	Blutanfüllung im kleinen Becken
Klimakterium	Wechseljahre
Koagulation	Blutgerinnung
Kolik	Anfallsweise auftretender Schmerz in den Hohlorganen
Kolitis	Dickdarmentzündung
Kollaps	Zusammenbruch infolge Kreislaufversagens
Kolon	Letzter Darmabschnitt (Dickdarm)
Kolon irritabile	Schmerzen und Sekretionsstörungen im Dickdarm, meist psychisch
Koma	Zustand tiefster Bewußtlosigkeit
Komotio	Gehirnerschütterung
Kompensationsstörungen	Ausgleichsstörung einer durch krankhafte Organveränderung gestörten Organfunktion
Kondylome	Feigwarze
Kongestionen	Blutwallungen
Konjunktiva	Bindehaut des Auges
Konjunktivitis	Bindehautentzündung
Konstitution	Anlagebild eines Individuums
Kontraktion	Muskelzusammenziehung
Kontrakturen	Gelenksfehlstellung
Kontusion	Quetschung
Konvulsion	Schüttelkrampf
Koronarsklerose	Herzkranzgefäß-Verkalkung
Kortex	Äußeres Schichtengefüge eines Organs
Krampfdiathese	Erhöhte Krampfbereitschaft des Körpers
Kraniotabes	Hinterhauptsbein-Erweichung
Kraurosis	Chronische Hautschrumpfung
Kretinismus	Ausfall der Schilddrüsenfunktion mit Kleinwuchs, Kropf, Taubstummheit und Schwachsinn, infolge erbgenetischen Defektes

Kutis mamorata	Bläuliche marmorierte Hautflecken bei Kälte
Labyrinthreizung	Innenohrreizung
Laktationsamenorrhoe	Ausbleiben der Regel während der Stillperiode
Laparotomie	Operativer Bauchschnitt
Laryngo-Pharyngitis	Kehlkopf-Rachen-Entzündung
Lateralsklerose	Rückenmarkseitenstrangs-Verhärtung
Legasthenie	Angeborene Schwäche, Wörter und zusammenhängende Texte zu lesen oder zu schreiben
Leiner-Krankheit	Hautrötung und Schuppung der ganzen Haut
Lethargie	Kranhafte Schläfrigkeit
Leukämie	Blutkrebs
Leukoplakie	Weißliche und oberflächliche Herde auf der Zunge und in der Wangenschleimhaut
Leukozytose	Krankhafte Vermehrung der weißen Blutkörperchen
Libido	Sexueller Lustantrieb
Lichen ruber Planus	Papulöse Hautkrankheit
Lipid	Sammelbezeichnung für alle Blutfette
Lipom	Fettgeschwulst
Lithämie	Neigung zu Steinbildungen
Lithiasis	Steinleiden
Little-Krankheit	Spastische Kinderlähmung
Lochien	Gebärmutterausfluß nach der Geburt
Lumbago	Hexenschuß
Lumboischialgie	Hexenschuß und Ischiasschmerzen
Lupus erythematodes	Hautausschlag mit schmetterlingsartigen Hauterythemen
Lymphatismus	Besonders ausgeprägte Reaktionsbereitschaft des lymphatischen Systems
Lymphosarkom	Bösartiges Geschwulst durch Lymphozyten
Lyssa	Tollwut
Makula	Fleckenartige Hautveränderung
Mandibulardrüsen	Unterkieferdrüsen
Maniakalische Zustände	Tobsüchtiges Erscheinungsbild
Manisch-schizoid	Leichtere Form der Bewußtseinsspaltung
Marasmus	Altersschwäche
Medulla oblongata	Verlängertes Rückenmark
Megakolon	Krankhafte Erweiterung des Dickdarmes
Melanom	Bösartiges Hautgeschwulst mit raschem Wachstum

Menarche	Zeitraum des Eintritts der Monatsblutung
Meniere-Krankheit	Anfallsweise auftretender Drehschwindel, bei Innenohrenerkrankungen
Meningitis	Hirnhautentzündung
Menorrhagie	Abnorm starke und langanhaltende Monatsblutung
Mercuralismus	Quecksilbervergiftung
Mesenterialgefäß	Gefäß im Gekröse des Dünndarms
Meteorismus	Häufige schmerzhafte Darmblähungen
Metritis	Gebärmutterentzündung
Metrorrhagie	Nchtmenstruelle Gebärmutterblutung
Monarthritis	Einseitige Gelenksentzündung
Mongolismus	Idiotie mit mongolenähnlicher Kopf- und Gesichtsstruktur
Mouches volantes	Kleine schwarze Flecken im Gesichtsfeld (Augen)
Multiple Sklerose	Gehirn- und Rückenmarkserkrankung
Myalgie	Muskelschmerzen
Myodegeneratio cordis	Herzmuskelentartung, infolge diffuser Entzündungsformen
Myokarditis	Herzmuskelentzündung
Myom	Gutartige Geschwulst der glatten Muskulatur in der Gebärmutter
Myxödem	Komplexes Krankheitsbild der Schilddrüsenunterfunktion
Nekrose	Örtlicher Gewebstod,
Neoplasma	Gewebsneubildung, meist als bösartige Geschwulst
Nephrose	Chronische, degenerative Nierenerkrankung
Nephrosklerose	Nierenschrumpfung
Nephrozirrhose	Nierenschrumpfung mit Verhärtung
Nervus alveolaris sup. et. Inf.	Unterkiefernerv
Nervus auditivus	Hörnerv
Nervus facialis	VII. Hirnnerv
Nervus infraorbitalis	Oberkiefernerv
Nervus ischiadicus	Ischiasnerv
Nervus laryngei et recurens	Kehlkopfnerv
Nervus opticus	Sehnerv, II. Hirnnerv
Nervus pudendus	Schamnerv
Nervus trigeminus	Dreigeteilter Nerv, V. Hirnnerv
Nervus ulnaris	Ellennerv
Nervus vagus	X. Hirnnerv
Neuralgie	Nervenschmerz
Neurasthenie	Nervenschwäche

Neuritis	Nervenentzündung
Neurodermitis	Nervöse Hauterkrankung, meist psychisch
Neurolues	Syphilitische Prozesse im Nervensystem
Neuropathie	Nervenleiden
Neurosen	Krankhafte Verhaltensstörung infolge gestörter Erlebnisverarbeitung
Neurotiker	Person mit neurotischer Fehlhaltung
Neurovegetativum	Nervale Regulation im Vegetativum
Noma	Schwere Erkrankung im Mundbereich mit brandigem Absterben der Wangen
Nykturie	Nächtliches Wasserlassen
Nymphomanie	Exzessiver weiblicher Sexualtrieb
Nystagmus	Augenzittern
Obstipation	Darmverstopfung
Ödem	Gewebswasseransammlungt
Oligomenorrhö	Zu seltene Regelblutung
Onanie	Geschlechtliche Selbstbefriedigung
Onychomykose	Pilzerkrankung der Nägel
Oophoritis	Eierstocksentzündung
Opisthotonus	Starrkrampf der Rückenmuskulatur
Opticusatrophie	Schwund des Nervus opticus
Orbitalgegend	Augenhöhlenbereich
Orthostatische Insuffizienz	Haltungsschwäche
Ösophagus	Speiseröhre
Osteochondrose	Nichtentzündliche Degeneration des Knorpelgewebes, z.B. Zwischenwirbel-scheiben
Osteoporose	Knochengewebesschwund
Otosklerose	Mittelohrerkrankung (Verkalkung)
Oxalurie	Vermehrte Ausscheidung von Oxalsäure im Harn
Oxyuren	Madenwürmer
Ozaena	Übelriechender Nasenpolyp
Pädatrophie	Schwere Ernährungsstörung des Klein-kindes
Pankarditis	Herzwandentzündung aller drei Schichten
Pankreas	Bauchspeicheldrüse
Pankreatitis	Bauchspeicheldrüsenentzündung
Papeln	Flache Hautknötchen
Papillome	Gutartige Hautgeschwulste (Warzen und zottige Auswüchse)
Parametritis	Beckenbindegewebesentzündung
Paraplegie	Doppelseitige Lähmung
Parästhesien	Kribbeln, Einschlafen der Glieder

Parasympatikus	Nervenfasern; Gesamtheit der vegetativen, einschließlich ihrer Ursprungs- und Umschaltzentren, die im Mittelhirn, im verlängerten Mark sowie im sakralen Abschnitt des Rückenmarkes entspringen
Paratyphus	Dem Typhus ähnliche aber leichter verlaufende Infektionskrankheit des Darmes
Parenchymblutungen	Blutungen aus zahlreichen kleinen Gefäßen einer Wunde
Paresen	Unvollständige Lähmung oder Erschlaffung eines Muskels
Parkinson-Krankheit	Komplexes Lähmungsbild mit Paralyse der Gesichts- und Gliedmaßenmuskulatur (Schüttellähmung)
Parodontitis	Entzündung des Zahnfleischsaumes
Pastöse Menschen	Teigige, aufgeschwemmte Menschen
Patellareflex	Kniescheibenreflex
Pelviperitonitis	Bauchfellentzündung im Beckenraum
Pemphigus	Haut-Blasenbildungen
Periarthritis	Entzündungen der Arterienwandschichten
Pericard	Herzaussenhaut (Herzbeutel)
Pericarditis	Herzbeutelentzündung
Periodontitis	Zahnbettentzündung
Periost	Knochenhaut
Peristaltik	Muskelbewegung der Hohlorgane, z.B. Magen, Gallenblase, Darm
Peritoneum	Bauchfell
Peritonitis	Bauchfellentzündung
Perityphlitis	Entzündung der Umgebung des Blinddarms und des Wurmfortsatzes
Perthes-Krankheit	Hüftgelenks-Erkrankung im Wachstumsalter, mit Gelenksknorpelnekrose und Verformung der Gelenkpfanne und des Gelenkkopfes
Perniziöse Anämie	Anämische, hyperchrome Erkrankung, bedingt durch das Fehlen des von der Magenschleimhaut ausgeschiedenen Intrinsic-factor
Petechien	Punktförmige Blutungen, aus den feinsten Blurgefäßen (Kapillaren)
Phantomschmerz	Schmerz, in einem nicht mehr vorhandenen amputierten Körperglied
Phimose	Vorhautverengung
Phlebitis	Venenentzündung
Phlegmasia	Entzündung

Phlegmone	Eitrige, flächenartige Zellgewebsentzündung
Phlyktäne	Allergenes Bläschen der Augenbindehaut bei Horn- und Bindehautentzündung
Photophobie	Lichtscheu
Photosensibilität	Lichtempfindlichkeit mit Auftreten von Hauterscheinungen bei Lichteinwirkung
Pigmente	Körperfarbstoff, in Form von eingelagerten Körnern in den Hautzellen (Melanin)
Pilzdermatosen	Pilzerkrankung der Haut
Plethora	Blutanschoppung
Pleura	Brustfell
Pleuraschwarte	Bindegewebige Brustfellverdickung
Pleuritis	Brustfellentzündung
Pleurapneumonie	Brustfell-Lungenentzündung
Plexus hämorrh. supp. et inff.	Innere und äußere Hämorrhoiden
Plexus solaris	Sonnengeflecht, oberhalb des Nabels
Pneumonie	Lungenentzündung
Pollutionen	Unwillkürlicher Samenerguß im Schlaf
Polyarthritis	Gelenksentzündungen an mehreren Gelenken gleichzeitig
Polychrest	Heilstoff mit großem Wirkspektrum
Polyglanduläre Insuffizientzustände	Allgemeine Drüsenschäche
Polyglobulie	Krankhafte Vermehrung der roten Blutkörperchen
Polyneuralgien	Schmerzen an mehreren Nerven gleichzeitig
Polyneuritis	Nervenerkrankung peripherer Nerven, teils entzündlich, teils degenerativ mit Störungen der motorischen oder sensiblen Versorgung
Polyneuropathia diabetica	Nichtentzündliche Nervenerkrankung mehrerer oder aller peripherer Nerven bei Diabetes
Polypen	Stielartige Auswüchse in der Nase
Polyurie	Krankhaft vermehrte Harnausscheidung
Poloyzythämie	Abnorme Vermehrung der Blutkörperchen (Erythro-, Leuko- u. Thrombozyten)
Poncet-Krankheit	Allgemeine Gelenksentzündung die mit Tuberkulose auftritt
Postthrombotisches Syndrom	Defektheilung einer Entzündung der tiefen Venen mit Störung des venösen Rückflusses
Pott-Buckel	Spitzwinklige Knickung der Wirbelsäule
Präinsuffizienz	Zustand vor einem Organversagen

Präkanzerose	Vorkrebsstadium
Präkordialangst	Angstgefühl in der Herzgegend
Präkordialschmerzen	Schmerzen in der Herzgegend
Präkapillaren	Arteriole = kleinste Arterie
Präurämie	Vorstadium der Harnvergiftung
Prolaps	Heraustreten eines Körperorganes
Proliferation	Wucherung durch Zellvermehrung
Prostata	Vorsteherdrüse
Prostatahypertrophie	Vergrößerung der Vorsteherdrüse
Prostatitis	Vorsteherdrüsenentzündung
Prostataorrhö	Vermehrter Ausfluß von Prostatasekret
Prothrombinzeit	Zeitspanne in der das Blutplasma nach Zusatz von Thrombokinase gerinnt
Prurigo	Hautkrankheit mit juckenden Papeln und Krustenbildung
Pseudoangina (pectoris)	Herzenge und Engbrüstigkeit, doch ohne organische Herzerkrankung (psychisch)
Pseudoarthrosen	Falsches Gelenk bei Knochenbrüchen
Pseudokrupp	Atemnotanfall mit Husten bei katarrhalischer Kehlkopfentzündung
Pseudoleukämie	Alte Sammelbezeichnug für Leukämie-ähnliche Krankheitsbilder
Pseudomembranbildung	Krankhafter Belag auf Schleimhäuten bestehend aus membran-ähnlichen, dünnen Fibringerinnseln abgestorbener Schleimhautpartikeln
Psoriasis	Schuppenflechte
Psychasthenie	Seelische Instabilität und Überempfindlichkeit, leicht verzagt und furchtsam
Psychopathie	Abnormes Gefühls- und Gemütsleben
Psychose	Geisteskrankheit
Psychosensorische Zentren	Nervöse Zentren welche die Sinneswahrnemung verarbeiten und koordinieren
Psychosyndrom	Komplexe psychische Störung nach traumatischer Hirnschädigung
Pterygium	Zwischen innerem Augenwinkel u. Hornhaut, dreiecksförmige Bindegewebshaut
Pubertät	Phase der Geschlechtsreifung
Pulmonale Insuffizienz	Schlußunfähigkeit der Pulmunalklappen
Purpura	Krankhafte Ausbildung von Blutflecken
Pustel	Eiterbläschen, meist über einem Haar
Pyämie	Blutvergiftung
Pyelonephritis	Gleichzeitige Nieren- und Nierenbeckenentzündung

Pyelozystitis	Gleichzeitige Nierenbecken- und Harnblasenentzündung
Pykniker	Typus mit gedrungenem, kräftigen Körperbau
Pylorus	Schließmuskel des Magenausgangs
Quinkeödem	Allergisch bedingte Gesichtsschwellung
Rachitis	Vitamin-D-Mangelerscheinung mit Knochenwachstumsstörungen
Radialisneuralgie	Schmerzen am Nervus radialis (Armnerv)
Ranula	Pralle Zyste am Mundboden, der Zungenunterseite und am Zungenbändchen
Raynaud-Krankheit	Gefäßkrampf, im Bereich der Finger oder Zehen
Rechtsinsuffizienz	Leistungsversagen des rechten Vorhofes und der rechten Herzkammer
Rechtslateralität	Rechtsseitigkeit
Reiter-Krankheit	Infektionskrankheit beigleichzeitigem Auftreten von Entzündungen der Gelenke, der Bindehaut- und der Gebärmutter
Reizleitungssystem	Besondere Herzmuskelfasern welche die Erregungsreize von den Vorhöfen zu den Herzkammern weiterleitet
Rekonvaleszenz	Genesung
Rektum	Mastdarm
Respirationsorgane	Atmungsorgane
Retentio	Zurückhaltung (von Stuhl, Harn etc,)
Retentionszysten	Zystenbildungen die den Verschluß eines drüsigen Ausführungsganges bewirken
Retikulozytenanstieg	Vermehrung von bestimmten Abwehrzellen im Blut
Retroaurikularneuralgie	Nervenschmerzen hinter der Ohrmuschel
Retronasalkatarrh	Nasen-Rachenraum-Entzündung
Retronasalraum	Nasen-Rachen-Raum
Retroperistaltik	Rücktransport (v. Speisen)
Retrotonsillarabszess	Abszess, hinter den Rachenmandeln
Rezidivneigung	Neigung zu periodischer Wiederkehr
Rhagaden	Hautrisse, Schrunden
Rhinitis	Nasenkatarrh, Schnupfen
Rhinitis atrophicans	Atrophische Nasenentzündung mit Abbau der Schleimhaut und Borkenbildung
Rhinopharyngitis	Entzündung der Nasen- und Rachenschleimhaut
Rhinopharyngobronchitis	Entzündung der Nasen- und Rachenschleimhaut mit Bronchienbeteiligung
Sarkoid	Linsen bis bohnengroßer Hauttumor

Sarkom	Bösartiges Bindegewebsgeschwulst
Scharlachnephritis	Nierenentzündung bei Scharlach
Scheuermann'sche-Krankheit	Bandscheibenveränderung bei Jugendlichen, infolge Wirbelsäulenüberlastung
Schizoide Symptome	Leichtere Form der Schizophrenie mit seelischen Spaltungsinhalten
Schizophrenie	Schwere Psychose mit wahnhafter Identitätspaltung (Spaltungsirrsein)
Schlatter-Krankheit	Nichtentzündliche, chronische Knochenerkrankung, bei Jugendlichen
Schock	Plötzlich einsetzende Kreislaufstörung mit unzureichender Sauerstoffversorgung des Gehirns
Seborrhö	Übersteigerte Talgdrüsenabsonderung
Sedativum	Beruhigungsmittel
Sekrete	Vom Drüsenepithel produzierte und abgesonderte Substanzen
Sepsis	Bakterielle Allgemeininfektion
Sinusitis	Nasennebenhöhlenentzündung
Sklerose	Krankhafte Gewebensverhärtung von Organen oder Organteilen
Skoliose	Seitliche Wirbelsäulenverkrümmung
Skorbut	Vitamin-C-Mangelkrankheit (degenerativer Zahnverfall)
Skrofulose	Tuberkulöse Haut- und Lymphknotenerkrankung bei Kindern
Skrofulose Diathese	Abnorme Bereitschaft des Organismus zur Skrofulose
Smegma	Talgartige Vorhautdrüsenabsonderung
Soor	Grau-weißer Mundschleimhautbelag durch Pilzbefall
Spasmen	Krämpfe
Spasmophile Diathese	Abnorme Bereitschaft zu Krämpfen und Koliken
Sphinkter	Schließmuskelring
Spondylarthritis	Wirbelgelenksentzündung
Spondylarthrose	Chronisch-degenerative Wirbelgelenksveränderungen
Spondylopathie	Sammelbegriff für alle Formen der Wirbelgelenkserkrankung
Spondylose	Nicht entzündliche, degenerative Wirbelsäulenerkrankung
Spontanhypoglykämie	Plötzlich einsetzender Zuckermangel im Blut, ohne erkennbare Ursache
Status apoplektikus	Allgemeiner Zustand beim Schlaganfall

Status hämorrhoidarius	Allgemeiner Zustand bei Hämorrhoiden
Sterilität	Unfruchtbarkeit der Frau, Zeugungsunfähigkeit des Mannes
Sternokleidomastoideus M.	Kopfnickermuskel
Sternum	Brustbein
Still'sche-Krankheit	Chronische Entzündung mehrerer Gelenke mit Lymphknoten- und Milzschwellung und Herzbeutelentzündung bei Kindern
Stomatitis	Mundschleimhautentzündung
Struma	Kropf
Subikterus	Gelbfärbung des Augenweiß, Anstieg von Gallestoffen im Blut (Serumbillirubin)
Subinvolution post partum	Ungenügende Gebärmutterrückbildung nach der Geburt
Submandibulardrüsen	Unterkieferspeicheldrüse
Subokzipitalneuralgie	Nervenschmerzen unter dem Hinterhauptbein
Sudeck-Krankheit	Vegetative Abbauvorgänge und entzündliche Gewebseinschmelzungen vor allen an Knochen und Muskeln
Sugillation	Blutunterlaufung, Bluterguß
Supraorbitalschmerzen	Schmerzen oberhalb der Augenhöhle
Sykose	Bartflechte, Entzündungen im Bartbereich
Sympathikus	Mobilisierender Teil des vegetativen Nervensystems (Herzschlag, Kreislauf, Zucker ect.) Auch als Streß- und Fluchtnerv bezeichnet (Adrenalinschuß)
Symphyse	Schambeinfuge
Symptome	Beschwerden, Krankheitszeichen
Synkopen	Plötzliche Einsetzen der Ohnmacht
Synovialmembran	Innenschicht der Gelenkkapsel
Syringomyelie	Allmähliche Höhlenbildung innerhalb der grauen Rückenmarkssubstanz
Zirrhöse Prozesse	Schrumpfprozesse
Tabes	Auszehrung, Schwindsucht
Tachykardie	Herzjagen
Tarsalknochen	Fußwurzelknochen
Teleangiektasien	Stationäre Gefäßerweiterungen, die auf der Haut sichtbar werden
Tendovaginitis	Sehnenscheidenentzündung
Tenesmus	Hartleibigkeit, anhaltender, schmerzhafter Stuhl- oder Harndrang
Testikel	Männliche Keimdrüsen (Hoden)
Tetanie	Neuromuskuläre Übererregbarkeit

Tetanus	Wundstarrkrampf
Thorakalsyndrom	Brustkorberkrankung
Thromboembolien	Venöser Verschluß infolge Verschleppung eines Thrombus in der Blutbahn
Thrombophlebitis	Venenentzündung mit Ausbildung einer Thrombose
Thrombose	Gefäßlumen-Verschluß durch ortsständige Blutgerinnsel
Thyreotoxikose	Schilddrüsen-Überfunktion mit typischen Krankheitsbild, siehe auch Basedow
Tic	Nervöse Muskelzuckung
Tonsillen	Halsmandeln
Tophus	Knoten (meist entzündlicher Art)
Tortikollis	Spastischer Schiefhals
Toxin	Giftstoffe die von Bakterien, Pflanzen oder Tieren ausgeschieden werden
Tracheobronchitis	Luftröhren- und Bronchien-Entzündung
Trachom	Ägyptische Augenkrankheit
Trauma	Wunde, Verletzung
Trias	Drei-Symptomen-Gruppe, die eine bestimmte Krankheit charakterisiert
Trigeminusneuralgie	Schmerzattacken im Gesicht, ausgelöst dur einen der Äste des Trigeminus-Nerv
Tuberkulose	Chronische Infektionskrankheit durch Tuberkelbakterien hervorgerufen
Tumor	Geschwulst
Typhoid	Typhusähnliche, jedoch nicht durch Typhusbakterien verursachte Erkrankung
Typhus abdominalis	Infektionskrankheit des Verdauungskanals
Ulcus cruris	Unterschenkelgeschwür
Ulcus duodeni	Zwölffingerdarmgeschwür
Ulcus pepticum	Dünndarmgeschwür
Ulcus ventriculi	Magengeschwür
Urämie	Harnvergiftung
Uratdiathese	Abnorme Bereitschaft des Organismus zur Bildung von harnsauren Salzen
Urina spastika	Wasserheller Harn, der nach Krampfanfällen entleert wird
Urobillinogen	Galleabbauprodukt im Harn
Urogenitalsystem	Harn- und Geschlechtsorgan-System
Urogenitaltuberkulose	Tuberkulose der Genitalien und Harnorgane
Urtikaria	Nesselsucht, Hautausschlag mit juckenden Quaddeln

Vagina	Scheide
Vaginismus	Scheidenkrampf
Vagotonie	Erhöhte Erregbarkeit des Parasympathischen Nervensystem
Vagusparalyse	Lähmung des Nervus vagus
Vagusreizung	Reizung des Nervus vagus
Varikozele	Krampfaderbruch
Varizen	Krampfadern
Vaskularisation	Gefäß-Neueinsprossung in Binde- und Narbengewebe
Vasolabil	Überschießende Reaktion der Blutgefäße, bzw. der zentralen Kreislaufsteuerung
Vasomotorenkollaps	Peripheres Kreislaufversagen mit plötzlichem Blutdruckabfall
Vasomotoren	Nerven, die Blutgefäße innervieren
Vegetative Dystonie	Fehlregulation des vegetativen Nervensystem mit Funktionsstörungen verschiedener Organe
Vegetatives Nervensystem	Autonomes Nervensystem, das die Organe und alle Lebensfunktionen unbewußt reguliert (Lebenerhaltungssystem)
Vertigo	Schwindel
Vestibularapparat	Gleichgewichtsorgan im Ohr
Vitiligo	Hautausschlag, Hautflechte
Vulva	Weibliche Scham
Werlhof-Krankheit	Blutfleckenkrankheit
Zerebralgefäße	Hirngefäße
Zerebralsklerose	Kopfdurchblutungsstörung bei Gefäßverhärtung
Zerebrospinalmeningitis	Hirnhaut und Rückenmarksentzündung
Zervikalsyndrom	Halswirbelsäulen-Syndrom
Ziliarneuralgie	Nervenschmerzen im Bereich des Augapfels, der Augenhöhle und der Schläfe
Zosterneuralgie	Schmerzen bei Gürtelrose
Zyanose	Blaufärbung der Haut- und Schleimhäute bei Sauerstoffmangel im Blut
Zysten	Flüssigkeitansammlung in Gewebe-Hohlräumen
Zystopyelitis	Blasen und Nierenbecken-Entzündung

LITERATURNACHWEIS

Beuchelt, Helmut Haug, Heidelberg	Konstitutions- und Reaktionstypen in der Medizin
Binder Walter Verlag für Naturmedizin, Deggendorf	Erfolgreiche Naturheilbehandlung bei Kopf-, Hals- und Erkältungskrankheiten
Binder Walter Verlag für Naturmedizin, Deggendorf	Die Natur der beste Arzt Anleitung zur gefahrlosen Selbstbehandlung von 150 Krankheiten mit Kräutern und Naturheilmaßnahmen
Binder Walter Verlag für Naturmedizin, Deggendorf	Erfolgreiche Naturheilbehandlung bei Magen-, Darm-, Leber- und Gallerkrankungen
Dorci, Mathias Haug-Verlag, Heidelberg	Homöopathie, Band 5, Arzneimittellehre
Dorci, Mathias Haug-Verlag, Heidelberg	Homöopathie, Band 6, Symptomenverzeichnis
Albrecht F. Dr. med. Verteidigungsministerium	Erste Hilfe, Lehrschrift, ZDv 49/21 Ausbildung im Sanitätswesen der Bundeswehr
Fellenberg- Ziegler, A.v. r Haug-Verlag, Heidelberg	Homöopathische Arzneimittellehre
Halhuber/Kirchmair Urban&Schwarzenberg, München	Notfälle in der Inneren Medizin
Häring-Zimmerli, Susanne Verlag Müller & Steinicke, München	Homöopathische Arzneimitteltypen I., II.
Irmhäuser Hedwig Haug-Verlag, Heidelberg	Homöopathie in der Kinderheilkunde
Karl, Josef Verlag Tibort Marczell, Puchheim	Phytotherapie, Lehr- u. Verordnungsbuch
Kent's Repertitorium *G. Keller, Künzli v.Fimelsberg* Haug-Verlag, Heidelberg	Repertitorium der homöopathischen Arzneimittel
Köhler, Gerhard Hippokrates, Stuttgart	Lehrbuch der Homöopathie
Mayell, Mark Seehamer Verlag, Weyarn	Erste Hilfe mit Naturheilmittel
Mezger, Julius Haug-Verlag, Heidelberg	Gesichtete Homöopathische Arzneimittellehre I., II.
Nash, E.B. Haug-Verlag, Heidelberg	Leitsymptome in der Homöopathischen Therapie
Schwabe, Willmar Deutscher Apotheker-Verl., Stuttgart	Homöopathisches Arzneibuch
Staufer, Karl Haug-Verlag, Heidelberg	Staufers Homöopathisches Taschenbuch
Staufer, Karl J. Sonntag, Verlagsbuchhandlung Regensburg	Homöoptherapie
Voegeli, Adolf Haug-Verlag Heidelberg	Leit- und Wahlanzeigende Symptome der Homöopathie
Voegeli, Adolf Haug-Verlag, Heidelberg	Homöopathische Therapie in der Kinderheilkunde